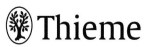

Kraniomandibuläre Dysfunktionen

Antworten auf Fragen aus der Praxis

Herausgegeben von
Michael Behr
Jochen Fanghänel

Unter Mitarbeit von

Thomas Attin	Thomas Koppe
Karin Behr	Sebastian Krohn
Ralf Bürgers	Manuel März
T. Ivo Chao	Bärbel Miehe
Daniel Edelhoff	Peter Proff
Harald Freyberger †	Ralph Rödel
Hans J. Grabe	Matthias Rödiger
Jan-Frederik Güth	Jochen Rößler
Sebastian Hahnel	Tobias Tauböck
Matthias Hautmann	Joachim van de Loo
Karl Peter Ittner	Jörg Wilting
Christian Kirschneck	

322 Abbildungen

Georg Thieme Verlag
Stuttgart · New York

Bibliografische Information der Deutschen Nationalbibliothek
Die Deutsche Nationalbibliothek verzeichnet diese Publikation in der Deutschen Nationalbibliografie; detaillierte bibliografische Daten sind im Internet über http://dnb.d-nb.de abrufbar.

Ihre Meinung ist uns wichtig! Bitte schreiben Sie uns unter: **www.thieme.de/service/feedback.html**

© 2020 Georg Thieme Verlag KG
Rüdigerstr. 14
70469 Stuttgart
Deutschland

www.thieme.de

Zeichnungen: Andrea Schnitzler, Innsbruck
Anatomische Aquarelle aus: Schünke M, Schulte E, Schumacher U. Prometheus. LernAtlas der Anatomie. Illustrationen von M. Voll und K. Wesker. Stuttgart: Thieme.
Umschlaggestaltung: Thieme Gruppe
Umschlaggrafik: Susi Schaaf, Germersheim
Redaktion: Gabriele Gaßmann, Stuttgart
Satz: Ziegler und Müller, text form files, Kirchentellinsfurt
gesetzt in APP/3B2, V. 9
Druck: Aprinta Druck GmbH, Wemding

DOI 10.1055/b-006-149617

ISBN 978-3-13-241473-0   1 2 3 4 5 6

Auch erhältlich als E-Book:
eISBN (PDF) 978-3-13-241474-7
eISBN (epub) 978-3-13-241475-4

Danksagung

Die Herausgeber danken den Autoren für die Bereitschaft, aus ihren jeweiligen Fachgebieten die wichtigsten Aspekte für die Zahnmedizin herauszufiltern und in einer knappen und übersichtlichen Form darzustellen. Dank schulden die Herausgeber und Autoren auch dem Georg Thieme Verlag, Stuttgart, insbesondere Herrn Dr. Christian Urbanowicz, Programmplaner, Frau Carina Tenzer, Frau Linda Lubitz, Frau Eva Mennig, Frau Dr. Daria Gose und Frau Ulla Heide für das große Engagement bei der Planung, Vorbereitung und Durchführung unseres Vorhabens. Ein besonderer Dank gilt auch Frau Sandra Schmid, Poliklinik für Kieferorthopädie, für die umsichtige Mithilfe bei der Erstellung des Manuskriptes. Herrn Prof. Dr. Karlhans Endlich, Direktor des Instituts für Anatomie und Zellbiologie der Ernst-Moritz-Arndt-Universität Greifswald und Frau OA Dr. Bärbel Miehe, Institut für Anatomie und Zellbiologie der Ernst-Moritz-Arndt-Universität Greifswald danken wir herzlich für die Bereitstellung der histologischen Bilder. Frau Miehe stand uns stets in histologischer Fragestellung mit Rat und Tat zur Seite. Ein Dank geht auch an Herrn Prof. Dr. Dr. Torsten E. Reichert, Direktor der Klinik und Poliklinik für Mund-, Kiefer-, Gesichtschirurgie am Klinikum der Universität Regensburg für die Überlassung der klinischen Bilder der Thyroglossuszysten.

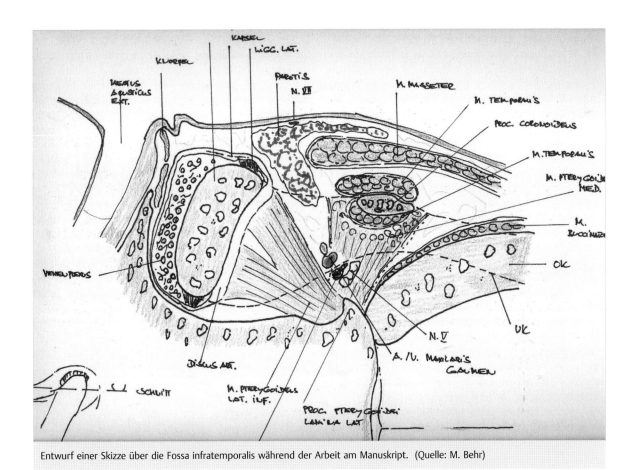

Entwurf einer Skizze über die Fossa infratemporalis während der Arbeit am Manuskript. (Quelle: M. Behr)

Vorwort

Die Komplexizität des stomatognathen Systems des Menschen ist einzigartig und unterscheidet sich darin vom Kauorgan anderer Lebewesen. Im Verlauf der Evolution zum Homo sapiens hat sich aus einem einfachen Scharniergelenk, welches nur der Verteidigung und der Nahrungsaufnahme dient, ein neues neuromuskulär gesteuertes Anlagerungsgelenk entwickelt, welches die zusätzlichen, typisch menschlichen Funktionen der Kommunikation mit der Umwelt, wie Mimik und Sprache, erst ermöglichte. Eingezwängt in die Strukturen des Kopfes, in enger Nachbarschaft zu den sich ständig erweiternden Hirnstrukturen, musste sich das stomatognathe System mit seinem Kiefergelenk an die neuen Herausforderungen und Platzverhältnissen anpassen. Es ist daher verständlich, dass dadurch das gesamte stomatognathe System „anfälliger" für Störungen ist, und dass diese Störungen in Ursache und in ihren Zusammenhängen äußerst komplexer Natur sein können.

Es ist das Anliegen dieses vorliegenden Buches, diese Komplexizität der morphologischen und funktionellen Zusammenhänge darzustellen und verständlicher zu machen. Daraus ergeben sich therapeutische Lösungsansätze für den Alltag, welche interdisziplinär aus Physiotherapie, Kieferorthopädie, Zahnärztlicher Prothetik, Zahnerhaltung, Psychologie, Pharmakologie sowie Strahlentherapie stammen. Unser Buch möchte aber nicht den Anspruch erheben, alle ätiologischen, diagnostischen und therapeutischen Konzepte zur Behandlung von kraniomandibulären Dysfunktionen zu berücksichtigen. Unberücksichtigt bleiben beispielsweise operativ-chirurgische Fragestellungen. Wir möchten auch kein klassisches Lehrbuch vorlegen, bei dem man sich aufbauend von Kapitel zu Kapitel durcharbeiten muss, um den Inhalt zu verstehen. Der interessierte Leser kann sich gezielt die Kapitel heraussuchen, welche ihm momentan im Alltag wichtig erscheinen, und er findet im Buch zu diesen Fragen eine Antwort. Die Lektüre ist aber dennoch auch so aufgebaut, dass sich der Leser systematisch in die Ätiologie, Diagnostik und Therapie von kraniomandibulären Dysfunktionen einführen lassen kann. Diese komplizierten und komplexen Zusammenhänge sind aber nur bei der Berücksichtigung entwicklungsgeschichtlicher, morphologischer und physiologischer Grundlagen zu verstehen.

In 31 in sich abgeschlossenen Kapiteln werden Fragen u. a. zur Ätiologie, zur Morphologie, Pathophysiologie und zur Funktion des stomatognathen Systems erläutert. Dem schließen sich Fragen zur Diagnostik und zur Auswahl der Bildgebung an. Letztlich werden verschiedene Therapieoptionen, beispielsweise mit Aufbissbehelfen, sowie die Restauration abradierter Zahnhartsubstanz mit Hilfe von Komposit oder Keramik behandelt. Besonderes Augenmerk wurde auch auf die notwendige interdisziplinäre Zusammenarbeit mit Physiotherapeuten, Psychologen, Neurologen und Strahlentherapeuten gelegt. Im Gegensatz zum klassischen, zumeist auf die Mundhöhle fixierten Blickwinkel des Zahnmediziners, möchten wir Zusammenhänge zwischen dem stomatognathen System und anderen Organsystemen hervorheben und darstellen. Die Vielzahl der vorliegenden Beiträge aus ganz unterschiedlichen Arbeitsgebieten zeigt in hervorragender Weise, dass zum überschreiten aller Erkenntnisschwellen ein Austausch und eine Kooperation über Fachgrenzen hinaus unbedingt erforderlich ist.

Auch zu speziellen Fragen möchte unser Buch eine Antwort liefern, beispielsweise: Welche Medikamente helfen mir weiter? Wie fülle ich ein physiotherapeutisches Rezept nach den neuen Richtlinien aus? Was ist zu tun, wenn unter einer kieferorthopädischen Behandlung kraniomandibuläre Dysfunktionen auftreten? Die vorliegende Lektüre hat somit auch das Ziel, ein Nachschlagewerk im Praxisalltag zu sein.

Die Bezeichnung der anatomischen Begriffe erfolgte nach der gegenwärtigen Nomina anatomica und Nomina embryologica. Für die Beschreibung des Unterkieferkopfes „Caput mandibulae" benutzten wir die für den Kliniker gebräuchliche Bezeichnung „Condylus mandibulae".

Wir hoffen, dass das vorliegende Buch eine Lücke im Schrifttum, zwischen umfangreichen Standardwerken und dem Bedürfnis nach einem kurzen prägnanten Nachschlagewerk für die tägliche Praxis, schließen hilft. Ebenfalls wünschen wir uns, dass es Ausgangspunkt für einen intensiveren Dialog zwischen Zahnmedizinern, Medizinern, Physiotherapeuten und Schmerztherapeuten bei der Betreuung gemeinsamer Patienten wird. Der Erfolg eines Buches wird durch die Resonanz seiner Leser bestimmt. So bitten wir Sie, durch wohlgemeinte Kritik an der Aktualisierung weiterer Auflagen künftig mitzuhelfen. Nur so können wir den zeitgemäßen Bedürfnissen unserer Leser gerecht werden. Deshalb wenden sich die Herausgeber und Autoren an alle, welche das Werk benutzen, mit dem Anliegen, durch Hinweise den Inhalt künftiger Auflagen mit zu gestalten helfen.

Regensburg, im Herbst 2019

Die Herausgeber, auch im Namen aller Autoren

Michael Behr
Jochen Fanghänel

Inhaltsverzeichnis

Ätiologie, Anatomie, Pathophysiologie

Diagnose

Therapie

Anhang

Anschriften

Herausgeber

Prof. Dr. med. dent. Michael **Behr**
Universitätsklinikum Regensburg
Franz-Josef-Strauß-Allee 11
93053 Regensburg

Prof. Dr. med. Jochen **Fanghänel**
Universitätsklinikum Regensburg
Franz-Josef-Strauß-Allee 11
93053 Regensburg

Mitarbeiter

Prof. Dr. med. dent. Thomas **Attin**
Universität Zürich
Plattenstrasse 11
CH-8032 Zürich
Schweiz

Karin **Behr**
Universitätsklinikum Regensburg
Franz-Josef-Strauß-Allee 11
93053 Regensburg

Prof. Dr. med. dent. Ralf **Bürgers**
Universitätsmedizin Göttingen
Robert-Koch-Str. 40
37075 Göttingen

Dr. med. T. Ivo **Chao**
Universitätsmedizin Göttingen
Kreuzbergring 36
37075 Göttingen

Prof. Dr. med. dent. Daniel **Edelhoff**
Universitätsklinikum München
Goethestr. 70
80336 München

Prof. Dr. med. Harald **Freyberger** †
Helios Hanseklinikum Stralsund
Rostocker Chaussee 70
18437 Stralsund

Prof. Dr. med. Hans J. **Grabe**
Universitätsmedizin Greifswald
Ellernholzstr. 1–2
17475 Greifswald

PD Dr. med. Jan-Frederik **Güth**
Universitätsklinikum München
Goethestr. 70
80336 München

Prof. Dr. med. dent. Sebastian **Hahnel**
Universitätsklinikum Leipzig
Liebigstr. 13, H. 1
04103 Leipzig

PD Dr. med. Matthias **Hautmann**
Universitätsklinikum Regensburg
Franz-Josef-Strauß-Allee 11
93053 Regensburg

Prof. Dr. med. Karl Peter **Ittner**
Universität Regensburg
Franz-Josef-Strauß-Allee 11
93053 Regensburg

PD Dr. med. dent. Dr. sc. hum. Christian **Kirschneck**
Universitätsklinikum Regensburg
Franz-Josef-Strauß-Allee 11
93053 Regensburg

Prof. Dr. med. Thomas **Koppe**
Universitätsmedizin Greifswald
Friedrich-Loeffler-Str. 23c
17475 Greifswald

Dr. med. dent. Sebastian **Krohn**
Universitätsmedizin Göttingen
Robert-Koch-Str. 40
37075 Göttingen

Dipl. Phys. Manuel **März**
Universitätsklinikum Regensburg
Franz-Josef-Strauß-Allee 11
93053 Regensburg

Dr. med. Bärbel **Miehe**
Universitätsmedizin Greifswald
Friedrich-Loeffler-Str. 23c
17475 Greifswald

Prof. Dr. med. Dr. med. dent. Peter **Proff**
Universitätsklinikum Regensburg
Franz-Josef-Strauß-Allee 11
93053 Regensburg

Dr. med. Ralph **Rödel**
Universitätsmedizin Göttingen
Robert-Koch-Str. 40
37075 Göttingen

Prof. Dr. med. Matthias **Rödiger**
Universitätsmedizin Göttingen
Robert-Koch-Str. 40
37075 Göttingen

Prof. Dr. med. Jochen **Rößler**
Universitätsklinikum Freiburg
Mathildenstr. 1
79106 Freiburg im Breisgau

PD Dr. med. Tobias **Tauböck**
Universität Zürich
Plattenstrasse 11
CH-8032 Zürich
Schweiz

Joachim **van de Loo**
Universitätsklinikum Regensburg
Franz-Josef-Strauß-Allee 11
93053 Regensburg

Prof. Dr. rer. nat. Jörg **Wilting**
Universitätsmedizin Göttingen
Kreuzbergring 36
37075 Göttingen

Teil I

Ätiologie, Anatomie, Pathophysiologie

I

1 Was sind kraniomandibuläre Dysfunktionen?

S. Hahnel

Steckbrief

Der Begriff der kraniomandibulären Dysfunktionen (engl.: craniomandibular dysfunction; CMD) ist nach wie vor **nicht eindeutig definiert**. Er umfasst primär Störungen der Okklusion, am Kaumechanismus beteiligter Muskeln und des Kiefergelenks. In den letzten Jahren rückten auch die benachbarten Strukturen der Wirbelsäule und der Extremitäten in den Fokus, sodass die Zahnmedizin von einer rein auf das stomatognathe System beschränkten Sichtweise auf eine **ganzheitliche** somatische wie auch psychosomatische sowie funktionelle Betrachtung von CMD übergegangen ist.

1.1 Einleitung

Merke

Unter CMD verstehen wir einen Komplex von funktionellen Erkrankungsmustern, welche **kein einheitliches** Krankheitsbild darstellen. Einzelne oder eine Kombination verschiedener Faktoren können CMD auslösen.

Zu diesen Faktoren gehören im Wesentlichen (in alphabetischer Reihenfolge):

- embryonale Anomalien (Kap. 3)
- erworbene Malokklusionen (Kap. 10, Kap. 20)
- Fehlstellungen des Discus articularis im Kiefergelenk (Kap. 9)
- Gelenkhypermobilitäten (Kap. 4, Kap. 9)
- komplizierte topografisch-anatomische Verhältnisse (Kap. 4, Kap. 5)
- Muskelspasmen (Kap. 29)
- neurogene Dysphagien (Kap. 11)
- orale Gewohnheiten (Kap. 12)
- psychische Probleme (Kap. 14, Kap. 21)
- Schmerzsensationen (Kap. 11)
- soziale Inkompetenz (Kap. 14)
- Stress in Beruf und Familie (Kap. 14)
- unphysiologische Körperhaltung im Alltag (Kap. 29)
- vegetative Irritationen (Kap. 11, Kap. 29)

Wie in den Kapiteln zur Morphologie deutlich wird, ist es sicherlich der **Komplexität** der Strukturen im Kopf zuzuschreiben (▶ Abb. 1.1), dass eher entwicklungsgeschichtlich ältere Funktionen des stomatognathen Systems wie das „Kauen" mit entwicklungsgeschichtlich neueren Funktionen dem „Kommunizieren/Sprechen" auf engsten

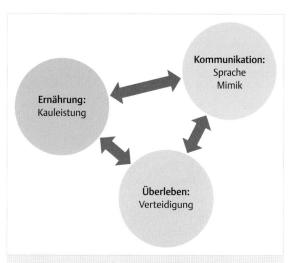

Abb. 1.1 Schema der unterschiedlichen Funktionen des stomatognathen Systems im Verlaufe der Evolution.

Raum realisiert und verknüpft werden müssen, und dass dadurch das gesamte stomatognathe System „anfälliger" für Störungen ist.

1.2 Definition

Merke

Unter CMD werden von der Deutschen Gesellschaft für Funktionsdiagnostik und -therapie (DGFDT) „eine Reihe klinischer Symptome der Kaumuskulatur und/oder des Kiefergelenks sowie der dazugehörigen Strukturen im Mund- und Kopfbereich" verstanden [1].

Diese breitgefasste Definition mag lediglich als erste Annäherung an die Thematik CMD verstanden werden; allerdings legt sie auch den Schluss nahe, dass dem Begriff CMD eine gewisse Unschärfe anhaftet, da nicht auf den ersten Blick ersichtlich ist, welcher klinische Befund eigentlich das Vorliegen einer CMD anzeigt. Nichtsdestoweniger hat der Begriff CMD in den letzten Jahrzehnten im deutschsprachigen Raum eine erhebliche Verbreitung gefunden. Mehr als 140 000 Treffer bei einschlägigen Internet-Suchmaschinen und detaillierte Einträge in Online-Enzyklopädien zeigen eindrücklich, dass dem Krankheitsbild ein erhebliches öffentliches und fachliches Interesse zukommt.

Dieses Phänomen wird nicht zuletzt auch in – aus wissenschaftlicher Sicht – zweifelhaften Foren und Verbänden zum Thema CMD getragen, und es zeigt sich oft bei Patienten, welche schon bei der Erstuntersuchung mit der „Diagnose" nach eigener Recherche im Internet aufwarten. Darüber hinaus trugen in Medien geführte laizistische Diskussionen dazu bei, den Anschein einer wissenschaftlichen Grundlage zu vermitteln, und gaben dem Thema CMD eine gewisse mediale Plattform.

> **Merke**
>
> Im Bereich der CMD sind evidenzbasierte Konzepte zur Diagnose und Therapie häufig nicht vorhanden.

1.3 Historischer Rückblick zur Entstehung der Begriffsvielfalt

> **Zusatzinfo**
>
> Die **mangelnde Präzision** des Begriffes CMD ist leicht zu erklären, wenn wir uns die historische Entwicklung der Begrifflichkeiten in der Funktionsdiagnostik und -therapie sowie die historischen ätiologischen Modelle für Erkrankungen im Bereich der Kiefergelenke und auch der Kaumuskulatur vor Augen führen.

Letztlich haben diese ihren Ausgang in den Veröffentlichungen des Hals-, Nasen- und Ohrenarztes James Bray Costen, der im Jahr 1934 ein später als sog. **Costen-Syndrom** bezeichnetes Krankheitsbild beschrieb [2], (▶ Abb. 1.2), bei welchem klinische Symptome im Bereich der Nebenhöhlen, Ohren sowie Probleme im Kiefergelenkbereich mit der Okklusion korrelierten. Bereits zu diesem frühen Zeitpunkt wurde deutlich, dass das Krankheitsbild der CMD in seiner initialen Beschreibung **nicht auf einzelne** oder isolierte morphologische Strukturen gefasst werden konnte und verschiedene morphologische Areale im Kopf-, Kiefer- Gesichts- sowie im gesamten Körperbereich einschloss. Damit wohnte bereits schon dem Begriff Costen-Syndrom eine gewisse Unschärfe inne. Während die von Costen [3] beschriebenen Ansichten und Zusammenhänge gegenwärtig als überholt und wissenschaftlich nicht begründet gelten [4], [5], entstand nicht zuletzt auf der Basis seiner Ausführungen die Einschätzung, dass das Auftreten von Beschwerden im Kopf-Kiefer- und Gesichtsbereich nahezu ausnahmslos mit einer nach zahnärztlichen Maßstäben fehlerhaften Okklusion korreliert sei [6], [7], [8]. (Der Begriff hält sich aber bis heute hartnäckig in der Allgemeinmedizin!)

Neben dem Begriff CMD existieren einige weitere Begriffe, welche nicht selten und fälschlicherweise als Synonyma für den Terminus CMD benutzt werden. Dazu gehört insbesondere die **Myoarthropathie**, die gemäß

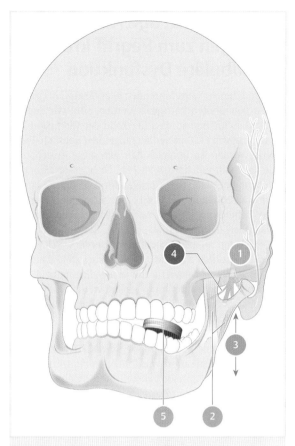

Abb. 1.2 Abbildung nach einer Publikation von James Bray Costen aus dem Jahr 1936 [12]. Gezeigt wird die damalige Vorstellung der möglichen Entlastung von Teilen des Bandapparates des Kiefergelenkes (links) und der rund um das Kiefergelenk liegenden Nerven durch einen Aufbissbehelf in Form einer Testscheibe (5). Durch den Aufbissbehelf wird die okklusale Höhe zwischen Oberkiefer und Unterkiefer vergrößert (3), wodurch eine Kompression des Kiefergelenkes nach kranial verhindert werden soll und anatomische Strukturen wie die Chorda tympani (4) und der N. auriculotemporalis (1) sowie Bandstrukturen wie das Ligamentum stylomandibulare oder das Ligamentum sphenomandibulare (2) entlastet werden sollen. Durch die Entlastung mittels Aufbissbehelf wird einer den Schmerz erzeugenden Kompression der der o. g. Strukturen entgegengewirkt; so die damalige These von Costen.

Definition der DGFDT Beschwerden und Befunde beschreibt, *„die die Kaumuskulatur, die Kiefergelenke bzw. damit in Verbindung stehende Gewebestrukturen betreffen"* [9]. Damit stellen Myoarthropathien eine Art Untergruppe der CMD dar und schließen die Okklusion explizit nicht mit ein [9]. Weiterhin wird der Begriff **Bruxismus** gelegentlich in Analogie zum Begriff CMD verwendet. Dieser Sachverhalt erscheint vor dem Hintergrund, dass Bruxismus *„als sich wiederholende Aktivität der Kaumuskulatur, die sich durch Pressen oder Knirschen mit den Zähnen und/oder Anspannen oder Pressen mit dem Unterkiefer darstellt"* definiert wird [10], als nicht korrekt.

I

1.4 Gegenwärtige Auffassungen zum Begriff kraniomandibuläre Dysfunktion

Während diese z. T. irreführenden Begriffe zu CMD in den letzten Jahrzehnten korrigiert wurden, sind wir gegenwärtig der Auffassung, dass die Rolle der Okklusion bei der Genese von CMD in der Vergangenheit deutlich überschätzt worden ist. Dennoch hält sich diese Ansicht zur Rolle der Okklusion hartnäckig [11]. Nicht zuletzt mit der Einführung des **biopsychosozialen Modells** zur Beschreibung und Erfassung von CMD, das neben den somatischen Befunden (Achse I) auch psychosoziale Aspekte (Achse II) erfasst und mithilfe der sog. Research Diagnostic Criteria for Temperomandibular Disorders (RDC/TMD) [10], wird deutlich, dass CMD ein Krankheitsbild darstellt, welches nur sehr schwierig mit einer allgemeingültigen und dabei einfachen Definition gefasst werden kann.

Dementsprechend haben sich die zahnmedizinischen Fachgesellschaften bisher schwergetan, eine entsprechende Definition für das Krankheitsbild zu formulieren. Erst 2016 hat eine Arbeitsgruppe der DGFDT die gegenwärtig gültige Definition von CMD veröffentlicht. Diese Arbeitsgruppe beschreibt generell eine Dysfunktion als *„subjektiv und objektiv feststellbare Beeinträchtigung der Funktion".* Im Zusammenhang mit dem Kausystem liegt eine *„spezifische Funktionsstörung"* vor, welche *„die Kaumuskulatur, die Kiefergelenke und/oder die Okklusion"* betreffen [9].

Gemäß dieser Definition liegt der CMD ein **pathologisches Geschehen** im Bereich der Okklusion, der Kiefergelenke oder der Kaumuskulatur zugrunde, was eine Zuordnung dieses Krankheitsbildes auf wenige bestimmte morphologische Strukturen beinhaltet. Strukturen außerhalb von Kaumuskulatur, Okklusion und Kiefergelenk werden ausgeklammert.

Diese enge, auf das unmittelbare Arbeitsfeld des Zahnmediziners beschränkte, Definition kann aber im Praxisalltag nicht zufriedenstellen.

Merke

Wer sich über Jahre mit CMD beschäftigt hat, kommt nicht umhin, auch Störungen der Halswirbelsäule, des Schultergürtels, ja der gesamten Statik des Körpers, zu betrachten.

Die Zusammenhänge zwischen primärer Dysfunktionen im Kieferbereich und nachfolgenden absteigenden Störungen („absteigende Kette") im Bereich von Rumpf und Hüfte, sowie umgekehrt primäre Störungen bspw. nach Trauma im Thorax-Bereich („aufsteigende Kette"), welche sich langfristig auf die Stellung des Unterkiefers und seiner Funktion auswirken, können und dürfen nicht außer Acht gelassen werden. Hier sind Physiotherapeuten und Osteopathen in der Betrachtung der CMD bereits einen Schritt weiter (Kap. 29).

Merke

Primäre Dysfunktionen im Bereich des mastikatorischen Systems haben in der Regel auch Auswirkungen auf benachbarte Strukturen, bspw. in der Wirbelsäule („absteigende Kette"). Umgekehrt beeinflussen Störungen der Körperhaltung, bspw. der unteren Extremität („aufsteigende Kette") auch die Funktion des Kauorgans mit seinem Kiefergelenk.

Auch wenn sich der Zahnmediziner nicht außerhalb seines Fachgebietes bewegen sollte, so ist ein Blick über den Tellerrand hinaus, in Zusammenarbeit mit anderen Fachgebieten, gerade bei CMD besonders wichtig, um den Patienten umfassend und optimal zu behandeln. **Genau diesem Blick über den Tellerrand der Zahnmedizin hinaus möchte dieses Buch schärfen.**

1.5 Literatur

[1] Lange V, Ohlers MO, Ottl P. Craniomandibuläre Dysfunktionen. Düsseldorf. Im Internet: www.dgfdt.de/cmd-begriff-leitsymptome; Stand: 20.06.2017

[2] Costen JB. A syndrome of ear and sinus symptoms dependent upon function of the temporomandibular joint. Ann Otol Rhinol Laryngol 1934; 43: 1–15

[3] Costen JB. Mechanism of trismus and its occurrence in mandibular joint dysfu. Ann Otol Rhin & Laryng 1939; 48: 499–514

[4] Okeson JP. Occlusion and functional disorders of the masticatory system. Dent Clin North Am 1995; 39 (2): 285–300

[5] Clark GT, Adler RC. A critical evaluation of occlusal therapy: occlusal adjustment procedures. J Am Dent Assoc 1985; 110 (5): 743–750

[6] Baker HA. Some observations on the temporo-maxilliary articulation in changing the occlusion. Items Int N.Y. 1908; 30: 579–588

[7] Gelb H, Calderone JP, Gross SM et al. The role of the dentist and the otolaryngologist in evaluating temporomandibular joint syndromes. J Prosthet Dent 1967; 18 (5): 497–503

[8] Resch CA. Malocclusion as cause of pain in temporomandibular joint. Cleveland Clin Quart 1938; 5: 139–143

[9] Schiffman EL, Ohrbach R, Truelove EL, et al. The Research Diagnostic Criteria for Temporomandibular Disorders. V: methods used to establish and validate revised Axis I diagnostic algorithms. J Orofac Pain 2010; 24 (1): 63–78

[10] Dworkin SF, LeResche L. Research diagnostic criteria for temporomandibular disorders: review, criteria, examinations and specifications, critique. J Craniomandib Disord 1992; 6 (4): 301–355

[11] Schiffman E, Ohrbach R, Truelove E et al. Diagnostic Criteria for Temporomandibular Disorders (DC/TMD) for Clinical and Research Applications: recommendations of the International RDC/TMD Consortium Network* or Orofacial Pain Special Interest Group†. J Oral Facial Pain Headache 2014; 28 (1): 6–27

[12] Costen JB. Neuralgias and ear symptoms associated with disturbed function of the temporomandibular joint. JAMMA 1936, 107: 252–255

2 Welche kraniomandibulären Dysfunktionen werden unterschieden?

S. Hahnel

Steckbrief

Gemäß der Definition der DGFDT bezeichnet der Begriff CMD eine Reihe von Erkrankungen, denen ein pathologisches Geschehen im Bereich der Okklusion, der Kiefergelenke oder der Kaumuskulatur zugrunde liegt. Wir unterscheiden eine **dysfunktionelle** und/oder eine **schmerzassoziierte Form** [13], wobei beide Ausprägungen kombiniert oder auch isoliert voneinander auftreten können. Bei dieser Definition bleibt allerdings unberücksichtigt, dass das mastikatorische System in seinen Funktionen sowie Dysfunktionen immer mit allen anderen Strukturen und Funktionen des gesamten Körpers zusammenhängt. So sind bspw. die Hals- und Nackenmuskulatur, die mimische Muskulatur, die Muskulatur des Rumpfes und alle Nerven in der Regel bei CMD mitbeteiligt. Letztlich sei erwähnt, dass das stomatognathe System zahlreiche Beziehungen und Abhängigkeiten zu **anderen Strukturen** des Organismus hat (▶ Abb. 2.1).

2.1 Einleitung

Aufgrund der Vielzahl möglicher Befunde im Bereich der morphologischen Strukturen des Kauorgans ist nachvollziehbar, dass der Terminus CMD lediglich als **Sammelbegriff** für verschiedene Diagnosen fungieren kann. Für die klinische Betreuung von Patienten oder für wissenschaftliche Fragestellungen besitzt die oben genannte Definition **keine ausreichende Trennschärfe** und erlaubt auch deshalb **keine exakten Diagnosen**.

Vor diesem Hintergrund ist zu beachten, dass in den Publikationen der letzten Jahrzehnte zahlreiche Befunde und Diagnosen beschrieben worden sind, welche sich gegenwärtig unter dem Terminus CMD einordnen lassen würden. Dabei wurden in manchen Fällen für analoge Befunde auch unterschiedliche Begriffe verwendet. Nicht alle beschriebenen Befunde sind zudem so häufig, dass sie klinisch relevant sind. Manche früher beschriebenen Diagnosen, bspw. die „posteriore Verlagerung des Discus articularis", sind wissenschaftlich umstritten. Derartige Sachverhalte vereinfachen nicht gerade die Diagnostik und Therapie, da sie für den Kliniker das Thema CMD umso schwerer fassbar und undurchschaubar machen. Zu beachten ist weiterhin, dass nicht alle an der Behandlung des Patienten Beteiligten (Zahnärzte, Ärzte, Physiotherapeuten sowie die Kostenträger) dieselbe Terminologie und Sprache verwenden. Nicht zuletzt aus diesen Grün-

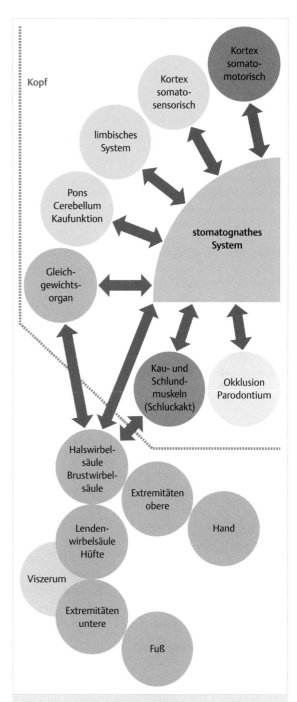

Abb. 2.1 Schema der wechselseitigen Beziehungen zwischen stomatognathen System und umgebenden Strukturen des Körpers.

I

den ist die Etablierung einer gemeinsamen international anerkannten **Terminologie** innerhalb des Kreises der Behandler von CMD sinnvoll und notwendig.

2.2 Klassifikationen

Eine der ersten Klassifikationen für CMD, die sowohl im deutschsprachigen als auch im internationalen Raum breitere Anerkennung erfahren hat, ist der bereits im Jahre 1974 veröffentlichte **Index nach Helkimo** [14]. Dabei wird unterschieden zwischen einem anamnestischen Dysfunktionsindex, welcher im Rahmen der Anamnese erfragte Symptome anhand eines 3-stufigen Schemas gliedert (▸ Tab. 2.1), und einem klinischen Dysfunktionsindex, welcher die Patienten anhand von 5 klinisch gewichteten Befunden (0, 1 oder 5 Punkte) in 4 Dysfunktionsklassen einteilt (▸ Tab. 2.2, ▸ Tab. 2.3). In diesem Kontext besitzen die Analyse der Unterkieferbeweglichkeit und der Gelenkfunktion, die Palpation der Kaumuskulatur und des Kiefergelenks sowie das Auftreten von Schmerzen bei Bewegungen des Unterkiefers besondere Bedeutung [14]. Der Helkimo-Index ist sehr einfach zu erheben; allerdings erfolgt in den Dysfunktionsklassen keine Differenzierung nach untersuchtem Gewebe und er ergibt keine strukturell definierte Diagnose. Weiterhin ist

als kritisch zu bewerten, dass bei konsequenter Anwendung überdurchschnittlich viele Probanden an einer Dysfunktion leiden. So zeigten nur 12 % der von Helkimo [14] untersuchten Probanden keine Dysfunktion. Aus diesem Grund scheint die Trennschärfe des klinischen Dysfunktionsindex nach Helkimo nicht ausreichend zu sein.

Tab. 2.1 Anamnestischer Dysfunktionsindex nach Helkimo [14].

Index	Dysfunktion
A_i0	keine anamnestische Dysfunktion: • keine Symptomatik aus A_i1 oder A_i2
A_i1	milde anamnestische Dysfunktion, wobei mindestens 1 der folgenden Symptome vorliegt: • Geräusch im Kiefergelenk (Knacken, Reiben) • Gefühl der Müdigkeit im Kieferbereich • Steifheitsgefühl beim Bewegen des Kiefers oder beim Erwachen • keine Symptomatik aus A_i2
A_i2	schwere anamnestische Dysfunktion, wobei mindestens eines der folgenden Symptome vorliegt: • Blockade des Unterkiefers oder Schwierigkeiten beim vollständigen Öffnen des Mundes • Schwierigkeiten beim Schließen des Mundes • Schmerzen bei Bewegungen des Unterkiefers • Schmerzen im Bereich des Kiefergelenks und/oder der Kaumuskulatur

Tab. 2.2 Index nach Helkimo gemäß klinischen Aspekten [14].

Befundklasse	Befund	Punktwert
Mobilitätseinschränkung	klinisch normale Mobilität (Mobilitätsindex 0 [M_i0]*)	0
	klinisch moderate Mobiltätseinschränkung (Mobilitätsindex 1 [M_i1]*)	1
	klinisch ausgeprägte Mobilitätseinschränkung (Mobilitätsindex 5 [M_i2]*)	5
gestörte Kiefergelenkfunktion	keine Gelenkgeräusche und Mundöffnungsabweichung	0
	Gelenkgeräusche und/oder Mundöffnungsabweichung < 2 mm	1
	Sperre oder Luxation des Kiefergelenks	5
Muskeldruckdolenzen	keine Druckempfindlichkeit der Kaumuskulatur	0
	Druckempfindlichkeit 1–3 Stellen	1
	Druckempfindlichkeit > 3 Stellen	5
Kiefergelenkschmerzen	keine schmerzhafte Palpation	0
	schmerzhafte laterale Palpation	1
	schmerzhafte dorsale Palpation	5
Bewegungsschmerzen des Unterkiefers	schmerzfreie Bewegungen	0
	Schmerzen bei einer Bewegung	1
	Schmerzen bei 2 oder mehr Bewegungen	5

* Die Mobilitätseinschränkung wird unter Verwendung eines sog. Mobilitätsindex bestimmt, der die Mundöffnung, die Lateralbewegungen sowie die Protrusion umfasst. Entsprechend dem klinischen Dysfunktionsindex werden die Befunde (Ausmaß der jeweiligen Bewegung) mit Punkten belegt.

Tab. 2.3 Dysfunktionsindexklassen nach Helkimo [14].

Summenwert aus Dysfunktionsindex	Dysfunktionsgruppe	Dysfunktions-index
0	klinisch symptomfrei	D$_i$0
1–4	leichte Dysfunktion	D$_i$1
5–9	mäßige Dysfunktion	D$_i$2
>10	schwere Dysfunktion	D$_i$3

2.2.1 RDC/TMD-Klassifikation

Im internationalen Rahmen haben die im Jahre 1992 durch Dworkin und LeResche [15] eingeführten sog. RDC/TMD eine enorme Verbreitung erfahren [15]. Sie sind mittlerweile in eine Vielzahl von Sprachen (unter anderem auch Deutsch [16]) übersetzt worden und stehen kostenfrei als Download gegenwärtig unter https://ubwp. buffalo.edu/rdc-tmdinternational/ zur Verfügung. Ursprünglich entworfen als diagnostischer Algorithmus, um wissenschaftliche Forschung zum Thema CMD international vergleichbar zu machen [17], werden die RDC/TMD mittlerweile an vielen Universitäten zur Anwendung im klinischen Alltag gelehrt und erfreuen sich auch bei niedergelassenen Kollegen wachsender Beliebtheit.

RDC/TMD-Klassifikation Achse I

Merke

Der große Vorteil der RDC/TMD gegenüber anderen Klassifikationen von CMD liegt darin, dass eine **definierte Diagnosekaskade** auch weniger erfahrene Behandler zielsicher zu einer von 8 möglichen somatischen Diagnosen führt (sog. Achse I).

Dieser Sachverhalt ermöglicht eine simultane Diagnostik und Klassifikation. Wir unterscheiden in der Klassifikation zunächst 3 Übergruppen (▶ Tab. 2.4), welche Folgendes umfassen:
- (I) myogene Dysfunktionen
- (II) Diskusverlagerungen
- (III) andere Gelenkerkrankungen

In diesem Zusammenhang ist zu beachten, dass ein Patient durchaus Diagnosen aus verschiedenen Gruppen parallel aufweisen kann. Passen die erhobenen klinischen Befunde nicht in den vorgegebenen Algorithmus, wird der Behandler zielsicher zum Ergebnis „keine Diagnose der Gruppe" geleitet.

Im weiteren Schritt werden die oben genannten 3 Gruppen näher definiert. Für die myogenen Dysfunktionen umfassen die Diagnosen dann:
- myofaszialer Schmerz (I.a)
- myofaszialer Schmerz mit begrenzter Mundöffnung (I.b)

Tab. 2.4 Diagnosen der Achse I der Research Diagnostic Criteria/ Temporomandibular Disorders (RDC/TMD) in der Übersetzung nach John und Hirsch [16].

Leitsymptom	Klinischer Befund
Gruppe 1: myogene Dysfunktion	• myofaszialer Schmerz (I.a) • myofaszialer Schmerz mit begrenzter Mundöffnung (I.b) • keine Gruppe-I-Diagnose
Gruppe 2: Diskus-verlagerung	• ohne Reposition mit begrenzter Mundöffnung (II.b) • Diskusverlagerung ohne Reposition ohne begrenzte Mundöffnung (II.c) • keine Gruppe-II-Diagnose
Gruppe 3: andere Gelenk-erkrankungen	• Arthralgie (III.a) • Osteoarthritis des Kiefergelenks (III.b) • Osteoarthrose des Kiefergelenks (III.c) • keine Gruppe-III-Diagnose

Wurde die Gruppe der Diskusverlagerungen ausgewählt, so finden wir als weiterführende Untergruppen:
- die anteriore Diskusverlagerung mit Reposition (II.a)
- die anteriore Diskusverlagerung ohne Reposition mit begrenzter Mundöffnung (II.b)
- die anteriore Diskusverlagerung ohne Reposition ohne begrenzte Mundöffnung (II.c)

Die Gruppe der sog. „anderen Gelenkerkrankungen" schließt Folgendes ein:
- Arthralgie (III.a)
- Osteoarthritis des Kiefergelenks (III.b)
- Osteoarthrose des Kiefergelenks (III.c)

RDC/TMD-Klassifikation Achse II

Merke

Neben der Achse I, die somatische Diagnosen beschreibt, existiert in den RDC/TMD eine Achse II, welche dem **biopsychosozialen Modell** der Krankheitsentwicklung Rechnung trägt und der Erfassung schmerzbezogener psychosozialer Diagnosen dient.

Diese umfasst die Erhebung von chronifizierten Schmerzen mittels der sog. Graded Chronic Pain Scale (CPGS) und differenziert Symptome depressiver Verstimmung von unspezifischen körperlichen Symptomen und Limitationen der Unterkieferfunktion.

2.2.2 Epidemiologie und Prävalenz

Die Etablierung der RDC/TMD ermöglicht es, auf Basis von unter vergleichbaren Bedingungen und definierten Kriterien erhobenen Daten **epidemiologische Aussagen** zur Prävalenz von CMD zu treffen. In diesem Zusammenhang muss zwischen der Prävalenz auf Bevölkerungsebene bzw. auf Patientenebene differenziert werden.

Auf Bevölkerungsebene konnte eine Meta-Analyse (Mitteleuropa) zeigen, dass die Prävalenz in den verschiedenen Gruppen folgendermaßen lag:

- Diagnose Gruppe (I) (myogene Dysfunktionen) 6–13,3 %
- Diagnose Gruppe (II) (Diskusverlagerungen) 8,9–15,8 %
- Diagnose Gruppe (III) (andere Gelenkerkrankungen) bis zu 8,9 % [18]

Hinsichtlich der Prävalenz der unterschiedlichen Subdiagnosen zeigte der myofasziale Schmerz (I.a) eine Prävalenz von 9,7 %; für Diskusverlagerungen mit Reposition (II.a) wurde über eine Prävalenz von 11,4 % und für Arthralgien (III.a) von 2,6 % berichtet [19]. In diesem Zusammenhang muss jedoch die Einschränkung gelten, dass die Datenlage auf Bevölkerungsebene relativ gering ist.

Auf Patientenebene, also bei einer Gruppe Menschen, die zur Behandlung eine auf CMD spezialisierte Einrichtung aufsuchten, zeigt sich ein anderes Bild. So konnte in 15 Studien mit insgesamt 3463 Patienten gezeigt werden, dass 45,3 % der Patienten eine Diagnose der Gruppe (I) (myogene Dysfunktion) aufwiesen, 41,1 % eine Diagnose der Gruppe (II) (Diskusverlagerungen) und 30,1 % eine Diagnose der Gruppe (III) (andere Gelenkerkrankungen).

In diesem Zusammenhang zeigten – vergleichbar zu den Ergebnissen auf Bevölkerungsebene – der myofasziale Schmerz (I.a) mit 34 %, die Diskusverlagerung mit Reposition (II.a) mit 41,5 % und die Arthralgie (III.a) mit 34,2 % die höchste Prävalenz [19]. Die Verteilung der verschiedenen Diagnosen der RDC/TMD zeigt eine deutliche Altersabhängigkeit. So wurde Folgendes diagnostiziert [20]:

- Diskusverlagerungen hauptsächlich bei jüngeren Patienten
- andere Gelenkerkrankungen, vornehmlich bei älteren Patienten
- myogene Dysfunktionen, vor allem bei Patienten mittleren Alters

In diesem Zusammenhang wird die Existenz von 2 Altersgipfeln diskutiert:

- jüngere Patienten mit anterioren Diskusverlagerungen ohne begleitende degenerative Veränderungen
- ältere Patienten mit entzündlich-degenerativen Gelenkerkrankungen [18]

Neuere Modifikationen der RDC/TMD-Klassifikation

Seit ihrer Publikation im Jahr 1992 haben die RDC/TMD eine weite Verbreitung in der Wissenschaft erfahren [21]. Im Jahre 2014 wurden als **Folgeklassifikation** die sog. Diagnostic Criteria for Temporomandibular Disorders (DC/TMD) eingeführt, welche eine Erweiterung und Überarbeitung der RDC/TMD darstellen und insgesamt 12 somatische Diagnosen umfassen [22], [23]. 6 der 12 somatischen Diagnosen sind schmerzbezogen, wäh-

rend 6 Diagnosen keinen Schmerzbezug aufweisen (▶ Tab. 2.5). Bei Anwendung der DC/TMD ist insbesondere im direkten Vergleich zu den RDC/TMD zu beachten, dass auch die diagnostische Kaskade im Vergleich zu diesen verändert wurde [24]. Detaillierte Informationen – auch zur diagnostischen Kaskade, die den Umfang dieses Kapitels sprengen würde – stehen kostenfrei auf der Website des International RDC/TMD Consortium Network zur Verfügung (derzeit: https://ubwp.buffalo.edu/rdc-tmdinternational, zum Teil auch als Download); zum Zeitpunkt der Erstellung dieses Buchkapitels befand sich die deutsche Übersetzung der DC/TMD jedoch noch in Bearbeitung. Parallel zu den somatischen Diagnosen der Achse (I) existiert in Analogie zu den RDC/TMD auch eine zweite Achse (II), welche ein psychosoziales Assessment umfasst [17], [22]. In diesem Kontext sei ferner erwägt, dass die DC/TMD lediglich die 12 häufigsten Diagnosen umfassen; es existiert jedoch darüber hinaus noch eine erweiterte Version, welche auch seltenere Diagnosen umfasst [21]. Im Folgenden gibt es einen Überblick über die komplette taxonomische Klassifikation der DC/TMD.

Tab. 2.5 Diagnosen der Achse I der Diagnostic Criteria for Temporomandibular Disorders (DC/TMD) in der Übersetzung nach Türp [24].

Diagnosetyp	Klinischer Befund
schmerzbezogene Diagnosen	• Myalgie • lokale Myalgie • myofaszialer Schmerz • myofaszialer Schmerz mit Schmerzübertragung • Arthralgie • auf CMD zurückgeführte Kopfschmerzen
nicht schmerz-bezogene Diagnosen	• Diskusverlagerung mit Reposition • Diskusverlagerung mit Reposition und intermittierender Kieferklemme • Diskusverlagerung ohne Reposition, mit eingeschränkter Mundöffnung • Diskusverlagerung ohne Reposition, ohne eingeschränkte Kieferöffnung • degenerative Kiefergelenkerkrankung • Subluxation

Extendierte **taxonomische Klassifikation der DC/TMD** (deutsche Übersetzung aus dem Englischen durch den Verfasser) [23].

I. Funktionsstörungen im Bereich des Kiefergelenks.

1. Schmerzen im Bereich des Kiefergelenks
   a) Arthralgie
   b) Arthritis
2. Dysfunktion im Bereich des Kiefergelenks
   a) Diskusverlagerungen
      1. Diskusverlagerung mit Reposition
      2. Diskusverlagerung ohne Reposition und intermittierender Kieferklemme

3. Diskusverlagerung ohne Reposition mit eingeschränkter Mundöffnung
4. Diskusverlagerung ohne Reposition ohne eingeschränkte Mundöffnung
   b) Hypomobilität ohne Diskusverlagerungen
   1. Adhäsion oder Adhärenz
   2. Ankylose
      (a) fibrös
      (b) ossär
   c) Hypermobilität
   1. Dislokation
      (a) Subluxation
      (b) Luxation
3. Gelenkerkrankungen
   a) degenerative Gelenkerkrankungen
   1. Osteoarthrose
   2. Osteoarthritis
   b) systemische Arthritiden
   c) Kondylyse
   d) Osteochondrosis dissecans
   e) Osteonekrose
   f) Neoplasmen
   g) synoviale Chondromatose
4. Frakturen
5. kongenitale Störungen oder Entwicklungsstörungen
   a) Aplasie
   b) Hypoplasie
   c) Hyperplasie

II. Funktionsstörungen im Bereich der Kaumuskulatur.
1. Muskelschmerzen
   a) Myalgie
   1. lokale Myalgie
   2. myofaszialer Schmerz
   3. myofaszialer Schmerz mit Schmerzübertragung
   b) Tendinitis
   c) Myositis
   d) Spasmus
2. Kontraktur
3. Hypertrophie
4. Neoplasmen
5. Bewegungsstörungen
   a) orofaziale Dyskinesie
   b) oromandibuläre Dystonie
6. Muskelschmerzen, die mit zentralen oder systemischen Schmerzzuständen einhergehen
   a) Fibromyalgie oder ausgedehnter Schmerz

III. Kopfschmerzen.
1. auf CMD zurückzuführende Kopfschmerzen

IV. assoziierte Strukturen.
1. Hyperplasie des Processus coronoideus

2.3 Literatur

[13] Hugger A, Lange M, Schindler HJ et al. Begriffsbestimmungen: Funktionsstörungen, Dysfunktion, craniomandibuläre Dysfunktion (CMD), Myoarthropathie des Kausystems (MAP), DGFDT, 2016

[14] Helkimo M. Studies on function and dysfunction of the masticatory system. Sven Tandlak Tidskr 1974; 67: 101–121

[15] Dworkin SF, LeResche L. Research diagnostic criteria for temporomandibular disorders: review, criteria, examinations and specifications, critique. J Craniomandib Disorders 1992; 6: 301–355

[16] John MT, Hirsch C, Reiber T et al. Translating the research diagnostic criteria for temporomandibular disorders into German: evaluation of content and process. J Orofcial Pain 2006; 20: 43–52

[17] List T, Jensen RH. Temporomandibular disorders: old ideas and new concepts. Cephalalgia 2017; epub ahead of print

[18] Manfredini D, Piccotti F, Ferronato G et al. Age peaks of different RDC/TMD diagnoses in a patient population. J Dent 2010; 38: 392–399

[19] Manfredini D, Guarda-Nardini L, Winocur E et al. Research diagnostic criteria for temporomandibular disorders: a systematic review of axis I epidemiologic findings. Oral Surg Oral Med Oral Pathol Oral Radiol Endod 2011; 112: 453–462

[20] Manfredini D, Arveda N, Guarda-Nardini L et al. Distribution of diagnoses in a population of patients with temporomandibular disorders. Oral Surg Oral Med Oral Pathol Oral Radiol 2012; 114: e35–e41

[21] Peck CC, Goulet JP, Lobbezoo F et al. Expanding the taxonomy of the diagnostic criteria for temporomandibular disorders. J Oral Rehabil 2014; 41: 2–23

[22] Schiffman E, Ohrbach R, Truelove E et al. Diagnostic Criteria for Temporomandibular Disorders (DC/TMD) for Clinical and Research Applications: recommendations of the International RDC/TMD Consortium Network and Orofacial Pain Special Interest Group. J Oral Facial Pain Headache 2014; 28: 6–27

[23] Schiffman E, Ohrbach R. Executive summary of the Diagnostic Criteria for Temporomandibular Disorders for clinical and research applications. J Am Dent Assoc 2016; 147: 438–445

[24] Türp JC. Diagnostic Criteria for Temporomandibular Disorders (DC/TMD) – Vorstellung der Achse-I-Klassifikation. J Craniomand Func 2014; 6: 231–239

3 Wie ist das kraniomandibuläre System entstanden?

J. Fanghänel, M. Behr, P. Proff, C. Kirschneck

Steckbrief

Da das kraniomandibuläre System zahlreiche Strukturen auf engstem Raum beherbergt, die aber trotzdem nicht alle einheitlich bzw. gemeinsam entstanden sind, kann die vorliegende Darstellung lediglich aus **einzelnen nicht zusammenhängenden Teilen** erfolgen. So wurden Strukturen ausgewählt, welche für CMD von Interesse sind und nach ihrer Entstehungszeit in der Embryonalentwicklung aufgeführt.

3.1 Einleitung

Da die embryologische Entstehung der einzelnen Strukturen im kraniomandibulären Bereich so kompliziert ist, ist es noch schwieriger, die kausalen Zusammenhänge der Entstehung einzelner Fehlbildungen und die Syndrome zu erklären. Für alle hier aufgeführten embryologischen Prozesse ist das **Somitenstadium** des Keimes (▶ Abb. 3.1) ein wichtiger Ausgangspunkt [25].

3.2 Schlundbögen (Kiemenbögen), Schlundfurchen (Kiemenfurchen), Schlundtaschen (Kiementaschen) und Sinus cervicalis

Merke

Schlundbögen, Schlundtaschen und Schlundfurchen sind wichtige embryonale Vorstufen für die Entwicklung von Geweben, Gefäßen, Nerven und Organen in der Kopf- und Halsregion.

3.2.1 Schlundbögen (Kiemenbögen)

Obwohl die Schlundbögen des Menschen nur **temporär** angelegt werden, sind sie jedoch wesentlich an der Bildung des Gesichtes, des Halses, der Mundhöhle, des Nasen-Rachen-Raumes, des Schlundes und des Kehlkopfs beteiligt [26], [27]. **Mesektodermale Zellen** aus der Neuralleiste wandern etwa in der vierten Woche in die künftige Kopf- und Nackenregion ein und setzen sich im Mesenchym fest. Durch Proliferation dieser Zellen entstehen nacheinander 4 schräg verlaufende Wülste, welche

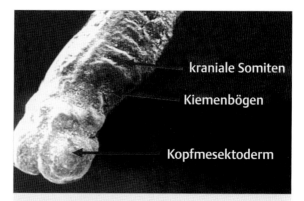

Abb. 3.1 **Menschlicher Keim im Somitenstadium.** Einundzwanzigster Tag post conceptionem. Elektronenmikroskopische Aufnahme. Vergrößerung 1500-fach. (Quelle: Untersuchung von J. Fanghänel)

sich zu 4 Schlundbogenpaaren (Kiemenbögen, Branchialbögen) entwickeln (▶ Abb. 3.2). Der fünfte und sechste Bogen wird beim Menschen nur rudimentär angelegt. Die Schlundbögen werden auf der Außenseite durch Schlundfurchen (Kiemenfurchen) und innen durch Schlundtaschen (Kiementaschen) voneinander getrennt. Zwischen diesen Gebilden liegt eine dünne Doppelmembran (Kiemen- oder Verschlussmembran), in der sich Oberflächenektoderm und Entoderm des Kopfdarms berühren. **Myotome** entwickeln sich aus dem ursprünglich vorhandenen Mesoderm der kranialen und okzipitalen Somiten. Sie formieren sich zu sog. Myotomen, welche sich zur Schlundbogenmuskulatur differenzieren. Dazu gehört die mimische-, Kau-, Mundboden-, Rachen-, Schlund- und Kehlkopfmuskulatur [28].

Das Gewebematerial aus den Neuralleisten [28], [29] differenziert sich zu folgenden Strukturen:

- Im **ersten Schlundbogen** entsteht im Mandibularwulst der Meckel-Knorpel (Kap. 3.5). Er liefert Material für den Hammer (Malleus) sowie für die Bänder Lig. mallei anterius und Lig. sphenomandibulare (▶ Abb. 3.9).
- Im **zweiten Schlundbogen** entsteht der Reichert-Knorpel. Aus ihm entwickelt sich der Steigbügel, der Processus styloideus, obere Anteile des Zungenbeins, Os hyoideum, das kleine Zungenbeinhorn (Cornu minor) und das Lig. stylohyoideum.
- Im **dritten Schlundbogen** entsteht der Rest des Zungenbeins.
- Im **vierten und sechsten Schlundbogen** bildet sich das knorpelige Kehlkopfskelett mit Ausnahme des Kehldeckels (Epiglottis). Letztere Strukturen stammen aus dem dritten und vierten Schlundbogen. In (▶ Abb. 3.2) sind V und VI ohne Strukturen eingezeichnet.

Jeder Schlundbogen enthält einen Ast der ventralen Aorta als Schlundbogenarterie (Kiemenbogenarterie); außerdem einen efferenten Hirnnerven (Schlundbogennerv, Kiemenbogennerv), welcher die entsprechende quergestreifte Muskulatur versorgt. Afferente Anteile der Nerven sind die sensiblen Nerven, welche Haut und Schleimhäute der entsprechenden Schlundbogenderivate versorgen.

3.2.2 Schlundfurchen (Kiemenfurchen) und Sinus cervicalis

Von allen 4 Schlundfurchen, welche bereits bei einem 5 Wochen alten Embryo vorhanden sind [28], [30], trägt die erste zur definitiven Gestalt des Embryos bei. Der hintere Abschnitt der Furche wächst durch das angrenzende Mesoderm auf die erste Schlundtasche zu und bildet den **äußeren Gehörgang** (Meatus accusticus externus). Dabei ist das Epithel in der Tiefe des primitiven Gehörgangs an der Bildung des Trommelfells beteiligt. Durch Proliferation des zweiten Schlundbogens wird der dritte und vierte Bogen überlappt. Bei der Überlappung werden die zweite, dritte und vierte Schlundfurche allmählich bedeckt und diese verlieren die Verbindung zur Oberfläche. Die Furchen bilden eine Höhle, den **Sinus cervicalis**, welcher sich aber wieder zurückbildet (▶ Abb. 3.2), (▶ Abb. 3.3).

3.2.3 Schlundtaschen (Kiementaschen)

Die Schleimhaut des primitiven Pharynx bildet lateral 4 paarige **Aussackungen**. Die **entodermale Auskleidung** dieser entstandenen Taschen führt zu einer Reihe wichtiger Organe. Eine fünfte Tasche ist eine Aussackung der vierten. Mit der Ausbildung der Taschen erscheinen 4 Furchen auf der Oberfläche des Embryos.

Schicksal der Schlundtaschen [28], [30], [31]:

- Die **erste Schlundtasche** stellt eine divertikelähnliche Ausbuchtung dar. Der distale Anteil derselben entwickelt sich zur Paukenhöhle (Cavum tympani), der proximale schmalere Abschnitt entwickelt sich zur Ohrtrompete (Tuba auditiva). Der erste Abschnitt trifft mit der ersten Schlundtasche zusammen. Beide Strukturen bilden den äußeren Gehörgang (Meatus accusticus externus) und sind auch gemeinsam an der Bildung des Trommelfells (Membrana tympani) beteiligt.
- Die **zweite Schlundtasche** obliteriert teilweise. Das verbleibende Epithel bildet mit dem einwandernden Bereich (aus dem Mesoderm) die Anlage der Tonsilla palatina (Kap. 3.5). Sekundär infiltriert lymphatisches Gewebe in diesen Geweberverband zur Tonsilla palatina (▶ Abb. 3.8).
- Die **dritte Schlundtasche** muss mit der **vierten Tasche** im Zusammenhang gesehen werden. Beide Taschen bilden eine ventrale und eine dorsale Ausstülpung.

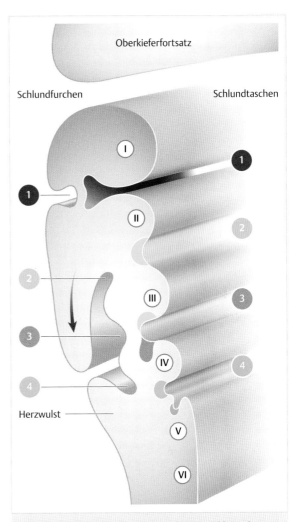

Abb. 3.2 Schematische Darstellung der Entwicklung der Schlundfurchen 1–4. Entwicklung des Sinus cervicalis (Pfeil). I–VI – Schlundbögen.

Das Epithel der ventralen Ausstülpung wandelt sich in die Thymusanlage um und das Epithel der dorsalen Ausstülpung wird zur Anlage der Nebenschilddrüse (Glandula parathyroidea). Etwa in der sechsten Embryonalwoche verlieren die beiden Drüsenanlagen ihre Verbindungen mit der Pharynxwand. Die Thymusanlage wandert nach kaudal und medial. Sie nimmt dabei die Nebenschilddrüsenanlage mit. Die Anlage wandert auf die dorsale Fläche der Schilddrüse (Glandula thyroidea) und entwickelt sich zu den unteren Epithelkörperchen (Glandulae parathyroideae inferiores). Die Thymusanlage wandert relativ schnell in ihre endgültige Position im Thorax und vereinigt sich mit der Organanlage der Gegenseite.

- Bei der **vierten Schlundtasche** bildet das Epithel der dorsalen Ausstülpung die Anlage der oberen Epithelkörperchen (Glandulae parathyroideae superiores). Wenn diese Anlage die Verbindung mit der Pharynx-

I

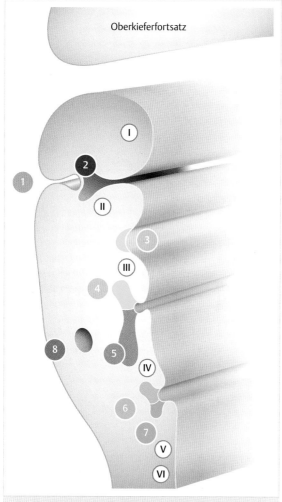

Abb. 3.3 **Entwicklung der Derivate der Schlundtaschen.**
1 = Meatus accusticus externus, 2 = Anlage des Cavum tympani,
3 = Tonsilla palatina, 4 = Glandula parathyroidea superior,
5 = Thymus, 6 = Glandula parathyroidea inferior, 7 = ultimo-
branchiales Organ, 8 = Rudiment des Sinus cervicalis.
I–VI – Schlundbögen.

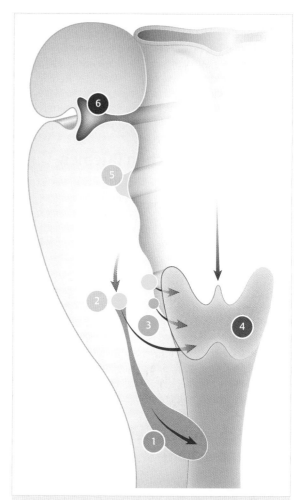

Abb. 3.4 **Wanderung des Thymus (1) der Glandula parathyroidea inferior und superior (2) sowie des ultimobranchialen Organs (3).** 4 = Lage der Glandula thyroidea, 5 = Tonsilla
palatina, 6 = Cavum tympani.

wand verloren hat, verbindet sie sich mit der nach kaudal wandernden Schilddrüse und kommt schließlich
auf der dorsalen Oberfläche der Schilddrüse zu liegen
(▶ Abb. 3.4).

• Aus dem Epithel der **fünften Schlundtasche**, welches
als Invagination der vierten Schlundtasche aufzufassen
ist, entstehen die paarigen ultimobranchialen Körper,
welche letztlich in die Schilddrüse integriert werden.
Aus diesem ultimobranchialen Körper entwickeln sich
die parafollikulären Zellen als sog. C-Zellen der Schilddrüse, welche das Hormon Kalzitonin sezernieren
(▶ Abb. 3.3), (▶ Abb. 3.4).

3.2.4 Fehlbildungen im Schlundbogenbereich

Merke

Fisteln, Zysten und Kiemenbogenreste sind **epithelial
ausgekleidete Räume**. Syndrome gehen mit einer Reihe
von Fehlbildungen einher, welche auf das Fehlen oder die
Fehlentwicklung einiger Strukturen des ersten Schlundbogens zurückzuführen sind. Ebenfalls können persistierende Strukturen den Fehlbildungen zugeordnet werden
[25].

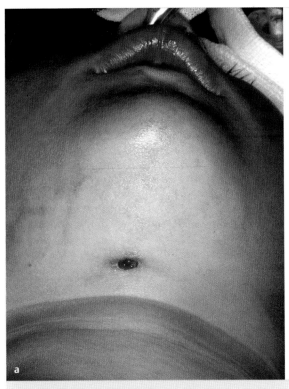

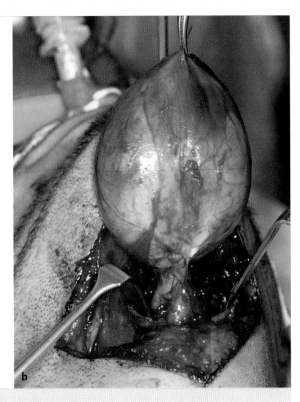

Abb. 3.5 Thyroglossusfistel (mediale Halsfistel).
a Topografie. (Quelle: Prof. Dr. Dr. T. Reichert. Klinik und Poliklinik für MKG-Chirurgie, Universitätsklinikum Regensburg.)
b Entnommene Zyste. (Quelle: Prof. Dr. Dr. T. Reichert. Klinik und Poliklinik für MKG-Chirurgie, Universitätsklinikum Regensburg.)

Die **medianen Halszysten** (▶ Abb. 3.4) resultieren aus der Persistenz des Ductus thyroglossalis (Kap. 3.4) bzw. aus Resten desselben. Äußere Fisteln entstehen bei einem sekundären Durchbruch der Zysten nach außen. Wenn Verbindungen des Duktus oder der Zysten zum Foramen caecum (Zunge) entstehen bzw. fortbestehen, resultieren innere Fisteln.

Die **lateralen Halszysten** entstehen dadurch, dass die zweite, dritte oder vierte Furche auch nach dem Verschluss des Sinus cervicalis durch den Operkularfortsatz persistieren oder sich der ganze Sinus cervicalis nicht zurückbildet. Diese Zysten können sich in der Höhe des Schildknorpels medial des M. sternocleidomastoideus (zweite Furche), unter dem Kehlkopf medial des M. sternocleidomastoideus (dritte Furche) und medial vom sternalen Ansatz des Muskels (vierte Furche) befinden.

Als **branchiogene Fisteln** bezeichnen wir Verbindungen eines persistierenden Sinus cervicalis oder seiner Reste nach außen (äußere branchiogene Fisteln) bzw. nach innen in eine Schlundtasche, bspw. in den Bereich der Fossa tonsillaris als Reste der zweiten Tasche, welche sich von der äußeren Halsoberfläche zum Pharynx erstrecken. Der Opercularfortsatz verschließt den Sinus cervicalis nicht vollständig. Bei den Fisteln mit inneren Verbindungen muss die trennende Membran zwischen Kiemenfurche und Schlundfurche eingerissen sein.

Die **Schlundbogenreste** entstehen dann, wenn sich der entsprechende Schlundbogenknorpel, welcher sich nicht zu Knochen und Bändern differenziert, nicht zurückbildet. Knochen- und Knorpelreste können dann im Halsbereich auftreten.

Zysten und Fisteln, abgeleitet vom Ductus thymopharyngeus, entstehen durch Persistenz von Teilen des Duktus. Sekundäre Durchbrüche können zu Fisteln führen.

Beim **Treacher-Collins-Syndrom** (Dysostosis mandibulofacialis) handelt es sich um die Einwanderung von Neuralleistenzellen in den ersten Schlundbogen. Charakteristisch sind Fehlbildungen an der Ohrmuschel, im Mittel- und Innenohr, Hypoplasien des Jochbeins und des Unterkiefers [30].

Das **Pierre-Robin-Syndrom** ist eine Fehlbildung des ersten Schlundbogens. Wir finden Defekte der Ohrmuschel und Lidspalte, Gaumenspalten und eine Hypoplasie des Unterkiefers [32].

Die nach kaudal wandernde Thymusdrüse bekommt durch Wachstumsschübe einen längeren Schwanzteil (▶ Abb. 3.4). Dieser verlängert sich immer mehr und zerfällt schließlich in verschieden große Fragmente. Wenn sich diese nicht zurückbilden, können sie in die Schilddrüse integriert werden oder als isolierte **Thymusnester** bestehen bleiben [33].

Wenn das Material der internen Epithelkörperchen zu weit nach kaudal von der Schilddrüse mitgenommen wird, kann sich das Epithelgewebe am unteren Pol der Schilddrüse und auch im Thorax in der Nähe des Thymus ansiedeln.

Thymuszysten sind angeboren. Es handelt sich um von Flimmerepithel ausgekleidete Räume, zumeist als Reste der dritten Schlundtasche. Sie können sich im Thymus selbst oder separat im Halsbereich befinden.

Das **Di-George-Syndrom** ist eine Hemmungsfehlbildung der dritten bis vierten Schlundtasche, möglicherweise aufgrund von Durchblutungsstörungen in der sechsten bis zehnten Embryonalwoche. Man findet eine Thymusagenesie oder -aplasie vor. Weiterhin sind Unterkiefer und Nebenschilddrüsen unterentwickelt [32].

3.3 Zunge

Durch Proliferation von **Mesoderm** in den ventralen Abschnitten des Mandibularbogens entwickeln sich 2 seitliche **Zungenwülste** und 1 mediales **Höckerchen** (Tuberculum impar). Ein zweiter **Medianwulst**, die Copula (Hypobranchialhöcker) entsteht aus dem Mesoderm des zweiten, dritten und teilweise auch des vierten Schlundbogens. Die Anlage der Epiglottis formiert sich aus einem medialen dritten Wulst, welcher durch den hinteren Abschnitt des vierten Schlundbogens gebildet wird (▶ Abb. 3.6).

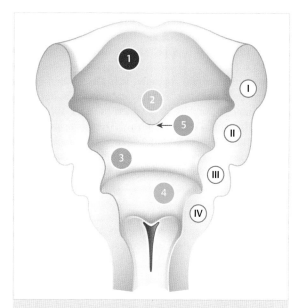

Abb. 3.6 Zungenentwicklung fünfte Woche post conceptionem. 1 = lateraler Zungenwulst, 2 = Tuberculum impar, 3 = Copula, 4 = Epiglottiswulst, 5 = Foramen caecum, I–IV = Schnittfläche der Schlundbögen.

Merke

Die Zunge (Lingua) entsteht aus Material der entstehenden Mesodermwülste.

Die lateralen Zungenwülste bilden nach der **Verschmelzung** und durch ihre **Vergrößerung** durch Einwachsen von Mesoderm die vorderen 2 Drittel der Zunge. Die Schleimhaut für dieses Areal wird vom ersten Schlundbogen geliefert. Zwischen den vorderen 2 Dritteln der Zunge und dem hinteren Drittel liegt der Sulcus terminalis. Die Zungenwurzel als hinterer Abschnitt der Zunge entwickelt sich aus dem zweiten, dritten und einem Teil des vierten Schlundbogens. Die Zungenmuskeln entwickeln sich vermutlich in situ aus myogenen Zellen der okzipitalen Somiten [34].

Zusatzinfo

Die **Schleimhautinnervation** der Zunge ist ein Spiegel ihrer Entstehung aus den Schlundbögen. Die vorderen 2 Drittel werden vom N. trigeminus (erster Schlundbogen), das hintere Drittel vom N. glossopharyngeus (dritter Schlundbogen) und N. vagus (vierter Schlundbogen) versorgt. Die sensorische Innervation der vorderen 2 Drittel erfolgt über die Chorda tympani, das hintere Drittel über den N. glossopharyngeus sowie den N. vagus [35]. Die Zungenmuskulatur wird vom N. hypoglossus innerviert.

3.3.1 Fehlbildungen der Zunge

Merke

Fehlbildungen der Zunge basieren zumeist auf **Fusionsstörungen** [25].

Folgende Fehlbildungen haben eine klinische Bedeutung:
- Wenn sich die beiden seitlichen Zungenwülste und der mediane Wulst nicht vereinigen, resultiert eine 3-fach-Zunge (**Lingua trifida**). Ist die Fusion der seitlichen Zungenwülste unvollständig, sprechen wir von Zungenspalten bis hin zur Spaltzunge (**Lingua bifida**, Glossoschisis). Fisteln und Zysten der Zunge entstehen aus Resten des Ductus thyroglossalis.
- Eine **Ankyloglossie** liegt vor, wenn sich die Zunge nicht hinreichend vom Mundboden ablösen kann. Bei der extremen Form erstreckt sich das Frenulum noch bis zur Zungenspitze.

3.4 Schilddrüse

Merke

Die Schilddrüse (Glandula thyroidea) – als Produzent u. a. des Thyroxins und des Trijodthyronins – entwickelt sich als eine Ausbuchtung des Vorderdarms kaudal vom Tuberculum impar der Zungenentwicklung. Die Anlage wandert nach kaudal entlang des Ductus thyroglossalis zur definitiven Position. Sie ist eine **zentrale endokrine Drüse** für lebenswichtige Funktionen [28].

In der dritten Embryonalwoche entsteht eine **Entodermverdickung** zwischen dem Tuberculum impar und der Copula der Zungenentwicklung. Die Abgangsstelle aus dem Vorderdarm ist noch als **Foramen caecum** auf der Zungenoberfläche erkennbar. Die Schilddrüsenanlage dringt in das benachbarte Mesoderm ein und wandert nach kaudal [36], (▶ Abb. 3.5), (▶ Abb. 3.7). Dabei bleibt die Drüsenanlage mit dem Boden des Schlunddarms über dem **Ductus thyroglossalis** verbunden. Der Gang bildet sich später ganz zurück. In der siebten Embryonalwoche erreicht die Drüsenanlage ihre endgültige Position. Das Organ besteht in dieser Zeit aus 2 seitlichen Lappen und einem dazwischen liegenden Isthmus. Die Hormonproduktion beginnt etwa am Ende des dritten Monats intrauterin.

3.4.1 Fehlbildungen der Schilddrüse

Merke

Die meisten Fehlbildungen und Dystopien der Schilddrüse resultieren aus der **Wanderung** der Drüsenanlage sowie aus **Versprengungen** des Gewebes [25].

- Als **Zungenstruma** bezeichnen wir ein angeborenes Verbleiben von Schilddrüsengewebe am Entstehungsort der Zunge und **intrathorakale Struma** im Brustkorb als versprengtes Gewebe.
- **Thyroglossaliszysten** können überall auf dem Weg vom Ursprungsort bis in ihre definitive endgültige Lage auftreten (▶ Abb. 3.7). Es handelt sich um Reste des Ductus thyroglossalis. Wir treffen diese Zysten auch am Zungengrund oder in der Nähe des Schildknorpels an.
- Die **Aplasien** der Schilddrüse und kongenitale **Hypoplasien** sind seltene Anomalien. Derzeit herrscht zur Entstehungsursache eine Autoimmuntheorie vor.

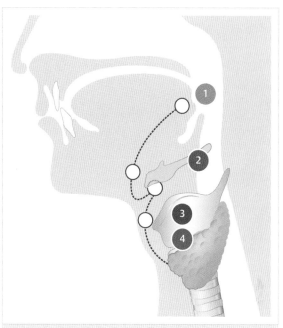

Abb. 3.7 Wanderung der Schilddrüsenanlage und die Lokalisation der Thyroglossuszysten (Kreise). Der Weg der Schilddrüsenanlage ist gestrichelt eingezeichnet.
1 = Foramen caecum, 2 = Os hyoideum, 3 = Cartilago thyroidea, 4 = Cartilago cricoidea hinter der Schilddrüse.

3.5 Tonsillen und lymphatischer Rachenring

Merke

Die Mandeln (Tonsillen) bilden den **lymphatischen Rachenring** (Waldeyer-Rachenring) im Bereich des Übergangs der Mund- und Nasenhöhle in den Pharynx. Es handelt sich insgesamt um ein Abwehrorgan. Der Entwicklungsbeginn dieses lymphatischen Gewebes scheint im Magen-Darm-Trakt von oral nach anal voranzuschreiten [37].

Dieser Rachenring besteht aus **lymphoretikulärem Gewebe**, welches in den Tonsillen konzentriert angeordnet ist (▶ Abb. 3.8). Dazu gehören:
- Gaumenmandel (Tonsilla palatina)
- Zungenmandel (Tonsilla lingualis)
- Rachenmandel (Tonsilla pharyngea)
- Tubenmandel (Tonsilla tubaria)
- lymphatisches Gewebe in der Schleimhaut (Plicae salpingopharyngea bzw. Seitenstränge)

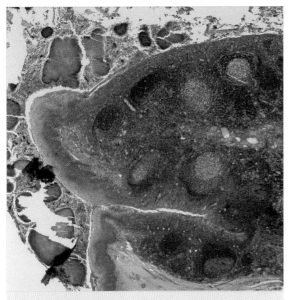

Abb. 3.8 Histologische Darstellung der Tonsilla palatina. Hämatoxylin-Eosin-Färbung, Vergrößerung 25-fach. (Quelle: Dr. Bärbel Miehe, Institut für Anatomie und Zellbiologie, Universitätsmedizin Greifswald)

3.5.1 Tonsilla palatina

Die zweite Schlundtasche (▶ Abb. 3.2) verschwindet nahezu vollständig. Dabei bleibt die **Fossa tonsillaris** übrig, in der sich zwischen den beiden Gaumenbögen die Tonsilla palatina entwickelt und befindet. Das Entoderm der Fossa tonsillaris proliferiert zu Beginn des dritten Monats knospenartig und wächst in das umgebende Mesoderm. Durch Degeneration der zentralen Zellen dieser Knospen bilden sich die **tonsillären Krypten** (▶ Abb. 3.8). In der zwanzigsten Woche differenziert sich das benachbarte Mesoderm zu lymphatischem Gewebe. Die Lymphfollikel der Tonsilla palatina selbst bilden sich erst in den letzten 3 Monaten vor der Geburt. Diese Kryptenbildung erstreckt sich bis in die ersten postnatalen Lebensmonate [38].

3.5.2 Tonsilla lingualis

Das Gewebe formiert sich aus den Lymphfollikeln im **Zungengrund**. Die Entwicklung vollzieht sich wie bei der Tonsilla palatina [38].

3.5.3 Tonsilla pharyngea

Die Furchung der Tonsilla beruht auf der Aufwerfung von **Schleimhautfalten**, welche mit lymphatischem Gewebe unterlegt sind. Diese Tonsille entwickelt sich in Zusammenhang mit mukösen Drüsen im Nasopharynx.

3.5.4 Tonsilla tubaria

Die Tonsilla tubaria entsteht aus Ansammlungen von lymphatischem Gewebe nach Öffnung der **Tuba auditiva** (Eustachi-Röhre) im Rachenraum. Dieses erreicht das Wachstumsmaximum im zehnten Lebensjahr. Eine Vergrößerung kann zur Verengung der Tuba auditiva führen [28].

3.5.5 Lymphatisches Gewebe der Rachenwand

Das lymphatische Gewebe in der Rachenwand entwickelt sich in der Schleimhaut des Rachens, aus den **Plicae salpingopharyngeae**.

3.6 Speicheldrüsen

Merke

Speicheldrüsen sind für eine einwandfreie **Verdauung** essenziell. Sie sind anfällig und empfindlich gegenüber verschiedenen Noxen. Deshalb gebührt ihnen besondere ärztliche Aufmerksamkeit.

Die 3 großen Speicheldrüsen – **Ohrspeicheldrüse** (Glandula parotis), **Unterkieferspeicheldrüse** (Glandula submandibularis) und **Unterzungenspeicheldrüse** (Glandula sublingualis) – entwickeln sich in der sechsten bis siebten Embryonalwoche als **ektodermale Ausbuchtung** in das darunterliegende Mesenchym. Diese Ausbuchtungen teilen sich dichotomisch weiterhin auf. Es handelt sich um Zellstränge, an deren Enden kolbenartige Erweiterungen entstanden sind. Die Zellstränge kanalisieren und differenzieren sich zum Ausführungsgangsystem. Die knospenartigen Bildungen differenzieren sich zu den sezernierenden serösen und mukösen Endstücken. Die **kleinen Speicheldrüsen** haben den gleichen Entstehungsmodus [28], [39]. Es handelt sich um die Gaumendrüsen (Glandulae palatinae), Lippendrüsen (Glandulae labiales), Wangendrüsen (Glandulae buccales), Zungendrüsen (Glandulae linguales).

Die Kapseln der Drüsen und das interstitielle Bindegewebe zwischen Ausführungsgängen und Endstücken entwickeln sich aus dem umliegenden Mesenchym [28].

3.6.1 Fehlbildungen der Speicheldrüsen

Folgende Fehlbildungen können auftreten [25], [28], [30]:
- **Aplasien, Hypoplasien, Gangatresien** (angeboren)
- **Dystopien, akzessorische** Gewebe (angeboren)
- **Zysten, Fisteln** (zumeist angeboren)

- **metabolische Veränderungen** erfolgen durch chronischen Alkoholkonsum, medikamentös – toxische Schädigung (Antibiotika, Jodide), Hungerzustände, Drogen (Heroin), Bleiintoxikation
- **epitheliale, nicht toxische Veränderungen** erfolgen durch Speicheldrüseninfarkt, Onkozytose
- **interstitielle Veränderungen**, hervorgerufen durch Lipomatose, Sklerose, vaskuläre Veränderungen
- **Xerostomie**, Sicca-Syndrom, Sjögren-Syndrom (angeboren)

3.7 Kiefergelenk

M!

Merke

Das Kiefergelenk ist das **komplizierteste Gelenk** des menschlichen Skeletts. Es stellt ein sekundäres Gelenk, einen Neuerwerb bzw. ein Anlagerungsgelenk dar [40], indem sich der Condylus mandibulae der Mandibula an das Os temporale „anlagert". Die ehemaligen Strukturen des primären Gelenks haben in der Evolution eine Funktion in der Schallleitung übernommen. Gleichzeitig ist das Kiefergelenk das einzige Gelenk, welches ein **Wachstumszentrum** besitzt (Kap. 4).

Das Kiefergelenk der Säugetiere und damit auch des Menschen als **Neuerwerb** ist nur aus phylogenetischen Gesichtspunkten zu verstehen. Primitive Wirbeltiere (Fische, Amphibien, Reptilien) besitzen in ihrem ersten Kiemenbogen 2 Knorpelstücke, das dorsal gelegene Palatoquadratum (Anlage des Oberkiefers) sowie das ventral gelegene Mandibulare (Anlage des Unterkiefers). Diese artikulieren im primären Kiefergelenk miteinander. Bei höheren Säugern wird der Gelenkteil des Palatoquadratums zum Amboss (Incus) sowie das Mandibulare zum Hammer (Malleus). Nach Seitz [41] wird somit das primäre Kiefergelenk der niederen Wirbeltiere in die Gehörknöchelchenkette im Mittelohr (Cavum tympani) eingebaut (▶ Abb. 3.9). Der Steigbügel (Stapes) stammt aus dem Reichert-Knorpel. Das sekundäre Kiefergelenk hat also eine andere Genese!

Die wesentlichen Prozesse der strukturellen Differenzierung im Gelenk finden im Zeitraum zwischen der siebten bis zwölften Embryonalwoche statt [42]. Während der siebten bis achten Woche entstehen am distalen Ende des R. mandibulae der **Processus coronoideus** sowie der **Processus condylaris** (**Condylus mandibulae**, siehe Vorwort). Die beiden Fortsätze verknöchern relativ schnell. In der zehnten Embryonalwoche entsteht eine Knorpelanlage am Processus condylaris, welche die Wachstumszone der Mandibula bildet, von der aus das chondrale Wachstum des Gesichtes mit erfolgt. Der hyaline Knorpel differenziert sich in viele spezifische Zonen (▶ Abb. 3.10). Die Kondylusform spielt für die Funktion des Gelenkes

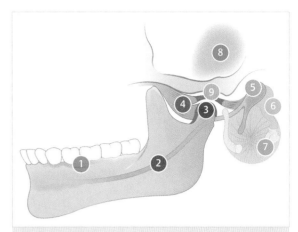
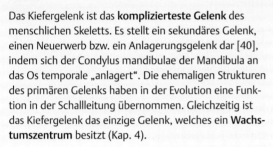

Abb. 3.9 Entwicklung des primären und sekundären Kiefergelenks. Das primäre Kiefergelenk der niederen Vertebralen wird bei den Säugetieren in die Gehörknöchelchenkette Malleus, Incus, Stapes integriert.
Das Trommelfell wurde vergrößert dargestellt.
1 = Mandibula, 2 = Meckel-Knorpel, 3 = Condylus mandibulae, 4 = M. pterygoideus lateralis, 5 = Malleus, 6 = Incus, 7 = Stapes, 8 = Os temporale, 9 = Discus articularis.

keine Rolle. Das Os temporale zeigt erst nach 20–22 Embryonalwochen die endgültige Form der **Fossa mandibularis** [43]. Für die Ausformung dieser Gelenkflächen sind vermutlich bereits sehr frühe Gelenkbewegungen erforderlich. Vor allem die Dentition und die damit verbundene Bisshebung tragen zur endgültigen Formung der Gelenkflächen bei. Nach Meyer [44] haben sich danach die Gelenkenden zur definitiven Position aneinandergelegt.

i

Zusatzinfo

Das Ineinandergreifen verschiedener Teilprozesse (wie das Zueinanderfinden der Knochen und die Reaktionen) setzen ein komplexes Signalnetz voraus. Daran sind Wachstumsfaktoren der **TGF-β-Superfamilie** aktiv beteiligt [45].

Die Entwicklung des **Discus articularis** erfolgt aus dem Mesenchym zwischen den sich entwickelnden Gelenkenden Condylus mandibulae und der Fossa mandibularis. Der Diskus nimmt bereits früh seine bikonkave Gestalt an, welche postnatal noch ausgeprägter wird [46]. Schon in der neunten und zehnten Embryonalwoche kontaktiert der M. pterygoideus lateralis den Diskus, aber auch den Hals des Condylus mandibulae [47]. Der Diskus bekommt in der zweiundzwanzigsten Woche die Struktur eines kollagenen Faserknorpels oder eines kollagenen Bindegewebes mit Knorpelinseln (▶ Abb. 3.11). Im Diskus sind mit seiner Entstehung Gefäße eingewandert. Diese sind etwa nach 12 Wochen noch zu erkennen [48].

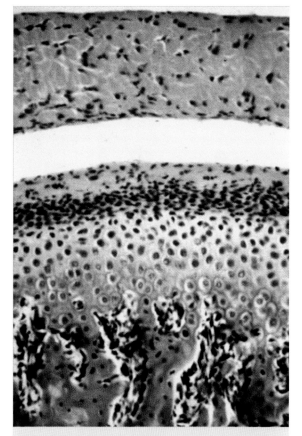

Abb. 3.10 Histologische Darstellung des hyalinen Knorpels des Condylus mandibulae mit verschiedenen Gewebezonen. Der Knorpel stellt ein Wachstumszentrum dar. Hämatoxylin-Eosin-Färbung, Vergrößerung 25-fach. (Quelle: Dr. Bärbel Miehe, Institut für Anatomie und Zellbiologie, Universitätsmedizin Greifswald)

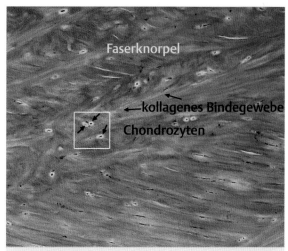

Abb. 3.11 Typisches Bild eines Faserknorpels, wie er im Discus articularis vorkommt. Azan-Färbung, Vergrößerung 100-fach. (Quelle: Dr. Bärbel Miehe, Institut für Anatomie und Zellbiologie, Universitätsmedizin Greifswald)

Der Gelenkspalt wird durch Destruktion des Mesenchyms oberhalb und unterhalb des Diskus gebildet [43], [49]. Zunächst entstehen einzelne vakuolenartige Räume, welche sich vereinigen. Nach Ogutcen-Toller et al. [50] ist die Entstehung des definitiven unteren Gelenkspaltes zuerst erfolgt, danach die des oberen Raumes. Diese Auffassung ist allerdings nicht allgemeingültig [53].

Eine ausführliche Darstellung des Kiefergelenks findet sich bei Fanghänel et al. [51], Radlanski [52] und Benner, Fanghänel et al. [53]. Siehe auch Kap. 4 und Kap. 5.

3.7.1 Fehlbildungen des Kiefergelenks

Die folgenden Fehlbildungen des Kiefergelenks sind klinisch von Bedeutung [54], [55], [56]:

• **Aplasie, Hypoplasie, Dysplasie, Hyperplasie** des Condylus mandibulae sowie des Tuberculum articulare und der Fossa mandibulae des Os temporale
• **Duplikatur** des Condylus mandibulae
• **Diskusverlagerungen** (Kap. 9)

3.8 Kopf-, Hals- und Nackenmuskulatur und ihre Faszien

Die quergestreifte Muskulatur von Kopf, Hals und Nacken sowie das Bindegewebe (Grundgewebe der Faszien) gehen aus dem **Mesoderm** hervor, welches um den siebzehnten Embryonaltag ein eigenständiges Kleinblatt darstellt [25], [30], [31], [52].

Merke

Die Kenntnisse der Anatomie der Kopf-, Hals- und Nackenmuskulatur mit ihren Faszien ist von großer Bedeutung, da sie die **klinischen Wechselwirkungen** zwischen der Kaumuskulatur einerseits und der Hals-, Nacken- und Rückenmuskulatur anderseits erklären helfen (Kap. 29.5; ▶ Abb. 3.12).

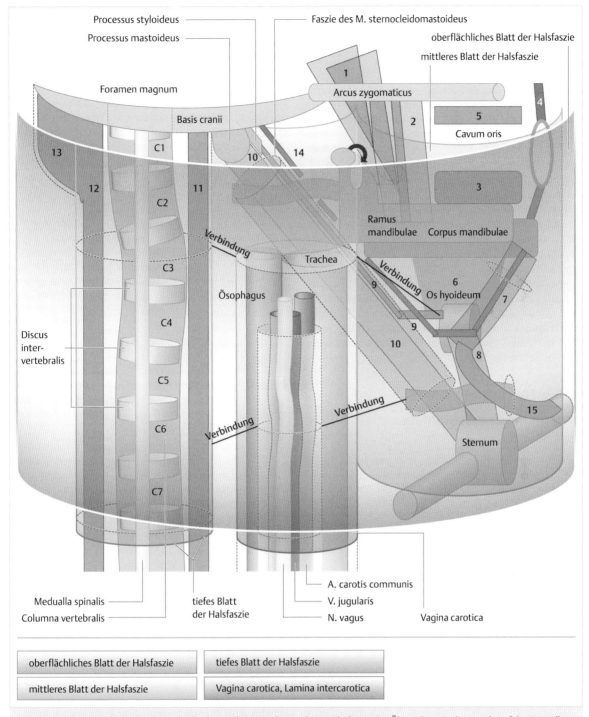

Abb. 3.12 **Schematische Darstellung der funktionellen Anordnung der Muskulatur.** Aus Übersichtsgründen wurde auf die Darstellung des M. pterygoideus lateralis und medialis verzichtet.

1 = M. temporalis, 2 = M. masseter, 3 = Lingula mandibulae, 4 = M. orbicularis oris, 5 = M. buccinator, 6 = M. mylohyoideus, 7 = M. genio-glossus, 8 = M. sternohyoideus, 9 = M. stylohyoideus, 10 = M. sternocleidomastoideu, 11 = tiefe prävertebrale Halsmuskulatur, 12 = tiefe Halsmuskulatur, 13 = M. trapezius, 14 = M. digastricus venter anterior, venter posterior, 15 = M. omohyoideus.

I

3.8.1 Kopf-, Hals- und Nackenmuskulatur

Für die Entwicklung dieser Muskulatur bilden die **Somiten** (▶ Abb. 3.1) eine wichtige Grundlage [25], [30], [52]. Sie geht hervor aus den beiden Anteilen der Myotome (welche aus den Somiten stammen), den sog. Epimare und Hypomare [30], [52]. Auch die **Schlundbögen** enthalten Anlagematerial für die Muskulatur [30]. Die Muskulatur entsteht allgemein aus eingewanderten **Mesenchymzellen**, welche sich letztlich zu Muskelzellen differenzieren. Die Ausrichtung der Muskelfasern entspricht der entsprechenden Anlage des Skeletts [30], [52]. Die **orofaziale Muskulatur** ist die erste Muskulatur (zeitlich im Verlauf der Embryogenese) im menschlichen Körper. Die embryonale Zuordnung zwischen Muskulatur und Nerven ergibt sich aus der Form der Strukturen mit der Abfolge ihrer Entwicklung, nicht zuletzt aber auch durch Lageverschiebungen der Organanlagen [30], [41], [52]. Im Verlaufe der embryonalen Entwicklung formiert sich die Muskulatur nach funktionellen Gesichtspunkten. Nicht zuletzt sind u. a. auch **Transkriptionsfaktoren** wie Myo-R, Meox-1, Six-1, Six-4 an dem Entwicklungsprogramm der Muskulatur beteiligt.

3.8.2 Faszien

Allgemeine Gesichtspunkte zur Entwicklung

Die Grundlage der Faszien ist das kollagene und z. T. das elastische Bindegewebe. Dieses stammt vom Mesenchym (aus dem Mesoderm) ab. Es handelt sich letztlich um einen lockeren Verband von Sklerotomzellen. Eine Ausnahme bildet das Mesenchym aus dem Kopfbereich, welches aus der sog. Neuralleiste entstammt [30], [31].

Die **embryonalen Mesenchymzellen** vermehren sich sehr rasch. Diese wandern in alle Abschnitte und „Leerräume" des embryonalen Körpers ein [57]. So umgeben sie auch die sich entwickelnde Muskulatur, wodurch sich die Faszien durch die Bildung von kollagenen und elastischen Fasern formieren.

Fascia cervicalis, Fascia nuchae

Merke

Alle Kopf-, Hals- und Nackenmuskeln – mit Ausnahme der mimischen Muskulatur – haben **Eigenfaszien**. Daneben gibt es **stärkere Faszien** des Halses und des Nackens (Fascia cervicalis, Fascia nuchae), die „Fasziensysteme" darstellen, welche Muskelgruppen zusammenfassen und einscheiden. Die Systeme haben Verbindungen untereinander, so auch zwischen Hals, Nacken und dem Rücken (s. Kap. 29; ▶ Abb. 3.13).

Eigenfaszien haben die Aufgabe, die Muskeln in ihrer Gestalt zu halten, sie zu schützen und diese in ihrer Funktion zu unterstützen.

Die **Hals- und Nackenfaszien** umhüllen als „Führungsröhrchen" Muskeln, Eingeweide und Leitungsbahnen [25], [57], [58]. Dazwischen liegt lockeres Bindegewebe, welches die Ausdehnung von Oesophagus sowie Gefäßen ermöglicht und die Gleitfähigkeit der Organe beim Schlucken, Sprechen und Würgen sichert. Darüber hinaus wird den Organen des Halses der erforderliche Raum zur Verfügung gestellt.

Merke

Die Halsfaszie (Fascia cervicalis) stellt ein „Fasziensystem" von 4 ineinander übergehenden Teilstrukturen dar (▶ Abb. 3.12): oberflächliches Blatt (Lamina superficialis), mittleres Blatt (Lamina praetrachealis), tiefes Blatt (Lamina praevertebralis), Scheide des Gefäß- und Nervenstranges (Lamina intercarotica/Vagina carotica). Die Nackenfaszie (Fascia nuchae) ist eine Fortsetzung der Fascia cervicalis (Lamina superficialis), scheidet den M. trapezius ein und hilft das Lig. nuchae zu bilden.

- **Oberflächliches Blatt der Halsfaszie** (Lamina superficialis) (▶ Abb. 3.12, ▶ Abb. 3.13): Dieses Blatt umhüllt als einheitliche Binde den gesamten Hals und umschließt die beiden Mm. sternocleidomastoidei sowie dorsal als Fascia nuchae die Mm. trapezii (Verbindung Hals-Nacken!). Am Kieferwinkel geht das Faszienblatt in die Fascia parotidea sowie in die Fascia masseterica über. Das Blatt umhüllt die Glandula submandibularis. Das Platysma ist faszienfrei und liegt auf dem äußeren Blatt der Halsfaszie [25], [58].
- **Mittleres Blatt der Halsfaszie** (Lamina praetrachealis) (▶ Abb. 3.12, ▶ Abb. 3.13): Es umschließt die Unterzungenbeinmuskulatur (Mm. infrahyodeii). Dabei wird es durch den M. omohyoideus gespannt. Ebenfalls werden die Halseingeweide Larynx mit Trachea, Pharynx mit Oesophagus, Glandula thyroidea lamellenartig umhüllt. Das mittlere Blatt steht mit der Vagina carotica und der Scheide des M. sternocleidomastoideus (und damit auch mit der Fascia nuchae) in Verbindung. Beide Vaginae caroticae beidseitig sind hinter dem Eingeweideschlauch durch die Lamina intercarotica miteinander verbunden [25], [58].
- **Tiefes Blatt der Halsfaszie** (Lamina praevertebralis) (▶ Abb. 3.12, ▶ Abb. 3.13): Die Struktur liegt unmittelbar vor der Halswirbelsäule, überzieht die praevertebrale Muskulatur (M. longus colli) und geht nach dorsal in das oberflächliche Blatt der Halsfaszie über. Dabei wird auch die oberflächliche Nackenmuskulatur (M. trapezius) mit überzogen (Verbindung Hals-Nacken!). Das Blatt hilft mit, den hinteren Abschnitt des Eingeweideschlauches zu bilden [25], [58].

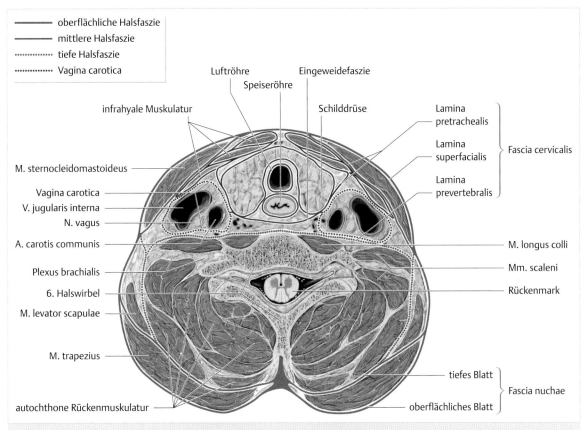

oberflächliche Halsfaszie
mittlere Halsfaszie
tiefe Halsfaszie
Vagina carotica

Luftröhre
Speiseröhre
Eingeweidefaszie

infrahyale Muskulatur
Schilddrüse
Lamina pretrachealis
Lamina superfacialis
Lamina prevertebralis
Fascia cervicalis

M. sternocleidomastoideus
Vagina carotica
V. jugularis interna
N. vagus
A. carotis communis
Plexus brachialis
6. Halswirbel
M. levator scapulae
M. trapezius
autochthone Rückenmuskulatur

M. longus colli
Mm. scaleni
Rückenmark
tiefes Blatt
oberflächliches Blatt
Fascia nuchae

Abb. 3.13 Muskelgruppen, Faszien und Bindegewebsräume des Halses und des Nackens. (Quelle: Schünke M, Schulte E, Schumacher U. Prometheus – Allgemeine Anatomie und Bewegungssystem. Illustrationen von M. Voll und K. Wesker. 5 Aufl. Stuttgart: Thieme; 2018)

- **Lamina intercarotica/Vagina carotica** (▶ Abb. 3.12):
Eine eigene Faszienhülle umgibt die A. carotis communis, V. jugularis interna sowie den N. vagus. Es bestehen Verbindungen zum tiefen und oberflächlichen Blatt der Halsfaszie [25], [58].

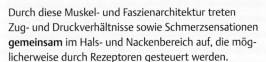

Merke

Durch diese Muskel- und Faszienarchitektur treten Zug- und Druckverhältnisse sowie Schmerzsensationen **gemeinsam** im Hals- und Nackenbereich auf, die möglicherweise durch Rezeptoren gesteuert werden.

3.9 Literatur

[25] Fanghänel J. Fehlbildungen. In: Sinowatz F, Hrsg. Embryologie des Menschen. Köln: Deutscher Ärzte-Verlag, 1999

[26] Frazer JES, Baxter JS. Manual of embryology: The development of the human body. 3. Aufl. London, Baillière, Tindall and Cox, 1953

[27] Hinrichsen K. Slides on human embryology. München: Bergmann, 1986

[28] Beier HM, Hinrichsen K. Humanembryologie: Lehrbuch und Atlas der vorgeburtlichen Entwicklung des Menschen. Berlin: Springer, 1993

[29] O'Rahilly R, Müller F. The origin of the ectodermal ring in staged human embryos of the first weeks. Acta Anat 1985; 122: 145–157

[30] Langman J. Medizinische Embryologie: Die normale menschliche Entwicklung und ihre Fehlbildungen. 8. Aufl. Stuttgart: Thieme, 1989

[31] Blechschmidt E. Die vorgeburtlichen Entwicklungsstadien des Menschen: Eine Einführung in die Humanembryologie. Basel, Freiburg: Karger, 1960

[32] Pfeifer G. Systematik und Morphologie der kraniofazialen Anomalien. In: Schuchardt K, Hrsg. Fortschritte der Kiefer- und Gesichts-Chirurgie: Ein Jahrbuch. Stuttgart: Thieme,1958

[33] Gruber GB. Die Entwicklungsstörungen der Thymusdrüse. In: Schwalbe E, Hrsg. Die Morphologie der Missbildungen des Menschen und der Tiere: Ein Lehrbuch für Morphologen, Physiologen, praktische Ärzte und Studierende. Jena: Fischer, 1960

[34] Hunter RP. The early development of the hypoglossal musculature in the chick. Philadelphia: Wistar Institute Press, 1935

[35] Hamilton B, Mossman's, Hamilton WJ, Mossman HW. Human embryology. 4.ed. Cambridge: Heffer and Sons, 1972

[36] O'Rahilly R. The timing and sequence of events in the development of the human eye and ear during the embryonic period proper. Anat Embryol 1983; 168: 87–99

[37] Slípka J. Development of the pharyngeal tonsil with reference to commencement of its immunocompetence. Folia Morphol (Praha) 1983; 31: 102–105

[38] Kyriazis AA, Esterly JR. Development of lymphoid tissues in the human embryo and early fetus. Arch Pathol 1970; 90 (4): 348–353

[39] Grobstein C. Mechanisms of organogenetic tissue interaction. Natl Cancer Inst Monogr 1967; 26: 279–299

[40] Türp, JC, Ohrez, A, Radlanski RJ. Anatomie und Ontogenese des menschlichen Kiefergelenks. In: Alt KW (Hrsg.) Die Evolution der Zähne: Phylogenie – Ontogenie – Variation. Berlin, New York: Quintessenz-Verlag, 1997

[41] Seitz J. Bewegungsapparat. In: Sinowatz F et al. (Hrsg.) Embryologie des Menschen: Köln: Deutscher Ärzte Verlag, 1999

[42] Klesper B, Koepke J. Zur Ontogenese des menschlichen Kiefergelenks. Anat Anz 1993; 175: 365–372

[43] Furstmann L. The early development of the human temporomandibular joint. Am J. Orthod. 1963; 49: 672–682

[44] Meyer A. Logik der Morphologie im Rahmen einer Logik der gesamten Biologie. Berlin: Springer, 1926

[45] Christ B. Medizinische Embryologie: Molekulargenetik, Morphologie, Klinik. Wiesbaden: Ullstein Medical; 1998

[46] Merida-Velasco JR, Rodriguez-Vazquez JF, Merida-Velasco JA et al. Development of the human temporomandibular joint. Anat Rec 1999; 255 (1): 20–33

[47] Ashworth GJ. The attachments of the temporomandibular joint meniscus in the human fetus. Br J Oral Maxillofac Surg 1990; 28 (4): 246–250

[48] Mah J. Histochemistry of the foetal human temporomandibular joint articular disc. Eur J Orthod 2004; 26 (4): 359–365

[49] Yuodelis RA. The morphogenesis of the human temporomandibular joint and its associated structures. J Dent Res 1966; 45 (1): 182–191

[50] Ogütcen-Toller M, Juniper RP. The development of the human lateral pterygoid muscle and the temporomandibular joint and related structures: A three-dimensional approach. Early Hum Dev 1994; 39: 57–68

[51] Fanghänel J, Gedrange T, Proff P. Hrsg. Morphology, physiology, function and clinic of the temporomandibular joint. Greifswald: Kiebu Druck 2007

[52] Radlanski RJ. Orale Struktur- und Entwicklungsbiologie. Berlin, New York: Quintessenz-Verlag, 2011

[53] Benner KU, Fanghänel J, Kowalski R et al. Morphologie, Funktion und Klinik des Kiefergelenks. Berlin, New York: Quintessenz Verlag, 1993

[54] Gundlach KK. Malformations of the temporo-mandibular joint in laboratory animals and in man. Ann Anat 1999; 181: 73–75

[55] Gundlach KKH. Missbildungen des Kiefergelenkes: Experimentelle und klinische Untersuchung. München, Wien: Hanser, 1982

[56] Durking, JG, Heeley, JD, Irving, JF. Cartilage of the mandibular condyle. In: Zarb GA, Hrsg. Temporomandibular joint: Function and dysfunction. Copenhagen: Munksgaard, 1979

[57] Paoletti S. Faszien. Anatomie, Strukturen, Techniken, Spezielle Osteopathie. München: Urban & Fischer, 2001

[58] Kitamura S. Anatomy of the fasciae and fascial spaces of the maxillofacial and the anterior neck regions. Anat Sci Int 2018; 93: 1–13

4 Wie funktioniert das Kiefergelenk des Menschen?

M. Behr, J. Fanghänel

Steckbrief

Das menschliche Kiefergelenk ist eine phylo- und ontogenetische **Neubildung** (sekundäres Gelenk, Anlagerungsgelenk). Es ist nicht nur als das Gelenk des **Kauapparats** zu verstehen. Das Kiefergelenk ermöglicht feine nuancierte Bewegungen, welche für die **menschliche Sprachbildung** essenziell sind. In der peri- und postnatalen Periode wird das Kiefergelenk in seiner Struktur von der Funktion **neuromuskulärer Faktoren** geprägt. Es ist ein synoviales, von einem Diskus in 2 Kammern geteiltes, Drehgleitgelenk, dessen artikulierende Flächen vom Gelenkdruck weitgehend befreit sind. Beide durch den Unterkieferkörper fest verbundene Gelenkköpfe werden von bilateralen Muskelpaaren bewegt. Für die muskuläre Gelenkführung spielt unter den Kaumuskeln der M. pterygoideus lateralis eine besondere Rolle.

4.1 Einleitung

Merke

Viele Beschreibungen des Kiefergelenks fokussieren sich auf seine Morphologie und leiten daraus seine Funktion ab. Derartige Betrachtungen vernachlässigen die Tatsache, dass das Kiefergelenk in ein übergeordnetes System, zu den Funktionen des Kopfes, einzuordnen ist [59], [60].

Das Kiefergelenk lediglich als Gelenk des Kauorgans verstehen zu wollen, führt zu falschen Schlussfolgerungen. Es ist phylogenetisch ein **Neuerwerb** [61], welcher im Verlaufe der Evolution notwendig wurde, und der dem ursprünglichen reinen Kauorgan eine zusätzliche Aufgabe zuteilte. Diese zusätzliche Aufgabe ist die Kommunikation, welche sich in der Mitteilung von Informationen aber auch Emotionen aufgliedert [62]. Besonders die Entwicklung der Sprachfähigkeit des Menschen machte es notwendig, das Kiefergelenk **schnelle Bewegungsabläufe** mit wechselnden Richtungen durchführen zu lassen. Es sind im Sinne der Gelenkmechanik Leerbewegungen, welche an der Formung des Resonanzraumes maßgeblich beteiligt sind. Denken wir als Beispiel an die Kieferbewegungen von Sängern, welche mit extrem wechselnden Geschwindigkeiten ablaufen, um das Spektrum der Tonleiter beherrschen zu können. Diese Bewegungsbilder sind Funktionen des Kiefergelenks, welche nichts mit der mechanischen Funktion als Kauapparat zu tun haben.

Merke

Das Kiefergelenk des Menschen darf nicht nur auf seine Funktion als Kauapparat reduziert werden. Es dient zugleich dem Sprach- und Kommunikationsvermögen und unterscheidet sich darin wesentlich von den Kiefergelenken anderer Lebewesen.

4.2 Phylogenese und Ontogenese

Während Reptilien gegenwärtig noch „alte" scharnierartige Kiefergelenke haben (▶ Abb. 4.1),(▶ Abb. 4.9), welche bei einfachen Reptilien nicht einmal Kauleistungen wie Malbewegungen durchführen können, wurde beim Menschen ein neues **sekundäres Gelenk** entwickelt, welches dem Unterkiefer **große Freiheitsgrade** in der Bewegung ermöglicht [63]. Das alte ursprüngliche Kiefergelenk erfuhr einen Funktionswechsel (Kap. 3). Aus ihm entwickelten sich Teile der Gehörknöchelchen und damit eine neue Funktion, die des „Hörens", welche für die neue Fähigkeit der Kommunikation entwicklungsgeschichtlich notwendig und sinnvoll war (▶ Abb. 4.2). Die neue Gelenkpfanne und die Muskelursprungsfelder des definitiven sekundären Kiefergelenks sind aber wiederum Teile eines anderen Systems, das unter anderen Gesichtspunkten entwickelt und in seiner Form bestimmt wurde, die des Hirnschädels [64]. Im Zusammenhang mit der Entwicklung des aufrechten Ganges (Vertikalisation) sowie der Großhirnentfaltung (Zerebralisation) und der damit verbundenen Veränderung des Schädelbasisknickungswinkels erfuhr dabei das Kiefergelenk eine Befreiung, welche die Möglichkeiten seiner Bewegungen steigerte, aber auch eine **komplexe neuromuskuläre Steuerung** notwendig machte. Während das alte Kiefergelenk durch die Morphologie einem durch Knochen und Bandapparat vorgegebenen Zwangslauf unterliegt, ist das sekundäre Kiefergelenk davon weitgehend befreit. Bei zusammengesetzten Gelenken sind der integrierende Anteil zur Gestaltung der Gelenkmechanik die Muskulatur und das steuernde Nervensystem; weniger der Zwangslauf des Gelenkapparats [64]. Dieser Sachverhalt hat entscheidende Auswirkungen bei der Betrachtung von Funktionsstörungen des Kauorgans. Therapeutische Ansätze sollten sich daher nicht auf die Korrektur vermeintlicher morphologisch bedingter Zwangsläufe (vorgegeben durch Knochen-, Band- oder Zahnstrukturen) erschöpfen, sondern die neuroplastischen Einflüsse orofazialer Rezepto-

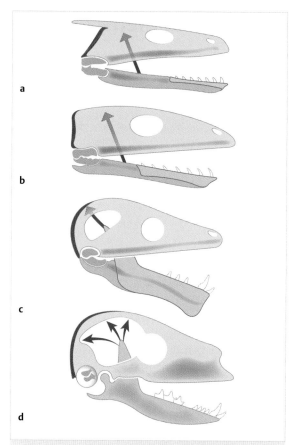

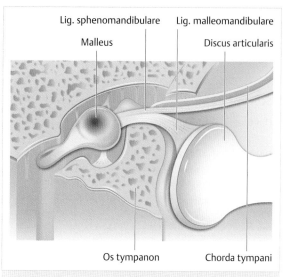

Abb. 4.2 Ansicht des Kiefergelenks und des Mittelohrs von kraniolateral: Kondylus mit Discus articularis, diskomalleolares Band, Lig. sphenomandibulare sowie Malleus.

Abb. 4.1 Entwicklung vom einfachen Scharniergelenk ohne Mahlfunktion zu einem Kiefergelenk, welches komplexe kau- und sprachfunktionelle Bewegungen ausführen kann.

a Beispiel für das Kiefergelenk bei einfachen Reptilien. Es besteht nur eine Zahnreihe aus Isodonten. Der Pfeil gibt die Zugrichtung der Muskulatur an. Die Nahrung kann nur festgehalten werden. Kauleistungen wie Mahlbewegungen können nicht stattfinden.

b Kiefergelenk höher entwickelter Reptilien. Es gibt eine Spezialisierung bei den Zahnformen. Nach wie vor besteht aber nur eine scharnierartige Schließbewegung.

c Kiefergelenk bei hoch entwickelten Reptilien. Durch die Fensterung des Schädelknochens und der Entwicklung des Processus coronoideus sind zusätzliche Freiheitsgrade für eine Bewegung des Unterkiefers durch „Kaumuskeln" entstanden. Die unterschiedlichen Zugrichtungen der Muskulatur und eine fortgeschrittene Spezialisierung der Zahnformen ermöglichen erste funktionelle Mahlbewegungen.

d Kiefergelenk bei Säugetieren. Die Pfeile deuten die Bewegungsachsen an, welche nun durch eine komplexe neuromuskuläre Steuerung der Unterkiefer durchgeführt werden kann. Die Bewegungskapazität ist nicht nur der komplexeren Muskulatur und der Fensterung des Schädelknochens geschuldet, es ist auch ein komplett neues Anlagerungsgelenk entstanden, welches erst die zusätzlichen Freiheitsgrade in der Unterkieferbewegung zulässt. Das ursprüngliche Scharniergelenk ist zu Teilen des Mittelohrs (Gehörknöchelchen) geworden.

ren auf die neuromuskuläre Steuerung des Kauorgans berücksichtigen (Kap. 6), [65].

Ein anschauliches Beispiel dafür, sich nicht auf rein morphologische Betrachtungen zu beschränken, ist die menschliche Hand. Hier lässt sich aus der rein morphologischen Beschreibung die Vielfalt der Funktionen des Handgelenks nicht so einfach ableiten. Dazu schrieb Puff [59]: *„Sie [die Hand] hat nicht nur Aufgaben als mechanisches Greiforgan, sie ist im gleichen Maße ein sehr subtiles Sinnesorgan und dient, losgelöst von den mechanischen Aufgaben, den Ausdrucksbewegungen. Alles sind aber Funktionen der Hand. Wieweit jedoch die Einzelfunktion formbestimmend ist, ist schwer abzugrenzen. Anderseits ist auch der Bauplan ererbt – eine fünfstrahlige Vertebratenextremität, also eine formale Gegebenheit, die der funktionellen Gestaltung einen bestimmten Rahmen gibt."*

Die Entwicklung von **Kiefergelenk und Mittelohr** ist ontogenetisch miteinander verknüpft (Kap. 3), [77]. Daher verlaufen Band- und Faserstrukturen vom Diskalapparat des Kiefergelenks zu den Gehörknöchelchen wie dem Malleus des Mittelohrs (▶ Abb. 4.2). Dieses diskomalleolare Band wurde immer wieder für Dysfunktionen des Mittelohrs verantwortlich gemacht [78], [79]. Insbesondere Ohrgeräusche (Tinnitus) wurden auf eine direkte kraftschlüssige Verbindung zwischen Discus articularis und Malleus zurückgeführt. Neuere Untersuchungen können aber nicht bestätigen, dass bei einer Protrusion des Kondylus das discomalleolare Band [77] den Hammer aus seiner Lage ziehen und damit Ohrgeräusche provozieren könnte [80], [81]. Auch das Lig. sphenomandibulare, welches von der Spina des Os sphenoidale durch die Glaser-Spalte medial am Kondylus vorbei zieht und dann medial am aufsteigenden Unterkieferast in Höhe des Foramen mandibulae an der Lingula mandibulae ansetzt, wurde immer wieder für Diskusverlagerungen und Ohrgeräusche verantwortlich gemacht, was sich aber nicht bestätigen ließ.

4.3 Aufbau und Funktionsweise des Kiefergelenks

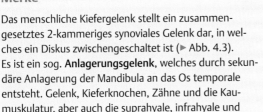

Merke

Das menschliche Kiefergelenk stellt ein zusammengesetztes 2-kammeriges synoviales Gelenk dar, in welches ein Diskus zwischengeschaltet ist (▶ Abb. 4.3). Es ist ein sog. **Anlagerungsgelenk**, welches durch sekundäre Anlagerung der Mandibula an das Os temporale entsteht. Gelenk, Kieferknochen, Zähne und die Kaumuskulatur, aber auch die suprahyale, infrahyale und die Muskulatur der Halswirbelsäule bilden zusammen ein funktionelles System (▶ Abb. 4.4), [66], [67].

Alle Elemente dieses Systems beeinflussen sich gegenseitig in **Formgestaltung und Funktion** aber auch in Parafunktionen. Die Varianten der Ausformung und Gestaltung des Gelenkes hängen mit Zahnform und Zahngröße

zusammen. Zahnbesatz und Kieferform werden wahrscheinlich getrennt vererbt [68]. Die Zähne sind selbst nicht anpassungsfähig; und somit ist im Verlaufe der Funktionsperiode das Kiefergelenk als der plastische Anteil anzusehen, der – durch Umbau – die **Anpassung** vollziehen kann.

Beide Kiefergelenke sind durch die Mandibula starr miteinander verbunden. Es gibt keine isolierte Bewegung, an der nicht beide Gelenke beteiligt wären. Ist ein Gelenk bspw. durch eine Ankylose in seiner Bewegungsfähigkeit eingeschränkt, wirkt sich dies zwangsläufig auf die Bewegungskapazität des anderen Gelenkes aus.

Die Gestaltung des **Tuberculum articulare** des Os temporale und die Form des **Kieferwinkels** stehen in direkter Korrelation zum Zahndurchbruch und zur Gestaltung der funktionellen Zahnkontakte [60]. Beim Säugling steht allein die Nahrungsaufnahme im Vordergrund. Zum Saugen muss er nur den Unterkiefer nach vorne schieben können. Dementsprechend ist das Tuberkulum kaum ausgebildet (▶ Abb. 4.5.). Brechen die ersten Zähne durch, treten neben der Nahrungsaufnahme auch erste kommunikative Fähigkeiten in den Blickpunkt. Mit dem Auftreten der Milchzähne und der ersten physiologischen Bisshebung bildet sich an der seichten Gelenkgrube und dem nur flach erhobenen Tuberculum articulare eine tiefere Gelenkpfanne aus; das Tuberkulum tritt deutlich hervor

4

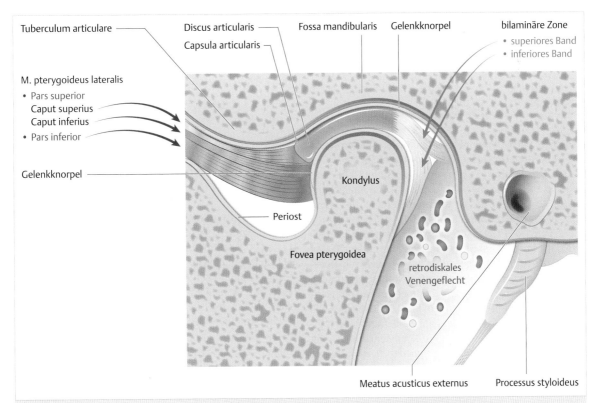

Abb. 4.3 Sagittaler Schnitt durch das humane Kiefergelenk in zentrischer Position des Condylus mandibulae.
Retrodiskales Venengeflecht mit vereinzelten Arterien der bilaminären Zone = „hydropneumatisches Polster".

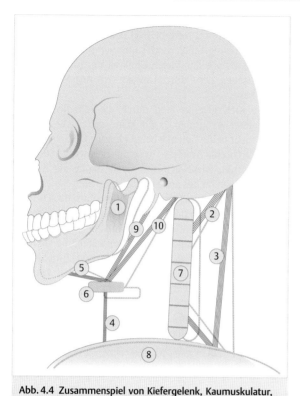

Abb. 4.4 Zusammenspiel von Kiefergelenk, Kaumuskulatur, infra- und suprahyaler Muskulatur sowie der Muskulatur der Halswirbelsäule. Eine Vorschubbewegung des Unterkiefers ändert auch die Lage von Zungenbein und Wirbelsäule.
Es ändern sich durch die Verlagerung Muskelansatzstellen und die Verlaufsrichtung der beteiligten Muskulatur.
1 = M. masseter, 2 = tiefe Nackenmuskulatur, 3 = oberflächliche Nackenmuskulatur, 4 = infrahyale Muskulatur, 5 = suprahyale Mundbodenmuskulatur, 6 = Zungenbein, 7 = Halswirbelsäule, 8 = Schultergürtel, 9 = M. stylohyoideus, 10 = M. sternocleidomastoideus.

[69]. Die Entwicklung der endgültigen **Gelenkpfanne** dauert bis zum Durchbruch der zweiten bleibenden oder dritten Molaren (zweite oder dritte **physiologische Bisshebung**) an. Damit gehen die Ausbildung und Abknickung des aufsteigenden Astes im **Kieferwinkel** und die Gestaltung des Gelenkköpfchens parallel [64].

Die Form des Gelenkes wird auch von der Verzahnungsart im Schlussbiss bestimmt. Wir unterscheiden grundsätzlich 3 verschiedene Arten der Lage von Ober- zu Unterkiefer zueinander [70]. Bei Normalverzahnung, also Angle Klasse I, finden wir eher eine flache Kondylenbahnneigung. Bei übergreifendem Biss im Sinne einer Angle Klasse II/2 ist die Kondylenbahn steiler und länger. Im Verlaufe eines Lebens werden die Kondylenbahnneigung und das Tuberculum articulare wieder flacher. Dieser Sachverhalt ist eine Anpassung an den natürlichen Verschleiß, dem die Zahnhartsubstanz normalerweise unterliegt. Begg [71], [72] hat diesen Sachverhalt eindrucksvoll an Studien der Gebisse australischer Ureinwohner demonstriert, welche keinerlei zahnärztliche Behandlung

erfahren haben. Der Schmelzmantel war bei älteren Personen sowohl okklusal als auch peripher, stark abradiert. Höcker waren nicht mehr vorhanden. Im Schlussbiss standen die Zahnreihen im Kopfbiss. Die Zahnreihen waren aber geschlossen und alle Zähne okkludierten. Es liegt offensichtlich zeitlebens ein Mechanismus vor, welcher die abradierten Zähne sowohl in Okklusion hält als auch nach anterior bewegt, um die Zahnreihe bei Zahnhartsubstanzverlust zu schließen. Vor dieser Beobachtung ist die Frage zu stellen, ob die prothetische Rekonstruktion von Kauflächen mit abrasionsfesten Werkstoffen wie Zirkoniumdioxid oder CoCrMo-Legierungen physiologisch sinnvoll ist, oder ob nicht ein dem Zahnschmelz vergleichbares Abrasionsverhalten zur Prävention von CMD indiziert wäre.

Zusatzinfo

Im Kiefergelenk artikulieren mit Knorpel überzogene Flächen des Condylus mandibulae und des Tuberculum articulare sowie des Discus articularis. Der Gelenkknorpel des Kondylus ist gleichzeitig auch ein sekundäres (kompensatorisches) **Wachstumszentrum**, eine Einmaligkeit im menschlichen Körper (Kap. 3).

Im Gegensatz zu anderen synovialen Gelenken sind ein **sekundärer Knorpel** und ein **hyaliner Knorpel** vorhanden [73], [74]. Sekundärer Knorpel bedeutet, dass es sich um eine eigenständige Ausbildung des Knorpels handelt und nicht als Überbleibsel einer knorpeligen Voranlage des Kieferknochens anzusehen wäre, wie dies bspw. bei den Extremitäten vorliegt [64].

Merke

Neben der Form der Gelenkflächen sind der Zustand des Gebisses, die Form und Stellung der Zähne sowie die Kaumuskulatur alle Glieder eines funktionellen Systems.

Der **Condylus mandibulae** kann verschiedene Formen haben: konvex (43,3 %), abgeflacht (27,2 %), anguliert (13,4 %) oder rund (12,1 %), undefinierbar (4,0 %).

Durch den **Discus articularis** erhält das Kiefergelenk seine Freiheit in den Bewegungsausmaßen. Der Diskus ist eine Scheibe aus Faserknorpel. Histologisch handelt es sich um ein fest gefügtes kollagenes Bindegewebe mit Knorpelinseln (▶ Abb. 3.11.). Er hat verdickte Ränder und heftet sich lateral und z. T. medial mit jeweils einem Ligament (Ligg. laterales) an die relativ schwache Gelenkkapsel an und sitzt wie eine Kappe auf dem Kopf des Condylus mandibulae. Dorsal geht der Discus articularis in eine 2-blättrige Bandstruktur über, welche mithilft, die bilaminäre Zone zu bilden. Deren unteres Band setzt am Hals des Kondylus an, das obere Band an der Hinterwand der

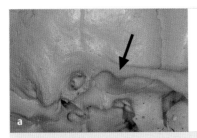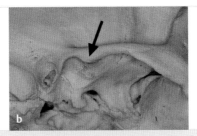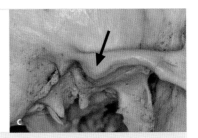

Abb. 4.5 Ausprägung des Tuberculum articulare in verschiedenen Altersstufen (Pfeil).
a Flaches, noch nicht ausgeprägtes Tuberculum articulare beim Kleinkind.
b Beginnende Konturierung des Tuberculum articulare beim Jugendlichen.
c Ausgeformtes Tuberculum articulare beim Erwachsenen.

Gelenkgrube. Anterior inseriert der obere Bauch des M. pterygoideus lateralis am Discus articularis. Der Diskus und sein dorsal anschließendes Band wirken für diesen Muskel wie eine nach hinten verlängerte Sehne. Kontrahiert sich der obere Bauch des M. pterygoideus lateralis, so zieht er über das Hypomochlion des hinteren oberen Randes des Kapitulums den Kondylus in einer Rotation leicht gegen die obere Begrenzung der Gelenkkammer und hält so die Gelenkflächen in Kontakt [59], [61], [66], [67], [75]. Eine zu forcierte Verschiebung des Kondylus nach lateral und dorsal begrenzt das Lig. laterale (sog. „Verstärkerband"). Es setzt lateral am Condylus mandibulae an und zieht leicht um den lateralen Pol des Kondylushalses herum. Weitere **Bänder** wie das Lig. stylomandibulare, das Lig. sphenomandibulare, die Raphe pterygomandibularis und die Bänder des retroartikulären lockeren Bindegewebes gelten als akzessorische Bandstrukturen („Führungsbänder") (Kap. 5), die zwar das Bewegungsausmaß des Unterkiefers mit bestimmen, aber nicht den Verlauf des Gelenkes zwangsführen können [76].

Die **Gelenkkapsel** besitzt, im Gegensatz zu den sonst üblichen Gelenkkapseln, neben kollagenen Fasern zahlreiche elastische Fasern. Die Gelenkwand ist zeitlebens mit vielen relativ großvolumigen Gefäßen versorgt (Kap. 7.2.2). Zwischen Kapselhinterwand und dem äußeren Gehörgang liegt ein fettreiches lockeres Bindegewebe (▶ Abb. 4.3). Diese Strukturen füllen bei Vorschub des Kondylus den hinteren Gelenkraum aus und ziehen sich beim Kieferschluss wieder zurück. Die Führungsbänder der Kapsel sind eher schwach. Sie sind nicht in der Lage, dem Gelenk einen Zwangslauf zu geben [67].

Merke

Das Kiefergelenk hat eine gute arterielle, venöse und lymphatische **Gefäßversorgung**, welche letztlich der großen Arbeitsleistung des Gelenkes geschuldet ist (Kap. 7), (Kap. 8).

Alle nicht artikulären Innenflächen der Kapsel formen die **Membrana synovialis**. Diese bildet in den Gelenkraum hinein villöse zottenartige Strukturen aus, welche mit vielen Blutgefäßen, Bindegewebszellen sowie Synovialdeckzellen mit zahlreichen Golgi-Apparaten und endoplasmatischem Retikulum ausgestattet sind. Die **Synovialdeckzellen** sezernieren in den Gelenkraum die Synovialflüssigkeit hinein, welche hauptsächlich aus Blutplasma und Hyaluronsäure besteht. Diese Flüssigkeit ist viskös, setzt die Gelenkflächenreibung herab, ernährt den artikulierenden Knorpel, welcher keine Blutgefäße enthält [73] und entsorgt „Abfallprodukte". Bei Rheuma werden die Synovialdeckzellen aufgrund einer Autoimmunreaktion geschädigt und es kommt zu einer überschießenden granulomatösen Entzündung, die später auch weitere Strukturen wie den Gelenkknorpel angreift und zerstört (Kap. 13).

4.4 Neuromuskulär geführte Bewegungen

Das Kiefergelenk wird als 2-kammeriges Gelenk muskulär über das Nervensystem gesteuert (Kap. 6). Für diese Muskelführung spielt der **M. pterygoideus lateralis** eine große Rolle [75]. Bei der Kieferöffnung gleitet der Kieferkopf mit dem Diskus auf der schrägen Kondylenbahn nach vorn und unten. Es ist nicht möglich, den Kiefer zu öffnen, ohne dass der Kondylus nicht nach vorne rutscht. Dieser Zwangslauf ist nicht in der Konstruktion des Gelenkes begründet. Daraus folgt, dass eine Scharnierbewegung durch eine **neuromuskuläre Steuerung** „erlernt" werden muss, und zwar durch Ausschaltung bzw. Unterdrückung des Zuges des M. pterygoideus lateralis. Wir sollten uns bewusst sein, dass eine elektronisch oder mechanisch registrierte Scharnierachse immer die momentane neuromuskuläre Steuerung des Kauorgans wiedergibt. Je nach Störung der neuromuskulären Funktion ändert sich die Lage der Achse.

I

Merke

Die Scharnierachse des Kiefergelenks ist keine Achse im Gelenkzwangslauf, sondern sie ist eine neuromuskulär gesteuerte Achse.

Merke

Die Aufgabe des Discus articularis besteht darin, eine verschiebbare Gelenkpfanne für den Condylus mandibulae bereitzustellen.

Die Aufgabe des **Discus articularis** besteht darin, eine verschiebbare Gelenkpfanne für den Condylus mandibulae bereitzustellen. Es findet also im oberen Kompartiment des 2-kammerigen Gelenkes eine Gleitbewegung statt. Im unteren Kompartiment dreht sich der Kondylus im Diskus. Gestartet wird die **Öffnungsbewegung** wahrscheinlich vom Platysma und der suprahyalen Mundbodenmuskulatur (▶ Abb. 4.6). Die infrahyale Muskulatur und die Nacken- und übrigen Halsmuskeln stabilisieren die Stellung des Unterkiefers während seiner Öffnungsbewegung. Der M. pterygoideus lateralis kann nach Eschler [69] erst später im Bewegungsablauf dazu kommen, da anfangs die **Rotation** die dominierende Bewegungskomponente darstellt, wozu der M. pterygoideus lateralis allenfalls zum Anpressdruck des Kondylus an die obere Gelenkgrube beitragen kann. Sobald die transportable Gelenkpfanne (der Diskus) nach anterior gleiten muss, kommt der M. pterygoideus lateralis mit ins Spiel. In die **Vorschubbewegung** kann sich auch ein Teil des M. masseter, der sog. M. masseter obliquus, aktiv mit einschalten [59].

Bei der **Capitulumrotation** dreht sich das Kieferköpfchen im Discus articularis. Bei der Kondylusrotation rotiert der Diskus um das Tuberculum articulare. Dadurch, dass nun der **Diskus verschiebbar** ist, entsteht die große Variationsmöglichkeit der Kiefergelenkbewegung. Wir können aber unterscheiden zwischen:
- Bewegungen mit hinterer Gelenkführung, bei der die Zahnreihen nicht in Kontakt sind.
- Artikulationsbewegungen mit gekoppelter Führung. Diese werden durch Gelenkform und Schneidezahnstellung bestimmt [82].
- Grenzbewegungen, welche die maximale Exkursion des Unterkiefers zeigen, dargestellt bspw. im Posselt-Diagramm.

Alle diese Bewegungen können für einen **definierten Zweck** zum Sprechen, Singen, Trinken, Kauen, Schlucken sowie für Parafunktionen usw. ausgeführt werden. Angesichts der **geringen passiven Zwangsläufigkeit** des Gelenkes lassen sich die möglichen Gelenkbewegungen nicht einfach aus der geometrischen Form der miteinander artikulierenden Skelettelemente rekonstruieren.

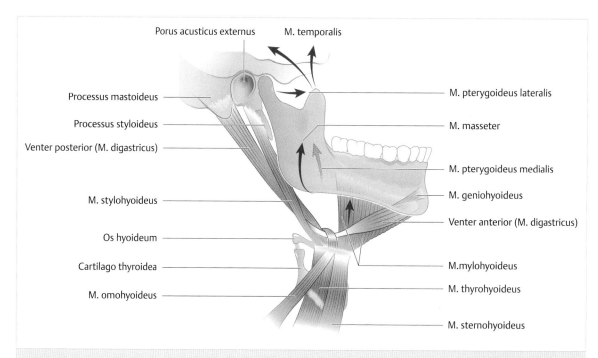

Abb. 4.6 Zusammenspiel von Kaumuskulatur sowie infra- und suprahyaler Muskulatur. Die Pfeile geben die Zugrichtungen der Muskeln an.

Schon Benninghoff und Goerttler [68] haben die Öffnungsbewegung im Gelenk als ein **„Drehgleiten"** bezeichnet. Bezogen auf den Schädelknochen lässt sich für die Drehgleitbewegung des Unterkiefers keine fixe Achse festlegen. Analysen der Rotationsbewegung des Unterkieferkörpers haben ergeben, dass das geringste Ausmaß der Mobilität des Unterkieferkörpers in Höhe des Foramen mandibulae liegt [83], [84]. Dieser Sachverhalt ergibt Sinn, da hier Gefäße und Nerven (A. alveorlaris inferior, V. alveolaris inferior, N. alveolaris inferior) in den Unterkieferkörper eintreten.

4.5 Zahngeführte Bewegungen

In Zahnkontakt wird der Unterkiefer doppelt geführt, und zwar einerseits in der **Diskusgleitbahn** in der oberen Gelenkkammer und anderseits in der **Gleitbahn der Zahnreihen** gegeneinander [82]. Im Falle einer Mahlbewegung bleibt ein Kopf in der Pfanne und dreht sich um eine vertikale Achse, während der andere Kopf auf das Tuberculum articulare gleitet und dadurch die Zahnreihen dieser Seite auseinanderklaffen lässt. Gemeinsam schieben Zunge und M. buccinator den Speisebrei in die offene Zahnreihe. Bei der Mahlbewegung verschiebt sich die Mandibularmediane nach der Seite des Kieferkopfes, welcher in der Pfanne bleibt. Dieser Sachverhalt ist anders bei allen Öffnungs- und Schließbewegungen sowie beim Vor- und Zurückführen des Unterkiefers: Hier bleibt das Kinn in der Medianebene.

Die Kaubewegungen werden von **verschiedenen Zentren im motorischen Kortex** und von den **Basalganglien** gesteuert [85], [86]. Sie erhalten von den Sensoren des parodontalen Ligaments, der Mundschleimhaut, den Muskelspindeln der beteiligten Muskulatur (Kaumuskeln, Wange, Zunge) sowie **Rezeptoren** des Kiefergelenks (hier besonders zahlreich in der bilaminären Zone) Informationen über die Beschaffenheit der Nahrung (weich, hart, warm, kalt) und steuern somit individuell angepasste Kaumuster [87] (zu Details der neuromuskulären Steuerung s. Kap. 6).

> **Merke**
>
> Zur neuromuskulären Steuerung des Gelenkes muss unser Kiefergelenk vielseitige, komplexe und schnelle Bewegungen ausführen. Mechanisch funktioniert das nur, wenn auf den artikulierenden Flächen **keine große Last** einwirkt und sie geschmeidig gegeneinander bewegt werden können [59].

Andere synoviale Gelenke, wie bspw. das Kniegelenk, müssen dagegen ständig unter Bewegung auch das Körpergewicht tragen und alle Gelenkflächen des Knies werden daher mit rund der Hälfte des Körpergewichts permanent beim aufrechten Gang belastet. Bei den histologischen Untersuchungen der Spongiosa der Gelenkpfanne des Kiefergelenks fällt auf [60], [66], [67], dass die Gelenkpfanne an der Schädelbasis sehr dünn gestaltet ist. Wie densometrische Untersuchungen zeigen, ist allerdings die Knochendichte am Ort der größten Belastung gesteigert. Kondylushals und Kopf zeigen eine weitmaschige lockere Spongiosa-Struktur mit einer zarten Kompakta-Schicht. Dieser Sachverhalt deutet darauf hin, dass hier physiologischerseits kein oder nur ein **geringer Druck** auftritt. Puff [59] hat das Kiefergelenk eher mit „*... dem Lager einer Kompassnadel als mit einem Radlager...*" verglichen. Das Gelenk ist bei physiologischer Funktion von mechanischer Belastung und Beanspruchung praktisch befreit. Nur so ist eine solche Vielfalt von differenzierten und schnellen Bewegungen möglich.

> **Merke**
>
> Unter physiologischer Funktion erfahren die artikulierenden Flächen im Kiefergelenk keine große Lasten, wie sie bspw. im Kniegelenk auftreten.

Die feine Koordination bringt der neuromuskuläre Apparat hervor [67], [88], (Kap. 6). Als Beispiel sei das Phänomen genannt, dass beim Durchbeißen einer harten Schale mit hoher Kaukraft, das System so geregelt werden kann, dass beim Überwinden der Festigkeit der Schale die Zahnreihen nicht mit voller Kaukraft aufeinander schlagen. Die Zahnreihen werden so abgebremst, dass sie nicht in Kontakt geraten. Auch im Gelenk selbst treten beim Beißen von harten Speisen keine hohen Belastungen auf, da die das Gelenk steuernden Muskeln ein die Gelenkflächen **schützendes Drehmoment** aufbauen, sodass die Kaukraft nicht ins Gelenk „durchschlägt" [82]. Dieser Mechanismus ergibt Sinn angesichts der dünnen Knochenschichten der Gelenkpfanne und der hohen möglichen Kaukräfte, welche der M. masseter (> 500 N) entwickeln kann. Wie gut die neuromuskuläre Steuerung das Gelenk schützt, können wir daran erkennen, was passiert, wenn sie durch allogenen Gelenkersatz ausgeschaltet wird. Künstliche Gelenkköpfe (▶ Abb. 4.7), (▶ Abb. 6.3) waren zum Ersatz eines destruierten Gelenkkopfes auch ohne Ersatz der Gelenkpfanne bei Patienten eingegliedert worden. In einigen Fällen durchbrachen die Gelenkköpfe die Schädelbasis mit dramatischen Konsequenzen für die Patienten [89], (Kap. 5). Es fehlte u. a. der afferente Schenkel der neuromuskulären Steuerung (Kap. 6).

Das genannte Beispiel belegt, dass kaum ein anderes Gelenk des menschlichen Körpers so von dynamischen Faktoren der Muskulatur sowie der „sensiblen Standortbestimmung" (Rezeptoren) abhängt wie das Kiefergelenk. So stellt die **Muskulatur** auch für die Beibehaltung der Gelenkform und -funktion einen außerordentlichen wichtigen Faktor dar. Alle Muskeln sind als bilaterale Muskelpaare angelegt. Aufgrund der starren Kopplung

I

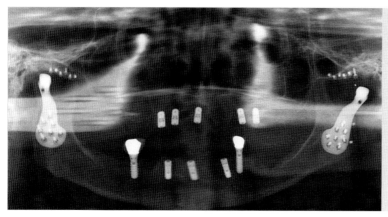

Abb. 4.7 Beispiel für eine Gelenk-endoprothese.

der Gelenke durch den Unterkieferkörper ergibt sich, dass nur das **Gesamtsystem der Kiefermuskulatur, der Zungenbeinmuskulatur und die übrige Halsmuskulatur** gemeinsam in Funktion treten können [90]. Die in den Lehrbüchern aus didaktischen Gründen eingenommene Auffassung, dass an bestimmten Bewegungen nur bestimmte Muskelgruppen oder Muskeln beteiligt seien, führt bei einem muskulär geführten Kiefergelenk oft zu falschen Vorstellungen. Auch für die an der spezifischen Bewegung nicht beteiligten Antagonisten verändern sich Tonus und Lage permanent. Dieser Sachverhalt ist dadurch bedingt, dass die konstruierbaren **Gelenkachsen wandern**. Antagonisten im herkömmlichen Verständnis existieren also beim Kiefergelenk nicht [59].

Beobachten wir bspw. klinisch eine Abweichung der Unterkiefermitte zu einer Seite, so kann dies in einer unkoordinierten Aktivität eines bilateralen Muskelpaares liegen. Da Unterkieferbewegungen immer durch mehrere Muskelpaare gesteuert werden, geht mit einer seitlichen Verlagerung des Unterkiefers die Verlagerung der Muskelansatzstelle einher. Es ändert sich die Verlaufsrichtung, sodass auch der eingeschränkte Synergismus und Antagonismus zu- oder abnimmt [59]. Dies bedeutet, dass während einer Bewegung der aktive Einfluss der Muskeln schwankt und dass an jeder Bewegungsphase andere Muskeln beteiligt sind. Dadurch werden in den einzelnen Bewegungsabschnitten andere Wirkungskomponenten aktiv, je nachdem welche Muskeln infolge ihrer Wirkungsrichtung gerade überwiegen.

Die wechselseitige Steuerung der Komponenten des Kauorganes kommt auch bei der Einstellung der vertikalen Dimension der Okklusionsebene zum Tragen. Wir sehen in der Praxis, dass Patienten sowohl erhöhte Bisslagen durch Schienen problemlos akzeptieren können, aber auch in stark abradierten Gebissen, bei denen wir gewohnheitsmäßig von einem Verlust an Bisshöhe ausgehen, keine Funktionsstörungen vorliegen müssen.

Letztlich wird die **vertikale Okklusionshöhe** durch das Ausmaß der Rotation des Condylus mandibulae bestimmt [91], [92], [93]. Welche Mechanismen stellen nun die Bisshöhe ein? Zeitlebens behalten die Zähne und der sie umgebende Alveolarknochen die Fähigkeit zur Eruption und Intrusion. Die Position eines Zahnes in der Mundhöhle wird von Kräften bestimmt, die seinem **Eruptionsbestreben** Widerstand bieten. Dies sind einerseits Weichteile wie die Zunge, Wangen und Lippen, anderseits die Nachbarzähne und Antagonisten. Dem eruptiven Drang nach okklusal arbeiten die Kaumuskeln entgegen. Die Bisshöhe wird also bestimmt durch die neuromuskulär geführte Position (Rotation) der Mandibula gegen den fixierten Oberkiefer. Durch repetitiven Kieferschluss, wie er bei jedem Schluckvorgang vorkommt, treten die Zahnreihen kurz in Kontakt. Dies regelt über die Rezeptoren im Zahnhalteapparat wiederum die Kaumuskulatur herunter und lässt den Unterkiefer die **Ruheschwebe** einnehmen. Im Normalfall treten beim Schlucken (das 1000–2000-mal/d abläuft) alle Zähne kurz in Kontakt. Das Kiefergelenk ist dabei in einer zentrischen Position. Es scheint so zu sein, dass sich über das **Schlucken** das Kauorgan immer wieder neu einstellt und seine Komponenten in ihrer Funktion abgeglichen werden. Dawson [91] geht davon aus, dass der Abstand von Oberkiefer und Unterkiefer, gemessen bspw. zwischen Nasion und Gonium, weitgehend gleich bleibt (▶ Abb. 4.8). Abradieren die Zähne massiv, wie bei den australischen Ureinwohnern von Begg [71], [72], (Kap. 4.3) beobachtet wurde, so gleichen die Wachstumsprozesse des Alveolarkamms den Zahnhartsubstanzverlust weitgehend aus. Entwicklungsgeschichtlich ergibt ein solcher Mechanismus Sinn. Die permanenten Zähne können sich nicht an Veränderungen anpassen, da die Zahnhartsubstanz nicht mehr vom Körper ergänzt werden kann, jedoch der „plastische" Anteil (der Alveolarkamm, die Muskulatur und das Kiefergelenk) kann sich in einem neuromuskulär gesteuerten Regelkreislauf anpassen. Unter diesem Aspekt ist es fraglich, ob wir Zahnhartsubstanzverluste einfach nur als Verluste der vertikalen Bisslage einstufen dürfen. Erhöhen wir in einem ausregulierten Kauorgan mit Zahnhartsubstanzverlust mittels Kronen oder Onlays den vermeintlichen optischen Höhenverlust, so können wir das funktionelle Gleichgewicht stören und triggern evtl. **Parafunktionen**, durch welche das System versucht, die

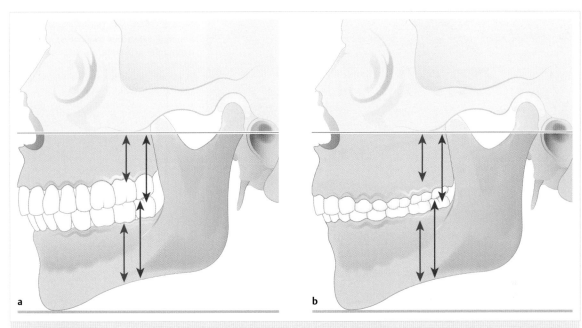

Abb. 4.8 Nach Dawson [91] bleibt der Abstand zwischen Gonium und einer horizontalen Linie gezogen durch das Nasion ein Leben lang nahezu gleich. Die roten Pfeile zeigen jeweils den Abstand zwischen Gonium und Kauebene bzw. zwischen Kauebene und der Oberkieferrefenzebene des Nasions.

a Diese Abbildung zeigt den Ausgangszustand nach dem vollständigen Zahndurchbruch. Die blauen Pfeile beschreiben den Abstand zwischen Gonium und marginalem Gingivarand im Unterkiefer gemessen am 1. Molaren und den Abstand zwischen Oberkieferreferenzebene und marginaler Gingiva des 1. Oberkiefermolaren.

b Im Verlaufe des Lebens ist ein erheblicher Verlust an Zahnhartsubstanz eingetreten. Dennoch bleibt der durch die roten Pfeile gekennzeichnete Abstand zwischen Kauebene und Gonium bzw. Kauebene und Oberkieferreferenzebene konstant. Dies bedeutet: Parodontium und Alveolarknochen haben den Zahnhartsubstanzverlust ausgeglichen. Zu beachten ist auch, dass sich die Stellung des Kondylus in der Fossa bei Kieferschluss nicht wesentlich verändert hat.

therapeutisch überhöhte Bisslage über Knirschen und Pressen wieder zu reduzieren.

Auch die Vorstellung, dass eine Verschiebung des Kondylus nach kaudal im Sinne einer Distraktion möglich ist, bleibt umstritten [91]. Wir haben bei der Beschreibung des M. pterygoideus lateralis gesehen, dass der obere Bauch dieses Muskels über die verlängerte Sehne – Diskus und bilamináres Band – dorsal am Unterrand des Kondylushalses ansetzt und durch leichte Rotation den Gelenkkopf bei Öffnungsbewegungen gegen die obere Gelenkpfanne drückt. Es müsste dieser Zug des M. pterygoideus lateralis durch den distrahierenden Aufbissbehelf unterbunden werden. Weiterhin sprechen gegen die Möglichkeit einer Distraktion des Kiefergelenks die Tatsache, dass alle Muskelgruppen, welche den Unterkiefer anheben, hinter der Zahnreihe ansetzen und dadurch durch ein distal aufgebrachtes Hypomochlion den Unterkiefer in die Gelenkgrube erst recht hineinrotieren würden.

Merke

Wir dürfen das Kiefergelenk und seine Morphologie niemals isoliert betrachten. Nur wenn wir das Kiefergelenk als einen **Teil des Funktionskreises des Kausystems** ansehen und verstehen lernen, können unsere therapeutischen Konzepte für die Behandlung von CMD langfristig Erfolg haben.

4.6 Morphofunktionelle Betrachtungen zu den Kautypenvertretern

Neben den Formen der Kiefer, Zähne sowie der Strukturen der direkten und indirekten Kauhilfsmuskulatur wird das Kiefergelenk durch die Funktion und **spezifischen Lebensbedingungen** des Individuums maßgebend geprägt.

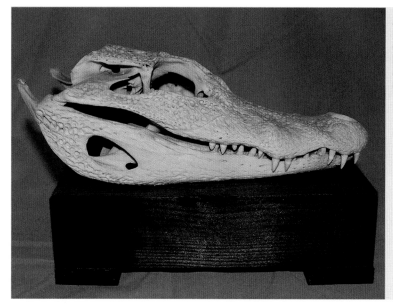

Abb. 4.9 Schädel mit Unterkiefer vom Kaiman (Paleosuchus trigonatus), einer Gattung der Krokodile, als Vertreter der Reptilien. Ansicht von der Seite. (Sammlung des Instituts für Anatomie und Zellbiologie, Universitätsmedizin Greifswald)

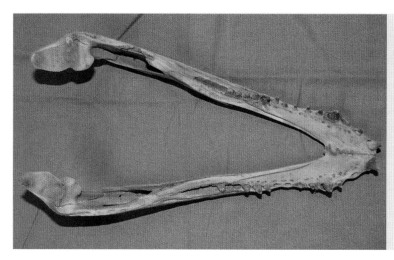

Abb. 4.10 Isolierter Unterkiefer von ▶ Abb. 4.9. Ansicht von oben. (Sammlung des Instituts für Anatomie und Zellbiologie, Universitätsmedizin Greifswald)

4.6.1 Kiefergelenke der Amphibien und Reptilien

Das Gebiss der Reptilien ist bereits schon nicht mehr rein isodont. Wir finden Differenzierungen unter den primitiven kegelförmigen Zähnen vor. Diese sind **nicht zum Kauen**, sondern lediglich zum Festhalten der Nahrung bestimmt. Es liegen ein kleiner Gelenkkopf und eine primitive Gelenkpfanne vor (▶ Abb. 4.9), (▶ Abb. 4.10).

4.6.2 Kauapparat der Säugetiere (Mammalia)

Merke

Der Kauapparat bei Säugetieren ist in Abhängigkeit von der Art der Nahrungsaufnahme und -verwertung differenziert. So lassen sich nach den Unterkieferbewegungen Karnivoren-, Herbivoren-, Rodentia- und Omnivorentypen unterscheiden. Je mehr das Kiefergelenk stammesgeschichtlich den Menschen (Homo sapiens) nahekommt, desto differenzierter ist das Gelenk.

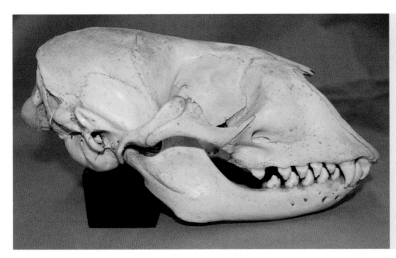

Abb. 4.11 Schädel mit Unterkiefer vom Seehund (Phoca vitulina) als Vertreter der Karnivoren. Ansicht von der Seite. (Sammlung des Instituts für Anatomie und Zellbiologie, Universitätsmedizin Greifswald)

4

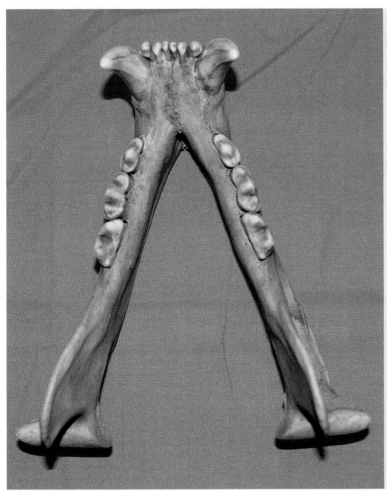

Abb. 4.12 Isolierter Unterkiefer vom Jaguar (Panthera onca) als Vertreter der Karnivoren. Ansicht von oben. (Sammlung des Instituts für Anatomie und Zellbiologie, Universitätsmedizin Greifswald)

Karnivorentyp (Fleischfressertyp)

Das Gebiss lässt nur eine **Scharnierbewegung**, d. h. lediglich öffnen und schließen des Mundes zu. Ein eigentlicher Kauvorgang erfolgt nicht, da Fleischfresser die zerkleinerte Nahrung unzerkaut verschlingen. Das Kiefergelenk hat eine tiefe Fossa mandibularis mit einem massiven knöchernen Widerlager am Hinterrand der Gelenkgrube. Der Condylus mandibulae ist walzenförmig gestaltet und passt sich der Gelenkpfanne optimal an (▸ Abb. 4.11), (▸ Abb. 4.12).

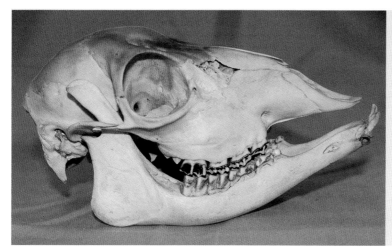

Abb. 4.13 Schädel und Unterkiefer vom Reh (Capreolus) als Vertreter der Herbivoren. Ansicht von der Seite. (Sammlung des Institut für Anatomie und Zellbiologie, Universitätsmedizin Greifswald)

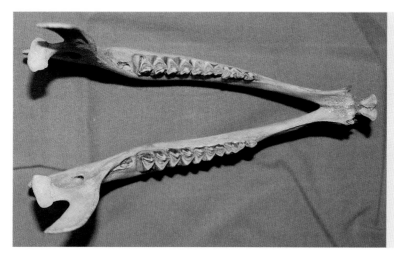

Abb. 4.14 Isolierter Unterkiefer von ▶ Abb. 4.13. Ansicht von oben. (Sammlung des Institut für Anatomie und Zellbiologie, Universitätsmedizin Greifswald)

Herbivorentyp (Pflanzenfressertyp, Paarhufer)

Es handelt sich in der Regel um Pflanzenfresser und Wiederkäuer. Der Unterkiefer kann ungehindert **Transversalbewegungen** ausführen, womit die Nahrung zerrieben wird. Diese Bewegungen sind möglich, da der Gelenkverband insgesamt relativ locker ist. Die Fossa mandibularis ist flach. Wir finden kein Tuberculum articulare vor und der Condylus mandibulae ist nahezu plan gestaltet. Damit ist der Bewegungsumfang des Gelenkes relativ groß (▶ Abb. 4.13), (▶ Abb. 4.14).

Rodentiatyp (Nagetiertyp)

Der Unterkiefer wird zum **Nagen in sagittaler Richtung** bewegt und die aufgenommene Nahrung durch Transversalbewegungen des Unterkiefers zerkleinert. Der Gelenkkopf hat die Form einer sagittalen Walze, welche vorn etwas verbreitert ist. Die Fossa mandibularis stellt eine sagittale Rinne dar, in welcher sich der Condylus mandibulae in vordere und hintere Richtung bewegen kann (▶ Abb. 4.15), (▶ Abb. 4.16).

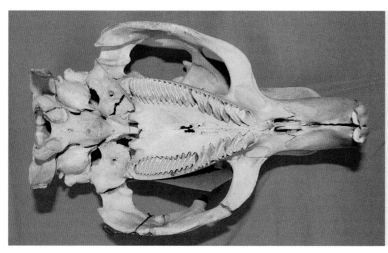

Abb. 4.15 Schädel ohne Unterkiefer vom Wasserschwein (Hydrochoerus capybara) als Vertreter der Rodentia. Ansicht von unten. (Sammlung des Instituts für Anatomie und Zellbiologie, Universitätsmedizin Greifswald)

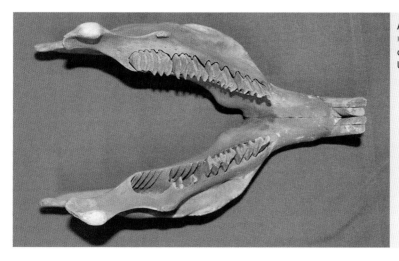

Abb. 4.16 Isolierter Unterkiefer von ▶ Abb. 4.15. Ansicht von oben. (Sammlung des Instituts für Anatomie und Zellbiologie, Universitätsmedizin Greifswald)

Omnivorentyp (Allesfresser)

Dazu gehören die Kiefergelenke des Menschen (Homo sapiens) und des Schweines (Sus scrofa). Diese Gelenktypen besitzen die **am kompliziertesten** aufgebaute Struktur aller Gelenke.

4.7 Literatur

[59] Puff A. Funktionelle Anatomie des Kiefergelenks. Dtsch Zahnärztl Z 1963; 20: 1385–1392

[60] Steinhardt G. Zur Pathologie und Therapie des Kiefergelenkknackens. Dtsch Zschr Chir 1933; 241: 531–552

[61] Merida Velasco JR, Rodriguez Vazquez JF, Jimenez Collado J. The relationships between the temporomandibular joint disc and related masticatory muscles in humans. J Oral Maxillofac Surg 1993; 51: 390–395; discussion 395–396

[62] Berger R. Warum spricht der Mensch? Eine Naturgeschichte der Sprache. Frankfurt a. M.: Eichborn, 2008

[63] Bell W. Clinical management of temporomandibular disorders. Chicago, London: Year Book Medical Publishers Inc, 1983

[64] Fanghänel J, Pera F, Anderhuber, F et al. (Hrsg.). Waldeyer. Anatomie des Menschen. Berlin, New York: de Gruyter, 2009

[65] Pimenidis MZ. The Neurobiology of Orthodontics. Berlin, Heidelberg: Springer, 2009

[66] Griffin CJ, Hawthorn R, Harris R. Anatomy and histology of the human temporomandibular joint. Monogr Oral Sci 1975; 4: 1–26

[67] Fanghänel J, Gedrange T, Proff P. Morphology, Physiology, Function and Clinic of the Temporomandibular Joint. Greifswald: Kiebu-Druck, 2007

[68] Benninghoff A, Goerttler K. Lehrbuch der Anatomie des Menschen. München, Berlin: Urban & Schwarzenberg, 1946

[69] Eschler J. Die funktionelle Orthopädie des Kausystems. München: Hanser, 1952

[70] Angle EH. Classification of Malocclusion. Dent Cos 1899; 41: 248–264

[71] Begg PR. Stone age man's dentition with reference to anatomically correct occlusion, etiology of malocclusion and technic for treatment. Am J Orthodont 1954; 40: 293–312, 373–383

[72] Begg PR. Stone age man's dentition with reference to anatomically correct occlusion, etiology of malocclusion and technic for treatment. Am J Orthodont 1954; 40: 462–475, 517–531

[73] Griffin CJ, Hawthorn R, Harris R. Anatomy and Histology of the Human Temporomandibular Joint. In: Griffin CJ, Hawthorn R (ed.). The Temporomandibular Joint Syndrome: The Masticatory Apparatus of Man in the Normal and Abnormal Function. Basel: Karger, 1975, 1–26

[74] Merida Velasco JR, Rodriguez Vazquez JF, La Cuadra Blanco C et al. Development of the mandibular condylar cartilage in human specimens of 10–15 weeks' gestation. J Anat 2009; 214: 56–64

[75] Stöckle M. Die morphologischen Varianten des Musculus pterygoideus lateralis: Eine systematische Literaturübersicht, Med. dent. Diss. Regensburg: Univ Regensburg, 2015

[76] McKay G, Yemm R. The structure and function of the temporomandibular joint. In: Harrris M, Edgar M, Meghij S (ed.). Clinical Oral Science. Oxford: Wright Butterworth, 1998

[77] Komori E, Sugisaki M, Tanabe H et al. Discomalleolar ligament in the adult human. Cranio 1986; 4: 299–305

[78] Pinto OF. A new structure related to the temporomandibular joint and middle ear. J Prosthet Dent 1962; 12: 95–103

[79] Loughner BA, Larkin LH, Mahan PE. Discomalleolar and anterior malleolar ligaments: possible causes of middle ear damage during temporomandibular joint surgery. Oral Surg Oral Med Oral Pathol 1989; 68: 14–22

[80] Sencimen M, Yalcin B, Dogan N et al. Anatomical and functional aspects of ligaments between the malleus and the temporomandibular joint. Int J Oral Maxillofac Surg 2008; 37: 943–947

[81] Cheynet F, Guyot L, Richard O et al. Discomallear and malleomandibular ligaments: anatomical study and clinical applications. Surg Radiol Anat 2003; 25: 152–157

[82] Kubein-Meesenburg D, Nägerl H, Schwestka-Polly R et al. Functional conditions of the mandible: Theory and physiology. Ann Anat 1999; 181: 27–32

[83] Kubein-Meesenburg D, Fanghänel J, Ihlow D et al. Functional state of the mandible and rolling-gliding characteristics in the TMJ. Ann Anat 2007; 189: 393–396

[84] Kubein-Meesenburg D, Thieme KM, Dumont C et al. The movement structure of the mandible and alignment of the neck. Ann Anat 2007; 189: 387–389

[85] Lund JP, Kolta A. Generation of the central masticatory pattern and its modification by sensory feedback. Dysphagia 2006; 21: 167–174

[86] Westberg KG, Kolta A. The trigeminal circuits responsible for chewing. Int Rev Neurobiol 2011; 97: 77–98

[87] Morquette P, Lavoie R, Fhima M-D et al. Generation of the masticatory central pattern and its modulation by sensory feedback. Prog Neurobiol 2012; 96: 340–355

[88] Griffin CJ, Harris R. The Regulatory Influences of the Trigeminal System. In: Griffin CJ, Hawthorn R (ed.). The Temporomandibular Joint Syndrome: The Masticatory Apparatus of Man in the Normal and Abnormal Function. Basel: Karger, 1975, 45–65

[89] Driemel O, Braun S, Muller-Richter DU et al. Historical development of alloplastic temporomandibular joint replacement after 1945 and state of the art. Int J Oral Maxillofac Surg 2009; 38: 909–920

[90] Brown T. Mandibular movements. Monogr Oral Sci 1975; 4: 126–150

[91] Dawson PE. Functional Occlusion: From TMJ to Smile Design. St. Louis: Mosby, 2007

[92] Atwood DA. A critique of research of the rest position of the mandible. J Prosthet Dent 1966; 16: 848–854

[93] Rugh JD, Drago CJ. Vertical dimension: a study of clinical rest position and jaw muscle activity. J Prosthet Dent 1981; 45: 670–675

5 Wie ist die topografische Lage des Kiefergelenks?

T. Koppe

Steckbrief

Die Lage des Kiefergelenks kann durch Palpation am sitzenden Patienten leicht bestimmt werden. Dabei liegen die palpierenden Zeige- und Mittelfinger etwa 1 cm vor dem Tragus. Wird der Patient aufgefordert standardisierte Exkursionen im Kiefergelenk vorzunehmen, können die Bewegungen des Kondylus und damit die Lage des Kiefergelenks an den Fingerkuppen wahrgenommen werden, wobei bereits hier Rechts-Links-Unterschiede diagnostizierbar sind. Die Position des Kondylus lässt sich ebenso über den äußeren Gehörgang beurteilen. Dabei weisen die Fingerbeeren nach ventral. Bei der Öffnungsbewegung entfernt sich der Condylus mandibulae von der Fingerbeere.

5.1 Einleitung

Das Kiefergelenk befindet sich in der **seitlichen Gesichtsregion** vor der Ohrmuschel (Auricula) etwas unterhalb des Jochbogens (Arcus zygomaticus). Seine Gelenkflächen am Os temporale (Fossa mandibularis, Tuberculum articulare/Eminentia articularis) und am Processus condylaris der Mandibula (Caput mandibulae/Condylus mandibulae) sind hinsichtlich Größe und Form **inkongruent**.

Merke

Unter Verwendung üblicher anatomischer Richtungsbezeichnungen weist das Kiefergelenk die folgenden **Lagebeziehungen** auf:

- dorsal: äußerer Gehörgang, Processus mastoideus, A. temporalis superficialis, V. temporalis superficialis, N. auriculotemporalis, retroaurikuläres Venenpolster
- lateral: A. temporalis superficialis, V. temporalis superficialis, N. auriculotemporalis, R. temporalis (N. facialis), variabel: M. masseter, M. temporalis, Glandula parotidea
- medial: Fossa infratemporalis mit Inhalt (Mm. pterygoidei, A. maxillaris, Plexus pterygoideus, N. mandibularis, Processus styloideus)
- anterior: M. temporalis, M. masseter, N. massetericus, Nn. temporales profundi
- kranial: Fossa cranii media

Nachfolgend wird die Topografie des Kiefergelenks zunächst bezüglich der unmittelbaren **Nachbarschaftsbeziehungen der Gelenkkapsel** und im weiteren Verlauf bezüglich der oben beschriebenen Strukturen und Organe aufgezeigt.

5.2 Topografie der Gelenkkapsel

Die Gelenkkapsel (Capsula articularis) ist relativ weit. Anteile des Kiefergelenks stehen in Kontakt mit der Gelenkkapsel [94]. So verlaufen kurze kollagene Fasern vom Kondylus zum Diskus articularis sowie vom Diskus zum Os temporale. Längere kollagene Fasern der Kiefergelenkkapsel hingegen verlaufen außerhalb über die kurzen Fasern vom Kondylus zum Os temporale. Vorn reicht die Gelenkkapsel etwas über das Tuberculum articulare hinaus und hinten bis zum Suturensystem an der unteren Fläche des Os temporale zwischen Pars tympanica und Fossa mandibularis [95]. Faseranteile der Gelenkkapsel befestigten sich an der Fissura squamotympanica, der Fissura petrotympanica sowie der Fissura petrosquamosa.

Das oben beschriebene Suturensystem an der Basis des Os temporale dient dem **Durchtritt** verschiedener Strukturen, die enge topografische Beziehungen zum Kiefergelenk aufweisen. Die Fissura petrotympanica (Glaser-Spalte) dient dem Durchtritt der Chorda tympani, welche sich medial vom Kiefergelenk dem N. lingualis anlegt. Bezüglich des Verlaufes der Chorda tympani wurde jedoch auch berichtet, dass sie nicht durch die Fissura petrotympanica [96], sondern auch durch die Fissura petrosquamosa ziehen kann [97], [98], [99].

Vermutlich als Reminiszenz des Meckel-Knorpels verlaufen in 29 % aller Fälle gebündelte kollagene Fasern durch die Fissura petrotympanica bzw. die Fissura petrosquamosa als Lig. discomalleare [100]. Das Lig. discomalleare ist auch als Pintos-Ligament bekannt. Sofern es ausgebildet ist, verläuft es vom Hammer (Malleus) im Mittelohr durch die Fissura petrotympanica von dorsal in die Kapsel des Kiefergelenks und teilweise zum Discus articularis [101], [102].

Medial vom Kiefergelenk befindet sich das Lig. sphenomandibulare. Hierbei handelt es sich um Faserelemente, welche die ursprüngliche Kapsel des ersten Branchialbogenknorpels darstellen sollen. Sie verlaufen ebenfalls vom Malleus durch die Fissura petrotympanica bis zur Spina ossis sphenoidalis und zur Lingula am Foramen mandibulae [103]. Nach histologischen Untersuchungen von Schmolke [101] haben sie jedoch keine Beziehungen zur medialen Seite der Kiefergelenkkapsel. Vielmehr

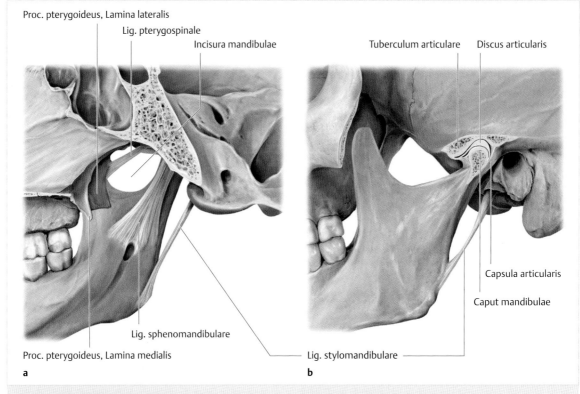

Proc. pterygoideus, Lamina lateralis
Lig. pterygospinale
Incisura mandibulae
Tuberculum articulare   Discus articularis
Capsula articularis
Caput mandibulae
Lig. sphenomandibulare
Proc. pterygoideus, Lamina medialis
Lig. stylomandibulare

a   b

Abb. 5.1 Kiefergelenk mit Bandapparat.
a Rechtes Kiefergelenk, Ansicht von medial. (Quelle: Schünke M, Schulte E, Schumacher U. Prometheus – Kopf, Hals und Neuroanatomie. Illustrationen von M. Voll und K. Wesker. 4 Aufl. Stuttgart: Thieme; 2015)
b Eröffnetes, linkes Kiefergelenk, Ansicht von lateral. (Quelle: Schünke M, Schulte E, Schumacher U. Prometheus – Kopf, Hals und Neuroanatomie. Illustrationen von M. Voll und K. Wesker. 4 Aufl. Stuttgart: Thieme; 2015)

weist die mediale Seite der Kiefergelenkkapsel enge Kontakte mit der Faszie des M. pterygoideus lateralis auf. Das Lig. stylomandibulare liegt noch weiter dorsal als das Lig. sphenomandibulare und damit in einiger Entfernung vom Kiefergelenk. Beide Bänder sollen die Öffnung- und Protrusionsbewegung des Kiefergelenks zügeln [104], (▶ Abb. 5.1).

5.3 Topografie des Kiefergelenkkomplexes

Abgesehen von den direkten, unmittelbaren Kontakten der Kapsel des Kiefergelenks zu Nachbarstrukturen, sollen hier übergeordnete Lagebeziehungen des Kiefergelenkkomplexes dargelegt werden. Sie lassen sich am sinnvollsten durch anatomische Präparierschritte erschließen.

5.3.1 Lateral

Unter der Haut befindet sich in der Kiefergelenkregion die **Glandula parotidea**, deren Ausläufer bis an das Kiefergelenk reichen können. Die eher vertikal verlaufenden

Fasern der Pars profunda des **M. masseter** können Kontakt zur Kiefergelenkkapsel aufweisen. Abgesehen davon bestehen jedoch Kommunikationen zwischen der Faszie des M. masseter und der Gelenkkapsel. Ebenso wurde beschrieben, dass vereinzelt auch horizontal verlaufenden Muskelfasern des **M. temporalis** im Bereich der Gelenkkapsel und dem Discus articularis befestigt sein können [105], [106], [107]. Über die Funktion dieser Verbindung ist nur wenig bekannt (▶ Abb. 5.2).

Zumeist an der temporalen Wurzel des Os temporale verläuft die **A. temporalis superficialis** zusammen mit der gleichnamigen Vene sowie dem N. **auriculotemporalis**. Ca. 1–1,5 cm anterior vom Tragus zieht der R. temporalis des **N. facialis** über die laterale Fläche des Kiefergelenks in Richtung Schläfenregion. Er ist der am meisten gefährdete Ast des N. facialis, bspw. beim Facelifting, weil das Fettgewebe in diesem Bereich vergleichsweise dünn ist [108], [109]. Etwas unterhalb vom Arcus zygomaticus verläuft schließlich die A. transversa faciei von der A. temporalis superficialis oder A. carotis externa nach vorn über den M. masseter.

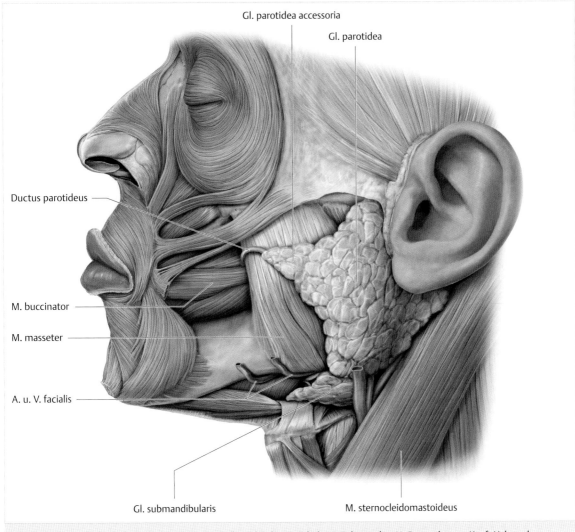

Gl. parotidea accessoria

Gl. parotidea

Ductus parotideus

M. buccinator

M. masseter

A. u. V. facialis

Gl. submandibularis

M. sternocleidomastoideus

Abb. 5.2 Topografie der Glandula parotidea. (Quelle: Schünke M, Schulte E, Schumacher U. Prometheus – Kopf, Hals und Neuroanatomie. Illustrationen von M. Voll und K. Wesker. 4 Aufl. Stuttgart: Thieme; 2015)

5.3.2 Anterior

Im anteromedialen Bereich inserieren Muskelfasern des oberen Kopfes des **M. pterygoideus lateralis** an der Gelenkkapsel sowie am Discus articularis. Die Muskelfasern des Caput inferior dieses Muskels inserieren in der Fovea pterygoidea, also unmittelbar unterhalb des Kondylus. Vor dem Processus condylaris der Mandibula befindet sich die Incisura mandibulae. In diesem Bereich verlaufen Muskelfasern des **M. temporalis**, die den Processus coronoideus umgreifen. Da die Pars profunda des M. masseter von der Innenfläche des Processus zygomaticus des Schläfenbeins entspringt, verlaufen deren Muskelfasern ebenfalls durch die Incisura mandibulae. Bisweilen bildet sich hier, wie bei vielen anderen Primaten, ein M. zygomaticomandibularis aus [110], [111]. Der M. zygomaticomandibularis verbindet M. masseter und M. temporalis.

M. masseter und M. temporales werden durch Äste des **N. mandibularis** innerviert, welche über die Incisura mandibulae zu diesen Kaumuskeln ziehen. Dabei geben der N. massetericus und die Nn. temporales profundi Äste an das Kiefergelenk ab, welche das Kiefergelenk dann von anterior erreichen [105].

5.3.3 Medial

Medial vom Kiefergelenk befindet sich als knöcherner Vorsprung die Spina ossis sphenoidalis, an der einige Fasern des Lig. sphenomandibulare befestigt sind. Gleichzeitig markiert dieser Knochenvorsprung zusammen mit dem o. g. Band die Grenze zur Fossa infratemporalis. Neben den **Mm. pterygoidei** verzweigt sich hier der **N. mandibularis** in seine Endäste, welche von anterior nach posterior meist in folgender Anordnung zu finden sind:

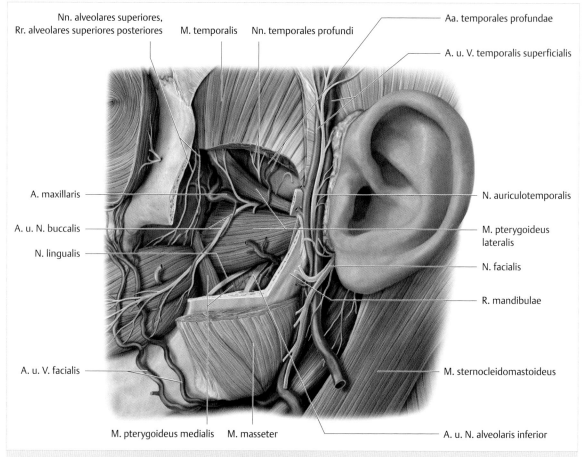

Nn. alveolares superiores,
Rr. alveolares superiores posteriores

M. temporalis

Nn. temporales profundi

Aa. temporales profundae

A. u. V. temporalis superficialis

A. maxillaris

A. u. N. buccalis

N. lingualis

A. u. V. facialis

N. auriculotemporalis

M. pterygoideus lateralis

N. facialis

R. mandibulae

M. sternocleidomastoideus

M. pterygoideus medialis

M. masseter

A. u. N. alveolaris inferior

Abb. 5.3 Topografie der Fossa infratemporalis: oberflächliche Schicht. (Quelle: Schünke M, Schulte E, Schumacher U. Prometheus – Kopf, Hals und Neuroanatomie. Illustrationen von M. Voll und K. Wesker. 4 Aufl. Stuttgart: Thieme; 2015)

N. buccalis, N. lingualis, N. alveolaris inferior und N. auriculotemporalis. Der N. auriculotemporalis umgreift die A. meningea media, welche nahe an der Spina ossis sphenoidalis durch das Foramen spinosum in die mittlere Schädelgrube zieht. Medial vom Processus condylaris verläuft der **N. auriculotemporalis** nach dorsal und bildet hier Anastomosen mit dem N. facialis aus. Schließlich zieht der N. auriculotemporalis anterior der Ohrmuschel in Richtung Schläfe. Neben sensiblen Anteilen führt dieser Nerv parasympathische Nervenfasern vom Ganglion oticum zur Ohrspeicheldrüse (▶ Abb. 5.3), (▶ Abb. 5.4).

Zwischen der Spina ossis sphenoidalis und der Lamina lateralis des Processus pterygoideus kommen teilweise pterygospinöse Strukturen vor. Das in vielen anatomischen Atlanten dargestellte Lig. pterygospinosum soll nur in 29 % aller Fälle ausgebildet sein [112]. Der Raum zwischen Lamina lateralis und Spina ossis sphenoidalis kann auch einen zusätzlichen Muskel enthalten. Dieser als M. pterygospinosus benannte Muskel kann von der Spina ossis sphenoidalis bis zur Lamina lateralis des Processus pterygoideus ziehen [113], [114]. Über die Funktion dieses Muskels ist nichts bekannt. In seltenen Fällen

werden kranial vom M. pterygoideus lateralis Fasern des M. pterygospinosus beobachtet, welche mit der Kiefergelenkkapsel und dem Discus articularis verbunden sind [115]. Darüber hinaus kann die Lamina lateralis des Processus pterygoideus soweit nach anterior ausgedehnt sein, dass sich mitunter eine Knochenbrücke bis zur Spina ossis sphenoidalis ausbildet [112]. Diese Knochenbrücke weist dann zumeist Foramina für den N. mandibularis bzw. seine Äste auf. Dieser spezifische Verlauf wurde wiederholt mit der Möglichkeit von Neuralgien [113], [116] und unzureichender Lokalanästhesie in Verbindung gebracht [116].

Medial des Kiefergelenks gelangt die **A. maxillaris** in Höhe des Überganges vom R. mandibulae zum Processus condylaris in die Fossa infratemporalis. Unmittelbar medial des R. mandibulae gibt die Pars mandibularis der A. maxillaris von proximal nach distal folgende Äste ab: A. auricularis profunda, A. tympanica anterior, A. alveolaris inferior, A. menigea media. Die Reihenfolge der Gefäßabgänge kann variieren, insbesondere bezüglich der A. alveolaris inferior und der A. meningea media. Die Äste der A. maxillaris in der Fossa infratemporalis werden vom

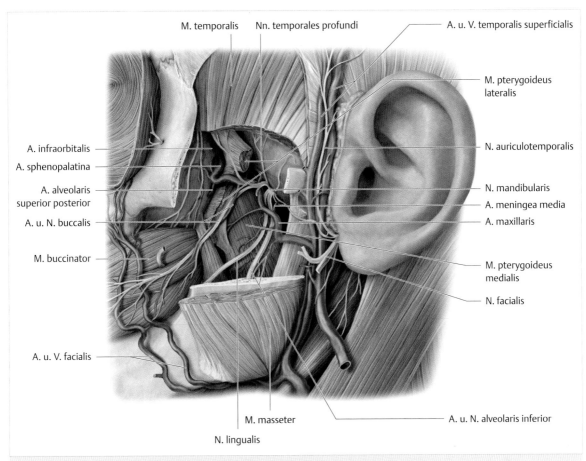

M. temporalis   Nn. temporales profundi   A. u. V. temporalis superficialis

A. infraorbitalis

A. sphenopalatina

A. alveolaris
superior posterior

A. u. N. buccalis

M. buccinator

A. u. V. facialis

M. masseter

N. lingualis

M. pterygoideus
lateralis

N. auriculotemporalis

N. mandibularis

A. meningea media

A. maxillaris

M. pterygoideus
medialis

N. facialis

A. u. N. alveolaris inferior

Abb. 5.4 Topografie der Fossa infratemporalis: tiefe Schicht. (Quelle: Schünke M, Schulte E, Schumacher U. Prometheus – Kopf, Hals und Neuroanatomie. Illustrationen von M. Voll und K. Wesker. 4 Aufl. Stuttgart: Thieme; 2015)

sympathischen **Plexus caroticus externus** umgeben und verlaufen mit diesen Arterien zu verschiedenen Strukturen in dieser Region.

Schließlich findet sich in der Fossa infratemporalis der stark verzweigte **venöse Plexus pterygoideus**, der über intraforaminale Plexus mit den Plexus der inneren Schädelbasis in Kontakt steht. Dorsal gibt es Anschlüsse an das retroartikuläre Gefäßpolster sowie über Vv. maxillares an die V. temporalis superficialis bzw. die V. retromandibularis. Ein unterschiedlich stark ausgeprägter Fettkörper (**Corpus adiposum buccae**) ragt von vorn zwischen dem Vorderrand des R. mandibulae und der Maxilla unterschiedlich weit nach dorsal in die Fossa infratemporalis.

Medial der Fossa infratemporalis liegen weitere wichtige Gebilde. Dazu zählen die Muskeln des weichen Gaumens, die Tuba auditiva und daran anschließend bereits Anteile des Pharynx.

5.3.4 Dorsal

Neben den bereits oben erwähnten Gefäßen und Nerven (A. temporals superficialis, V. temporalis superficialis, N. auriculotemporalis) schlingt sich meist die **Glandula parotidea** von dorsal um den hinteren Rand des R. mandibulae. Sie erreicht auf diese Weise mit einem Ausläufer ebenfalls die Fossa infratemporalis. Mediodorsal vom Processus condylaris befindet sich in ca. 1 cm Entfernung der **Processus styloideus**. Er dient folgenden Muskeln als Ursprung: M. styloglossus, M. stylopharyngeus, M. stylohyoideus. In enger Nachbarschaft zu ihm können die Hirnnerven IX, X, XI und XII angetroffen werden.

Das Kiefergelenk befindet sich dorsal auch in enger Nachbarschaft zum **Porus und Meatus acusticus externus** sowie zum Processus mastoideus. Letzterer ist beim männlichen Geschlecht sehr stark ausgebildet. Der M. sternocleidomastoideus inseriert breitflächig am Processus mastoideus. Seine Fasern reichen nach dorsal weit in die Nackenregion bis zur Fascia nuchae, sodass seine Wirkung auf die Nackenregion nachvollziehbar ist [117].

5.3.5 Kranial

Kranial der sehr dünnwandigen Fossa mandibularis befindet sich die **mittlere Schädelgrube** (Fossa cranii media). Eine präparatorische Entfernung des Bodens der mittleren Schädelgrube zeigt, dass sich der N. mandibularis unmittelbar unterhalb des Foramen ovale in verschiedene Nerven und Nervenstämme teilt. Ein gemeinsamer Ast bestehend aus N. massetericus und Nn. temporales profundi, verläuft unmittelbar vor dem Kiefergelenk zwi-

schen dem oberen Rand des Caput superior des M. pterygoideus lateralis und der Ala major ossis sphenoidalis nach lateral zur Incisura mandibulae des Unterkiefers. Der N. buccalis zieht vom N. mandibularis bogenförmig zwischen den beiden Köpfen des M. pterygoideus lateralis nach lateral. N. alveolaris inferior und N. auriculotemporalis ziehen kaudal davon ebenfalls nach lateral, allerdings kaudal vom Caput inferior des M. pterygoideus lateralis [118].

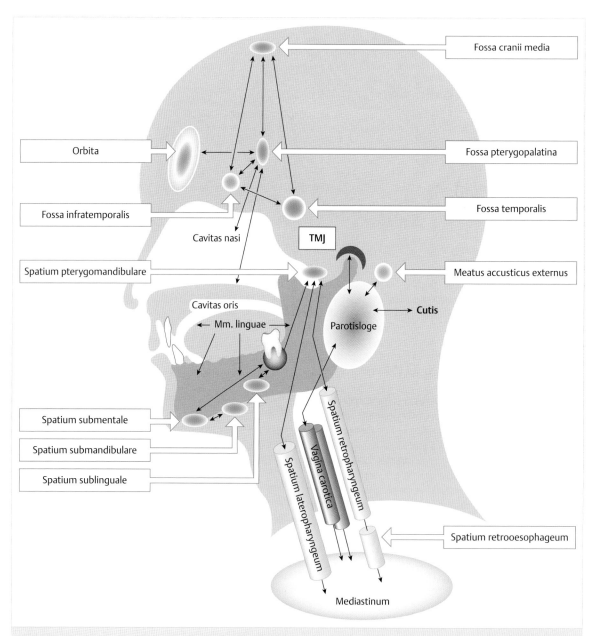

Abb. 5.5 Schematische Darstellung wichtiger funktioneller Räume und Strukturen des Kopfes und Halses (offene Pfeile) unter besonderer Berücksichtigung des Kiefergelenkes (TMJ). Die doppelseitigen Pfeile kennzeichnen klinisch bedeutsame Ausbreitungswege von Infektionen.

5.4 Weiterführende Aspekte

Merke

Aufgrund der Lage des Kiefergelenks zu den oben beschriebenen Räumen und Strukturen können sich **Infektionen** der Kiefergelenkregion über Spatien und Logen der **Halsfaszie** (Fascia cervicalis) und ihrer Verbindungen genauso ausbreiten wie dentogene Infektionen [104], [119], (▶ Abb. 5.5).

Bedingt durch die Befestigung der Gelenkkapsel am Periost benachbarter Schädelknochen, Fissuren und Foramina der Schädelbasis sowie Muskelansätzen besteht grundsätzlich die Möglichkeit der Weiterleitung von Störungen [117], [119], [120]. Diese **Störungen** können sowohl vom Kiefergelenk ausgehen als auch von anderen Strukturen und Funktionskomplexen zum Kiefergelenk weitergeleitet werden. Darauf deuten bspw. klinische Beobachtungen hin, dass es beim Schleudertrauma auch zu morphologisch nachweisbaren Störungen im Kiefergelenk kommen kann [121]. Solche Störungen sollten auch in enger Zusammenarbeit mit Physiotherapeuten, Manualmedizinern oder Osteopathen besprochen und behandelt werden [117], (▶ Abb. 5.5).

5.5 Literatur

[94] Fennol AB, Sequeros OG, Gonzales JMG. Histological study of the temporomandibular joint capsule: theory of the articular complex. Acta Anat 1992; 145: 24–28

[95] Soames RW. Skeletal system. In: Williams PL, ed. Gray's Anatomy 38th. New York: Churchill Livingstone, 1995, 425–736

[96] Graumann W, Sasse D. Compact Lehrbuch Anatomie. Band 4. Sinnessysteme, Haut, ZNS, Periphere Leitungsbahnen. Stuttgart: Schattauer, 2005

[97] Bartsch C, Wagner A, Miehe B Kowalewski R. Verlauf der Chorda tympani von ihrem Austritt aus der Cavitas tympanica bis zum Eintritt in den N. lingualis. Ann Anat 1991; 173: 243–246

[98] Zilles K, Tillmann BN. Anatomie. Heidelberg: Springer Medizin, 2010

[99] Paulsen F, Wasche J (Hrsg.) Sobotta. Atlas der Anatomie. 24. Aufl. Band: Kopf, Hals und Neuroanatomie. München: Elsevier, 2017

[100] Loughner BA, Larkin LH, Mahan PE. Discomalleolar and anterior malleolar ligaments: possible causes of middle ear damage during temporomandibular joint surgery. Oral Surg Oral Med Oral Pathol 1989; 68: 14–22

[101] Schmolke C. The relationship between the temporomandibular joint capsule, articular disc and jaw muscles. J Anat 1994; 184: 335–345

[102] Kim HJ, Jung HS, Kwak HH et. al. The discomallear ligament and the anterior ligament of malleus: An anatomic study in human adults and fetuses. Surg Radiol Anat 2004; 26: 39–45

[103] O'Rahilly R, Müller F. Enbryologie und Teratologie des Menschen. Bern: Huber, 1999

[104] Schumacher GH. Anatomie für Zahnmediziner. Heidelberg: Hüthig, 1997

[105] Merida Velasco JR, Rodriguez JF, Jimenez Collado J. Relationship between the temporomandibular joint disc and related masticatory muscles. J Oral Maxillofac Surg 1993; 51: 390–395

[106] Bade H, Schenck C, Koebke J. The function of discomuscular relationships in the human temporomandibular Joint. Acta Anat 1994; 151: 258–267

[107] Bade H. The function of the disco-muscular apparatus in the human temporomandibular joint. Ann Anat 1999; 181: 65–67

[108] Birgfeld C, Neligan P. Surgical approaches to facial nerve deficits. Skull Base Surg 2010; 21: 177–184

[109] Davies JC, Agur AMR, Fattah AY. Anatomic landmarks for localization of the branches of the facial nerve. OA Anatomy 2013; 33: 1–9

[110] Schumacher GH. Funktionelle Morphologie der Kaumuskulatur. Jena: Fischer, 1961

[111] Tillmann B, Töndury G. Rauber/Kopsch Anatomie des Menschen. Band I. Bewegungsapparat. Stuttgart: Thieme, 1987

[112] von Lüdinghausen M, Kageyama I, Miura M et al. Morphological pecularities of the deep infratemporal fossa in advanced age. Surg Radiol Anat 2006; 28: 284–292

[113] Krmpotic-Nemanic J, Vinter I, Hat J, et al. Mandibular neuralgia due to anatomical variations. Eur Arch Otolaryngol 1999; 256: 205–208

[114] Antonopoulou M, Piagou M Anagnostopoulou S. An anatomical study of the pterygospinous and pterygoalar bars and foramina – their clinical relevance. J Cranio Maxillofac Surg 2008; 36: 104–108

[115] Al-Katib M. Die pterygospinösen Strukturen beim Menschen und anderen Primaten. Med Diss, Regensburg; 2007

[116] Shaw JP. Pterygospinous and pterygoalar foramina: a role in the etiology of trigeminal neuralgia. Clin Anat 1993; 6: 173–178

[117] Ridder P. Craniomandibuläre Dysfunktion. 3. Aufl. München: Elsevier, Urban & Fischer, 2016

[118] Leonhardt H. Kopf-Hals. In: Leonhardt H, Tillmann B, Zilles K (Hrsg.). Rauber/Kopsch Anatomie des Menschen. Band IV. Topographie der Organsysteme, Systematik der peripheren Leitungsbahnen. Stuttgart: Thieme, 1988, 21–183

[119] Grodinsky M, Holyoke EW. The fasciae and fascial spaces of the head, neck and adjacent regions. Am J Anat 1938; 63: 367–408

[120] Paoletti S. Faszien. München: Urban & Fischer, 2001

[121] Abd-Ul-Salam H, Kryshtalskyj B, Weinberg S. Temporomandibular joint arthroscopic findings in patients with cervical flexion-extension injury (whiplash): a preliminary study of 30 patients. J Can Dent Assoc 2002; 68: 693–696

5

I

6 Wie wird das kraniomandibuläre System neuromuskulär gesteuert?

J. Fanghänel, P. Proff, M. Behr, C. Kirschneck

Steckbrief

Das stomatognathe System ist ein aus zahlreichen Bestandteilen **zusammengesetzter Funktionskreis**, in dem das Kiefergelenk eine zentrale Stelle einnimmt, dessen Strukturen eine sehr enge Abstimmung mit den Formenmerkmalen einschließlich der individuellen Zahnstellung zeigen. Dabei unterliegt jedes biologische System kontinuierlich zahlreichen Einflüssen. Hier muss auch die neuromuskuläre Steuerung des Kaumechanismus eingeordnet werden, die durch die CMD beeinflusst wird [122], [123], [124], [125].

6.1 Allgemeine Betrachtungen zum biologischen Funktionskreis und zum Kaumechanismus

Eine umfassende **Begriffsbestimmung** des stomatognathen Systems ist deshalb kompliziert, da dieses System regional nicht exakt abgrenzbar ist und übergreifende Funktionen ausführt. Dieser Sachverhalt erschwert auch diagnostische Aspekte bei der CMD (Kap. 1). Entwicklungsgeschichtlich ist das stomatognathe System hauptsächlich von den Strukturen der Kiemenbogenregion abzuleiten (Kap. 3). Daher hat es sich als zweckmäßig erwiesen, das stomatognathe System als biologischen, kybernetischen Funktionskreis aufzufassen. Die Adaptationsfähigkeit dieses Systems sichert die **Erhaltung des biologischen Gleichgewichts** [123], [124].

Merke

Der koordinierte Ablauf des Kaumechanismus wird durch einen komplizierten **Reflexmechanismus** gesteuert. Außerdem steht der Kaumechanismus auch unter der Kontrolle des Cortex cerebri und subkortikaler Areale.

Die differenzierte Abstufung der Kaukräfte, das Einstellen des Kaurhythmus, die reflektorischen Zungenbewegungen, der Schluckakt, die Koordination der Muskelgruppen im stomatognathen System, die Speichelproduktion sowie die Geschmacksorientierung sind in das Regelsystem mit einbezogen [123].

Hervorzuheben sind auch die **formativen Funktionen** (= Anpassung an Veränderungen) des stomatognathen Systems am Beispiel des Kiefergelenks (Kap. 4). Die große Adaptationsfähigkeit zeigt sich in Form- und Strukturvariationen bei Änderung des funktionellen Gleichgewichts, wie sie bspw. bei Zahnstellungsanomalien, verschiedenen Gebisstypen (Kap. 4) oder zahnlosen Kiefern zu beobachten sind [123].

6.2 Kaumechanismus und seine Steuerung

Eine neuromuskuläre Steuerung ist beim Kaumechanismus unumgänglich. Dabei werden folgende **komplexe Vorgänge** bewältigt:

- Harmonisierung aller Muskeltypen und -gruppen, welche am Kaumechanismus beteiligt sind
- Einstellung der Kaukraft
- Abstimmung der Mandibulabewegungen (sog. Slow-Reflex-Zyklen [124])
- Harmonisierung und Abstimmung der Zungenbewegungen
- Stimulierung des Parasympathikus, Aktivierung der Speicheldrüsen und Abgabe von Speichel
- Aktivierung der Sinnesorgane
- Einleitung des Schluckmechanismus
- Beeinflussung durch Willensimpulse
- Koordination oben genannter Funktionen [123]

Merke

Der geregelte Ablauf der Kieferbewegung wird durch einen komplizierten Reflexmechanismus und durch neuronale Regelzyklen gesteuert [122], [124].
Das Zusammenwirken der unterschiedlichen Bestandteile des biokybernetischen Funktionskreises ist in der Lage, komplexe Vorgänge zu gewährleisten.

Eine **Umstellung bzw. Veränderung** dieses Reflexmechanismus und die Anpassungsfähigkeit sind vom Lebensalter und vom Gesundheitszustand abhängig. Diesem Prozess liegen Alterungs- und Degenerationsprozesse auf zellulärer Ebene sowie Dysfunktionen zugrunde:

- Zunahme des Anteils des Heterochromatins im Zellkern
- Fibrose in verschiedenen Organen
- zeitliche Verlängerung der Mitosezyklen
- verlangsamte Regeneration

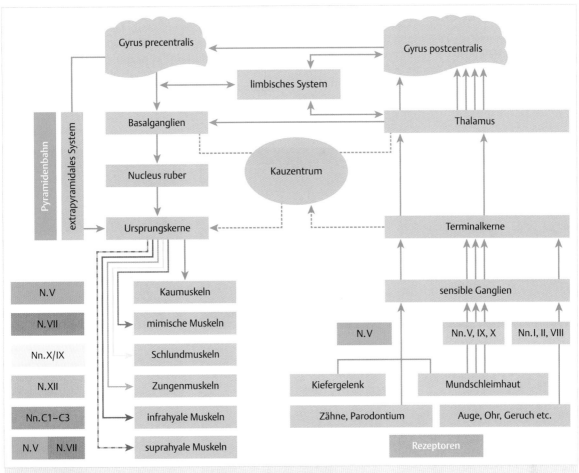

Abb. 6.1 Regelkreislauf zur neuromuskulären Steuerung des Kaumechanismus.

- Anhäufung von Lipofuszin (Abnutzungs- und Alterungspigment)
- Zunahme der Gefäßwanddicke
- Zunahme der Dicke der Basalmembran, wodurch der Stoffwechsel durch die Membran erschwert wird
- Verringerung des Immunpotenzials
- erhöhte Instabilität der DNA

Besondere Ausprägungen und Veränderungen der oben genannten Mechanismen finden wir bei:
- Apoplexie
- Hypertonus
- Krampfleiden
- Tragen von Prothesen
- anderen Erkrankungen des Nervensystems wie epileptische Anfälle, Parkinsonismus und Veitstanz

Merke

Alle Vorgänge der neuromuskulären Steuerung verlaufen grundsätzlich in **3 Ebenen** (▶ Abb. 6.1):
- lokale Ebene (Beginn des Regelkreises)
- kortikale Ebene
- subkortikale Ebene
- lokale Ebene (Ende des Regelkreises)

Die Strukturen der Ebenen sind eingebettet in die erforderlichen Afferenzen (Input) und Efferenzen (Output) des zentralen Nervensystems [122]. Die Vielzahl der neuronalen Regelkreise bewirkt die Abgestimmtheit, Zielsicherheit und Zweckmäßigkeit des Bewegungsablaufs sowie die Einstellung der Kaukraft. Willkürliche und unwillkürliche Erregungen bedingen sich einander bei der Mandibulabewegung.

I

6.2.1 Lokale Ebene – Afferenzen

Aus der Peripherie werden die erforderlichen Erregungen von afferenten Neuronen der Hirnnerven V, IX und X sowie I, II und VIII in das ZNS geleitet (▶ Abb. 6.1). Die Reizaufnahme erfolgt durch verschiedene **Rezeptoren** [122], [123], welche im stomatognathen System vielerorts loka-

lisiert sind: auf der Gesichtshaut, Mundschleimhaut, in den Dentinkanälchen (Odontoblastenfortsätze), im Parodontium, in der Kiefergelenkkapsel (Sehnenspindeln) sowie in den Muskeln (Muskelspindeln) und in den Geschmacksknospen der Zunge (▶ Abb. 6.2). Freie Nervenendigungen liegen in allen Bereichen des stomatognathen Systems.

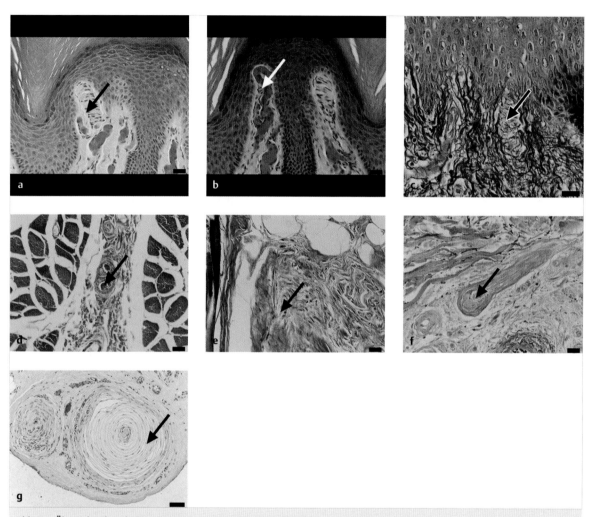

Abb. 6.2 Übersicht über die Rezeptoren zum Beginn des Regelkreislaufes = lokale Ebene (Pfeile).

a Meissner-Tastkörperchen. Hämatoxylin-Eosin-Färbung, Messskala = 20 µm. (Quelle: Dr. Bärbel Miehe, Institut für Anatomie und Zellbiologie, Universitätsmedizin Greifswald)

b Meissner-Tastkörperchen. Kresazan, Messskala = 20 µm. (Quelle: Dr. Bärbel Miehe, Institut für Anatomie und Zellbiologie, Universitätsmedizin Greifswald)

c Meissner-Tastkörperchen. Versilberung, Messskala = 20 µm. (Quelle: Dr. Bärbel Miehe, Institut für Anatomie und Zellbiologie, Universitätsmedizin Greifswald)

d Muskelspindel, Skelettmuskel quer. Kresazan, Messskala = 20 µm. (Quelle: Dr. Bärbel Miehe, Institut für Anatomie und Zellbiologie, Universitätsmedizin Greifswald)

e Dehnungsrezeptoren, Skelettmuskulatur, Kresazan, Messskala = 50 µm. (Quelle: Dr. Bärbel Miehe, Institut für Anatomie und Zellbiologie, Universitätsmedizin Greifswald)

f Ruffini-Körperchen, Kresazan, Messskala = 20 µm. (Quelle: Dr. Bärbel Miehe, Institut für Anatomie und Zellbiologie, Universitätsmedizin Greifswald)

g Vater-Pacini-Körperchen. Hämatoxylin-Eosin-Färbung, Messskala = 50 µm. (Quelle: Dr. Bärbel Miehe, Institut für Anatomie und Zellbiologie, Universitätsmedizin Greifswald)

Bei einem **künstlichen Kiefergelenk** (▶ Abb. 6.3) fehlen (in der lokalen Ebene) die Rezeptoren für die Aufnahme von Afferenzen und damit ist eine neuromuskuläre Steuerung nicht möglich. Einschränkungen der neuromuskulären Steuerung finden wir auch bei dentalen Implantaten aufgrund des fehlenden Parodontiums (fehlende Reizaufnahme).

Die afferenten Neurone aus den Rezeptoren gelangen zu den Terminalkernen der genannten Hirnnerven im Rauten- und Mittelhirn. Von hier führen sie zum in der Pons gelegenen **Kauzentrum** oder auch zum Thalamus als Zentrum der Sensibilität (▶ Abb. 6.1), (▶ Abb. 6.4). Der Thalamus erhält ebenfalls Erregungen durch psychische Empfindungen aus den Sinnesorganen über die Hirnnerven I, II und VIII. Es bestehen aber auch Verbindungen mit dem limbischen System (▶ Abb. 6.1), welches wesentliche Strukturen für Emotionen, Antrieb und Gedächtnis hat.

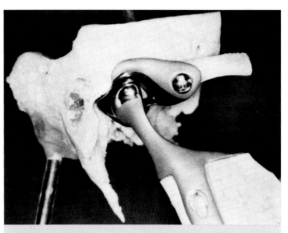

Abb. 6.3 Künstliches Kiefergelenk. Totalprothese am Modell; Chrom-Kobalt-Molybdän-Legierung (Quelle: PD Dr. Michael Sonnenburg, Güstrow)

6.2.2 Kortikale Ebene – Efferenzen

Im **Thalamus** (▶ Abb. 6.1), (▶ Abb. 6.4) erfolgt die Umschaltung der Erregungen entweder auf die sog. Basalganglien (subkortikale Ebene, ▶ Abb. 6.4) oder auf die Hirnrinde auf und hinter den Gyrus postcentralis (kortikale Ebene).

Gelangen die Erregungen vom Thalamus in die Hirnrinde zum und hinter den Gyrus postcentralis (primäres somatosensibles Rindenfeld, **Körperfühlsphäre**) werden diese dann zum Gyrus präcentralis (primäres motorisches Rindenfeld, Motokortex) umgeschaltet (▶ Abb. 6.1), [123]. Der Motokortex ist die oberste „Zentrale" für die Bewegungsführung. Er ist für die Transformationsschaltungen kortikal induzierter Bewegungsentwürfe verantwortlich. Hier beginnt der Tractus corticospinalis, welcher zum Rückenmark führt. Es handelt sich um die **Pyramidenbahnen**, mit welchen wir willkürliche Bewegungen durchführen können (▶ Abb. 6.1). Diese wirken modifizierend, dämpfend, hemmend, vollziehen einen sog. Stufenabbau und bewirken eine Zielsicherheit der Bewegung [122].

6.2.3 Subkortikale Ebene – Efferenzen

Basalganglien, auf welche die Erregungen vom Thalamus oder von der Großhirnrinde her umgeschaltet werden, gehören zum **extrapyramidalen System** und bilden den Ursprung von Bahnen (▶ Abb. 6.4). Diese sind für die Einleitung und Durchführung unbewusster, langsamer „rampenförmiger" Bewegungen sowie für die zeitliche und räumliche Koordination der Muskeltätigkeit verantwortlich [123], [126], [127].

Von den Basalganglien (▶ Abb. 6.1), (▶ Abb. 6.4) werden die Erregungen unter anderem über den Nucleus ruber und die Formatio reticularis (▶ Abb. 11.8) zu den Ursprungskernen der entsprechenden Hirn- und Zervikalnerven geleitet. Mit diesen Bahnen erreichen letztlich die Erregungen die motorischen Endplatten aller an der Mandibulabewegung beteiligten Muskeln. Die extrapyramidalen (basalen) Kerne sind aufgrund ihrer Lage (▶ Abb. 6.4) durch zahlreiche Neuronenkreise miteinander verbunden, was eine gegenseitige Information und Abstimmung gewährleistet. Unter ihrer Kontrolle stehen die eingeübten und mechanisch ablaufenden Mandibulabewegungen. So ist das extrapyramidale System mit einem „Servomechanismus" vergleichbar, welcher selbstständig und unbewusst alle willkürlichen Unterkieferexkursionen mit unterstützt [124]. Durch die Einbeziehung der sensorischen Kerne des Thalamus (▶ Abb. 6.4) entsteht eine weitere Rückkopplungsschleife in den Kerngebieten des extrapyramidalen Systems. Damit werden alle „Unebenheiten" der extrapyramidalen Motorik bereits schon auf einer höheren Ebene ausgeglichen.

Auf dem Weg in Richtung Rückenmark werden zahlreiche Fasern zu den **Motoneuronen** der Hirn- und Zervikalnerven (als Tractus corticobulbaris) sowie Kollateralen zum Thalamus, Nucleus ruber, zu den Nuclei pontis, zur Olive sowie zur Formatio reticularis abgegeben [124], [127]. Über den Tractus corticobulbaris wird die willkürliche Innervation der entsprechenden Muskelgruppen (▶ Abb. 6.1) veranlasst, die gerade für die Mandibulabewegung entscheidend ist.

Über die oben genannten Pyramidenbahnsysteme „kontrolliert" der Kortex die subkortikalen (extrapyramidalen) motorischen Zentren. Einerseits können die Fasern dämpfend und hemmend wirken, andererseits gehen von ihnen aber auch ständig tonische Erregungen aus. Die automatischen und stereotypen Mandibulabewegungen, welche von den subkortikalen Zentren initiiert werden, sollen durch den Einfluss pyramidaler Reize modifiziert werden, sodass daraus gezielte, fein abgestimmte Bewegungen resultieren. Deshalb ist es von sehr großer Bedeutung, dass pyramidale und extrapyramidale Bahnen mit-

I

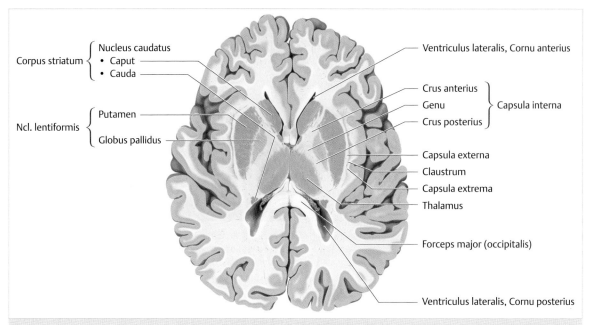

Abb. 6.4 **Basalganglien (hellrot) und Thalamus (grau) im Horizontalschnitt des Gehirns.** (Quelle: Schünke M, Schulte E, Schumacher U. Prometheus – Kopf, Hals und Neuroanatomie. Illustrationen von M. Voll und K. Wesker. 4. Aufl. Stuttgart: Thieme; 2015)

einander **gekoppelt** sind [127]. Diese Kopplung trägt wesentlich zur Zielsicherheit des Bewegungsablaufs bei.

Zusatzinfo

Eine wichtige Rolle spielen auch die **Kleinhirnkerne,** welche im Nebenschluss der pyramidalen und extrapyramidalen Systeme liegen. Hierarchisch gesehen sind Kleinhirn und Basalganglien Zentren, welche an der Programmierung kortikal induzierter Bewegungsabläufe beteiligt sind [125], [129]. Sie stellen Integrationszentren für die Gleichgewichtserhaltung und die Bewegungskoordination dar. Sie sind für die Regulierung des Muskeltonus mit verantwortlich. Ausfälle, bspw. durch Alkoholkonsum, zeigen hochgradige Störungen der Bewegungskoordination [124], [125]. Des Weiteren sind die Strukturen zuständig für die Programmierung rascher Bewegungen und deren Kurskorrektur sowie auch für die Verknüpfung von Haltung und Bewegung [127].

6.2.4 Lokale Ebene – Ende des Regelkreises

Die lokale Ebene als Ende des Regelkreises schließlich (▶ Abb. 6.1) wird repräsentiert durch die einzelnen Muskelfasern aller am Kaumechanismus beteiligten Strukturen mit der motorischen Endplatte selbst. Alle menschlichen Muskeln folgen dem „Alles-oder-nichts-Prinzip". Diese Muskeln gehören dem „**Twitch-Typ**" an. Sie können u. a. durch histochemische Darstellung der myofibrillären ATPase anhand von Succinatdehydrogenase unterschieden werden [123]. Wir unterscheiden:

- Typ I: Fasern sind ATPase-arm = langsam
- Typ IIa: Fasern sind ATPase-reich = ausdauernd, kurzfristig intensiv
- Typ IIb: Fasern sind ATPase-reich = schnell

Merke

Durch diese **Muskelfaserkombinationen** entsteht ein Muskelspiel, welches allen Anforderungen einer Bewegung gerecht wird und der Feinabstimmung dient [123], [124].

Eine Reihe Muskeln des Kaumechanismus (mimische Muskeln, Zungen-, Gaumen- und Schlundmuskeln) unterstützen beim Sprechmechanismus die Kehlkopfmuskeln. Die Kaumuskulatur bekommt Impulse für die Harmonisierung der Kiefergelenkbewegungen beim Sprechvorgang.

6.3 Literatur

[122] Schumacher G-H. Anatomie für Zahnmediziner: Lehrbuch und Atlas. 3. Aufl. Heidelberg: Hüthig, 1997

[123] Fanghänel J, Kubein-Meesenburg D, Proff P. Anatomische und funktionelle Darstellung des orofazialen Systems. Quintessenz Zahntechn 2011; 37: 1122–1127

[124] Kubein-Meesenburg D, Nägerl H, Fanghänel J. Biomechanik und neuromuskuläre Steuerung des Kiefergelenkes. In: Benner K-U, Fanghänel J, Kowaleswski R, u. a. (Hrsg.). Morphologie, Funktion und Klinik des Kiefergelenks. Berlin, New York: Quintessenz Verl.; 1993: 61–100

[125] Fanghänel J, Gedrange T, Proff P. The face-physiognomic expressiveness and human identity. Ann Anat 2006; 188: 261–266

[126] Schmidt RF, Dudel J. Grundriß der Neurophysiologie. 6. Aufl. Berlin, Heidelberg, New York: Springer, 1987

[127] Scapino RP. Histopathology associated with malposition of the human temporomandibular joint disc. Oral Surg Oral Med Oral Pathol 1983; 55: 382–397

[128] Fanghänel J, Pera F, Anderhuber F et al. Waldeyer – Anatomie des Menschen. 17. Aufl. Berlin, New York: de Gruyter, 2003

[129] Ridder P-H. Craniomandibuläre Dysfunktion: Interdisziplinäre Diagnose- und Behandlungsstrategien. 3. Aufl. München: Elsevier, 2016

[130] Schünke M, Schultz E, Schumacher U. Prometheus – Kopf, Hals und Neuroanatomie. LernAtlas Anatomie. 4. Aufl. Stuttgart: Thieme, 2015

7 Wie ist eine optimale arterielle und venöse Versorgung des stomatognathen Systems gewährleistet?

J. Fanghänel, P. Proff, C. Kirschneck

Steckbrief

Die gemeinsame arterielle Gefäßversorgung, vor allem durch die A. carotis externa (▶ Abb. 7.1), sowie der gemeinsame venöse Abfluss über die V. jugularis interna (▶ Abb. 7.2) zeigen die **Ganzheitlichkeit** des stomatognathen Systems.

7.1 Einleitung

Das arterielle und venöse Gefäßsystem gehört zu den **dichtesten** des menschlichen Körpers. Somit finden wir eine **optimale Blutversorgung** für den Kopf und seine Strukturen vor. Zahlreiche **Anastomosen** garantieren die Blutversorgung auch bei Unterbrechungen und Hindernissen, Verletzungen und Eingriffen der Gefäße. Letztlich dient das gut ausgebildete Venensystem auch der optima-

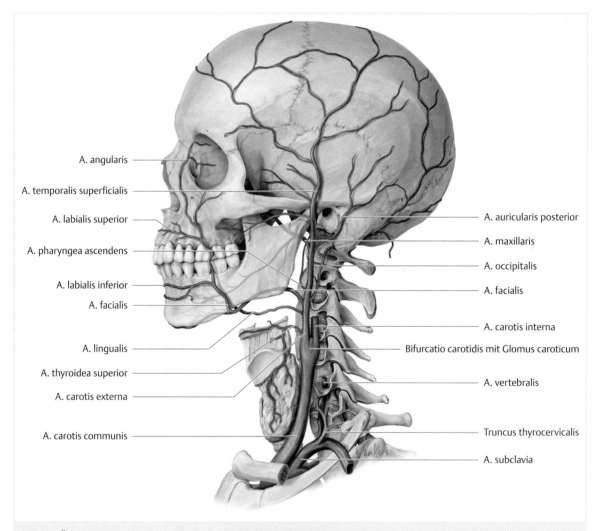

Abb. 7.1 Übersicht über das Stromgebiet der A. carotis communis. (Quelle: Schünke M, Schulte E, Schumacher U. Prometheus – Kopf, Hals und Neuroanatomie. Illustrationen von M. Voll und K. Wesker. 4 Aufl. Stuttgart: Thieme; 2015)

A. angularis
A. temporalis superficialis
A. labialis superior
A. pharyngea ascendens
A. labialis inferior
A. facialis
A. lingualis
A. thyroidea superior
A. carotis externa
A. carotis communis

A. auricularis posterior
A. maxillaris
A. occipitalis
A. facialis
A. carotis interna
Bifurcatio carotidis mit Glomus caroticum
A. vertebralis
Truncus thyrocervicalis
A. subclavia

len Entsorgung des sauerstoff- und nährstoffarmen Blutes. Die **venösen Plexus** sind die dafür vorgesehenen „Sammelbecken" des Blutes. Aufgrund dieser Sachverhalte ist auch eine optimale arterielle und venöse Versorgung des stomatognathen Systems gewährleistet.

7.2 Arterielle Blutversorgung

Die **A. carotis externa** (▶ Abb. 7.1) versorgt alle Regionen des äußeren Kopfes, die **A. carotis interna** ergänzend Inhalt und Umgebung der Orbita, die Stirngegend, den vorderen Nasenhöhlenabschnitt, Siebbeinzellen und Stirnbeinzellen [131]. Die **A. subclavia** beteiligt sich mit der **A. vertebralis** und dem **Truncus thyrocervicalis** an der Versorgung des Halses [132].

7.2.1 Arteria carotis externa

Die A. carotis externa entspringt aus der **A. carotis communis** am Oberrand des Schildknorpels (dritter bis vierter Halswirbel) im sog. Trigonum caroticum zusammen mit der A. carotis interna, welche primär das Gehirn versorgt, und ist anterior-medial gelegen [131], [132], (▶ Abb. 7.1). Da sich der Kehlkopf im Verlauf des Lebens senkt, steigt die Teilungsstelle beider Gefäße scheinbar nach kranial. In ihrer Nähe ist die A. carotis communis zum **Sinus caroticus** erweitert, in dessen Wand Druckrezeptoren liegen [133]. Im Teilungswinkel befindet sich das **Glomus caroticum**, ein Paraganglion mit Chemorezeptoren [134]. Diese werden bei sinkendem O_2-Partialdruck sowie steigendem CO_2-Partialdruck oder pH-Wert des Blutes aktiviert und die entsprechenden Signale werden über den N. glossopharyngeus an das Atem- und Kreislaufzentrum übermittelt (Formatio reticularis), das wiederum entsprechende Regulierungssignale über den Grenzstrang aussendet [135].

Merke

Das Einflussgebiet der A. carotis externa kann bei größeren operativen Eingriffen von dem der A. carotis interna relativ leicht unterschieden werden, da Letztere außerhalb des Schädels keine Äste abgibt [131]. Der Karotispuls ist im Trigonum caroticum zu tasten [136]. Dabei darf jedoch kein allzu großer Druck ausgeübt werden, da es ansonsten über die Druckrezeptoren zu einer Bradykardie mit Herz-Kreislauf-Stillstand kommen kann (Karotissinus-Syndrom) [136].

7.2.2 Abzweigungen und Endäste der Arteria carotis externa

In ihrem Verlauf gibt die A. carotis externa ventrale, mediale sowie dorsale Äste und Endäste ab [131], [132], [133], [134], [135], [141], [142].

- **A. thyroidea superior:** Sie entspringt unmittelbar nach der Karotisteilung (aber auch selten aus der A. carotis communis) und zieht zum Oberrand des Schildknorpels sowie zur Vorderfläche der Schilddrüse. Äste ziehen zum Zungenbein, zum M. sternocleidomastoideus, in das Kehlkopfinnere sowie zum Lig. cricothyroideum.

Merke

Die Anastomose zwischen den beidseitigen Ästen stellt im Falle einer Koniotomie eine Verletzungsgefahr dar [132].

- **A. lingualis:** Diese entspringt in Höhe des großen Zungenbeinhorns und verläuft unter dem M. hyoglossus. Hier befindet sich klinisch während operativer Eingriffe die Unterbindungsstelle. Das Gefäß erreicht geschlängelt die Zungenspitze. Weitere Äste verlaufen zur Unterzungendrüse, zur Zungenwurzel und zur Zungenunterfläche.
- **A. facialis:** Sie entspringt oberhalb der A. lingualis und verläuft in der Submandibularloge über den Unterkieferrand zum Ansatz des M. masseter (Pulsation fühlen!). Sie zieht schräg über das Gesicht zum medialen Augenwinkel (Anastomosenbildung mit der A. angularis der A. opthalmica). Der geschlängelte Verlauf des Gefäßes trägt der mimischen Bewegung Rechnung. Äste verlaufen zum Pharynx, der Gaumenmandel und zur Ober- und Unterkieferlippe (Anastomosen!).

Merke

Die A. facialis kann zusammen mit der A. thyroidea superior und der A. lingualis in einem gemeinsamen Stamm aus der A. carotis externa entspringen, was bei einer Unterbindung zu beachten ist [132].

- **A. pharyngea ascendens:** verläuft zur seitlichen Rachenwand
- **A. sternocleidomastoidea:** zieht zum gleichnamigen Muskel
- **A. occipitalis:** verläuft unterhalb des M. sternocleidomastoideus, durchbohrt den M. trapezius und befindet sich am Hinterkopf unter der Subkutis
- **A. auricularis posterior:** verläuft hinter der Ohrmuschel und zieht in die Paukenhöhle, in die Cellulae mastoidei sowie in den Canalis facialis; eine Anastomose mit der A. occipitalis ist möglich

Die Aufteilung der A. carotis externa in die beiden End-äste, die A. temporalis superficialis und die A. maxillaris, erfolgt hinter dem Collum mandibulae [131], [132], [133], [134], [135], [141], [142], (▶ Abb. 7.1):

- **A. temporalis superficialis:** Vorsicht bei Osteotomien der Mandibula! Der Verlauf zur Schläfe bis vor die Ohrmuschel ist geschlängelt. Das Gefäß verläuft zum M. temporalis und zur Parotis, zur seitlichen Gesichtsgegend und zum lateralen Augenwinkel.

Merke

Der Puls der A. temporalis superficialis kann oberhalb des Jochbogens etwas kranial und anterior des Tragus ertastet werden. Eine die A. temporalis superficialis betreffende Erkrankung ist die Horton-Riesenzellarteriitis (Arteriitis temporalis), eine Autoimmunkrankheit, die zu einer Zerstörung der Tunica media führt [135], [143]. Vor allem Frauen über 50 sind betroffen [135]. Klinisch zeigt sich eine schmerzhafte Verhärtung der Gefäße mit pochenden Kopfschmerzen in der Schläfengegend und teilweise auch Schmerzen beim Kauen (M. masseter), Fieber, allgemeinem Krankheitsgefühl und Sehstörungen bei erhöhter Blutsenkungsgeschwindigkeit (Labor) [143]. Die Therapie erfolgt medikamentös mittels Glucokortikoiden [135].

- **A. maxillaris:** Diese besitzt 3 Teile. Zahlreiche Äste verlaufen in Knochenkanälen und Halbkanälen. Die Pars mandibularis führt Äste zum Kiefergelenk, Trommelfell, äußeren Gehörgang, zur Paukenhöhle und zum Mandibularkanal.

Merke

Die A. alveolaris inferior kann durch Frakturen des Unterkiefers, aber auch bei Extraktionen verlagerter und impaktierter Zähne, verletzt werden und dies kann zu bedrohlichen Blutungen in den umgebenden Weichteilen führen. Ähnlich verletzungsanfällig ist die A. infraorbitalis bei zentralen und lateralen Mittelgesichtsfrakturen.
Die A. maxillaris ist bei Frakturen des Oberkiefers wegen starker Blutungen gefürchtet [137], [138], [139], [140]. Diese Blutungen sind wegen vieler kollateraler Gefäße auch durch die Unterbindungen der A. carotis externa kaum zu beeinflussen.

Die Gefäße der Pars pterygoidea verlaufen zu allen Kaumuskeln und zum M. buccinator. Zahlreiche Äste der Pars pterygopalatina befinden sich nahezu in allen Knochenkanälen. Sie verlaufen zum Oberkiefer, zum harten Gaumen, zum Schlund, zur Nasenhöhle, Ohrtrompete und Paukenhöhle.

Merke

Bei operativen Eingriffen am harten Gaumen ist der Verlauf der A. palatina major zu berücksichtigen [137], [138], [139], [140]. Das gilt für die Inzision von Abszessen und besonders bei der Chirurgie der Gaumenspalten. Palatinale Schnittführungen haben daher paramarginal zum Gingivasaum oder medial zu erfolgen.

7.3 Venöse Blutversorgung

Der venöse Abfluss im Bereich des stomatognathen Systems erfolgt gemeinsam über die **V. jugularis interna und externa** [131], [132], [133], [134], [135], [141], [142], (▶ Abb. 7.2).

7.3.1 Hauptabflüsse

- Die **V. jugularis interna** nimmt das venöse Blut aus dem gesamten Stromgebiet der A. carotis communis auf. Sie verläuft vom Foramen jugulare an der lateralen Seite der A. carotis interna und A. carotis communis. Sie vereinigt sich mit der V. subclavia.
- Die **V. jugularis externa** ist eine Hautvene, welche unter dem Platysma verläuft und in die V. jugularis interna oder V. subclavia mündet.

Merke

Eine die Jugularisvenen betreffende Erkrankung ist die Jugularisvenenthrombose [146], d.h. ein (meist einseitiger) Verschluss einer der Jugularisvenen durch ein Blutgerinnsel. Sie ist jedoch recht selten und zeichnet sich durch einen klinisch variablen Verlauf aus. Ursache sind zumeist chirurgische Eingriffe, Venenkatheter, Tumore bzw. Raumforderungen, Abszesse, Traumata und allgemeine Gerinnungsstörungen. Neben hohem Fieber haben Betroffene schmerzende Schwellungen, Kopfschmerzen, Schmerzen und Verspannungen im Bereich des Halses mit Schluck- und Sprechstörungen.

7.3.2 Nebenabflüsse

Neben den 2 Hauptvenen existieren zahlreiche Venen, welche diesen das Blut zuliefern (bspw. V. retromandibularis, V. occipitalis, V. facialis u.a.). Dem Roux-Gesetz der Gefäßentwicklung entsprechend zeigt der venöse Schenkel des Blutgefäßsystems weitaus häufiger **Variationen** als der arterielle Schenkel [144].

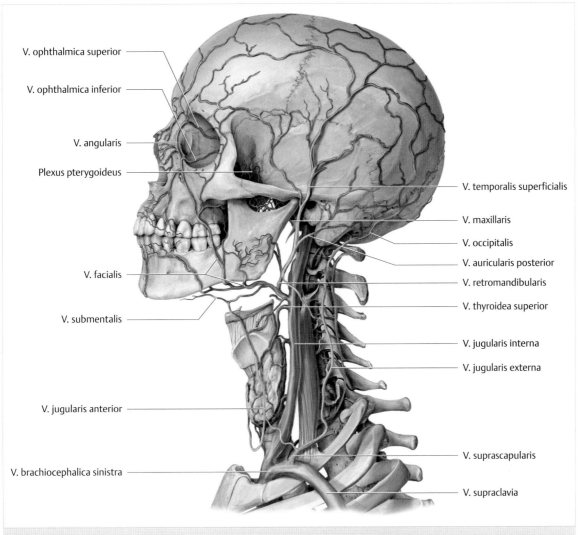

V. ophthalmica superior

V. ophthalmica inferior

V. angularis

Plexus pterygoideus

V. facialis

V. submentalis

V. jugularis anterior

V. brachiocephalica sinistra

V. temporalis superficialis

V. maxillaris

V. occipitalis

V. auricularis posterior

V. retromandibularis

V. thyroidea superior

V. jugularis interna

V. jugularis externa

V. suprascapularis

V. supraclavia

Abb. 7.2 Übersicht über das Stromgebiet der V. jugularis interna und V. jugularis externa. (Quelle: Schünke M, Schulte E, Schumacher U. Prometheus – Kopf, Hals und Neuroanatomie. Illustrationen von M. Voll und K. Wesker. 4 Aufl. Stuttgart: Thieme; 2015)

Merke

Die V. retromandibularis kann bei Verletzungen (Frakturen des R. mandibulae) oder auch bei der Parotidektomie heftig bluten [137], [138], [139], [140]. Das Blut kann von der äußeren Nase und der Oberlippe über V. angularis, V. ophthalmica superior zum Sinus cavernosus fließen. Hier besteht die Gefahr der Ausbreitung eines Gesichtsfurunkels [132]. Venöse Verbindungen zwischen dem Äußeren und Inneren des Schädels stellen Infektionspforten dar. Sie dienen dem Druck- und Temperaturausgleich zwischen inneren und äußeren Gefäßen.

Der **Plexus venosus pterygoideus**, zwischen den gleichnamigen Muskeln, in der Fossa infratemporalis steht mit äußeren und inneren Venen des Kopfes in Verbindung.

Merke

Bei der Tuberanästhesie sind Verletzungen und intravasale Injektionen in den Plexus pterygoideus zu beachten [140], [147]. Durch bakterielle Kontamination (z. B. Gesichtsfurunkel) von auf diese Weise hervorgerufenen Hämatomen entstehen die Abszesse des retromaxillären Raumes, die sich aufgrund der Verbindung zum Sinus cavernosus sowohl zur Schädelbasis als auch zum Pharynx ausbreiten und zu einer Sinus-cavernosus-Thrombose führen können [132].

7.4 Literatur

[131] Schumacher G-H. Anatomie für Zahnmediziner. Lehrbuch und Atlas. 3. Aufl. Heidelberg: Hüthig 1997

[132] Fanghänel J, Pera F, Anderhuber F et al. Waldeyer – Anatomie des Menschen. 17. Aufl. Berlin, New York: de Gruyter 2003

[133] Lippert H. Lehrbuch Anatomie. 5. Aufl. München, Jena: Urban und Fischer 2000

[134] Schiebler TH, Korf H-W. Anatomie. 10. Aufl. Heidelberg: Steinkopff 2007

[135] Bommas-Ebert U, Teubner P, Voß R. Kurzlehrbuch Anatomie und Embryologie. 2. Aufl. Stuttgart: Thieme 2006

[136] Füeßl H, Middeke M. Anamnese und klinische Untersuchung. Duale Reihe. 5. Aufl. Stuttgart: Thieme 2014

[137] Rettinger G, Theissing G, Theissing J. HNO-Operationslehre. 5. Aufl. Stuttgart: Thieme 2017

[138] Strutz J, Arndt O. Praxis der HNO-Heilkunde, Kopf- und Halschirurgie. 2. Aufl. Stuttgart: Thieme 2010

[139] Rosenbauer KA. Klinische Anatomie der Kopf- und Halsregion für Zahnmediziner. Stuttgart: Thieme 1998

[140] Schwenzer N, Bacher M. Mund-Kiefer-Gesichtschirurgie. Zahn-Mund-Kiefer-Heilkunde. 4. Aufl. Stuttgart: Thieme 2011

[141] Aumüller G. Anatomie. Duale Reihe. 4. Aufl. Stuttgart: Thieme 2017

[142] Benninghoff A, Drenckhahn D. Anatomie, Makroskopische Anatomie, Embryologie und Histologie des Menschen. 17. Aufl. München, Jena: Urban & Schwarzenberg 2008

[143] Battegay E, Aeschlimann A, Siegenthaler W. Siegenthalers Differenzialdiagnose. Innere Krankheiten – vom Symptom zur Diagnose. 20. Aufl. Stuttgart: Thieme 2013

[144] Rosenbauer KA, Engelhardt PJ, Koch H et al. Untersuchungen eines menschlichen Embryos mit 24 Somiten unter besonderer Berücksichtigung des Blutgefäßsystems. Z Anat Entwicklungsgesch 1955; 118: 236–276

[145] Hirner A, Weise K, Ziegler M. Chirurgie. Stuttgart: Thieme 2004

[146] Boedeker CC, Ridder GJ, Weerda N et al. Ätiologie und Management von Thrombosen der Vena jugularis interna. Laryngo-rhino-otologie 2004; 83 (11): 743–749

[147] Schwenzer N, Eckelt U. Zahnärztliche Chirurgie. Zahn-Mund-Kiefer-Heilkunde. 4. Aufl. Stuttgart: Thieme 2009

[148] Schünke M, Schulte E, Schumacher U. Prometheus – Kopf, Hals und Neuroanatomie. Lehratlas Anatomie. 4. Aufl. Stuttgart: Thieme 2015

8 Welche Bedeutung haben Bau und Funktion des Lymphsystems für die Funktionalität des Kauorgans?

J. Wilting, T. Ivo Chao, R. Rödel, J. Rößler

Steckbrief

Die wichtigsten Aufgaben des Lymphsystems sind die **Rückführung** der interstitiellen Flüssigkeit, der **Abtransport** von Metaboliten und die **Kontrolle** der Leukozytenzirkulation. In der Pathogenese unterscheiden wir primäre Lymphödeme, welche durch Störungen in der Entwicklung und Ausbildung des Lymphsystems entstehen und sekundäre Lymphödeme, welche durch Verletzungen oder Entzündungen verursacht werden.

8.1 Einleitung

Merke

Das Lymphgefäßsystem gehört zu den am schlechtesten darstellbaren Funktionssystemen in unserem Körper. Medizin- und Zahnmedizinstudierende bekommen das System in ihrer Ausbildung praktisch gar nicht zu Gesicht. In Routinefärbungen der Histologie sind initiale Lymphgefäße (Lymphkapillaren) nie sicher von Gewebespalten zu unterscheiden.

Im Kursus der makroskopischen Anatomie sind der Ductus thoracicus, inguinale und bronchiopulmonale Lymphknoten sicher identifizierbar, die Komplexität des lymphatischen Netzwerks bleibt aber im Verborgenen. Seine wichtigen Funktionen werden uns nur dann bewusst, wenn sie massiv eingeschränkt sind, und wie bei praktisch allen unserer Organsysteme wird der Funktionsverlust im Lymphgefäßsystem erst dann spürbar, wenn er in einem sehr signifikanten Bereich liegt. So haben experimentelle Untersuchungen an Vogelembryonen gezeigt, dass eine Restfunktion von 6 % in den meisten Fällen noch ausreichend ist, um eine Ödembildung zu verhindern [149]. Dass dieser Wert unmittelbar auf den Menschen übertragbar ist, noch dazu in den Lymphgefäßen der Beine, die einer nicht unbeträchtlichen Orthostase-Wirkung ausgesetzt sind, ist zu bezweifeln. Die Untersuchungen zeigen aber, dass das Lymphgefäßsystem eine beträchtliche **funktionelle Reserve** besitzt.

8.2 Funktionen der Lymphe und des Lymphsystems

Folgende Funktionen werden dem Lymphsystem zugeordnet:

*   **Rückführung** der interstitiellen Flüssigkeit: Eine wesentliche Funktion des Lymphgefäßsystems besteht im Zurückführen abgepresster Blutflüssigkeit aus dem Interstitium in die Venenwinkel. Die Menge dürfte bei ca. 10 % der nicht ins venöse System reabsorbierten Flüssigkeitsmenge, also etwa 3 l/d beim Menschen liegen. Bei Hunden wurde die Produktion von 280 ml/d Leberlymphe und 700 ml/d Lymphe im Ductus thoracicus gemessen [150].
*   **Abtransport** von Metaboliten: Weitere Funktionen der Lymphgefäße sind der Abtransport von Metaboliten und sezernierten Molekülen, sodass die Zusammensetzung der Lymphe in organtypischer Weise variiert [151].
*   **Immunüberwachung:** Die Sicherstellung und Kontrolle der Leukozytenzirkulation und damit der Immunüberwachung der Gewebe ist eine häufig unterschätzte Funktion des Lymphsystems. Die Behinderung dieser Funktion bewirkt in lymphödematösen Geweben eine hohe Anfälligkeit für das Krankheitsbild des Erysipels, einer schmerzhaften Streptokokken-A-Infektion [152].

8.3 Embryogenese

Die Entwicklung der Lymphgefäße ist mindestens genauso komplex wie die der Blutgefäße; ausgehend von einer **Sprossung** der embryonalen Lymphgefäßanlagen aus bestimmten Venenabschnitten sowie einer Eingliederung mesenchymaler **Lymphangioblasten** in das wachsende Lymphgefäßsystem, mit nachfolgender Differenzierung und Bildung der Hauptstrombahnen [153], [154].

8.4 Pathogenese

Wir unterscheiden **primäre** und **sekundäre** Lymphödeme.

8.4.1 Primäre Lymphödeme

Ein primäres Lymphödem entwickelt sich als Folge von **Mutationen** in Genen, denen bei der Entwicklung von Lymphgefäßen (Lymphangiogenese) oder deren Differenzierung eine wichtige Rolle zukommt. Inzwischen ist eine nicht unbeträchtliche Anzahl an Lymphangiogenese-Genen identifiziert worden [155]. In den meisten Fällen beruht die **Hypoplasie** der Lymphgefäße auf Loss-of-function-Mutationen im Gen für den Vascular Endothelial Growth Factor-3 (VEGFR-3) [156], [157]. Eine mangelhafte Ausbildung der Taschenklappen in den Lymphkollektoren kann ursächlich auf Mutationen des Gens für den Transkriptionsfaktor FOXC 2 zurückgeführt werden [158].

Im Gegensatz zur Hypoplasie der Lymphgefäße bei vielen primären Lymphödemen beruht das Krankheitsbild der lymphatischen Malformation (LM) – auch als Lymphangiom bezeichnet – auf einer **Hyperplasie** von Lymphgefäßstrukturen. Dabei ist es kaum möglich zu klären, welcher Anteil der Malformation auf Hyperplasien der initialen Lymphgefäße, der Präkollektoren, bzw. der Kollektoren zurückzuführen ist. Einige Autoren bezeichnen Lymphangiome auch als extratrunkuläre LM, um diese von LM mit deutlicherer Beteiligung der Lymphstämme (Trunci) abzugrenzen [159], (▸ Abb. 8.1). Jedoch sind LM zumeist gemischter Natur, bestehend aus mikrozystischen und makrozystischen Bereichen [159]. Da die Wand der makrozystischen LM häufig mit glatten Muskelzellen assoziiert ist, kann vermutet werden, dass diese Zysten auf Kollektoranlagen zurückzuführen sind [160].

8.4.2 Sekundäre Lymphödeme

Bei dieser Gruppe liegt eine massive **Behinderung** oder **Schädigung** des Lymphsystems zugrunde, bspw. aufgrund von Trauma, (chronischer) Entzündung mit Sklerosierung, Tumorinfiltration, Lymphonodoektomie und anderer operativer und iatrogener Maßnahmen (siehe S2k-Leitlinie: Diagnostik und Therapie der Lymphödeme; http://www.awmf.org/leitlinien/detail/ll/058–001.html).

Merke

Primäre Lymphödeme werden durch Genmutationen verursacht, sekundäre Lymphödeme durch Verletzungen oder Entzündungen mit Sklerosierungen.

8.5 Topografie des Lymphsystems im Kopf-Hals-Bereich des Menschen

Die Lymphe aus dem Bereich des Kauorgans fließt über die Lymphgefäße des Halses ab und kommuniziert dabei in zahlreichen Kopf- und Halslymphknoten mit dem Immunsystem. Die **Halslymphknoten** können daher Manifestationsort zahlreicher, insbesondere jedoch tumoröser und entzündlicher Erkrankungen sein. Im Hinblick auf

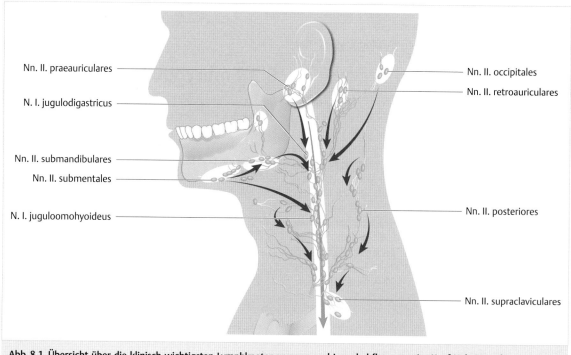

Abb. 8.1 Übersicht über die klinisch wichtigsten Lymphknotengruppen und Lymphabflusswege im Kopf-Hals-Bereich.

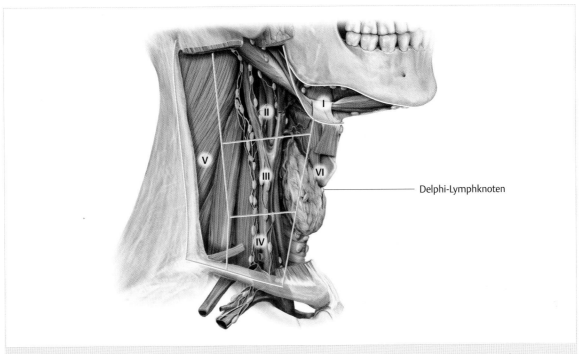

Delphi-Lymphknoten

Abb. 8.2 Klinische Klassifikation der Halslymphknotengruppen (Level I–VI). (Quelle: Schünke M, Schulte E, Schumacher U. Prometheus – Kopf, Hals und Neuroanatomie. Illustrationen von M. Voll und K. Wesker. 4 Aufl. Stuttgart: Thieme; 2015)

die in diesem Zusammenhang erforderlichen diagnostischen und therapeutischen Maßnahmen sind Kenntnisse der Anatomie der **Lymphabflusswege** bedeutsam. Nomenklatur und Angaben bezüglich der jeweiligen Zu- und Abflussgebiete sind nicht immer einheitlich [161], [162], [163]. Nach klinisch-praktischen Gesichtspunkten werden im Wesentlichen folgende Halslymphknotengruppen unterschieden, deren Bezeichnung sich an der jeweiligen anatomischen Region orientiert (▶ Abb. 8.1):

- **Nodi lymphatici cervicales profundi:** Diese klinisch wichtige tiefe Halslymphknotengruppe ist entlang der V. jugularis interna (▶ Abb. 7.2), (▶ Abb. 8.2) lokalisiert. Sie erhält direkte Zuflüsse aus Pharynx, Larynx, Schilddrüse und Luftröhre sowie indirekte Zuflüsse aus vorgeschalteten Lymphknotengruppen (s. u.). Der am weitesten kranial gelegene Lymphknoten in Höhe des Kieferwinkels wird aufgrund seiner engen Lagebeziehung zum hinteren Digastrikusbauch als Nodus lymphaticus jugulodigastricus bezeichnet. Er ist bei entzündlichen Erkrankungen von Oropharynx und Mundhöhle oft vergrößert palpabel. Als Nodus lymphaticus juguloomohyoideus werden ein oder mehrere Lymphknoten auf der V. jugularis interna in Höhe der Zwischensehne des M. omohyoideus bezeichnet. Die tiefen Halslymphknoten drainieren links in den Ductus thoracicus und rechts in den Ductus lymphaticus dexter.
- **Nodi lymphatici submandibulares:** Eine im Trigonum submandibulare gelegene Lymphknotengruppe mit Zuflüssen aus der Gesichtshaut (äußere Nase, Wange,

Oberlippe, Unterlid), dem vorderen Teil der Mundhöhle, der Zunge sowie dem Zahnfleisch und den Nasennebenhöhlen.
- **Nodi lymphatici submentales:** Eine zwischen Venter anterior des M. digastricus, dem Kinn und dem Os hyoideum gelegene kleine Lymphknotengruppe mit Zuflüssen aus der Unterlippe, dem Zahnfleisch und der Zungenspitze.
- **Nodi lymphatici parotidei:** Innerhalb und auf der Ohrspeicheldrüse gelegene Lymphknoten mit Zuflüssen aus Stirn, Augenlider, Ohrmuschel, äußerem Gehörgang und den Tonsillen.
- **Nodi lymphatici retroauriculares** (jetzt: mastoidei): Die auf dem Planum mastoideum bzw. der Ansatzsehne des M. sternocleidomastoideus gelegenen Halslymphknoten erhalten Zuflüsse aus dem äußeren Gehörgang, der Ohrmuschelrückseite sowie dem Hinterkopf.
- **Nodi lymphatici occipitales:** Die auf dem M. trapezius gelegene Lymphknotengruppe mit Zuflüssen aus dem Hinterhaupt.
- **Lymphknoten des lateralen Halsdreiecks:** Die im lateralen Halsdreieck zwischen M. sternocleidomastoideus und M. trapezius um den N. accessorius herum (Verletzungsgefahr bei Biopsie!) gruppierten Lymphknoten wurden früher als Nodi lymphatici spinales bezeichnet. Sie erhalten Zuflüsse aus Nasopharynx und der Parotisregion.
- **Nodi lymphatici retropharyngeales:** Die seitlich und hinter dem Pharynx gelegene Lymphknotengruppe erhält Zuflüsse aus dem Nasopharynx.

- **Nodi lymphatici supraclaviculares:** Die in der Fossa supraclavicularis gelegenen Knoten erhalten Zuflüsse aus der Lunge sowie links über den Ductus thoracicus auch aus dem Abdomen (sog. Virchow-Drüse).
- **Nodi lymphatici praelaryngei et tracheales:** Die vor dem Kehlkopf bzw. um die Luftröhre herum angeordneten Lymphknoten erhalten Zuflüsse aus Larynx und Trachea.
- **Nodi lymphatici cervicales superficiales:** Diese auf dem M. sternocleidomastoideus um die V. jugularis externa herum angeordneten Lymphknoten erhalten Zuflüsse aus der unteren Ohrmuschel und der Patotisregion.

Merke

Unter **onkologischen Gesichtspunkten**, insbesondere im Hinblick auf die Therapie von Halslymphknotenmetastasen, hat sich die von Robbins et al. [164] vorgestellte Halslymphknotenklassifikation in 6 Halskompartimente, sog. Level, bewährt (▸ Abb. 8.2).

Hierbei bedeuten Level:
- **Level I:** die submentale und submandibuläre Lymphknotengruppe. Nach Robbins et al. [164]: oben: Unterrand Mandibula, unten: Os hyoideum, hinten: M. stylohyoideus. Weiter unterteilt in Ia und Ib durch den Venter anterior des M. digastricus.
- **Level II:** die obere, kranial der Karotisbifurkation (▸ Abb. 7.1) gelegene tiefe Halslymphknotengruppe. Nach Robbins et al. [164]: oben: Schädelbasis, unten: horizontale Line am Unterrand des Os hyoideum, hinten: lateraler Rand des M. sternocleidomastoideus. Unterteilt in IIa und IIb durch den N. accessorius.
- **Level III:** die mittlere, zwischen Karotisbifurkation (▸ Abb. 7.1) und der Zwischensehne des M. omohyoideus gelegene tiefe Halslymphknotengruppe. Nach Robbins et al. [164]: kaudal von II, unten: horizontale Line am Unterrand der Cartilago cricoidea, vorn: lateraler Rand des M. sternohyoideus, hinten: lateraler Rand des M. sternocleidomastoideus.
- **Level IV:** die untere, kaudal des M. omohyoideus gelegene tiefe Halslymphknotengruppe. Nach Robbins et al. [164]: kaudal von III, unten: Klavikula, vorn: lateraler Rand des M. sternohyoideus, hinten: lateraler Rand des M. sternocleidomastoideus.
- **Level V:** die spinale Halslymphknotengruppe im lateralem Halsdreieck. Nach Robbins et al. [164]: unterteilt in Va und Vb durch eine horizontale Line am Unterrand der Cartilago cricoidea.
- **Level VI:** die anteriore, zwischen den medialen Begrenzungen der Karotisscheiden gelegene Lymphknotengruppe.

Der Lymphabfluss der **Zunge** erscheint komplex und insbesondere bei der Therapie von Malignomen klinisch bedeutsam [162]. Die Zunge ist insgesamt reichlich mit oberflächlichen und tiefen Lymphgefäßen versorgt, die die Lymphe nach beiden Seiten abführen. Daher ist auch bei vermeintlich einseitig imponierenden Befunden eine bilaterale Metastasierung möglich. Während der Lymphabfluss für das vordere Zungendrittel zunächst über die mittleren jugulären Knoten erfolgt, drainiert das mittlere Zungendrittel in die submandibulären Knoten. Erste Filterstation für das hintere Zungendrittel ist die obere juguläre Gruppe, hierbei v. a. der jugulodigastrische Knoten. Daraus ergibt sich, dass je weiter anterior das jeweilige Zungenlymphgefäß gelegen ist, desto tiefer findet sich die erste zugehörige Halslymphknotenstation.

Merke

Resümierend kann hier festgehalten werden, dass alle in der Zahnmedizin relevanten Abschnitte von Mundhöhle und Oropharynx letztlich immer in die Level I–III drainieren.

8.6 Immunhistologisch-topografische Untersuchung des Lymphsystems im Kopf-Hals-Bereich der Maus

Um die Topografie des Lymphgefäßsystems im Kopf-Hals-Bereich und damit die Lokalisation von LM besser zu verstehen, haben wir Köpfe von Mäusen (Tag 14 = post partum) immunhistologisch mit dem lymphendothelspezifischen Marker Lyve-1 an koronalen Paraffin-Serienschnitten untersucht. Die Köpfe wurden zu diesem Zweck entkalkt und mittels Immunperoxidasetechnik untersucht. Die hohe Spezifität des Lyve-1-Antikörpers zeigt sich in der deutlichen Darstellung des **dermalen Lymphgefäßplexus** (▸ Abb. 8.3a). Eine schwächere Färbung findet sich lediglich in einigen wenigen Zellen im Bindegewebe, bei denen es sich um dendritische Zellen handeln könnte. In der **Zunge** ist ein dichtes Lymphgefäßsystem zu erkennen (▸ Abb. 8.3b), (▸ Abb. 8.3c). Initiale Lymphgefäße befinden sich in subepithelialer Position an der Ober- und Unterseite der Zunge, sowie in der Muskulatur. Entlang der A. lingualis sind größere Lymphgefäße zu erkennen, bei denen es sich um Kollektoren handeln dürfte (▸ Abb. 8.3d). Die gesamte **Mundschleimhaut** ist durch ein dichtes Lymphgefäßsystem gekennzeichnet. Dieser Sachverhalt zeigt sich bspw. im Bereich des Mundbodens (▸ Abb. 8.3b) und in der Wange (▸ Abb. 8.4a). Zwischen hartem **Gaumen** und dem Epithel der **unteren Nasengänge** ist ein dichter Lymphgefäßplexus zu erken-

nen (▶ Abb. 8.4b). Alle anderen Abschnitte der Nasen-
schleimhaut sind jedoch frei von Lymphgefäßen [165].
Das orale Lymphgefäßsystem setzt sich offensichtlich unmittelbar im Pharynx weiter fort. Auch dort sind subepithelial und intramuskulär viele Lymphgefäße zu beobachten (▶ Abb. 8.4c).

Auch andere Abschnitte des Kauorgans besitzen einen
dichten Besatz mit Lymphgefäßen. Im Bereich des **Kiefergelenks** sind Lymphgefäße unmittelbar an der Gelenkkapsel am Ansatz des M. pterygoideus lateralis am Discus
articularis sowie am Periost der **Mandibula** lokalisiert
(▶ Abb. 8.5a). Die **Kaumuskulatur** besitzt Lymphgefäße
(▶ Abb. 8.5b), die offensichtlich über Kollektoren entlang
von Karotisästen wie der A. maxillaris (▶ Abb. 8.5c) drainiert werden. In den großen **Speicheldrüsen** sind Lymphgefäße vorwiegend entlang der größeren Ausführungsgänge gelegen (▶ Abb. 8.5d). Die Zahnpulpa ist frei von
Lymphgefäßen, während die **Gingiva** einen dichten
Lymphgefäßplexus besitzt (▶ Abb. 8.5e).

8.7 Lymphatische Mal-
formationen im Kopf-Hals-
Bereich von Kindern

LM sind sehr **häufig im Kopf-Hals-Bereich** lokalisiert
[166] und führen dort zu funktionellen und ästhetischen
Problemen [167]. Die primäre Ursache der LM konnte erst
kürzlich ermittelt werden; es handelt sich um aktivierende **Mutationen** im Gen der Phosphatidylinositol-4,5-
Bisphosphate 3-kinase catalytic subunit alpha (PIK3CA)
[168], [169], [170]. Unsere eigenen Befunde an isolierten
Lymphendothelzelllinien von LM-Patienten bestätigen
diesen Befund (nicht publizierte Daten).

Im Bereich der **Zunge** können LM zu Makroglossie führen und damit die Nahrungsaufnahme erheblich behin-
dern (▶ Abb. 8.6). Es kann notwendig sein, dass Patienten
mit nasalen Magensonden oder mit einer Gastrostomie
versorgt werden müssen. Im Bereich des **Mundbodens**
können die raumfordernden LM auch zur Obstruktion der
Atemwege führen, was eine maschinelle Beatmung
(▶ Abb. 8.7) und in einigen Fällen ein Tracheostoma erforderlich macht. Am häufigsten sind die Fehlbildungen im
supraklavikulären Bereich lokalisiert: hier spricht man
auch von Hygroma colli [171]. Die Anatomie mit Einmün-
dung des Lymphkollektors im linken bzw. rechten Venenwinkel spielt hier eine Rolle, sodass häufig auch LM an
der rechten Seite des Halsansatzes gesehen werden
(▶ Abb. 8.8).

Die Befunde zeigen, dass LM in Bereichen auftreten, die
reich an Lymphgefäßen sind. Wie oben gezeigt, besitzen
Zunge, Wangen, Mundboden und der Rachen ein dichtes
Netzwerk an Lymphgefäßen, wobei es sich insgesamt um
initiale Lymphgefäße handelt. In diesen Bereichen werden somit auch überwiegend mikrozystische LM gefunden. Die Supraklavikularregion ist reich an Lymphknoten

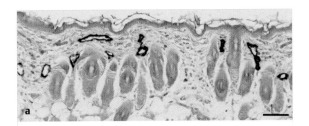

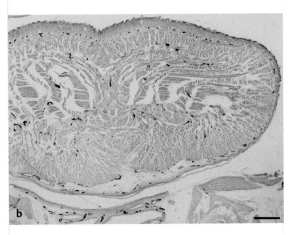

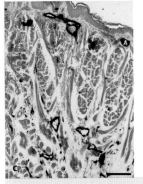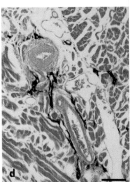

**Abb. 8.3 Immunperoxidasefärbung koronaler Schnitte von
Mausköpfen mittels Antikörpern gegen den Lymphendothelmarker Lyve-1.** Lymphgefäße sind schwarz markiert.

a Typische Position der initialen Lymphgefäße in der Dermis.
Epidermis und Haarschäfte sind zudem gut zu erkennen.
Messbalken = 100 μm.

b Schnitt durch Zunge und Mundboden. Unmittelbar subepithelial und im Zungenmuskel sind viele Lymphgefäße zu
erkennen. Auch der Mundboden besitzt ein dichtes Lymphgefäßsystem. Messbalken = 650 μm.

c Vergrößerung der Zunge aus b). Subepithelial und intramuskulär sind Lymphgefäße lokalisiert. Messbalken = 100 μm.

d Entlang der A. lingualis sind Lymphgefäße lokalisiert,
bei denen es sich um Kollektoren handeln dürfte. Messbalken = 100 μm.

8

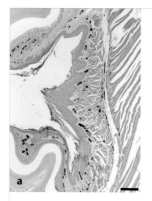
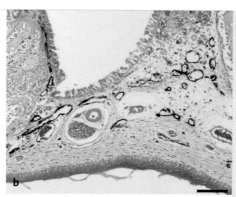

Abb. 8.4 Immunperoxidasefärbung koronaler Schnitte von Mausköpfen mittels Antikörpern gegen den Lymphendothelmarker Lyve-1. Lymphgefäße sind schwarz markiert.

a Schnitt durch die Wange. Subepithelial und im M. buccinator sind viele Lymphgefäße vorhanden. Messbalken = 650 µm.

b Schnitt durch den Gaumen (G) und unteren Nasengang (N). Man beachte die weitlumigen Lymphgefäße. Messbalken = 100 µm.

c Schnitt durch den Pharynx. Man beachte die subepithelialen und intramuskulären Lymphgefäße. Messbalken = 650 µm.

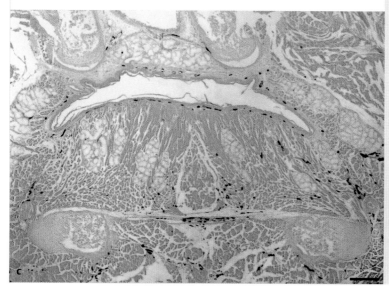

und gekennzeichnet durch die Einmündungen der Lymphstämme in den Venenwinkel. Das Auftreten vorwiegend makrozystischer LM in dieser Region ist also nicht überraschend.

Zusatzinfo

Für die Therapie von LM stehen die **chirurgische Entfernung, die Verödung mit sklerosierenden Substanzen und besondere Laserverfahren** zur Verfügung. Häufig werden Kombinationsbehandlungen aus diesen Therapieoptionen durchgeführt. Auch die Entscheidung gegen jegliche Behandlung („wait and see") gehört in das Spektrum der therapeutischen Möglichkeiten bei LM.

Die Therapie der Wahl bei LM ist die chirurgische Entfernung. Es sind jedoch häufig mehrere Operationen notwendig, und eine Totalresektion gelingt nur selten. In nicht wenigen Fällen kann nur eine Teilresektion bzw. Größenreduktion durchgeführt werden, da wichtige angrenzende Strukturen bei Totalresektion, insbesondere im Kopf-Hals-Bereich, in Mitleidenschaft gezogen würden, was dauerhafte Schäden nach sich ziehen würde.

Bei der perkutanen Sklerosierung wird bspw. OKT-432 verwendet, welches aus einem niedrig virulenten Stamm des Streptococcus pyogenes gewonnen wird, der mit H_2O_2 behandelt, gefriergetrocknet und mit Penicillin G versetzt wird [172]. Die Sklerosierungstherapie ist für makrozystische Lymphangiome vorgesehen, da sich oft mikrozystische LM zu diffus darstellen und nicht exakt punktiert werden können, um dann das Sklerosierungsagenz zu injizieren. Wichtig bei den operativen Behandlungsverfahren und den Sklerosierungen ist es zu berücksichtigen, dass postoperative Komplikationen in Form von Rezidiven und Nervenschädigungen auftreten können.

Diffuse LM oder lokalisierte LM in Bereichen, die für die Chirurgie und die Sklerosierung **nicht zugänglich** sind, konnten in der Vergangenheit lediglich mittels konservativer Therapie wie Kompressionswäsche, Lymphdrainage oder Diäten (eiweißreich, fettarm, MCT-Fette) behandelt werden. Neuste Berichte beschreiben eine positive Auswirkung von mTOR-Inhibitoren bei LM [173]. Das „mammalian Target of Rapamycin" (mTOR) ist eine Serin-/Threoninkinase, die durch PIK3CA reguliert wird. Aktivierende Mutationen im PI3KCA-Gen, welche in LM identifiziert wurden, erklären das Ansprechen auf diese

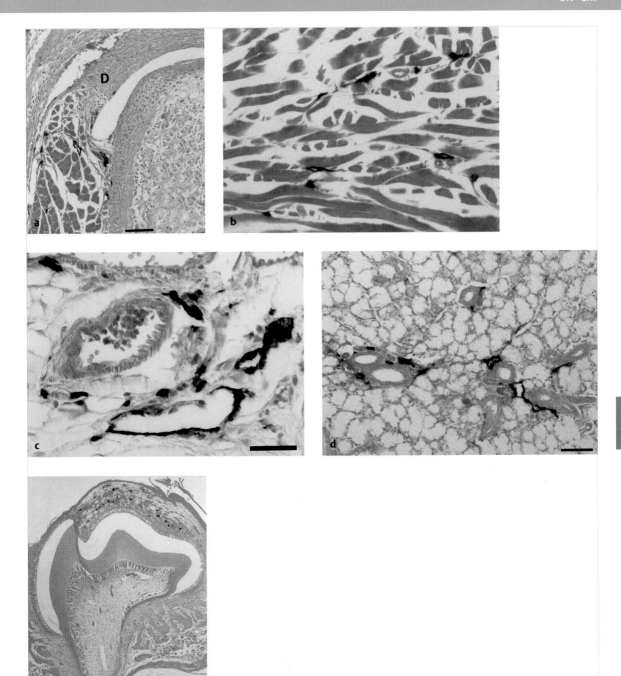

Abb. 8.5 Immunperoxidasefärbung koronaler Schnitte von Mausköpfen mittels Antikörpern gegen den Lymphendothelmarker Lyve-1. Lymphgefäße sind schwarz markiert.

a Schnitt durch das Kiefergelenk. Man beachte die Lymphgefäße am Ansatz des M. pterygoideus lateralis am Discus articularis (D). Messbalken = 300 µm.

b Lymphkapillaren in der Kaumuskulatur. Messbalken = 100 µm.

c Lymphgefäße (Kollektor) in Begleitung der A. maxillaris. Messbalken = 100 µm.

d In den großen Speicheldrüsen sind Lymphgefäße entlang der interlobulären Ausführungsgänge lokalisiert. Messbalken = 100 µm.

e Lymphgefäße sind in der Gingiva, aber nicht in der Zahnpulpa vorhanden. Messbalken = 650 µm.

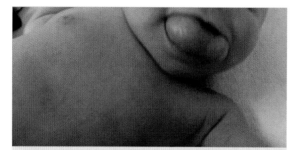

Abb. 8.6 Mikrozystische lymphatische Malformationen bei einem 3 Monate alten Säugling. Die Makroglossie kann zu Schwierigkeiten bei der Nahrungsaufnahme (saugen an der Brust oder Flasche) führen.

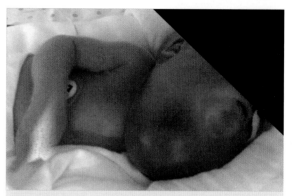

Abb. 8.7 Mikrozystische lymphatische Malformation im Bereich des Mundbodens bei einem Neugeborenen. Aufgrund der Raumforderung sind die Atemwege verlegt und eine nasale Intubation mit maschineller Beatmung musste durchgeführt werden.

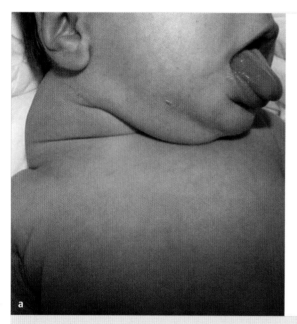

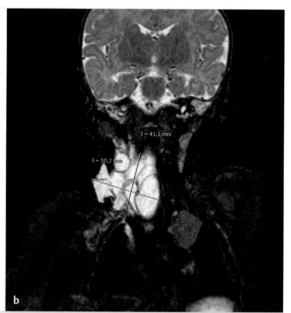

Abb. 8.8 Makrozystische lymphatische Malformation am rechten Halsansatz eines 3 Monate alten Säuglings. a Situsbild. b Im T2-gewichteten MRT-Bild besitzen die großen flüssigkeitsgefüllten Zysten ein charakteristisches positives Signal.

Therapie. Eine erste klinische Studie hat gezeigt, dass diese medikamentöse Therapie Erfolg versprechend ist [174]. Biomarker, die ein Ansprechen bestätigen, sind aber noch zu identifizieren.

8.8 Literatur

[149] Valasek P, Macharia R, Neuhuber WL et al. Lymph heart in chick – somitic origin, development and embryonic oedema. Development 2007; 134(24): 4427–4436

[150] Rusznyák I, Földi M, Szabó G. Lymphologie: Physiologie und Pathologie der Lymphgefässe und des Lymphkreislaufes. Stuttgart: Fischer 1969; 447

[151] Leak LV, Liotta LA, Krutzsch H et al. Proteomic analysis of lymph. Proteomics 2004; 4(3): 753–765

[152] Weissleder H, Schuchhardt C. Sekundäres Lymphödem: Lymphödem durch Entzündung oder Filarien. In: Weissleder H, Schuchhardt C, Hrsg. Erkrankungen des Lymphgefäßsystems. Köln: Viavital 2015; 230–268

[153] Wilting J, Männer J. Vascular Embryology. In: Matassi R, Loose DA, Vaghi M (eds.). Hemangiomas and vascular malformations. Milano, Heidelberg: Springer 2015; 3–19

[154] Martinez-Corral I, Ulvmar MH, Stanczuk L et al. Nonvenous origin of dermal lymphatic vasculature. Circ Res 2015; 116(10): 1649–1654

[155] Mattonet K, Wilting J, Jeltsch M. Die genetischen Ursachen des primären Lymphödems. In: Weissleder H, Schuchhardt C, Hrsg. Erkrankungen des Lymphgefäßsystems. Köln: Viavital; 2005, 210–229

[156] Irrthum A, Karkkainen MJ, Devriendt K et al. Congenital hereditary lymphedema caused by a mutation that inactivates VEGFR3 tyrosine kinase. Am J Hum Genet 2000; 67: 295–301

[157] Karkkainen MJ, Ferrell RE, Lawrence EC et al. Missense mutations interfere with VEGFR-3 signalling in primary lymphoedema. Nat Genet 2000; 25(2): 153–159

[158] Brice G, Mansour S, Bell R et al. Analysis of the phenotypic abnormalities in lymphoedema-distichiasis syndrome in 74 patients with FOXC2 mutations or linkage to 16q24. J Med Genet 2002; 39: 478–483

[159] Lee BB, Laredo J, Neville RF. Lymphatic vascular malformations of the limb: Treatment of extratruncular malformations. In: Matassi R, Loose DA, Vaghi M (eds.). Hemangiomas and vascular malformations. Milano, Heidelberg: Springer 2015; 431–444

[160] North PE. Histology of vascular malformations. In: Matassi R, Loose DA, Vaghi M (eds.). Hemangiomas and vascular malformations. Milano, Heidelberg: Springer 2015; 171–180

[161] Dauber W. Feneis' Bild-Lexikon der Anatomie. 10. Aufl. Stuttgart: Thieme 2008; 47

[162] Krmpotic-Nemanic J, Draf W, Helms J. Chirurgische Anatomie des Kopf-Hals-Bereiches. 1. Aufl. Heidelberg, Berlin: Springer 1985; 447

[163] Fanghänel J, Pera F, Anderhuber F et al. Waldeyer. Anatomie des Menschen. 17. Aufl. Berlin, New York: De Gruyter 2003; 1334

[164] Robbins KT, Clayman G, Levine PA et al. Neck Dissection Classification Update. Revisions Proposed by the American Head and Neck Society and the American Academy of Otolaryngology – Head and Neck Surgery. Arch Otolaryngol Head Neck Surg. 2002; 128(7): 751–758

[165] Lohrberg M, Wilting J. The lymphatic vascular system of the mouse head. Cell Tissue Res 2016; 366(3): 667–677

[166] Mulliken JB, Young AE. Vascular birthmarks: hemangiomas and malformations. Philadelphia: Saunders Commpany 1988

[167] Braunschweiger A, Otten J-E, Rössler J. Diagnostik und Therapie von Malformationen der Lymphgefäße im Kopf- und Halsbereich. LymphForsch 2012; 16 (1): 6–11

[168] Luks VL, Kamitaki N, Vivero MP et al. Lymphatic and other vascular malformative/overgrowth disorders are caused by somatic mutations in PIK3CA. J Pediatr 2015; 166: 1048–1054

[169] Boscolo E, Coma S, Luks VL et al. AKT hyper-phosphorylation associated with PI3K mutations in lymphatic endothelial cells from a patient with lymphatic malformation. Angiogenesis 2015; 18: 151–162

[170] Osborn AJ, Dickie P, Neilson DE et al. Activating PIK3CA alleles and lymphangiogenic phenotype of lymphatic endothelial cells isolated from lymphatic malformations. Hum Mol Genet 2015; 24(4): 926–938

[171] Schuster T, Grantzow R. Lymphangioma colli – what are the prognostic factors? Experiences with 36 cases. Kongressbd Dtsch Ges Chir Kongr 2001; 118: 501–506

[172] Ogita S, Tsuto T, Nakamura K et al. OK-432 therapy for lymphangioma in children: why and how does it work? J Pediatr Surg 1996; 31: 477–480

[173] Hammill AM, Wentzel M, Gupta A et al. Sirolimus for the treatment of complicated vascular anomalies in children. Pediatr Blood Cancer 2011; 57: 1018–1024

[174] Adams DM, Trenor CC, Hammill AM et al. Efficacy and Safety of Sirolimus in the Treatment of Complicated Vascular Anomalies. Pediatrics 2016; 137: e20153257

8

9 Welche Formen intraartikulärer Störungen können auftreten?

M. Behr, J. Fanghänel

Steckbrief

Osteoarthritis, Diskusverlagerungen und Diskusper-forationen sind häufige Störungen der Funktion des Kie-fergelenks (▶ Abb. 9.1). Sie äußern sich, neben morpho-logischen Veränderungen der Strukturen, in Schmerzen, Funktionseinschränkungen, Gelenkknacken oder Reibe-geräuschen. Diese Symptome treten sowohl isoliert als auch gemeinsam auf.

Die Ursachen für die Osteoarthritis sind unklar; all-gemein gelten degenerative Prozesse im Knorpel als Aus-gangspunkt. Diese Prozesse stehen damit im Gegensatz zur rheumatoiden Arthritis (Kap. 13), bei der die Erkran-kung in der Synovia beginnt. Diese Arthritiden sind dabei den unterschiedlichen Erkrankungen des rheumatischen Formenkreises zuzuordnen.

Die Diskusverlagerungen werden danach unterschei-den, ob der Kondylus bei der Öffnungsbewegung noch auf den Diskus aufspringen (reponiert) kann oder nicht (anteriore Diskusverlagerung mit/ohne Reposition). Hierzu werden 2 hypothetische Mechanismen bei tiefem Biss und bei Trauma als potenzielle Ursache erläutert. Bestehen Diskusverlagerungen längerfristig, sind Perfora-tionen des Diskus möglich. Klinisch zeigen sich dann häufig Krepitationsgeräusche.

9.1 Einleitung

Neben Schmerzen und Bewegungseinschränkungen bei Unterkieferexkursionen veranlassen vor allem Gelenk-geräusche Patienten dazu, einen Zahnarzt aufzusuchen. Die oben genannten 3 Symptome – **Schmerz, Funktions-einschränkung** sowie **Gelenkknacken** oder Reiben – tre-ten isoliert oder in Kombination auf. Früher wurden Ver-lagerungen und/oder Entzündungen des Diskus pauschal für die gesamte Symptomentrias allein verantwortlich ge-macht [175], [176], [177], [178], [179], [180], [181].

9.2 Klinische Formen artikulärer Störungen

Mittlerweile differenzieren wir zwischen [182]:
- **Osteoarthritis** des Kiefergelenks mit Entzündung und Degeneration des artikulierenden Knorpels sowie der subchondralen Knochen-Remodellierungsvorgänge charakterisiert durch:
  ○ chronische Schmerzen mit und ohne Kiefer-bewegungen
  ○ funktionelle Bewegungseinschränkungen des Unterkiefers
- **Diskusverlagerung mit Reposition** (▶ Abb. 9.2) des Kondylus auf den Diskus bei Öffnungsbewegungen. Klinisch finden wir:
  ○ reproduzierbares Knackgeräusch bei der Öffnungs-bewegung
  ○ zunächst Deviation des Unterkiefers (UK) zur betrof-fenen Seite bei Öffnung, dann nach dem Knacken weitgehend regelrechte Öffnungsbewegung
  ○ zumeist keine Schmerzen
  ○ mitunter auch Knacken bei der Schließbewegung (reziprokes Knacken)
- **Diskusverlagerung** ohne Reposition des Kondylus (▶ Abb. 9.2). Gekennzeichnet durch:
  ○ kein Knackgeräusch mehr; es war früher dagegen regelmäßig vorhanden
  ○ eingeschränkte Mundöffnung, teilweise auf rund 10 mm
  ○ bei Öffnung, Abweichung des Unterkiefers zur betroffenen Seite
  ○ bei Laterotrusion, Einschränkung der Bewegung zur kontralateralen Seite
  ○ mitunter Schmerzen
- **Diskusperforation**. Dabei sind typisch:
  ○ Krepitationsgeräusche
  ○ Symptome der Diskusverlagerungen (s. o.) fehlen
  ○ selten Schmerzen
  ○ häufig in Kombination mit Diskusverlagerungen ohne Reposition
  ○ betrifft zumeist ältere Patienten

Schmerzhafte artikuläre Störungen und Bewegungsein-schränkungen können auch durch **systemische Erkran-kungen entstehen** [185]. Darunter fallen:
- rheumatoide Arthritis (Kap. 13)
- Psoriasisarthritis

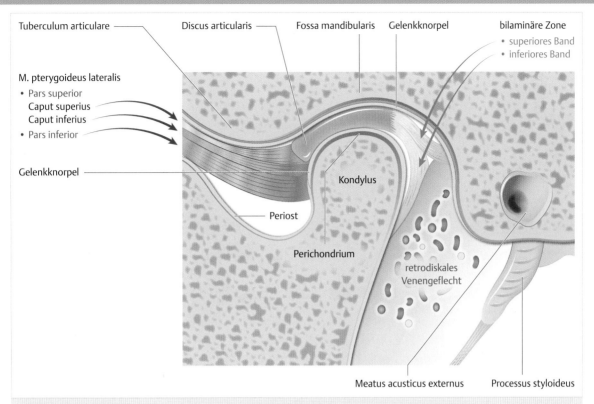

Tuberculum articulare — Discus articularis — Fossa mandibularis — Gelenkknorpel — bilaminäre Zone
• superiores Band
• inferiores Band

M. pterygoideus lateralis
• Pars superior
  Caput superius
  Caput inferius
• Pars inferior

Gelenkknorpel —

Kondylus

— Periost

Perichondrium

retrodiskales
Venengeflecht

Meatus acusticus externus — Processus styloideus

Abb. 9.1 Sagittaler Schnitt durch das humane Kiefergelenk in zentrischer Position des Condylus mandibulae.
Retrodiskales Venengeflecht mit vereinzelten Arterien der bilaminären Zone = „hydropneumatisches Polster".

9

- reaktive (oder postinfektiöse) Arthritis (bei 2–3 % aller Patienten mit vorausgegangenen bestimmten gastrointestinalen oder urogenitalen Infektionen)
- Morbus-Reiter-Syndrom (Arthritis, Urethritis, Konjunktivitis, Reiter-Dermatose)
- Spondyloarthritis bei chronisch-entzündlichen Darmerkrankungen (Colitis ulcerosa, Morbus Crohn, Morbus Whipple) [186]

Hier liegen **Autoimmunerkrankungen** oder vorausgegangene **Infektionen** als Ursachen vor. In den meisten Fällen helfen bei der Diagnostik charakteristische Serumparameter wie Rheumafaktor (IgM-Rheumafaktoren) oder (zuverlässiger!) Antikörper gegen citrullinierte Peptide (ACPA) [187].

Merke

Schmerzen im Bereich des Kiefergelenks (▶ Abb. 9.1), (Kap. 4) sind als Zeichen einer Osteoarthritis, Chondritis oder Synovitis zu werten. Auffällig ist, dass die Osteoarthritis des Kiefergelenks häufiger jüngere Frauen betrifft. Die Ursache einer Osteoarthritis, die mit einer Degeneration der artikulierenden Knorpelflächen beginnt, ist unklar [182].

Exzessive Belastung durch Parafunktionen oder okklusale Fehlbelastungen und Durchblutungsstörungen sind in der Vergangenheit immer wieder als Ursache vermutet worden [184]. Dem widerspricht die klinische Beobachtung, dass viele Patienten mit ausgeprägten Parafunktionen und bspw. Abrasion der Zähne bis auf Gingiva-Niveau herab, häufig gar nicht über Schmerzen und Veränderungen in den Kiefergelenken klagen. Weiterhin spricht gegen die einfache Überlastungshypothese, dass im Gegensatz zu anderen Gelenken das Kiefergelenk **weitgehend lastfrei** artikuliert. Richtungsweisend war die schon 1963 beschriebene Sichtweise das Kiefergelenk *„eher mit dem Lager einer Kompassnadel als mit einem Radlager [zu] vergleichen"* [188]. Diese Sichtweise liegt in der Funktion des Kiefergelenks begründet. Es dient nicht nur dem Kaumechanismus, es ist speziell beim Menschen auch ein Organ zur Kommunikation. Schnelle Bewegungen sind bspw. beim Sprechen und Singen notwendig, und diese können in einem Gelenk, das Last tragen muss, nicht ablaufen.

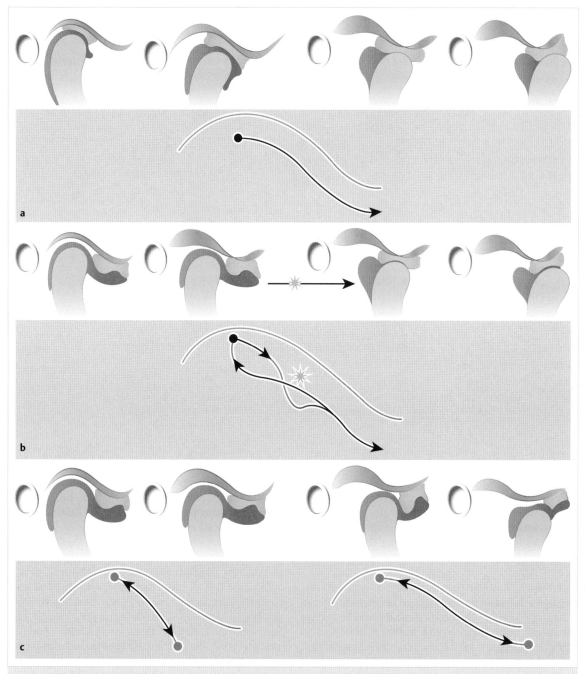

Abb. 9.2 Physiologische Kondylusbewegung und Bewegung des Kondylus bei Diskusverlagerungen mit und ohne Reposition.
Physiologische Öffnungsbewegung und Bewegung des Konylus.

a Schema der physiologischen Mundöffnungsbewegung mit Rotation von Condylus mandibulae und Gleitbewegung des Discus articularis. Zeichnung des Gelenks mit sagittaler Axiografiespur.

b Anteriore Diskusverlagerung mit Reposition und intermediär auftretendem Knackgeräusch. Zeichnung des Gelenks mit sagittaler Axiografiespur (* bedeutet Zeitpunkt des Knackgeräusches).

c Komplette anteriore Diskusverlagerung ohne Reposition. Links: sagittale verkürzte Axiografiespur eines Gelenks unmittelbar nach komplett anteriorer Verlagerung ohne Reposition. Der verlagerte Diskus „versperrt" die Öffnungsbewegung nach anterior. Rechts: nahezu unverkürzte Axiografiespur eines Gelenkes mit kompletter Diskusverlagerung ohne Reposition, bei der sich der Discus articularis bereits so weit nach anterior „eingelagert" hat, dass die Öffnungsbewegung nur noch minimal reduziert ist. Bis dieser Zustand erreicht ist, vergehen in der Regel 4–6 Wochen. Eine Behinderung der Mundöffnungsbewegung kann aber auch deutlich länger andauern [202].

9.3 Ätiologie der Osteoarthritis

Die mögliche Ursache einer Osteoarthritis sieht Dijgraaf [182] bei **Ungleichgewichten** in den Abbau- und Reparaturprozessen der extrazellulären Matrix des Knorpels. Störungen des Knorpelstoffwechsels spielen offensichtlich für die Gleit- und Funktionsfähigkeit eines Gelenks eine wichtige Rolle. Auch wenn die Synovialmembran (Membrana synovialis) (Kap. 4) die Osteoarthritis nicht initiiert (wie beim rheumatischen Formenkreis), so hält sie doch wahrscheinlich die Entzündungsreaktion aufrecht [182]. Typisch sind bei einer Osteoarthritis eine Hypertrophie der Membrana synovialis (▶ Abb. 13.1) und eine Hyperplasie der Synovialisdeckzellen selbst. **Degenerierte Gleitflächen** und **hypertrophe Strukturen** verändern die mechanischen Bedingungen im Gelenk und sind damit als Triggerfaktoren einer späteren Diskusverlagerung denkbar. Es ist aber auffallend, dass Diskusverlagerungen zumeist **ohne Schmerzen** einhergehen. Inwieweit im letzteren Fall die Osteoarthritis Ursache oder nur Begleitsymptom ist, welches sich später erst entwickelt, kann derzeit nicht beurteilt werden.

9.4 Ätiologie der Diskusverlagerung (anamnestisch kein Trauma)

In den meisten klinischen Fällen belasten den Patienten weniger Schmerzzustände, sondern **Knackgeräusche**, welche er sich nicht erklären kann. Neben dem hohen Anteil an weiblichen Patientinnen fällt auf, dass Patienten mit Gelenkknacken sehr häufig einen **tiefen Biss** und/oder eine Bisslage im Sinne einer **Angle-Klasse II2** haben (oder früher vorliegen hatten, bevor eine kieferorthopädische Korrektur erfolgte).

Merke

Auffällig viele Patienten mit anteriorer Diskusverlagerung haben einen tiefen Überbiss.

Wie können wir uns einen Mechanismus vorstellen, der ohne Vorliegen einer Osteoarthritis zu einer schmerzfreien Verlagerung des Discus articularis führt? Dazu müssen wir uns die **Entwicklung und Morphologie** des Kiefergelenks vor Augen halten [189], [190], (Kap. 3). Beim Säugling ist das Tuberculum articulare noch sehr schwach entwickelt. Der Säugling muss zum Saugen nur den Unterkiefer nach vorne schieben. Artikulation und Kauleistungen sind in diesem Stadium nicht erforderlich. Dieser Sachverhalt ändert sich im Wachstum. Die Milchzähne brechen durch, um Sprechen und Kauen zu ermöglichen. Wird nach dem Durchbruch der Frontzähne der Unterkiefer nach anterior geschoben, müssen die Zahn-

reihen entkoppelt werden. Dazu muss der Unterkiefer gesenkt werden, danach erst lassen sich die Unterkieferzahnreihen nach vorne verschieben. Wird der Unterkiefer entlang der Zahnreihen bewegt, koppeln sich Zahnflächen und Gelenk zu einer funktionellen Einheit [191]; die Zahnflächen korrespondieren mit der Neigung und der Größe des Tuberculum articulare. Geben die Führungsflächen der Frontzähne beim tiefen Biss eine „lange" Wegstrecke vor, muss das Tuberkulum entsprechend angepasst werden. Das Capitulum des Kondylus muss beim tiefen Biss bei der Protrusionsbewegung aus der Zentrik einen weiten Weg entlang der Kondylenbahn abfahren, bevor das Capitulum den Zenit des Tuberkulums erreicht hat und ein Vorschub des Unterkiefers über die Zahnreihe des Oberkiefers möglich wird. Wir können nachvollziehen, dass die funktionelle Belastung der dorsalen Tuber- bzw. anterioren Kondylusflächen bei großem Overbite besonders ausgeprägt ist, zumal die Protraktoren der Muskulatur den Unterkiefer nach vorne ziehen möchten. Bis etwa zum zwölften Lebensjahr formt sich das Tuberkulum aus und erreicht mit der zweiten Dentition seine vollständige Ausprägung. Im Altersgang gehen Höhe und Ausprägung des Tuberkulums wieder etwas verloren. Die Bahn wird flacher, was der Abrasion der Zähne und eventuellem Zahnverlust beim älteren Patienten Rechnung trägt.

Auf die verstärkte funktionelle Belastung der dorsalen Tuber- und anterioren Kondylusanteile reagieren Knorpel und Knochen mit adaptivem Wachstum und entsprechendem Strukturwandel. Histologisch fand Steinhardt [192] eine verdickte Verkalkungszone, Knochenapposition und einen bis zum 3-fachen verstärkten Knorpel. Durch den größeren Raumbedarf des verstärkten Knorpels und des Knochens rutscht der Kondylus scheinbar leicht nach dorsal. Es wird immer wieder in radiologischen Untersuchungen zur Morphologie der Gelenkgrube und des Kondylus bei Diskusverlagerungen beschrieben [193], dass bei Diskusverlagerungen der Gelenkraum über und vor dem Kondylus relativ vergrößert erscheint (▶ Abb. 9.3). Da auf Röntgenaufnahmen nur die knöcherne Kontur und nicht der Knorpel dargestellt werden kann, passen die radiologische Beobachtung und die Befunde von Steinhardt [192] eines **adaptiven Wachstums** von Knochen und Knorpel, gut zusammen: Die lokalen Adaptationsvorgänge beim tiefen Biss zeichnen sich indirekt in den morphologischen Veränderungen in den Röntgenbildern des Gelenkraums ab.

Steinhardt [192] fand in seinen histologischen Präparaten bei Patienten mit tiefem Biss Längs- und Querrisse im verdickten Faserknorpel, die bis in die Verkalkungszone vorgedrungen waren. Hier starten möglicherweise **Reparatur- und Entzündungsprozesse** in Knorpel und Knochen, was sich in den veränderten **Vaskularisationsvorgängen** widerspiegelt. Bei diesen Befunden zeigen sich möglicherweise die ersten Anzeichen einer Osteoarthritis oder einer Osteoarthrose.

9

I

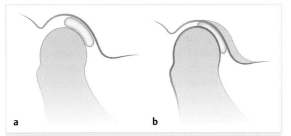

Abb. 9.3 Änderung des Gelenkraumes durch adaptive Wachstumsvorgänge bei hoher funktioneller Belastung (Zugrichtung nach anterior) von Tuberkulumabhang und anterioren Kondylusarealen (s. Text).
a Relation von Gelenkpfanne, Condylus mandibulae und Discus articularis bei normaler funktioneller Belastung. Der Discus articularis kann ungehindert den Tuberkulumabhang hinuntergleiten.
b Verengung des funktionellen Gelenkraumes durch adaptives Wachstum von Knorpel und Knochen des Tuberkulumabhangs und der anterioren Flächen des Condylus mandibulae (schraffierte Flächen). Aufgrund des adaptiven Wachstums wird der funktionelle Gelenkraum für den Discus articularis enger. Er schiebt z. T. den Condylus mandibulae ein wenig nach dorsal. Die Gleitbewegung des Discus articularis wird durch das adaptive Wachstum erschwert und eingeschränkt.

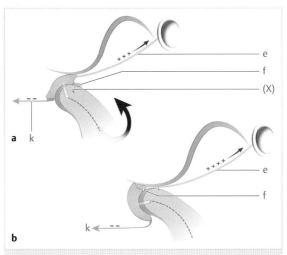

Abb. 9.4 Möglicher Mechanismus zur Verlagerung des Discus articularis. Bei maximaler Öffnungsbewegung ist die Vorwärtsbewegung des Diskus durch das inferiore retrodiskale Band begrenzt. Geht die Öffnungsbewegung (Rotation) des Condylus mandibulae weiter, presst diese Bewegung den Diskus nach anterior heraus. Der Kondylus kommt in direkten Kontakt mit dem Knorpel der Fossa mandibulae. Der Gelenkspalt „verkleinert" sich sofort und der Diskus bleibt anterior gefangen.
a Maximale anteriore Gleitbewegung des Discus articularis.
b Zustand unmittelbar nach „Ausrotieren" des Discus articularis nach anterior. Eine Diskusverlagerung ist entstanden.

Die **Reparaturvorgänge** im Knorpel erzeugen selten homogene glatte Oberflächen. Dadurch werden die artikulierenden Flächen rauer und es erhöht sich die Reibung. Gleichzeitig ist beim tiefen Biss die Wegstrecke bei Protrusion lang und die Protraktoren drücken den Kondylus gegen den dorsalen Abgang des Tuberkulums. Dazwischen muss sich der Diskus als gleitende Gelenkpfanne bewegen. Während sich im unteren Kompartiment des Diskus der Kondylus stetig dreht – er führt eine reine Rotationsbewegung aus – ist der Diskus im oberen Kompartiment für die Gleitbewegung nach anterior verantwortlich. Durch die **hyperplastischen Adaptationsvorgänge** von Knorpel und Knochen sowie die Reparaturvorgänge mit resultierender rauer Oberfläche des Knorpels, wird die Gleitbewegung des Diskus erschwert. Für den Diskus wird es beim Vorschub räumlich gesehen eng. Während die kräftige infra- und suprahyale Mundbodenmuskulatur den Unterkiefer in einer Rotationsbewegung stetig nach unten führt und damit die Drehung des Kondylus im unteren Kompartiment des Diskus immer weiter fortschreitet, versucht der untere Bauch des M. pterygoideus lateralis Caput mandibulae und Diskus nach vorne zu ziehen. Nach Puff [188] startet der M. pterygoideus lateralis nicht die Öffnungsbewegung, er tritt erst im Verlaufe der Öffnungsbewegung in Aktion. Dadurch, dass die anteriore Gleitbewegung des Diskus behindert ist, kann er nicht vom M. pterygoideus lateralis nach anterior gezogen werden. Er wird aber durch die kontinuierliche Drehbewegung des Kondylus nach anterior „ausrotiert" (▶ Abb. 9.4), (▶ Abb. 9.5), und kommt so

vor den Condylus mandibulae zu liegen. Die Protraktoren ziehen den Condylus gegen das Tuberkulum nach vorne und ziehen ihn gegen das Tuberkulum. Dem Diskus ist dann der Weg nach posterior zurück verschlossen, da die Muskulatur und der Bandapparat ständig bestrebt sind, die artikulierenden Flächen des 2-kammerigen Kiefergelenks zusammenzuhalten [188]. So bekommt der Diskus auch bei der Schließbewegung keine Gelegenheit, sich wieder zu platzieren. Beim nächsten Öffnen bleibt der Diskus zunächst hängen, oder er wird vom Kondylus ein wenig nach anterior verschoben, bis es dem Kondylus gelingt, auf den Diskus wieder aufzuspringen. Den restlichen Weg der Öffnungsbewegung legen dann beide gemeinsam fort. Es ist eine Diskusverlagerung mit Reposition des Kondylus entstanden. Klinisch zeigt sich ein Knackgeräusch des Gelenks. Typisch ist, dass bei Öffnungsbewegungen unter Kompression des Unterkieferkörpers nach kranial, das Knackgeräusch zeitlich verzögert auftritt, da der Kondylus unter Kompression später im Verlauf der Öffnungsbewegung aufspringen kann. Dieses Phänomen kann für klinisch-diagnostische Zwecke genutzt werden.

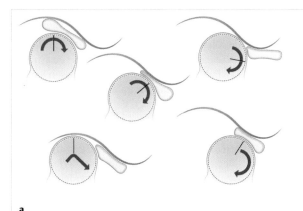

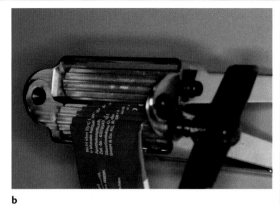

a   b

Abb. 9.5 Mechanik der Diskusverlagerung.
a Links „Ausrotieren eines Diskus" mit anschließender anterioren Verlagerung des Diskus. Unten: Anterior verlagerter Diskus: Der Kondylus „springt" im Verlaufe der Öffnungsbewegung auf den Diskus auf.
b Die Mechanik des „Ausrotierens" des Discus articularis lässt sich anhand der beiden Rollen einer „Tubenpresse" für medizinische Salben nachvollziehen. Die Tube (steht für den Diskus) wird bei Rotation einer Rolle mit viel Kraft zwischen den Rollen nach vorne bewegt.

Merke

M!

Wird die Öffnungsbewegung des Gelenks unter Kompression des Unterkieferkörpers nach kranial ausgeführt, tritt das Knackgeräusch zeitlich verzögert auf, da der Kondylus unter Kompression später im Verlaufe der Öffnungsbewegung aufspringen kann. Dieser Sachverhalt ist ein wichtiger und zuverlässiger Hinweis auf eine Diskusverlagerung als Ursache für ein Gelenkgeräusch.

Zusatzinfo

i

Die **mechanische Belastung** ist für den Faserknorpel des Diskus beim ständigen Auf- und Abspringen des Kondylus hoch. Dadurch nimmt der Diskus weiter Schaden. Irgendwann ist der Diskus eingerissen oder so zusammengequetscht, dass ein Aufspringen des Kondylus nicht mehr möglich ist. Im akuten Fall ist dann die Mundöffnung auf rund 10 mm eingeschränkt.

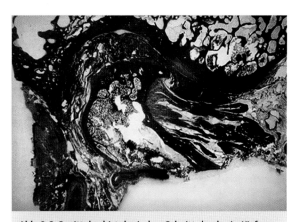

Abb. 9.6 Sagittaler histologischer Schnitt durch ein Kiefergelenk mit anteriorer Diskusverlagerung ohne Reposition und Arthrosis deformans. (Quelle: Bumann A, Lotzmann U. Funktionsdiagnostik und Therapieprinzipien. In: Farbatlanten der Zahnmedizin. Hrsg. K. H. Rateitschak, H. F. Wolf. Bd. 12. Stuttgart, New York: Thieme; 2000)

Bei Unterkieferöffnung weicht dieser zur betroffenen Seite ab. Eine Lateralbewegung zur Unterkiefermitte hin ist eingeschränkt, da der Diskus der Bewegung des Kondylus nach vorne und zur medialen Seite hin im Wege steht. Über einen Zeitraum von rund 4–6 Wochen normalisiert sich die Limitation der Mundöffnung- und Lateralbewegung weitgehend. Mitunter bleiben eine kleine Seitenabweichung und eine leicht verringerte Mundöffnung bestehen, die jedoch klinisch unerheblich sind. In einigen Fällen benötigt die Normalisierung der Öffnungsfunktion mehrere Monate. Dabei ist eine komplette Diskusverlagerung ohne Reposition entstanden.

Umstritten ist, ob es einen **Zwangslauf** gibt, der mit einer Diskusverlagerung mit Reposition startet, dann in eine Diskusverlagerung ohne Reposition übergeht und in einer Arthrosis deformans (▶ Abb. 9.6) endet [194], [203]. In den meisten Fällen lässt sich eine weitgehend schmerzfreie Gelenkfunktion auch bei Diskusverlagerungen aufrechterhalten. Der Übergang zu einer **Arthrose** mit entschnabelförmiger Umgestaltung des Knochens, degenerativen Veränderungen des Kondylus sowie einer schmerzhaften massiven Bewegungseinschränkung, ist nicht zwingend.

9

9.5 Ätiologie der Diskusverlagerung (Trauma als Ursache)

Zusatzinfo

Immer wieder wird nach Unfällen die Frage aufgeworfen, ob eine plötzliche traumatische Mundöffnungsbewegung als Ursache für eine Diskusverlagerung angesehen werden kann. Wird der Gelenkkopf durch eine Beschleunigung aus der Ruhelage in eine extreme Extensionslage geschleudert, öffnet sich der Unterkiefer.

Dieser Zustand ist bspw. bei einem Auffahrunfall denkbar, wenn der Kopf des Fahrers nicht durch die Kopfstütze aufgefangen wird. Diese **Öffnungsbewegung** ist zunächst nicht neuromuskulär gesteuert und erfolgt passiv durch die auftretenden **Beschleunigungskräfte**. Strukturen, wie Sehnen, Muskeln, Rezeptoren, welche die Öffnungsbewegung normalerweise kontrollieren, können den traumatisch eingeleiteten Bewegungsablauf anfangs nicht beeinflussen oder auffangen. Wird der Unterkiefer geöffnet, dreht sich der Kondylus im unteren Kompartiment des Diskus und dieser gleitet in seiner Aufgabe als transportable Gelenkpfanne nach vorne. Die stark beschleunigte Öffnungsbewegung wird zunächst durch den Bandapparat des Kiefergelenks (sowohl Halte- als auch Führungsbänder) und die äußere Membrana fibrosa (Kap. 4) der Gelenkkapsel gebremst. Entscheidend ist jetzt, dass Muskelfasern des oberen Bauches des M. pterygoideus lateralis in die Gelenkkapsel und den Diskus einstrahlen (▶ Abb. 9.7a). Die Fasern dieses Muskels umfassen ein wenig den Diskus. Durch die abrupte Beschleunigung des Unterkieferkörpers dehnen sich Kapsel und eingeschlossene Muskelfasern. Jeder Muskel besitzt Dehnungsrezeptoren (▶ Abb. 9.7b), die Muskelspindel, welche ab einer gewissen Muskeldehnung einen gegensteuernden Reflex auslösen. Durch die **Reflexantwort** verkürzt sich der Muskel schlagartig, um der drohenden Überdehnung entgegen zu wirken. In der traumatischen Öffnungsphase dürfte das Gelenk relativ „locker gepackt" sein. Während Gelenkkapsel und damit die Fasern des oberen Bauches des M. pterygoideus lateralis als Erste an ihre Dehngrenze kommen dürften, erreichen die übrigen Muskeln und Bänder zeitlich später ihre individuellen Dehngrenzen, in denen eine Reflexantwort folgt. So wird sich der obere Bauch des M. pterygoideus lateralis als Erster reflexartig kontrahieren. Der sonst eher schmächtige Muskel (▶ Abb. 9.7) erhält so die Möglichkeit den Diskus – unabhängig von Antagonisten – nach anterior zu ziehen. Ist dies erfolgt, starten immer mehr Muskeln mit ihrer Reflexantwort auf das Trauma und schließen so die Elemente der Gelenkkammer wieder eng zusammen. Der Diskus bleibt eingeschlossen und anterior verlagert.

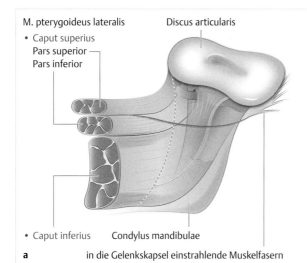

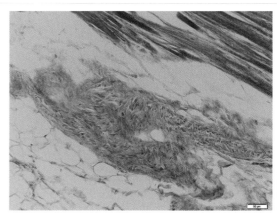

M. pterygoideus lateralis — Discus articularis

- Caput superius
  Pars superior
  Pars inferior

- Caput inferius — Condylus mandibulae

a — in die Gelenkskapsel einstrahlende Muskelfasern — **b**

Abb. 9.7 Zur Morphologie des M. pterygoideus lateralis.
a Ansicht der Insertion des M. pterygoideus lateralis am Condylus mandibulae. Man beachte die in die Gelenkkapsel einstrahlenden Muskelfasern des Caput superius der Pars superior des M. pterygoideus lateralis.
b Dehnungsrezeptor im Bindegewebe (Myokard), Vergrößerung: Messbalken 50 µm. (Quelle: Dr. Bärbel Miehe, Institut für Anatomie und Zellbiologie, Universitätsmedizin Greifswald)

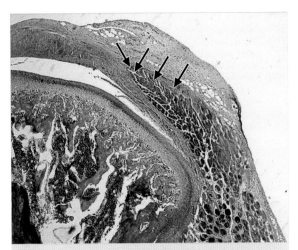

Abb. 9.8 Ansatz von Muskelfasern des M. pterygoideus lateralis (Pfeile) an den Discus articularis. Histologisches Rattenpräparat. Azan-Färbung, Vergrößerung 2,5-fach-Objektiv (okular 10x). (Quelle: Dr. Bärbel Miehe, Institut für Anatomie und Zellbiologie, Universitätsmedizin Greifswald)

9.6 Ätiologie der Diskusperforation

Gelenkgeräusche treten auch als Reiben oder Knirschen auf, was als „Crepitatio" bezeichnet wird. Hier kann der Diskus perforiert sein. Bei komplett vorverlagertem Diskus kann der verbliebene Knorpel auf dem Condylus mandibulae und dem Tuberculum articulare auch aufgeraut und beschädigt bzw. bis auf den Knochen abgenutzt sein. Diese Schäden sind möglich, obwohl der Faserknorpel recht widerstandsfähig ist. **Diskusperforationen** finden wir hauptsächlich bei älteren Patienten als Zeichen einer progredienten Gelenkveränderung [195]. Der **Altersgang des Faserknorpels** am Diskus vollzieht sich im Besonderen durch zellbiologische Vorgänge; bspw. im Proteoglykan- oder Ca-Stoffwechsel. Katzberg [196] schätzte, dass nahezu 5–15 % aller Patienten mit einer Diskusverlagerung ohne Reposition eine Diskusperforation haben. Rund 2 Drittel aller Patienten mit Diskusperforation haben auch morphologische Veränderungen der **knöchernen Anteile** des Gelenkkopfs [180]. Perforationen zeigen in der Regel eine Destruktion der Strukturen der nach anterior orientierten Teile der **bilaminären** Zone und lateralen Diskusbereiche auf [197]. Die Ursache liegt darin, dass anteriore und anterior-mediale Verlagerungen des Diskus am häufigsten auftreten und dementsprechende mechanische Belastungen entstehen. Reparaturvorgänge wurden im Tiermodell allenfalls im Bereich der bilaminäre Zone beobachtet. Die weitgehend gefäßfreien Anteile des Faserknorpels können sich nur schwer regenerieren. Außerdem finden sich Perforationen bei bereits länger bestehenden Gelenkveränderungen. Während sich Diskusverlagerungen und Osteoarthritis kli-

nisch und mithilfe der MRT diagnostisch relativ einfach ermittelt werden können, lassen sich Diskusperforationen nur mittels invasiver Verfahren wie Arthrografie oder Arthroskopie sicher feststellen [198].

9.7 Konsequenzen für die zahnärztliche Behandlung

Die Symptome Schmerz, Funktionseinschränkungen und Gelenkgeräusche beunruhigen viele Patienten. Die Prognose der intraartikulären Störungen ist jedoch in der Regel gut. Kurita [199] fand bei 40 Patienten mit Diskusverlagerungen nach 2 Jahren ohne jegliche Therapie eine Verbesserung der Beschwerden in rund 75 % der beobachteten Fälle. Es ergibt also Sinn, den Patienten zuerst intensiv über die möglichen Ursachen und Mechanismen der Erkrankung **aufzuklären** und dann konservativ mit **Aufbissschienen** (Kap. 23), (Kap. 24), (Kap. 25) zu behandeln. Operative Verfahren sind zurückhaltend einzusetzen, zumal die Erfolgsaussichten kontrovers diskutiert werden. Von Eingriffen im Wachstumsalter sollte man absehen [200], [201].

9.8 Literatur

[175] Lanz O. Discitis mandibularis. Zbl. Chir 1909; 9: 289–291
[176] Durfourmentel L. Chirurgie de l'articulation temporo-maxillaire. Paris: Masson & Co; 1929
[177] Pringle H. Displacement of the mandibular meniscus and its treatment. Brit J Surg 1918; 6: 385–389
[178] Pringle H. Displacement of the mandibular cartilage. Lancet 1929; 214: 689
[179] Ireland VE. The problem of clicking jaw. Proc Roy Soc Med 1951; 44: 363–372
[180] Bont LG de, Stegenga B. Pathology of temporomandibular joint internal derangement and osteoarthrosis. Int J Oral Maxillofac Surg 1993; 22: 71–74
[181] Limchaichana N, Petersson A, Rohlin M. The efficacy of magnetic resonance imaging in the diagnosis of degenerative and inflammatory temporomandibular joint disorders: a systematic literature review. Oral Surg Oral Med Oral Pathol Oral Radiol Endod 2006; 106: 419–425
[182] Dijkgraaf LC, Bont LG de, Boering G et al. The structure, biochemistry, and metabolism of osteoarthritic cartilage: a review of the literature. J Oral Maxillofac Surg 1995; 53: 1182–1192
[183] Stegenga B. Osteoarthritis of the temporomandibular joint organ and its relationship to disc displacement. J Orofac Pain 2001; 15: 193–205
[184] Tanaka E, Detamore MS, Mercuri LG. Degenerative disorders of the temporomandibular joint: etiology, diagnosis, and treatment. J Dent Res 2008; 87: 296–307
[185] Mifflin KA, Kerr BJ. Pain in autoimmune disorders. J Neurosci Res 2017; 95: 1282–1294
[186] Puechal X. Whipple's arthritis. Joint Bone Spine 2016; 83: 631–635
[187] Behr M, Fanghänel J, Proff P et al. (Hrsg.). Risikopatienten in der Zahnarztpraxis: Zahnmedizinische Behandlung von Patienten mit medizinischen Erkrankungen. 1. Aufl. Köln: Deutscher Zahnärzte Verlag, 2014
[188] Puff A. Zur funktionellen Anatomie des Kiefergelenks. Dtsch Zahnärztl Z 1963; 5: 1385–1392

9

[189] Benner KU, Fanghänel J, Kowalewski R et al. (Hrsg.). Morphologie, Funktion und Klinik des Kiefergelenks. Berlin: Quintessenz Verlag, 1993

[190] Sümnig W, Bartolain G, Fanghänel J. Histologische Untersuchungen über die morphologischen Beziehungen des Musculus pterygoideus lateralis zum Discus articularis am menschlichen Kiefergelenk. Anat Anz 1991; 173: 279–286

[191] Kubein-Meesenburg D, Nägerl H, Fanghänel J. Biomechanik und neuromuskukäre Steuerung des Kiefergelenks. In: Brenner KU, Fanghänel J, Kowalewski R et al. (Hrsg.). Morphologie, Funktion und Klinik des Kiefergelenks. Berlin: Quintessenz Verlag; 1993: 61–100

[192] Steinhardt G. Zur Pathologie und Therapie des Kiefergelenkknackens. Dtsch Zschr Chir 1933; 241: 531–552

[193] Pullinger AG, Seligman DA, John MT et al. Multifactorial comparison of disk displacement with and without reduction to normals according to temporomandibular joint hard tissue anatomic relationships. J Prosthet Dent 2002; 87: 298–310

[194] Osborn JW. The disc of the human temporomandibular joint: design, function and failure. J Oral Rehabil 1985; 12: 279–293

[195] Widmalm SE, Westesson PL, Kim IK et al. Temporomandibular joint pathosis related to sex, age, and dentition in autopsy material. Oral Surg Oral Med Oral Pathol 1994; 78: 416–425

[196] Katzberg RW WP. Diagnosis of the temporomandibular joint. Philadelphia: Saunders, 1993

[197] Liu XM, Zhang SY, Yang C et al. Correlation between disc displacements and locations of disc perforation in the temporomandibular joint. Dentomaxillofac Radiol 2010; 39: 149–156

[198] Kuribayashi A, Okochi K, Kobayashi K et al. MRI findings of temporomandibular joints with disk perforation. Oral Surg Oral Med Oral Pathol Oral Radiol Endod 2008; 106: 419–425

[199] Kurita K, Westesson PL, Yuasa H et al. Natural course of untreated symptomatic temporomandibular joint disc displacement without reduction. J Dent Res 1998; 77: 361–365

[200] Rigon M, Pereira LM, Bortoluzzi MC et al. Arthroscopy for temporomandibular disorders. Cochrane Database Syst Rev 2011; 11(5): CD006385. doi: 10.1002/14651858.CD006385.pub2

[201] Guo C, Shi Z, Revington P. Arthrocentesis and lavage for treating temporomandibular joint disorders. Cochrane Database Syst Rev 2009; 7(4): CD004973. doi: 10.1002/14651858.CD004973.pub2

[202] Solberg WK, Clark GT. Das Kiefergelenk, Diagnostik und Therapie. Berlin: Quintessenz Verlag, 1983, 160

[203] Bumann A, Lotzmann U. Funktionsdiagnostik und Therapieprinzipien. In: Farbatlanten der Zahnmedizin. Hrsg. K. H. Rateitschak, H. F. Wolf. Bd. 12. Stuttgart, New York: Thieme; 2000

10 Welche Rolle spielt die Okklusion bei kraniomandibulären Dysfunktionen?

R. Bürgers, M. Rödiger, S. Krohn

Steckbrief

In der Vergangenheit wurden der Okklusion (lat.: occludere = verschließen) und entsprechenden Störungen entscheidende Rollen in der Entstehung und Therapie von CMD und Bruxismus beigemessen. Bei differenzierterer Betrachtung sind die okklusalen Verhältnisse bei funktionsgesunden Menschen extrem **heterogen**. Sogenannte Okklusionsstörungen sind dabei eher die Regel als die Ausnahme. Viele dieser Okklusionsstörungen sind deswegen per se keine Pathologien und sollten eher als **Normvarianten** angesehen und als Okklusionsbefunde bezeichnet werden. Derartige Okklusionsbefunde scheinen das Risiko für CMD und Bruxismus statistisch nicht zu erhöhen. Die irreversible Korrektur von okklusalen Störungen durch Einschleifen zeigt keine höhere Effektivität als nicht invasive Strategien oder Kontrollgruppen ohne Behandlung. Deswegen benötigen Abweichungen von der „Idealokklusion" nicht automatisch therapeutische Interventionen, insbesondere nicht bei funktionsgesunden Individuen. Okklusale Einschleifmaßnahmen zur reinen Therapie von CMD und Bruxismus sollten generell unterlassen werden.

10.1 Einleitung

Theoretische und klinisch-praktische Überlegungen zur Analyse und Ausformung der Okklusion spielen in der modernen Zahnheilkunde seit jeher eine zentrale Rolle. Besonders in der zahnärztlichen Prothetik, und hier bei der Umsetzung von festsitzendem und herausnehmbarem Zahnersatz, scheint die Gestaltung der okklusalen Funktionsflächen für den Behandlungserfolg oder -misserfolg von entscheidender Bedeutung. Der **Einzug neuer Verfahrenstechniken** (z. B. CAD/CAM-Verfahren, Implantate usw.) und neuer dentaler Werkstoffe (bspw. Zirkoniumdioxid, Titan usw.) hat dazu geführt, dass traditionelle diagnostische und therapeutische Strategien (bzw. Dogmen) zur Gestaltung der Okklusion einem sukzessiven Wandel unterliegen [204], [205]. In der Zahntechnik bspw. werden die klassischen weichen Goldlegierungen zunehmend von keramischen Werkstoffen verdrängt. Diese neuen hochästhetischen und biokompatiblen Materialien sind aber deutlich härter und erfordern damit eine noch präzisere Gestaltung der Kauflächen und/oder eine noch höhere Adaptionsfähigkeit des kraniomandibulären Systems [206].

Es ist deswegen nicht erstaunlich, dass bestimmte Fragen zur Rolle der Okklusion und entsprechender Störungen auch in aktuellen Diskussionen der Funktionsdiagnostik und -therapie eine essenzielle Rolle spielen.

Merke

Bereits seit Langem wird kontrovers diskutiert, ob **Abweichungen von der „physiologischen Okklusion"** Ursache und Auslöser von CMD sein könnten [207], [208]. Diese simple Frage scheint die Zahnmedizin in zwei Lager zu spalten. Von den Vertretern der klassischen Gnathologie und mechanisch orientierten Praktikern wird der Okklusion für die Ätiologie bzw. Pathogenese und vor allem für die Therapie von CMD eine entscheidende Rolle zugewiesen, wogegen viele schmerzorientierte Zahnmediziner der Okklusion nur eine untergeordnete Rolle zuordnen und sich eher an biopsychosozialen Entstehungsmodellen orientieren [209], [210], [211], [212], [213], [214], [215], [216].

10.2 Okklusion

Merke

Okklusion ist per definitionem **jeder Kontakt** zwischen den Zähnen (bzw. Zahnersatz) des Oberkiefers und des Unterkiefers [217]. Der Begriff beschreibt die Beziehung von Ober- und Unterkieferzähnen (natürlich oder künstlich) zueinander und die Art der Kontakte zwischen den Kau- und Inzisalflächen [205], [218], (Kap. 20).

Dabei kann die **statische Okklusion**, also die Zahnkontakte ohne Bewegung des Unterkiefers bei Zahnreihenschluss, von der **dynamischen Okklusion**, also die Zahnkontakte infolge einer Exkursionsbewegung des Unterkiefers (früher: Artikulation), unterschieden werden [217]. Unter der **zentrischen Okklusion** verstehen wir diejenige statische Okklusion, bei der gleichzeitig eine zentrische Kondylenposition in beiden Gelenken vorliegt [217], [218]. Es herrscht relativ großer Konsens darüber, dass bei einer Veränderung oder Neufestlegung der vertikalen Kieferrelation die zentrische Kondylenposition und damit die zentrische Okklusion angestrebt werden sollte [211], [206]. Keine Einigkeit allerdings herrscht darüber, wie diese zentrische Kondylenposition definiert ist und wie sie ermittelt wird. So hat sich bspw. die Definition der zentrischen Kondylenposition in den Glossary of Prosthodontic Terms im Zeitraum von 1987 (*„most posterior condylar position"*) bis 2005 (*„antero-superior condylar position"*) signifikant verändert [218], [219]. Die **habituelle Okklusion** ist dagegen die gewohnheitsmäßig eingenommene statische Okklusion (früher: Schlussbisslage). In verschiedenen klinischen Situationen muss der Zahnarzt entscheiden, ob die habituelle Okklusion bzw. die habituelle Kondylenposition konserviert oder durch die zentrische Okklusion bzw. Kondylenposition ersetzt werden muss [220]. Die maximale Okklusion/Interkuspidation ist die statische Okklusion bei maximalen Vielpunktkontakten [217], [221]. Die zentrische Kondylenposition stimmt in der Regel nicht mit den Positionen der Kondylen in habitueller oder maximaler Okklusion überein, deutliche Abweichungen werden selbst bei funktionsgesunden Patienten beobachtet, eine Unterscheidung in physiologische und pathologische Zustände scheint daher unzulässig [221].

Die Lehrmeinungen zur Analyse und Registrierung der verschiedenen Arten von Okklusion, die Prozedere zur Umsetzung und Korrektur von Okklusionskonzepten und selbst die Definition von Begrifflichkeiten zur Okklusion sind extrem unterschiedlich, zum Teil konträr und unterliegen permanenten Veränderungen [204], [205]. Dieser Sachverhalt führt bei Lernenden, Lehrenden und praktisch tätigen Zahnärzten zu verständlicher **Verwirrung** und bei den beteiligten Wissenschaftlern zu wenig konstruktiven Diskussionen. Die meisten etablierten und gelehrten Okklusionskonzepte sind rein theoretische Konzepte und damit **künstliche Ordnungsprinzipien** mit primär therapeutischer Zielsetzung [222]. Diese Konzepte können die tatsächliche „physiologische" Okklusion des funktionsgesunden Individuums mit all seinen undefinierbaren Normvariablen kaum abbilden [222]. Sie dürfen somit auch nicht (oder nur sehr eingeschränkt) verwendet werden um die Okklusion eines spezifischen Patienten zu „überprüfen" oder gar zu verändern.

> **Merke**
>
> Die Definition der „idealen", „optimalen" oder „suffizienten" Okklusion ist schwer möglich. Vermeintliche allgemeingültige Konzepte sind reine Spekulation. Zumindest in der Zahnärzteschaft lässt sich kein Konsens darüber finden, wie die Okklusion idealerweise ist oder etabliert werden kann [205]. Ramfjord und Ash beschreiben die „normale Okklusion" als jede Situation, die in Abwesenheit von Krankheit gefunden wird und immer unter Berücksichtigung der physiologischen Anpassungsfähigkeit des Kausystems [223].

10.3 Okklusionsstörungen

> **Zusatzinfo**
>
> Malokklusion (= okklusale Disharmonie) ist das Abweichen der Okklusion von der idealen oder optimalen Okklusion [213], [218].

Die Schwierigkeiten bei der objektiven Festlegung dieser idealen bzw. optimalen Zustände (s. o.) lassen sich ohne Einschränkung auf die Diagnose von Okklusionsstörungen übertragen [223]. Werden trotzdem Festlegungen zur „physiologischen Okklusion" definiert, dann lassen sich diese zumeist dogmatischen oder anekdotischen Kontaktschemata bei nahezu keinem Individuum in vollem Umfang wiederfinden. Abweichungen dieser Idealzustände sind dagegen eher die Regel und nur sehr selten mit tatsächlichen Erkrankungen assoziiert. Mehr als 90 % der Allgemeinbevölkerung weisen eine oder mehrere Malokklusionen auf [212]. Deswegen sind die Mehrzahl der „Okklusionsstörungen" **funktionelle Variabilitäten** und müssen wohl eher als Okklusionsbefunde bezeichnet werden [205], [222], [213], [224]. Eine Auswahl solcher Okklusionsbefunde findet sich in ► Tab. 10.1.

Tab. 10.1 Auswahl von Okklusionsbefunden, d. h. scheinbare Abweichungen von der Idealokklusion [209], [217], [213], [218], [219].

Okklusionsbefund	Beschreibung
Nonokklusion	fehlender Antagonistenkontakt bei vorhandener Bezahnung in der statischen Okklusion
Vorkontakt	vorzeitiger Kontakt eines Zahnes oder einer Zahngruppe in statischer oder dynamischer Okklusion [217]
zentrischer Vorkontakt	vorzeitiger Kontakt eines Zahnes oder einer Zahngruppe in zentrischer Kondylenposition, der bei Einnehmen der habituellen Okklusion den Kondylus in eine exzentrische Position führt [217]
Hyperbalance	Balancekontakt(e) auf der Meditrusionsseite mit Disklusion auf der Laterotrusionsseite
Abrasion	Zahnhartsubstanzverlust in Folge einer Reibung (z. B. Attrition oder Demastikation) [217]
Attrition	Zahnhartsubstanzverlust durch reflektorisches Berühren der Zähne (z. B. durch Bruxismus) [217], (Kap. 12)
Demastikation	Zahnhartsubstanzverlust an den Kauflächen durch abschleifende Nahrungsmittel während des Kauvorgangs [217]
frontal offener Biss	fehlender Kontakt der Frontzähne im Schlussbiss mit vertikaler Distanz der Schneidekanten, negativer Overbite (entsprechend: seitlich offener Biss und zirkulär offener Biss) [218], [225]
(lateraler) Kreuzbiss	die bukkalen Höcker der Unterkieferseitenzähne stehen vestibulär zu den antagonistischen bukkalen Höckern des Oberkiefers, welche wiederum in die Zentralfissur des Unterkieferzahnes treffen [218]
Kopfbiss	Schneidekanten der Frontzähne bzw. Höcker der Seitenzähne treffen direkt aufeinander [218]
Scherenbiss	Unterkieferseitenzahn beißt komplett vestibulär am Antagonisten des Oberkiefers vorbei (= bukkale Nonokklusion)
Zahnfehlstellungen	Abweichungen der Zahnstellung von der „Idealstellung" bzw. Stellungen außerhalb der „idealen Zahnbogenform" (z. B. Kippungen, Elongationen, Rotationen, Engstände, Diastema mediale usw.)
erhöhter/reduzierter Overbite	erhöhter/reduzierter Überbiss der oberen Schneidezähne über die unteren, d. h. erhöhter/reduzierter vertikaler Überbiss (superior-inferior) [225]
erhöhter/reduzierter Overjet	erhöhter/reduzierter Abstand der Labialflächen der unteren mittleren Schneidezähne von den Inzisalkanten der oberen mittleren Schneidezähne (gemessen parallel zur Kauebene), d. h. erhöhter/reduzierter horizontaler Überbiss (anterior-posterior) [225]
asymmetrisches Okklusionsmuster	statische bzw. dynamische Okklusion der rechten und linken Seite stimmen nicht überein
Angle-Klasse II	Distalbiss, die untere Zahnreihe steht gegenüber der oberen distal [225]
Angle-Klasse III	Mesialbiss, die untere Zahnreihe steht gegenüber der oberen mesial [225]

10

10.4 Klinische Assoziationen zwischen Okklusion (Okklusionsbefunden) und kraniomandibulären Dysfunktionen

Theorien zur Rolle der Okklusion und okklusaler Störungen in der Prädisposition und Entstehung von CMD beruhen bisher zumeist auf klinischen **Einzelbeobachtungen** bei betroffenen Patienten und weniger auf wissenschaftlich signifikanten Daten. Die aktuell vorhandenen Studien zum Thema zeigen allerdings relativ eindeutig, dass okklusale Faktoren für die Entstehung einer CMD eher eine **untergeordnete Rolle** spielen [209], [213], [225]. Das Vorliegen von bestimmten sog. Okklusionsstörungen erhöht das Risiko einer CMD statistisch nicht signifikant.

Merke

Es ist daher falsch, den entsprechenden okklusalen Befunden eine entscheidende Rolle in der Pathophysiologie und Ätiologie von CMD-Symptomen zuzusprechen [209], [210], [227], [212], [213], [228], [226], [229], [230].

Lediglich wenige Untersuchungen finden eine Assoziation zwischen okklusalen Störungen und CMD. In einer großen epidemiologischen Untersuchung zeigten Individuen mit einseitig offenem Biss, umgekehrter Frontzahnstufe, einseitigem Scherenbiss und anteriorem Kreuzbiss häufiger klinische Symptome einer CMD als Personen ohne diese Okklusionsstörungen [231]. Es wäre aber nicht zulässig, aufgrund dieser Koinzidenzen zu schlussfolgern, dass diese Okklusionsstörungen direkte Auslöser der CMD sind. Im Prinzip könnten beide Symptome ja auch von einem dritten Faktor ausgelöst werden, oder aber eine manifeste CMD die Malokklusion zur Folge haben [212]. Beispielsweise beeinträchtigen CMD-assoziierte Schmerzen die Mobilität des Unterkiefers und führen in der klinischen Beobachtung häufiger zu Schonhaltungen/Fehlhaltungen des Unterkiefers, welche dann wiederum in „okklusalen Störungen" resultieren. Ähnliche Auswirkungen auf die Okklusion können bei Patienten mit stark fortgeschrittenen degenerativen Kiefergelenkerkrankungen und deformierten Gelenkstrukturen beobachtet werden [205], [232], [220].

Merke

Wenn Malokklusionen zu CMD führen würden, dann müssten gehäuft solche Individuen betroffen sein, bei denen die Okklusion signifikant vom Ideal abweicht.

Weder Kinder im Zahnwechsel, noch Erwachsene unter kieferorthopädischer Therapie haben jedoch ein erhöhtes (oder reduziertes) Risiko für CMD [212]. Darüber hinaus führt auch insuffiziente kieferorthopädische Therapie nicht zu einer erhöhten Prävalenz von CMD [233]. Siehe auch (Kap. 15), (Kap. 16).

Die verkürzte Zahnreihe, also die komplette Nonokklusion distal der zweiten Prämolaren, scheint – auf der Basis der verfügbaren Studien – ebenfalls kein Risikofaktor für CMD-Symptome zu sein [234], [235], [236], [237], [238]. Des Weiteren gibt es **keinen Zusammenhang** zwischen Malokklusionen und Kiefergelenkgeräuschen [238]. Nicht einmal bei Patienten mit herausnehmbarem Zahnersatz, bei denen fehlende statische Okklusionskontakte oder eine insuffizient eingestellte dynamische Okklusion befundet wurden, hatten ein erhöhtes Risiko für CMD-Symptome [240]. Selbst bei dauerhaften moderaten Veränderungen der Vertikaldimension (Bisserhöhungen, Absenkungen) gibt es keinen wissenschaftlichen Hinweis dafür, dass das Risiko für die Entwicklung einer CMD erhöht wäre [239].

Wenn ein kausaler Zusammenhang zwischen okklusalen Störungen und CMD existieren würde, dann sollten Therapien zur Beseitigung dieser Okklusionsstörungen immer einen positiven Effekt auf die CMD zeigen. In diesem Zusammenhang werden traditionell verschiedene okklusale Einschleifprozedere beschrieben, welche eine harmonische bzw. ideale Okklusion mittels subtraktiver Maßnahmen etablieren möchten [241], [242], [228], [243], [223]. Mögliche Therapieeffekte sind in der Literatur ausreichend untersucht worden. Weder bei Bruxismus, bei primären CMD, noch bei Nacken- und Kopfschmerzen zeigen Einschleifmaßnahmen höhere therapeutische Effektivitäten als nicht invasive Strategien (bspw. Schienentherapie oder Physiotherapie), Placebomaßnahmen oder Kontrollgruppen ohne Therapie [244], [227], [245], [205], [246]. Die Literaturübersichten von Forsell et al. [227] und Tsukiyama et al. [245] zum Thema kommen übereinstimmend zum Schluss, dass okklusale **Einschleifmaßnahmen** für die Therapie von CMD und Bruxismus ungeeignet sind. Die amerikanische Gesund-

heitsbehörde (National Institute of Health, NIH) schlussfolgerte anlässlich ihrer Konsensuskonferenz bereits 1996, dass irreversible Einschleifmaßnahmen zur Therapie von CMD vermieden werden sollen [244]. Zusätzlich muss festgehalten werden, dass es auch keine einheitliche Auffassung darüber gibt, wie solche Einschleifmaßnahmen praktisch durchgeführt werden sollen oder welches genaue Ziel (d. h. Okklusionsmuster) diese Maßnahmen haben. Es existieren lediglich voneinander abweichende und **konträre Einzelmeinungen** von unterschiedlichen „Okklusionsspezialisten", zumeist ohne jede wissenschaftliche Grundlage [245].

Dieser Sachverhalt bedeutet aber nicht, dass es keine Vorgaben hinsichtlich der Einstellung der Okklusion in der restaurativen und prothetischen Zahnmedizin geben kann. Die Ansprüche an eine harmonische Okklusion bleiben unverändert und bestimmte okklusionsverändernde Maßnahmen, wie etwa die Beseitigung von Frühkontakten, bleiben selbstverständlich sinnvoll um bspw. Kaueffektivität und -effizienz zu erhalten bzw. wieder herzustellen oder um Elongationen zu vermeiden. Bei (herausnehmbarem) Zahnersatz ist die suffiziente Umsetzung eines adäquaten Okklusionskonzeptes Voraussetzung für eine langfristige Funktionstüchtigkeit [211]. Entgegen der Adaptionsprozesse des Kausystems an physiologische Veränderungen (s. u.), müssen sich Muskulatur und Gelenke bei Eingliederung von neuem Zahnersatz innerhalb kürzester Zeit an okklusale Veränderungen adaptieren. Dieser Sachverhalt kann eine Überlastung des Kausystems zur Folge haben [206].

10.5 Zusammenhang zwischen Okklusion (Okklusionsbefunden) und Bruxismus

Zusatzinfo

Lange Zeit wurden okklusale Interferenzen als Auslöser für Bruxismus vermutet und dementsprechend durch Einschleifen beseitigt [247], [248]. Wie oben beschrieben, scheint der tatsächliche **kausale Zusammenhang** zwischen Malokklusionen und parafunktionellen Aktivitäten (Knirschen, Pressen) aber geringer zu sein, als in der Vergangenheit angenommen [249], [250], [251].

Okklusale Befunde wie bspw. das Vorliegen eines Kreuzbisses scheinen **keinen Einfluss** auf Bruxismus zu haben [252], [253]. Diverse klinisch-experimentelle Untersuchungen zeigen, dass künstlich herbeigeführte okklusale Störungen das Risiko für die Ausprägung von Parafunktionen nicht signifikant erhöhen [254], [255], [256]. In diesem Kontext hat sich auch die Einschätzung zum

Bruxismus als „Erkrankung" in letzter Zeit gewandelt. Gegenwärtig wird mehr und mehr akzeptiert, dass der moderate Verlust von Zahnhartsubstanzen im Verlaufe eines Lebens ein physiologischer Vorgang ist [222]. Letztendlich führt das natürliche funktionelle Einschleifen der Antagonisten durch Attrition (▶ Abb. 10.1) und Demastikation die endgültige Präzision der dynamischen und statischen Okklusion herbei [222], [257]. Punktförmige Kontakte werden sukzessiv zu flächigen Kontakten geschliffen [258].

Merke

Das Kausystem kann sich an die fortschreitenden Modifikation der Zahnhartsubstanzen zumeist problemlos adaptieren [206]. Daher werden irreversible Veränderungen der okklusalen Funktionsflächen zur Therapie des Bruxismus heute nicht mehr empfohlen [245], [205], [255].

10.6 Klinische Schlussfolgerungen

Bei beschwerde- und symptomfreien bzw. funktionsgesunden Individuen sollten grundsätzlich **keine Veränderungen der Okklusion** (d. h. der okklusalen Funktionsflächen) vorgenommen werden [211]. Deswegen ist, bspw. vor der Versorgung mit Zahnersatz, eine detaillierte Analyse der bestehenden Okklusion unumgänglich, um Veränderungen der dynamischen und statischen Okklusionsmuster zu vermeiden. Bei Patienten mit Funktionsstörungen oder Bruxismus existieren seit Langem nicht invasive therapeutische Strategien (bspw. Okklusionsschienen oder Physiotherapie), deren Wirksamkeiten wissenschaftlich anerkannt sind. Diese reversiblen Maßnahmen sind hinsichtlich ihrer Effektivität bei CMD-Symptomen bzw. Bruxismus den irreversiblen Maßnahmen (bspw. Einschleifen, kieferorthopädische Maßnahmen, prothetische Bisshebungen) nicht unterlegen [227], [245], [205]. Deswegen sollten auch bei funktionserkrankten Patienten und Patienten mit Bruxismus okklusale irreversible Einschleifmaßnahmen usw. zur alleinigen Therapie der Funktionsstörungen vermieden werden [259], [244].

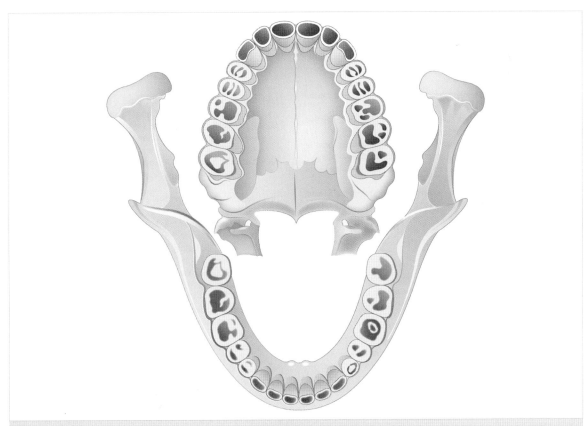

Abb. 10.1 Abbildung eines Erwachsenengebisses mit starker Attrition des Zahnhartgewebes.

Merke

Es sollten keine Schienen zur längerfristigen Anwendung kommen, welche zu irreversiblen Veränderungen der Okklusion führen können. Zu bevorzugen sind solche Schienentypen (bspw. die Michigan-Schiene), die Veränderungen von okklusionstragenden Strukturen auch langfristig vermeiden.

10.7 Literatur

[204] Becker CM, Kaiser DA. Evolution of occlusion and occlusal instrument. J Prosthodont 1993; 2: 33–43

[205] Türp JC, Greene CS, Strub JR. Dental occlusion: a critical reflection on past, present and future concepts. J Oral Rehabil 2008; 35: 446–453

[206] Schmitter M, Giannakopoulos NN, Terebesi S et al. Okklusion und Prothetik. Zahnärztl Mittl 2017; 10: 38–42

[207] Angle EG. Treatment of malocclusion of the teeth and fractures of the maxillae: Angle's system", 6th ed. Philadelphia: SS White Dental Manufacturing Co, 1900

[208] Schuyler CH. Fundamental principles in the correction of occlusal disharmony, natural and artificial. JADA 1935; 22: 1193–1202

[209] Manfredini D, Lombardo L, Siciliani G. Temporomandibular disorders and dental occlusion. A systematic review of association studies: end of an era? J Oral Rehabil 2017; 44: 908–923

[210] Suvinen TL, Kemppainen P, Könönen M et al. Review of aetiological concepts of temporomandibular pain disorders: towards a biopsychosocial model for integration of physical disorder factors with psychological and psychosocial illness impact factors. Eur J Pain 2005; 9: 613–633

[211] Gutowski A. Gnathologie – Requiem oder Auferstehung? Quintessenz 2016; 67: 501–509

[212] Türp JC, Schindler H. The dental occlusion as a suspected cause for TMDs: epidemiological and etiological considerations. J Oral Rehabil 2012; 39: 502–512

[213] Türp JC, Schindler HJ. Zum Zusammenhang zwischen Okklusion und Myoarthropathien. Schweiz Monatsschr Zahnmed 2003; 9: 965–971

[214] Goodfriend JD. Symptomatology and treatment of abnormalities of the mandibular articulation. Dental Cosmos 1933; 75: 947–960

[215] Ramfjord SP. Dysfunctional TMJ and muscle pain. J Prosthet Dent 1961; 11: 353–374

[216] Ash MM. Paradigmatic shifts in occlusion and TMJ. J Oral Rehabil 2001; 28: 1–13

[217] Stellungnahme zur „Terminologie der Deutschen Gesellschaft für Funktionsdiagnostik und Therapie (DGFDT) und der Deutschen Gesellschaft für Zahnärztliche Prothetik und Werkstoffkunde (DGZPW)" verabschiedet 01.09.2005

[218] The Academy of Prosthodontics. The Glossary of Prosthodontic Terms, 8th ed. (GPT-8). J Prosthet Dent 2005; 94: 21–22

[219] The Academy of Prosthodontics. The Glossary of Prosthodontic Terms, 5nd. ed. (GPT-8). J Prosthet Dent 1987; 58: 725

[220] Fukushima S. A controversy with respect to occlusion. Jap Dent Sci Rev 2016; 52: 49–53

[221] Utz KH, Schmitter M, Freesmeyer WB et al. Wissenschaftliche Mitteilung der Deutschen Gesellschaft für Prothetische Zahnmedizin und Biomaterialien. Kieferrelationsbestimmung. Dtsch Zahnärztl Z 2010; 65: 767–773

[222] Alt KW, Kullmer O, Türp JC. Okklusion – Kultur versus Natur. Zahnärztl Mittl 2017; 10: 58–64

[223] Ramfjord SP, Ash M. Occlusion. Philadelphia, London: Saunders, 1966

[224] Woda A, Vignerson P, Kay D. Nonfunctional and functional occlusal contacts: a review of the literature. J Prosthet Dent 1979; 42: 335–341

[225] Weber T. Memorix Zahnmedizin. 3. Aufl. Stuttgart: Thieme, 2003

[226] Okeson JP. Management of TMD and Occlusion. 5th ed. St. Louis: Mosby, 2003

[227] Forssell H, Kalso E, Koskela P et al. Occlusal treatments in TMD: a qualitative systemic review of randomized controlled trials. Pain 1999; 83: 549–560

[228] Kirveskari P. The role of occlusal adjustment in the management of TMDs. Oral Surg Oral Med Oral Pathol Oral Radiol Endod 1997; 83: 87–90

[229] Manfredini D, Gerinetti, E. Stellini E et al. Prevalence of static and dynamic dental malocclusion features in subgroups of TMJ patients: implications for epidemiology of the TMD-occlusion association. Quintessence Int 2015; 46: 341–349

[230] Manfredini D, Perinetti G, Guarda-Nardini L. Dental malocclusion is not related to TMJ joint clicking. Angle Orthodont 2014; 84: 310–315

[231] Gesch D, Bernhardt O, Alte D et al. Malocclusion and clinical signs or subjective symptoms of TMD in adults. Results of the population-based Study of Health in Pomerania (SHIP). J Orofac Orthop 2004; 65: 88–103

[232] Obrez A, Türp JC. The effect of musculosceletal facial pain on registration of maxillomandibular relationships and treatment planning: a synthesis of the literature. J Prosthet Dent 1998; 79: 439–445

[233] Manfredini D, Stellini E, Gracco A et al. Orthodontics is TMJ-neutral. Angle Orthod 2016; 86: 649–654

[234] Witter DJ, van Elteren P, Kayser AF. Signs and symptoms of mandibular dysfunction in shortened dental arches. J Oral Rehabil 1988; 15: 413–420

[235] Hattori Y, Satoh C, Seki S et al. Occlusal and TMJ loads in subjects with experimentally shortened dental arches. J Dent Res 2003; 82: 532–536

[236] Satari PT, Kreulen CM, Witter DJ et al. Signs and symptoms associated with TMD in adults with shortened dental arches. Int J Prosthodont 2003; 16: 265–270

[237] Aukes JN, Kayser AF, Felling JA. The subjective experience of mastication in subjects with shortened dental arches. J Oral Rehabil 1988; 15: 321–324

[238] Behr M. Braucht der Mensch Zähne? Dtsch Zahnärztl Z 2003; 7: 393–400

[239] Moreno-Hay I, Oekson JP. Does altering the occlusal vertical dimension produce TMD. A literature review? J Oral Rehabil 2015; 42: 875–882

[240] Ribeiro JA, de Resende CM, Lopes AL et al. Association between prosthetic factors and TMJ in complete denture wearers. Gerodontology 2013; 31: 308–313

[241] Shore NA. TMD and occlusal equilibration. Philadelphia: Lippincott, 1976

[242] Solnit A, Curnutte DC. Occlusal correction: principles and practice. Chicago: Quintesscence, 1988

[243] Dawson PE. Evaluation, Diagnosis, and Treatment of Occlusal problems. 2nd ed. St. Louis: Mosby, 1998

[244] NIH Assessment Panel. Intergration of behavioral and relaxtion approaches into the treatment of chronic pain and insomnia. JADA 1996; 127: 313–318

[245] Tsukiyama Y, Baba K, Clark GT. An evidence-based assessment of occlusal adjustment as a treatment for TMD. J Prosthet Dent 2001; 86: 57–66

[246] Koh H, Robinson PG. Occlusal adjustment for treating and preventing TMJ. Cochrane Database Syst Rev, Issue 1: CD003812, 2003

[247] Lange M. Okklusion und Bruxismus. Zahnärztl Mittl 2017;10: 44–50

[248] Thielemann K. Biomechanik der Paradontose, München: Barth, 1956

[249] Lobbezoo F, Naeije M. Bruxism is mainly regulated centrally, not peripherally. J Oral Rehabil 2001; 28: 1085–1091

[250] Suvinen TI, Reade PC, Kemppainen P et al. Review of aetiological concepts of TMJ pain disorders: towards a biopsychological model. Eur J Pain 2005; 9: 613–633

[251] Lobbezoo F, Ahlberg J, Manfredini D et al. Are bruxism and the bite causally related? J Oral Rehabil 2012; 39: 489–501

[252] Manfredini D, Visser CM, Guarda-Nardini L et al. Occlusal factors are not related to self-reported bruxism. J Orofac Pain 2012; 26: 163–167

[253] Lobbezoo F, Ahlberg L, Manfredini D et al. Are bruxism and the bite causally related? J Oral Rehabil 2012; 39: 489–501

[254] Rugh JD, Barghi N, Drago CJ. Experimental occlusal discrepancies and nocturnal bruxism. J Prosthet Dent 1984; 51: 548–553

[255] Clark GT, Tsukiyama Y, Baba K et al. Sixty-eight years of experimental occlusal interference studies: what have we learned? J Prosthet Dent 1999; 82: 704–713

[256] Michaelotti A, Cioffi I, Landino O et al. Effects of experimental occlusal interferences in individuals reporting different levels of wake-time parafunctions. J Orofac Pain 2012; 26: 168–175

[257] Kullmer O, Benazzi S, Fiorenza L et al. Technical note: Occlusal fingerprint analysis: quantification of tooth wear pattern. Am J Phys Anthropol 2009; 139: 600–605

[258] Alt KW, Garve R, Türp JC. Ist die Abnutzung der Zahnhartsubstanzen ein pathologischer Prozess? Eine dental anthropologische Perspektive. Dtsch Zahnärztl Z 2013; 68: 550–558

[259] Türp JC. Über-, Unter- und Fehlversorgung in der Funktionsdiagnostik und -therapie – Beispiele, Gefahren, Gründe – Teil I. Schweiz Monatsschr Zahnmed 2002; 112: 819–823

10

11 Wie entsteht der Schmerz im kraniomandibulären System?

J. Fanghänel, M. Behr

Steckbrief

Die Schmerzempfindung ist ein **komplexes Geschehen** mit zahlreichen Komponenten und Abhängigkeiten. So stellt die Schmerzleitung ein polysynaptisch-neuronales System auf verschiedenen Ebenen dar. Nozizeptive Afferenzen aus dem orofazialen System werden über Schmerzfasern in peripheren Nerven über das Trigeminusganglion zum spinalen Trigeminusendkern zugeleitet. Von hier aus gelangen diese indirekt oder direkt über aszendierende Bahnsysteme zur zentralen Verarbeitung. Ein deszendierendes endogenes Schmerzhemmungssystem kann die Nozizeption wesentlich beeinflussen. In gleicher Weise ist eine von der Peripherie ausgehende Hemmung möglich.

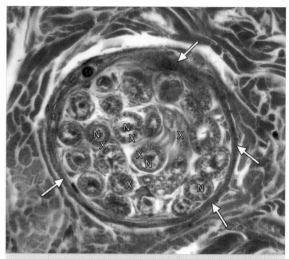

Abb. 11.1 Histologisches Präparat eines Nerven im Querschnitt. Azan-Färbung, Vergrößerung 30-fach. Die A-δ-Fasern (Querschnitt ca. 3 µm) haben eine größere Leitgeschwindigkeit von 15 m/s, die C-Fasern (Durchmesser ca 1 µm) haben eine geringere Leitgeschwindigkeit von 1 m/s. Epineurium einer Nervenfaser (Pfeile). (Quelle: Dr. Bärbel Miehe, Institut für Anatomie und Zellbiologie, Universitätsmedizin Greifswald)

11.1 Einleitung

Die Noxen können aus der Sicht der topografischen Einwirkung **zu somatischen, viszeralen, zentralen und psychogenen Schmerzen führen** (▶ Abb. 28.1). Die Nozizeption selbst erfolgt durch freie Nervenendigungen von Aδ- und C-Fasern (▶ Abb. 11.1); aber auch Einwirkungen auf den Nerven selbst führen zu Schmerzsensationen (**neuralgischer Schmerz**). In der Schmerzleitung im kraniomandibulären System spielen das Trigeminusganglion mit seinen pseudounipolaren Zellen, die Trigeminuskerne, das trigeminothalamische System sowie Hirnstamm, Hypothalamus, Thalamus, Hirnrinde und limbisches System eine zentrale Rolle (▶ Abb. 11.2). Analog verlaufen die Schmerzbahnen aus dem gesamten Organismus, nur dass hier das Rückenmark mit eingeschaltet ist (▶ Abb. 11.3).

Merke

Das Schmerzerlebnis ist ein **lebensnotwendiges Sinnessystem,** aber auch die Erlebnis- und Leidensqualität eines körperlich oder seelisch Verletzen, ist ein unangenehm empfundenes Sinnes- und Gefühlserlebnis sowie eine aktive Antwort des Organismus auf einen Reiz [260], [261], [262].

Die Kenntnis der am Schmerzgeschehen beteiligten Rezeptoren, Bahnen und Hirnzentren sind grundlegend für die verschiedenen Methoden der Schmerzbehandlung im orofazialen System und die Stimulationsverfahren der Hemmungssysteme, welche die Integrität des Nervensystems erhalten. Damit soll auch untermauert werden, dass der Schmerz eine **selbstständige Sinnesempfindung** mit einem dafür spezialisierten System darstellt [263].

11.2 Schmerzarten

Wir unterscheiden verschiedene Schmerzmodalitäten, die aufgrund ihres Ursprunges diagnostische Hinweise geben (Kap. 28), (▶ Abb. 28.1).

Merke

Die Einteilung der Schmerzqualitäten ist gleichzeitig eine topische und topografische Gliederung des Ursachengefüges. Wir unterscheiden grundsätzlich zwischen dem somatischen, viszeralen, zentralen und psychogenen Schmerz.

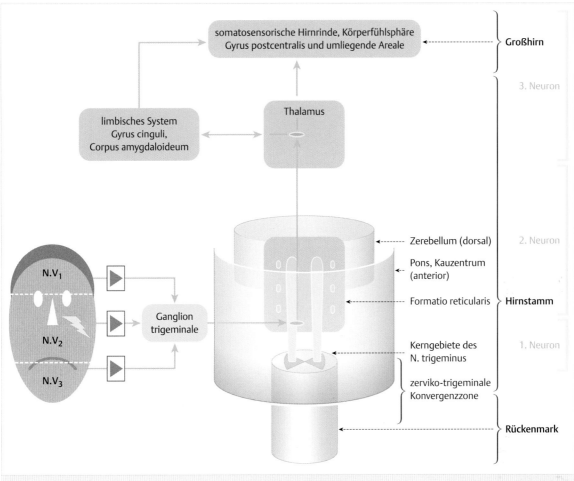

Abb. 11.2 Schematische Darstellung der aufsteigenden Trigeminus-(Schmerz)bahn speziell. Wie jede sensible Bahn besteht sie aus 3 Neuronen.

11.2.1 Somatischer Schmerz

Er entsteht bei der Reizung der Haut (**Oberflächenschmerz**) oder von Bindegewebe, Muskulatur, Knochen und Gelenken (**Tiefenschmerz**) [264], [260]. Der Oberflächenschmerz hat einen hellen Charakter, ist gut lokalisierbar und klingt schnell ab. Dabei leitet der erste Schmerz sog. Fluchtreaktionen ein, um den Organismus vor weiteren Schäden zu bewahren. Dem ersten Schmerz folgt der zweite Schmerz, der als dumpf, brennend, schlecht lokalisierbar ist und langsam abklingt. Der Tiefenschmerz – die häufigste Schmerzform wird dumpf empfunden, ist schwierig zu lokalisieren und strahlt in die Umgebung aus.

11.2.2 Viszeraler Schmerz

Diese auch **„Eingeweideschmerz"** genannte Schmerzmodalität ist dumpf und hat vegetative Begleiterschei-

nungen. Er tritt bei Spasmen der glatten Muskulatur, bei Mangeldurchblutung und Entzündungen in den Organsystemen auf.

11.2.3 Zentraler Schmerz

Beim zentralen Schmerz handelt es sich u. a. um Schädigungen aszendierender und deszendierender (hemmender) Bahnsysteme bspw. durch ischämische Insulte. Hierunter fällt auch der sog. „Thalamusschmerz" sowie der „Phantomschmerz".

11.2.4 Psychogener Schmerz

Beim psychogenen Schmerz lassen sich keine somatischen Ursachen nachweisen. Zumeist ist er Ausdruck unbewältigter **Konflikte** oder des **sozialen Stresses** [264], [260], (Kap. 14).

11

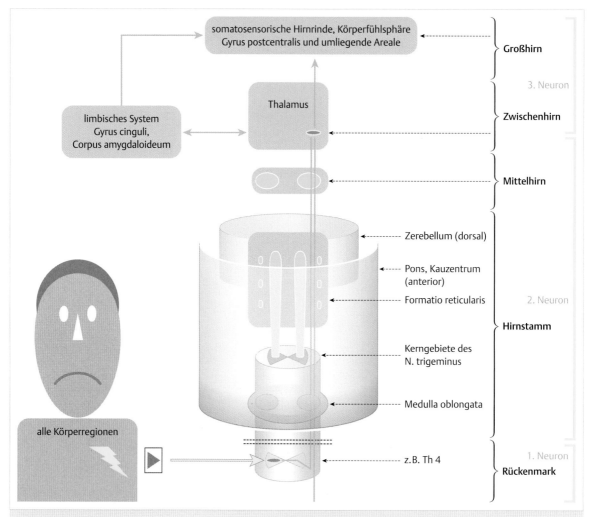

Abb. 11.3 Schematische Darstellung aller aufsteigenden Schmerzbahnen des Organismus. Hier hat das Rückenmark als „Träger" des ersten Neurons (Nozizeptorneuron) eine große Bedeutung.

11.2.5 Schmerzunempfindlichkeit

Letztlich gibt es – wenn auch selten – eine völlige Schmerzunempfindlichkeit. Bei ihr sind alle Sinne, bis auf den Schmerzsinn, normal entwickelt [265]. Möglicherweise ist dabei die Verschaltung der Neurone des nozizeptiven Systems fehlerhaft und damit nicht funktionstüchtig. Genannt sei hier die **konatale Analgesie**.

11.3 Nozizeptoren, Nozizeption

Es handelt sich um **Endverzweigungen**, die varikös aufgetrieben sind (sog. sensible Endstrecken) [264], [266], [265]. Das Axon teilt sich mehrfach auf und bildet ein „Endbäumchen" (▶ Abb. 11.4). In den Auftreibungen, welche nicht von Schwannzellen bedeckt sind, befinden sich zahlreiche Vesikel und Mitochondrien. Zumeist treten

ganze Felder derartiger Endverzweigungen auf. Schmerzrezeptoren wurden bereits umfangreich beschrieben. Das qualitativ und quantitativ auf hohem Niveau stehende nozizeptive System zeigt Selektionsvorteile [264], [261], [262].

> **Merke**
>
> Die eigentliche Rezeption erfolgt durch Nozizeptoren (syn.: Nozisensoren; lat.: nocere = schädigen), ein „(Früh-)**Warnsystem**" unseres Körpers. Diese stellen Endstrecken von Nervenfasern des N. trigeminus (oder von anderen Nerven) dar, welche nur noch aus dem Axon, welches partiell von Schwannzellen umhüllt ist, besteht (A-δ- und C-Fasern) [12]. Dabei sind A-δ-Fasern schnell leitende und C-Fasern langsam leitende Fasern.

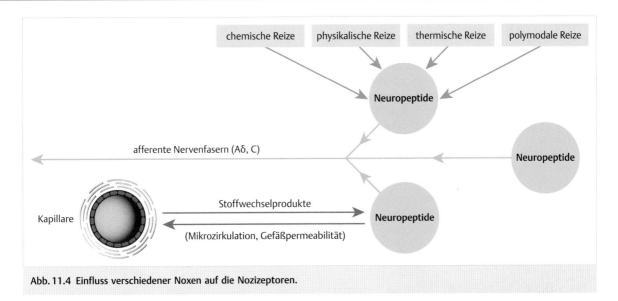

Abb. 11.4 Einfluss verschiedener Noxen auf die Nozizeptoren.

Die Schmerzempfindlichkeit korreliert mit der Anzahl der Nozizeptoren. Diese Nozizeptoren finden wir in allen Strukturen des orofazialen Systems. Gehäuft treten sie in der Gesichtshaut und in der Zahnpulpa auf.

Zur Nozizeption führen mechanische (Kaliumionen-Freisetzung), thermische (Temperatur über 45°C) und chemische Reize (u. a. Histamin, Prostaglandine, Kaliumionen, Azetylcholin). Dabei ist eine relativ hohe Intensität dieser Reize notwendig, um eine Erregung auszulösen. Die meisten Nozizeptoren sind polymodal, d. h. sie sind auf verschiedene Reize ansprechbar. Die Endstrecken enthalten zahlreiche Neuropeptide, bspw. Tachykinine (Substanz P!), Cholecystokinin, vasoaktives intestinales Polypeptid und L-Glutamat (▸ Abb. 11.4).

Zusatzinfo

Nicht jede Reizung von Nozizeptoren (= **Nozizeptor-schmerz**, z. B. Zahnschmerz) führt zur Schmerzempfindung, aber auch nicht jeder Schmerz resultiert aus einer Reizung der Nozizeptoren. Hier sei der Nervenschmerz nach Schäden am Nervensystem (= **neuralgischer Schmerz**, z. B. symptomatische Trigeminusneuralgie) sowie der Schmerz nach Fehlregulation (Blutgefäße) genannt.

11.4 Schmerzleitungssystem und Schmerzverarbeitungssystem

Es wird in ein aszendierendes und ein deszendierendes System unterteilt.

11.4.1 Aszendierendes System

Die Schmerzleitung im gesamten Organismus besteht aus mehreren Neuronen [264], (▸ Abb. 11.2), (▸ Abb. 11.3). Das **erste Neuron** wird von den Perikarya, den peripheren und zentralen Fortsätzen kleiner, pseudounipolarer Zellen des **Ganglion trigeminale (Gasseri)** oder Zellen sensibler Ganglien anderer Hirnnerven und Spinalnerven gebildet. Es handelt sich um kleine, stoffwechselaktive Zellen mit einem ausgeprägten Golgi-Apparat. Die gebündelten peripheren und zentralen Fortsätze der Ganglienzellen bilden insgesamt den sensiblen Teil des N. trigeminus. Das Ganglion trigeminale (Gasseri) ist etwa 1,5 cm breit und liegt an der Vorderwand der Felsenbeinpyramide in einer Duratasche und wird von Liquor cerebrospinalis umgeben. Aufgrund der komplizierten topografischen Lage an der Felsenbeinpyramide kann es zu unterschiedlichen Ausfällen und Störungen kommen (Kap. 11.4.3).

Die **zentralen Fortsätze** der A-δ- und C-Fasern enden überwiegend nicht nur für den N. trigeminus, sondern für alle Hirnnerven mit nozizeptiver Leitung am kaudalen Teil des spinalen Trigeminuskerns (es sind dies außerdem der N. facialis, N. glossopharyngeus und N. vagus) [261]. Die Pars caudalis des spinalen Trigeminuskernes stellt also den **Terminalkern** für die nozizeptiven Afferenzen aller Hirnnerven dar. Die entsprechenden Afferenzen der Spinalnerven führen zu den **Hinterhornzellen** des Rückenmarks. Der zytoarchitektonische Aufbau des Terminalkernes ist vergleichbar mit dem des Hinterhorns, er kann als Fortsetzung der Hintersäule des Rückenmarks verstanden werden.

Im **spinalen Trigeminuskern** werden die peripheren Erregungen auf kurze Schaltzellen (sog. Interneurone) und Strangzellen übertragen. Die afferenten Fortsätze der Strangzellen bilden strangförmige Bahnen (Tractus) die zu höheren Hirnzellen führen. Der Tractus trigeminothalamicus lateralis und der Tractus spinothalamicus führen nach Kreuzung zur Gegenseite die noziceptiven Erregungen zum **Thalamus** dem „Zentrum der Sensibilität". Andere Zentren, wie die Formatio reticularis im unteren Hirnstamm oder das zentrale Höhlengrau, werden entweder direkt oder durch Abzweigungen von den Hauptbahnen erreicht. Diese Stationen sind zugleich auch Zentren des **endogenen Schmerzhemmungssystems** (Kap. 11.4.2).

Eine bemerkenswerte Bahn ist ein internukleärer Tractus im Kerngebiet des N. trigeminus. Die Fasern dieser Bahn verlaufen ipsilateral vom kaudalen Teil des Trigeminuskernes zum Nucleus sensorius principalis des Trigeminus, der in der Brücke liegt. Von dort wird die Erregung über eine kreuzende Bahn fortgesetzt, welche vom Tractus trigeminothalamicus lateralis aufgenommen und zu kontralateralen Thalamuskernen geleitet wird [267], [261].

Der internukleäre Tractus ist als Teil der Schmerzleitung des Gesichtes anzusehen. Experimentelle Untersuchungen haben gezeigt, dass eine komplexe Unterbrechung der Schmerzleitung nur dann möglich ist, wenn auch diese Bahn und nicht nur der Tractus trigeminothalamicus unterbrochen wird.

Im Thalamus beginnt das **dritte Neuron** der Schmerzleitung (▶ Abb. 11.5). Fortsätze von Thalamuszellen führen die noziceptiven Erregungen weiter zu den Rindenzentren („**Thalamusstrahlung**"):

- zum somatosensorischen Kortex des Parietallappens, hinter der Zentralfurche
- zum präfrontalen Kortex des Frontallappens, vor den motorischen Feldern
- zum Gyrus cinguli, eine Windung, welche zum limbischen System gehört (Emotionen!)

Im **somatosensorischen Kortex** soll neben der Schmerzempfindung vorwiegend die Lokalisation des Schmerzreizes stattfinden, in den anderen genannten Rindenzentren eine emotionale Bewertung des Schmerzes erfolgen, welche in der Regel mit entsprechenden Schmerzäußerungen (mimischer und akustischer Natur bzw. mit Abwehr- und Fluchtbewegungen) verbunden ist.

Merke

Gegenwärtig steht fest, dass Schmerzerlebnisse, genauso wie alle anderen bewussten Sinneseindrücke, ohne Beteiligung der Großhirnrinde nicht möglich sind [268].

So können einerseits Verletzungen im Bereich der somatosensorischen Rinde zu dauerhaft bestehen bleibenden kontralateralen Analgesien führen. Andererseits ist es gelungen, durch lokale elektrische Reizungen der genannten Hirnareale beim Menschen Schmerzempfindungen auszulösen. In den einzelnen Zentren des Systems beste-

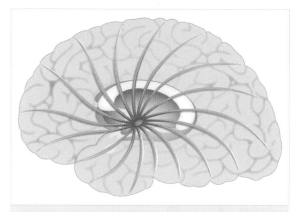

Abb. 11.5 Der Thalamus als Zentrum der Sensibilität des Körpers. Die „Thalamusstrahlung" stellt das dritte Neuron des sensiblen (Schmerz-)Nerven dar.

hen zahlreiche Möglichkeiten der Modulation der primär von der Peripherie einlaufenden noziceptiven Erregungen, welche die weit gefächerte Skala der Reaktionen des Menschen auf noziceptive Reize erklären. Insbesondere das **limbische System** als emotionales Zentrum und das **endogene Schmerzhemmsystem** (Kap. 11.4.2) nehmen entscheidende modulatorische Einflüsse. Detailkenntnisse des geschilderten Systems haben schließlich das pathogenetische Verständnis bestimmter Schmerzerkrankungen ebenso gefördert, wie die daraus zu ziehenden therapeutischen Konsequenzen. Seine Bahnen bzw. Zentren stellen zumindest prinzipiell Orte dar, an denen ein zentraler Schmerz ausgelöst oder die Schmerzweiterleitung und -verarbeitung durch pharmakologische, chirurgische und evtl. auch psychotherapeutische Maßnahmen moduliert und beeinflusst werden kann.

Zusatzinfo

Letztlich sei erwähnt, dass durch fehlerhafte Umschaltprogramme die Schmerzempfindung nicht am Ort der Läsion (**Triggerpunkt**) wahrgenommen wird, sondern an entfernteren Stellen. Dieses Phänomen ist besonders beim Muskelschmerz zu beobachten [269]. Durch diese Umschaltprogramme, vor allem im Rückenmark, wird die Schmerzinformation fehlgeleitet (**übertragener Schmerz**, Kap. Behandlung von Triggerpunkten).

11.4.2 Endogenes Schmerzhemm- oder antinozizeptives Analgiesystem

Dieses (deszendierende) System (▶ Abb. 11.6), (▶ Abb. 11.7) dürfte in Zukunft eine entscheidende Rolle in der **Schmerzbekämpfung** (Pharmaka) spielen. 2 wich-

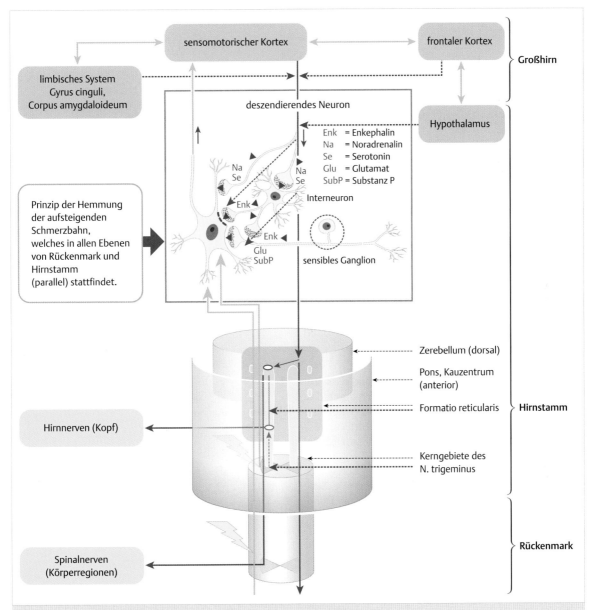

Abb. 11.6 **Schematische Darstellung des deszendierenden Schmerzhemmsystems.** Inset: Der Einfluss von endogenen Opioiden und Transmittern auf Strangzellen und auf Interneurone.

tige Entdeckungen haben die Konzeption dieses Systems entscheidend geprägt:

- die endogenen Opioide, körpereigene Peptide mit morphinähnlicher Wirkung; sie werden von bestimmten Nervenzellen produziert und als synaptische Transmitter freigesetzt
- die Entdeckung von Zentren der sog. stimulationsproduzierten Analgesie; ihre elektrische Reizung führt zur Analgesie

Merke

Das ZNS verfügt über ein **Schmerzkontrollsystem**, mit dem es möglich ist, die Aktivität von Strukturen, die nozizeptive Erregung verarbeiten oder weiterleiten, inhibitorisch zu beeinflussen.

Mikroinjektionen von Opiaten in diese Zentren haben denselben Effekt wie die Reizung selbst. Es darf angenommen werden, dass die analgetischen Effekte der elektrischen Reizung, welche der exogen zugeführten Opiate

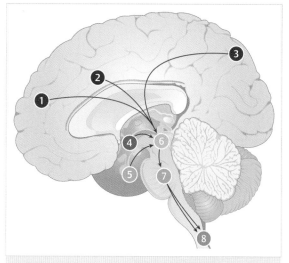

Abb. 11.7 Die Topografie der Zentren des deszendierenden Schmerzhemmsystems. 1, 2, 3 = frontale, cinguläre, somatosensorische Hirnrinde, 4 = Hypothalamus, 5 = Corpus amygdaloideum, 6 = zentrales Höhlengrau und benachbarte Strukturen, 7 = Nucleus rhaphes magnus und benachbarte Strukturen, 8 = spinaler Trigeminuskern und Hintersäule des Rückenmarks.

und die der endogenen Opioide durch ein und dasselbe neuronale System vermittelt werden, nämlich durch das Schmerzhemmsystem, das dadurch aktiviert wird. Am besten untersucht ist das Hemmsystem des Hirnstamms. Die Hauptzentren sind auf 3 Ebenen lokalisiert [268], (▶ Abb. 11.7).

Zu der **ersten (mesenzephalen) Ebene** gehören das zentrale Höhlengrau, dazu 2 dicht dabei liegende Kerne (Nucleus raphes dorsalis, Nucleus cuneiformis) und die benachbarte Formatio reticularis (▶ Abb. 11.7), (▶ Abb. 11.8). Diese Ebene erhält wesentliche Impulse vom frontalen Kortex, somatosensorischen Kortex, limbischen System (Corpus amygdaloideum) und Hypothalamus, also von Regionen, welche auch vom aszendierenden System erreicht werden. Die mesenzephale Ebene projiziert ihrerseits deszendierend auf die rhombenzephale Ebene, und zwar zum Nucleus raphes magnus und zur benachbarten Formatio reticularis in der Brücke. Vermutlich gibt es auch eine aszendierende Projektion auf Thalamus- und Rindenzentren. Die **rhombenzephalen Gebiete** stellen eine wichtige Relaisstation zwischen mesenzephaler und spinaler Ebene dar. Sie projizieren deszendierend auf den spinalen Trigeminuskern und das Hinterhorn des Rückenmarks. Auf den genannten Ebenen wird eine Vielzahl von Transmittern freigesetzt, u. a. Opioide. Auf der **spinalen Ebene** kann durch Hemmung (d. h. durch Herabsetzung oder Blockierung der Erregbarkeit) eine Modulation einlaufender und aszendierender nozizeptiver Erregungen erfolgen [270]. Die deszendierenden Fasern von der rhombenzephalen Ebene haben synaptischen Kontakt sowohl mit kurzen Interneuronen als auch mit Strangzellen. Transmitter sind Noradrenalin

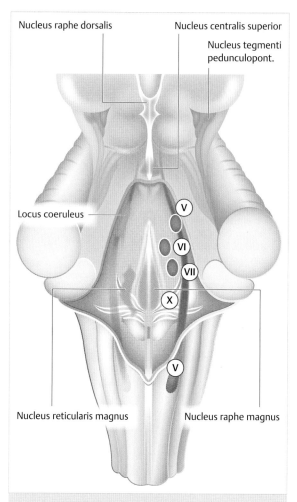

Abb. 11.8 Struktur und Topografie der Formatio reticularis. Schematisiert. V, VI, VII, X = Hirnnerven.

oder Serotonin. Auf die Interneurone haben sie erregende, auf die Strangzellen inhibierende Wirkung. Die Interneurone setzen bei Erregung Enkephaline frei. Diese wirken hemmend auf das nozizeptive Neuron und hemmend auf die Strangzelle (▶ Abb. 11.6). Wir können annehmen, dass dieses deszendierende System Störungen unterliegt. Dabei kann eine Fehlfunktion zu chronischen generalisierten Hyperalgesien und Spontanschmerzen führen [269], vorzugsweise in tieferen Gewebsschichten. Diese Fehlfunktion wird bspw. als Ursache der Schmerzen bei Fibromyalgie vermutet.

Die somatosensorische Hirnrinde bildet den Beginn des Schmerzhemmsystems und hat koordinierende Funktionen.

11.4.3 Topografisch-anatomische Ursachen für Neuralgien

Einige topografisch-anatomische Details, welche im Zusammenhang mit Neuralgien bzw. Schädigungen und Ausfällen einiger Hirnnerven stehen, seien hier dargestellt:

- Mehrere Hirnnerven haben enge Beziehungen zum **Sinus cavernosus** [271], [267]. An der Seitenwand dieses Sinus, überzogen von seiner endothelialen Auskleidung, verlaufen der N. oculomotorius und N. trochlearis sowie die Trigeminusäste N. ophthalmicus und N. maxillaris. In den Sinus mehr oder weniger eingelagert ist die A. carotis interna, seitlich begleitet vom N. abducens. Der dorsolateralen Wand des Sinus angelagert ist das Ganglion trigeminale, vom Sinus nur durch ein Duraseptum getrennt. Aneurysmen der A. carotis interna alterieren durch pulsierenden Druck sowohl die Funktion der Augenmuskelnerven als auch die ersten beiden Trigeminusäste und das Trigeminusganglion. Dadurch können Trigeminusschmerzen im Ausbreitungsgebiet eines oder mehrerer Äste auftreten. Bei dieser Neuralgieform fehlt der paroxysmale Charakter der sog. idiopatischen Trigeminusneuralgie [264], [272].
- Erkrankungen des **vaskulären Versorgungssystems** des N. trigeminus können ebenfalls zu Neuralgien führen. Viszerale Nozizeptoren in der Wand dieser Gefäße stammen aus dem N. trigeminus.
- **Atypisch verlaufende Gefäße**, insbesondere atypische Verläufe der A. cerebelli superior können den zentralen, marklosen Anteil der Trigeminuswurzel (N. V) beim Brückeneintritt umschlingen und komprimieren [264], [272], [267]. Dieser Befund wird als häufigste Ursache der **Trigeminusneuralgie** bezeichnet. Als Bestätigung dafür werden die Erfolge operativer Eingriffe, welche als mikrovaskuläre Dekompression bezeichnete Verlagerung der Arterienschlingen, angesehen. Diese Behandlungsmethode ist inzwischen in gegebenen Fällen weltweit mit Erfolg durchgeführt worden [272]. Weitere Ursachen der Neuralgie sind Tumore, Frakturen, Multiple Sklerose, Stoffwechselerkrankungen sowie dentale Befunde.
- Vergleichbar mit der idiopathischen Trigeminusneuralgie ist die seltene **Neuralgie des N. glossopharyngeus** (N. IX). Ausgelöst werden können die Schmerzanfälle bspw. durch Schlucken, Kauen, Husten oder Sprechen. Auch hier konnten komprimierende Gefäßschlingen am zentralen Abschnitt des Hirnnervens beobachtet werden. Weitere Ursachen können Tumore und Abszesse sein. Ebenfalls ist Beschwerdefreiheit durch Gefäßverlagerung erzielbar [273], [264].

- Der **N. vestibulocochlearis** (N. VIII) kann ebenfalls gereizt werden durch komprimierende Gefäßschlingen, Tumore und multiple Sklerose. Schwindel und Drehschwindel sind die Folge.
- Bei „**Ganglionpunktionen**" des Trigeminusganglions kommt es aufgrund der engen Lagebeziehungen zu den Augenmuskelnerven leicht zu entsprechenden Lähmungen [264].

Merke

Neuralgien sind Schmerzen im Bereich des Ausbreitungsgebietes eines sensiblen Nerven. **Syndrome** sind Schmerzbilder von zumeist mehreren Nerven. Ursachen sind Engpässe, Pulsationen (dilatierte Blutgefäße), Druck, Zug (Faszien, Knochenvorsprünge).

Die Kenntnisse über Nozizeption, Schmerzleitung und -verarbeitung sind für die Beurteilung von Schmerzsensationen im Rahmen von CMD von großer Bedeutung. Die künftige Erweiterung unseres Wissens lässt hoffen, dass es in der Zukunft gelingt, dieses System besser zu verstehen und damit Schmerzen auszuschalten.

11.5 Literatur

[260] Göbel H. Die Kopfschmerzen. 3. Aufl. Berlin, Heidelberg: Springer, 2003

[261] Nieuwenhuys R, Voogd J, van Huijzen C. Das Zentralnervensystem des Menschen. 2. Aufl. Berlin, Heidelberg: Springer,1991

[262] Zimmermann M. Neurobiologie des Schmerzsystems. Neuroforum 1995; 1: 32–40

[263] Schmidt RF. Physiologische und pathophysiologische Aspekte der Nozizeption und des Schmerzes. In: Wörz R. (Hrsg.): Differenzierte medikamentöse Schmerztherapie. Stuttgart, Jena: Fischer, 1994

[264] Fanghänel J, Paul I, Meyer FU: Der Schmerz im orofazialen System aus morphologischer Sicht. Dtsch Zahnärztl Z 1996; 51: 382–385

[265] Krainick JU, Schmidt RF. Nozizeption und Schmerz. In: Hierholzer K, Schmidt RF (Hrsg.): Pathophysiologie des Menschen. Weinheim: VCH, 1991, 29

[266] Kadanoff D. Die Innervation des Zahnfleisches bei Menschen. Z Zellf mikrosk Anat 1928; 6: 637–640

[267] Lang J. Kopf.Teil A. Übergeordnete Systeme. In: Lang J, Wachsmuth W: Praktische Anatomie, Bd. 1. Berlin, Heidelberg: Springer,1985

[268] Nieuwenhuys R. Chemoarchitecture of the Brain. Berlin, Heidelberg: Springer, 1985

[269] Mense S. Was ist das Besondere am Muskelschmerz? Schmerz 2003; 17: 459–463

[270] Jessel TM, Kelly, DD. Pain and Analgesia. In: Kandel ER, Schwartz JH, Jessel TM (eds.). Principles of Neural Science, 3.ed. New Jersey: Prentice-Hall International Inc, 1991

[271] Fanghänel J, Pera F, Anderhuber F et al. (Hrsg.). Waldeyer, Anatomie des Menschen. 18. Aufl. Berlin, New York: DeGruyter, 2006

[272] Jannetta PJ. Arterial compression of the trigeminal nerve at the pons in patients with trigeminal neuralgia. J Neurosurg 1967; 26: 150–160

[273] Duus P. Neurologisch-topische Diagnostik. 6. Aufl. Stuttgart: Thieme, 1995

11

12 Welche Ursachen hat Bruxismus?

M. Behr, J. Fanghänel

Steckbrief

Bruxismus bezeichnet in der Zahnmedizin **nicht funktionelle Kontakte der Ober- und Unterkieferzähne, welche sich in Pressen oder Knirschen äußern können** [274]. Derartige Aktivitäten treten nicht nur nachts als eine Form von Schlafstörungen (engl.: sleep bruxism) auf, sondern auch am Tage (engl.: awake bruxism). Typische Symptome sind Attrition der Zahnhartsubstanz, Abplatzungen oder auch Frakturen von Zähnen und Restaurationen sowie Schmerzen in den beteiligten Muskeln und Gelenken. Die Diagnose wird mittels strukturierter Fragebögen, klinischer Untersuchung der funktionellen Störungen und Symptome, sowie Polysomnografie gestellt [275]. Die Ätiologie des Bruxismus ist nach wie vor in der Diskussion. Die ursprüngliche Ansicht, dass allein eine fehlerhafte Okklusion im Sinne einer rein peripheren Störung die Ursache darstellt, wird zunehmend durch die Vorstellung einer Störung der Adaptation peripherer Afferenzen und Efferenzen in Zentren des motorischen Kortex, Subkortex (Basalganglien) und Hirnstamm (Zerebellum, Pons: Kauzentrum) abgelöst.

12.1 Einleitung

Die **Untersuchungsverfahren**, welche zur Diagnose „Bruxismus" führen, sind vielfältig und in ihrer Sensitivität umstritten. Sie reichen von Fragebögen, in denen der Patient selbst eine Einschätzung seiner Parafunktionen vornimmt, über klinische Untersuchungen der morphologischen und pathofunktionellen Strukturen des Kauorgans, bis hin zur **Polysomnografie** in einem Schlaflabor. Dort werden Aktivitäten sowie Atmung, Puls, Blutdruck, EMG und EKG aufgezeichnet [275]. Die Polysomnografie wird als Goldstandard zur Diagnosestellung „nächtlicher Bruxismus" angesehen [276]. Diese Ansicht hat den Nachteil, dass Aktivitäten, welche unzweifelhaft auch am Tage auftreten, nicht erfasst werden können. Die Forderung nach Diagnosestellung in einem Schlaflabor scheitert des Öfteren auch an der Tatsache, dass derartige Einrichtungen nur begrenzt zur Verfügung stehen. Für die meisten unserer Patienten werden wir die Diagnose ohne die technischen Möglichkeiten der Polysomnografie stellen müssen. Aufgrund dieser Einschränkungen wurde ein Vorschlag unterbreitet, in dem die Diagnostik in einem **Stufensystem** abgebildet wird [275]. Die Autoren schlagen vor, von

- **möglichem Bruxismus** zu sprechen, wenn der Patient selbst und von allein über Parafunktionen am Tage oder in der Nacht berichtet

- **einem wahrscheinlichen Bruxismus** auszugehen, wenn die selbst berichtete Parafunktion durch klinisch-morphologische Befunde gestützt wird

- **gesichertem Bruxismus** (hier aber nur nächtlichen Bruxismus) zu sprechen, wenn neben Selbstbeobachtung und klinischen Befund auch eine Polysomnografie gemäß den Standards der Internationalen Gesellschaft für Schlafstörungen (ICSD) durchgeführt wurde [275], [277]

Kurz nach der Veröffentlichung der „International Classification of Sleep Disorders" (ICSD, Kriterien zur Definition von Bruxismus) [275], kamen **Zweifel** an der Sinnhaftigkeit dieser Definition auf, da diese alle Ausprägungen von Bruxismus als ein zwangsläufig pathologisches Geschehen einstuft [278].

> **Merke**
>
> Es stellt sich die Frage, ob die beobachtbaren Symptome des Bruxismus nicht eine Verhaltensweise, eine natürliche Aktivität in bestimmten Situationen oder eine „Angewohnheit" darstellen.

Und es ist fraglich, ab wann sie als Ausdruck einer behandlungswürdigen Funktionsstörung betrachtet werden müssen. Die Zweifel liegen auch darin begründet, dass Symptome wie Zahnhartsubstanzverlust, Schäden an Zahnersatz oder schmerzhafte Muskel- und Gelenkfunktionsstörungen nicht automatisch spezifisch für die Diagnose Bruxismus sein müssen. Es liegen auch keine belastbaren klinischen Kriterien vor, die bspw. festlegen, ab welcher Ausprägung von Symptomen eine Dysfunktion beginnt (▶ Abb. 12.1).

> **Merke**
>
> Attrition von Zahnhartsubstanz ist nicht automatisch ein pathologisches Geschehen und mit Bruxismus gleichzusetzen. Aus entwicklungsgeschichtlicher Sicht könnten nächtliche Zahnbewegungen durchaus physiologisch Sinn machen [279].

So entwickelte Every [280] die Theorie, dass Mammalier durch funktionelle Bewegungen in Zahnkontakt, ihre Zähne wieder schneidefähig (scharf) schleifen. Bei Reptilien werden abgenutzte Zähne im Laufe des Lebens immer wieder ausgetauscht. Diese Fähigkeit ist bei Säugetieren zugunsten der Fähigkeit zu komplexen Kiefer-

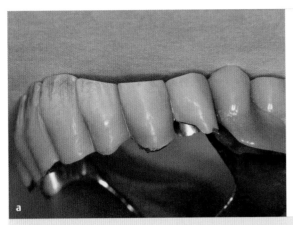
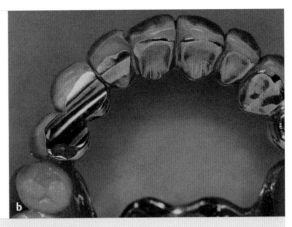

Abb. 12.1 Zahnersatz mit massiven Attritionsspuren und Schäden an der Verblendung.
a Ansicht von bukkal.
b Ansicht von okklusal.

bewegungen verloren gegangen. Nach Every [280] haben also direkte Leermahlbewegungen primär einen **physiologischen Sinn** und sind per se nicht pathologisch; eine Sichtweise, die in der Literatur umstritten ist [281]. Andere Autoren vermuten, dass nächtliche Kieferbewegungen die **Befeuchtung von Schleimhäuten** der Atemwege während der Schlafphase sicherstellen oder, dass Refluxkrankheiten eine **Aktivität der Kaumuskulatur** im Schlaf triggern können [282].

Begg [283] zeigte, dass bspw. massiver Zahnhartsubstanzverlust bei den australischen Ureinwohnern (Aborigines) ein natürlicher Verlauf ist und nicht automatisch als eine Form von Dysfunktion angesehen werden darf. Die besonderen Lebensumstände der Ureinwohner führten regelmäßig zu erheblichem Verschleiß der Zahnhartsubstanz. Dabei lagen keine pathologischen Veränderungen in der Kaumuskulatur oder den Kiefergelenken vor. Aus unserem Patientengut wissen wir, dass viele Patienten mit starkem Zahnhartsubstanzverlust weitgehend beschwerdefrei sein können, während andere mit geringen objektivierbaren Veränderungen über massive Beschwerden bei Zähnen (Hypersensitivität), in der Kaumuskulatur oder den Kiefergelenken klagen.

Merke

Die Frage ist also berechtigt, was eine weitgehend **natürliche Aktivität oder Verhaltensweise** ist, welche langfristig zu den beobachteten Zahnhartsubstanzverlusten führt, und nur in Einzelfällen eine Therapie notwendig macht, und was eine Dysfunktion ist, welche einer Therapie bedarf?

So kann eine Deviation der Mundöffnung für den Patienten harmlos und unbedeutend, aber auch Ausdruck einer Dysfunktion oder Läsion eines Nerven oder eines Muskels

sein. Die Frage, ab wann eine Verhaltensweise in eine Funktionsstörung übergeht, ist auch wichtig für die Entscheidung, ob eine implantatgetragene Versorgung risikofrei eingegliedert werden kann [284]. Die klinische Beobachtung bei zahnlosen Patienten und solchen mit einer rein implantatgetragenen Suprakonstruktion (keine Parodontien und deren Rezeptoren nicht mehr vorhanden) lässt die Vermutung zu, dass hier Bruxismus oder bruxismusähnliche Störungen nicht oder selten auftreten. Werden Implantate als Ergänzung zwischen Parodontien gesetzt, scheint die **Komplikationsrate** bei Bruxismus höher zu sein, als bei nicht bruxierenden Patienten [285]. Die Hypothese ist, dass gewisse Formen von Bruxismus an das Vorhandensein von **Parodontien** mit seinen Rezeptoren als Rückkopplungsmechanismus gebunden sind. Aussagekräftiges Zahlenmaterial zu dieser These gibt es bisher nicht [286], [287], [288].

12.2 Häufigkeit

Nicht funktionelle Kontakte der Ober- und Unterkieferzähne beginnen mit dem Durchbruch der ersten Zähne [289]. Eine Meta-Analyse der Prävalenz im Kindesalter zeigte Werte von 3,5–40,6 % [290]. Die hohen Schwankungen in der Literatur sind u. a. auf die unterschiedlichen Definitionen des Bruxismus zurückzuführen. Bei aller Varianz zeigen die Studien aber übereinstimmend, dass sich mit **zunehmendem Alter** die Neigung zum Knirschen und Pressen reduziert. In der Generation der 9–10-Jährigen tritt Bruxismus seltener auf. Erwachsene leiden im Schnitt zu 12,8 % unter Bruxismus. Im Alter (> 60 Jahre) sinkt die Rate deutlich ab [291], [292].

Die unscharfen Definitionen des Bruxismus und sein Zeitrahmen erschweren auch die Abschätzung, inwieweit Implantat getragene Restaurationen durch Parafunktionen gefährdet sind. Eine neure Studie an 994 Patienten zeigt [285], dass Patienten mit Bruxismus (definiert nach

Selbstreport und klinischer Untersuchung) ein signifikant höheres Risiko tragen, Implantate zu verlieren. Die Verlustrate lag bei rund 13 %, während die Kontrollgruppe nur 4,6 % **Implantatverluste** zeigte. Auch Schäden an den Suprakonstruktionen treten bei Bruxern höher auf. Zu beachten ist aber, dass die meisten Studien mit Implantatversorgungen bei Patienten vorgenommen wurden, die neben Implantaten auch noch über eigene Zähne, also Parodontien mit entsprechender sensorischer Versorgung, verfügten [293].

12.3 Ätiologie

Die Faktoren, welche möglicherweise Bruxismus verursachen, werden kontrovers diskutiert. Wir können folgende **Modelle** unterscheiden [294], [295], [296], [297], [298], [299].

12.3.1 Rein periphere okklusale Störung

Merke

Dieses seit Jahrzehnten vertretene Modell sieht in einer Kombination von peripheren lokalen morphologischen Störungen, wie einer **fehlerhaften Okklusion** oder **Wachstumsstörungen** der Kiefer, den Auslöser von Parafunktionen in der **Muskulatur** [300], [301], [302], [303], [304].

Die muskuläre Hyperaktivität kann zusätzlich durch berufliche oder private Stresssituationen der Patienten getriggert werden [305]. Eine besondere Aufmerksamkeit bekam die These durch die Arbeiten von Ramfjord [304], welcher der Auffassung war, mit Hilfe einer EMG-Aufzeichnung belegen zu können, dass eine „Verbesserung" der Okklusion den Muskeltonus reduzieren könne. Ramfjord sah in Diskrepanzen zwischen retrudierter und habitueller Kontaktposition sowie in Balancekontakten die Hauptursache okklusaler Störungen. Kritiker verweisen allerdings darauf hin, dass der gewählte kurze Zeitraum zur Registrierung der EMG-Aktivität kaum aussagekräftig sein dürfte, und dass die Studie keinerlei Randomisierung oder gar Kontrollgruppe aufweist [294]. Die These, dass eine Äquilibrierung der Okklusion Parafunktionen wie Bruxismus therapieren könne, hat sich bis heute gehalten. Die Befürworter verweisen auf ihre persönlichen langjährigen klinischen Erfahrungen und Erfolge [300], [306], [307]. Die Zweifel an der Stichhaltigkeit der „Okklusionsthese" sind aber nicht von der Hand zu weisen, da sich viele Patienten finden lassen, die trotz unauffälliger Okklusion, Parafunktionen wie Pressen und Knirschen aufweisen. Vor dem Hintergrund, dass die Okklusion bei der Entstehung von Bruxismus nicht zwin-

gend die Hauptrolle zu spielen scheint, müssen umfangreiche prothetische Umbaumaßnahmen der gesamten Okklusion kritisch überdacht werden [308].

12.3.2 Adaptations- und Verarbeitungsstörung peripherer Afferenzen in zentralen Zentren

Merke

Auch wenn es Hinweise gibt, Bruxismus als reine zentrale Störung zu begreifen, so kann nicht übersehen werden, dass periphere Veränderungen oder Störungen über afferente Nerven **zentralen Zentren** zugeleitet werden und dort verarbeitet und bewertet werden müssen.

Unser **Gehirn** ist permanent einem Bombardement von Impulsen aus afferenten Nerven der verschiedenen Sinnesorgane und Rezeptoren ausgesetzt, die es ordnen und in entsprechende Aktionen oder auch, sinnvollerweise durch Unterlassen von Aktionen, umsetzen muss [309]. Die Repräsentation der durch die Sensoren aufgezeichneten Umwelt findet über parallel angeordnete Informationskanäle in der Hirnrinde statt. Über **interne Schleifen** und **Quervernetzungen** werden die eingehenden Informationen in ihrer Bedeutung für den Patienten ausgewertet und in Anweisungen für bspw. nachfolgende motorische Zentren umgesetzt [309] (▶ Abb. 12.2). Die Informationsverarbeitung im ZNS ist einem ständigen Wandel unterworfen. Die ältere Literatur vertritt die Auffassung, dass die nervalen Verbindungen in der Wachstumsphase ausgebildet werden und dann weitgehend ein Leben lang bestehen bleiben. Gegenwärtig wissen wir, dass sich unser Gehirn permanent an einen **veränderten Input** afferenter Nerven plastisch anpassen kann [310]. So werden **synaptische Verbindungen** „stillgelegt", die keinen oder zu wenig Input erhalten. Andere synaptische Verbindungen werden neu aufgebaut und vernetzt [311]. Dieser Sachverhalt hilft uns, sich an neue Herausforderungen unserer Umgebung anzupassen und ist bspw. bei Patienten nach Apoplex hilfreich, um entstandene motorische Defizite wieder auszugleichen. Umgekehrt hat Møller [310] darauf hingewiesen, dass die Informationsflut der Afferenzen eine ungünstige pathologische „Neuverschaltung" im Gehirn bewirken kann. Es entstehen dann sog. **„plastische Hirnerkrankungen"** (plasticity disease). Erkrankungen wie Tinnitus, Fibromyalgie oder Neuralgien gelten als Beispiele plastischer Hirnerkrankungen. Es ist denkbar, dass auch vielen motorischen Störungen (bspw. hemifasziale Spasmen) fehlerhafte hirnplastische Prozesse zugrunde liegen [310].

Die ▶ Abb. 12.3 zeigt, dass über sensible Fasern aus dem Gebiet des N. trigeminus und anderer Hirnnerven die Stellung des Kopfes im Raum kontrolliert wird. Wir

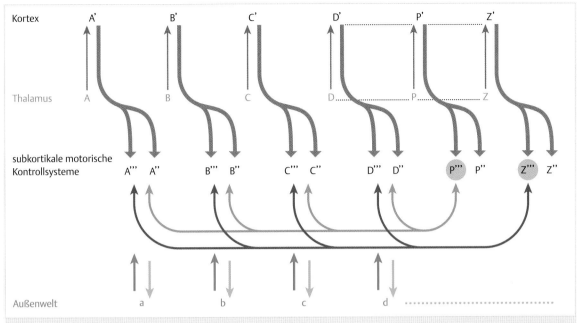

Kortex

Thalamus

subkortikale motorische Kontrollsysteme

Außenwelt

Abb. 12.2 Modulation der Ausgänge von A ... D' durch Efferenzen aus den Feldern P'... Z', die auf der subkortikalen motorischen Kontrollebene mit A'', A'''... D'', D''' interagieren. P... Z könnten Eingänge aus einem anderen Bezugssystem als a...d, bspw. aus dem limbischen System, repräsentieren.

sind bestrebt, unsere Augen immer möglichst waagerecht zu positionieren, um die Orientierung im Raum nicht zu verlieren [312]. Da die Wirbelsäule den schweren Hirnschädel relativ weit posterior mechanisch abstützt, müssen die tiefen und oberflächlichen Muskeln der Halswirbelsäule ein Abknicken des Kopfes nach anterior ständig verhindern. Erschwert wird diese Aufgabe dadurch, dass sich der Unterkiefer durch verbale wie mimische Kommunikation oder die Kaufunktion häufig in Bewegung befindet. Alle Muskelgruppen, welche den Kopf im Gleichgewicht halten oder an der Sprach-, Kaufunktion und mimischen Funktionen beteiligt sind, benötigen auch Phasen der Regeneration. Hierfür ist es wichtig, den Unterkiefer in eine Art „Parkposition" zu bringen. Diese Position könnte die Ruheschwebelage sein. Hierbei werden die Zahnreihen 2–3 mm voneinander entfernt in einer zentriknahen Position des Kiefergelenks gehalten. Die Kaumuskeln nehmen einen Ruhetonus ein. Hierfür ist es notwendig, dass die Kaumuskeln und die tiefen Halsmuskeln sowie die Nackenmuskeln eine Information erhalten, welche Länge sie einstellen sollen. Generell können Muskeln ihre Arbeitslängen einregulieren [313]. Eine Information zur Einstellung liefert der Schluckakt. Wir schlucken unbewusst ca. 1000–1500-mal/d. Das Schlucken dient nicht nur, überschüssigen Speichel der permanenten Speichelproduktion, zu entfernen und die Atemwege anzufeuchten. Beim Schlucken kommen normalerweise alle Zähne in zentrischer Relation kurz in Kontakt. Die Rezeptoren in den Parodontien und im Kiefergelenk melden diesen kurzen Impuls weiter an Zentren im ZNS [293],

(Kap. 6). In Abgleichung mit Informationen aus dem limbischen System und den übergeordneten Kortexarealen sowie Basalganglien wird im pyramidalen wie extrapyramidalen System **die Aktivität der Kaumuskulatur** gebahnt. Hier gibt es möglicherweise folgende Szenarien (► Abb. 12.2):

• Der Informationsabgleich der im Kortex einlaufenden afferenten Nerven ergab keine wesentlichen Unstimmigkeiten. Auch das limbische System und die Formation reticularis sehen keine Notwendigkeit, die Aufmerksamkeitsschwelle anzuheben. Daraus folgt, dass die Ruheschwebe eingestellt und eingehalten werden kann. Die Muskulatur kann sich regenerieren. Es soll an dieser Stelle betont werden, dass dies unabhängig davon ablaufen kann, wie die Okklusion gestaltet ist. Lobbezoo et al. [275], [296] haben es folgendermaßen ausgedrückt: *„Es kommt nicht darauf an, wie eine Okklusion aussieht, es kommt darauf an, wie ein Patient damit zurecht kommt".*

• Auch im zweiten Falle ergibt der Abgleich der Sensoren keine wesentlichen Unstimmigkeiten. Es ist aber die Aufmerksamkeitsschwelle erhöht, sodass das Kauorgan auf zu erwartende Ereignisse vorbereitet wird. Gemäß der oben beschriebenen These von Every [280] werden dann unbewusste Zahn- und Kieferbewegungen gegeneinander ausgeführt, welche natürlich im Laufe der Jahre zu Attritionserscheinungen an der Zahnhartsubstanz unterschiedlichen Ausmaßes führen können.

• Hat der Informationsabgleich der einlaufenden Sensorafferenzen im Kortex eine Störung hervorgerufen, ver-

12

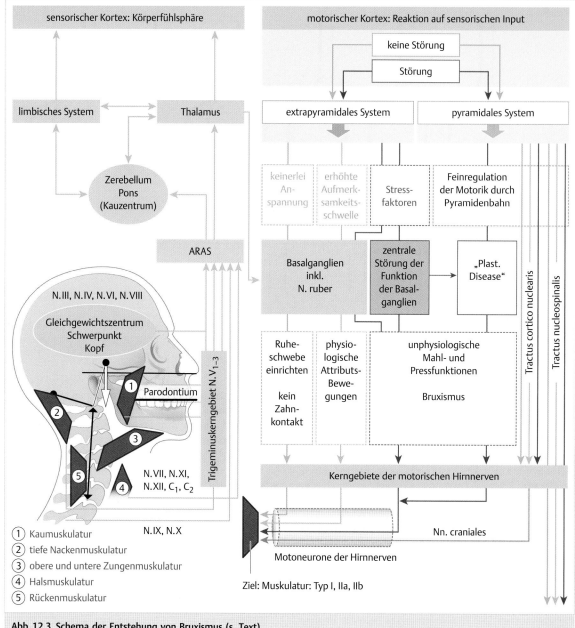

Abb. 12.3 Schema der Entstehung von Bruxismus (s. Text).

sucht das System, diese zu eliminieren. Zusätzlich verstärkt durch Stressfaktoren werden dann unphysiologische Bewegungsmuster im motorischen Kortex und in den Basalganglien erzeugt, die zu den Symptomen des Bruxismus führen.

Die o.g. Störungen im Informationsabgleich triggern Parafunktionen. Diese können verstärkt oder überlagert werden durch Medikamente, welche die Funktion der o.g. Zentren beeinträchtigen.

Merke

Es gibt nicht den Bruxismus an sich. Bruxismus können sehr verschiedene **periphere** wie **zentrale Störungen** zugrunde liegen.

12.3.3 Zentrale Störung

Die Ansicht, dass Bruxismus eine **rein zentrale Störung** ist, wird vor allem für den nächtlichen Bruxismus angenommen [297], [314]. Wir unterscheiden zentrale Störungen des motorischen Kortex, des Zerebellums und der Pons, der Basalganglien sowie zentrale von Medikamenten induzierte Störungen:

- **Störungen der Funktion von Pons und Zerebellum:** Möglicherweise hat auch das Kauintegrationszentrum, welches in der Pons liegt, sowie das Kleinhirn (Zerebellum), Einfluss auf den Bruxismus. Das Kauintegrationszentrum korreliert und integriert alle am Kaumechanismus beteiligten Muskelgruppen. Das Kleinhirn ist ein Integrationszentrum für die Muskulatur und ist für die Muskelkoordination mit verantwortlich. Es reguliert den Muskeltonus und steuert den Gleichgewichtssinn. Diese Funktionen fallen bspw. nach Alkoholkonsum oder Einnahme bestimmter Medikamente teilweise oder total aus.
- **Störungen der Funktion der Basalganglien:** Im Falle einer derartigen Störung stehen möglicherweise Dopamin-abhängige neuronale Steuerungen wie beim Morbus Parkinson im Bereich der Basalganglien des Gehirns im Vordergrund (▶ Abb. 12.4), [315], (Kap. 6). Basalganglien sind durch Funktionsschleifen, die den Thalamus und die Hirnrinde mit einschließen [316] miteinander verbunden. Der Informationsfluss in diesen Kompartimenten steuert die Organisation der motorischen Vorbereitung und Ausführung von Muskelbewegungen. Dopaminerge Neurone der Substantia nigra sind für die normale Funktion der Basalganglien unentbehrlich.

2 Wege sind von Bedeutung: Der indirekte Weg über den Nucleus subthalamicus wird durch dopaminerge Bindung an den D2-Rezeptor gehemmt, während der direkte Weg über die dopaminerge Bindung an D1-Rezeptoren aktiviert wird. Ungleichgewichte in diesem System stehen im Verdacht, unphysiologische Aktivitäten der Kaumuskulatur zu fördern. So ist bekannt, dass die langfristige Einnahme von L-Dopa bzw. Dopaminrezeptor-Agonisten (Ergoline, Nicht-Ergoline) bei Parkinson-Patienten Bruxismus ähnliche Symptome auslösen kann [317].

- **Medikamentenabhängige Störungen:** Auch andere Medikamente, die das dopaminerge System beeinflussen, entwickeln bei langfristiger Einnahme Dyskinesien. Zu diesen Wirkstoffen zählen selektive Serotonin-Wiederaufnahmehemmer (SSRI) [315], [318], [319] sowie Neuroleptika wie Phenothiazine [318]. Serotonin/Noradrenalin-Wiederaufnahmehemmer werden niedrig dosiert in der Therapie chronischer Schmerzen verabreicht und in höherer Dosierung zur Behandlung von depressiven Zuständen. Die erhöhte synaptische Verfügbarkeit von Serotonin führt zur erwünschten Stimmung mit aufhellender antidepressiver Wirkung, sie kann aber auch mit zentralnervösen Störungen wie Tremor und Unruhezuständen einhergehen [320]. Neuroleptika wie Phenothiazin werden häufig als antipsychotische Medikation eingesetzt. Sie wirken am D2-Rezeptor als kompetitive Dopamin-Antagonisten. Dabei werden langfristig extrapyramidal-motorische Störungen durch eine sich ausbildende Überempfindlichkeit gegenüber Dopamin beobachtet. Je höher die antago-

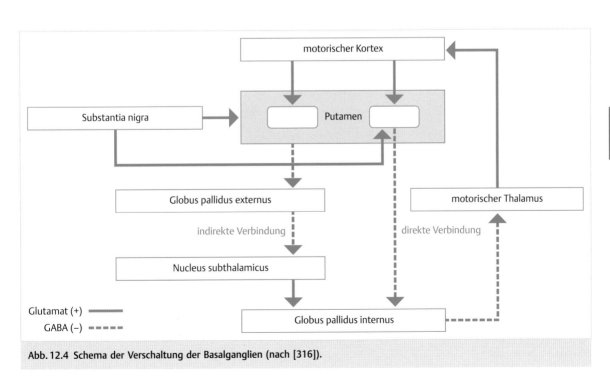

Abb. 12.4 Schema der Verschaltung der Basalganglien (nach [316]).

nistische Potenz eines Neuroleptikum ist, desto häufiger treten extrapyramidal-motorische Störungen auf [320]. Weitere zentralnervöse Störungen werden auch beobachtet bei Missbrauch von Amphetaminen oder Nikotinabusus [321], [322].

- **Allgemeine zentrale Störungen:** Apoplexien (Krampfleiden) führen ebenfalls zu zentralen Störungen und können sich in sehr heftigen Pressen und Knirschen der Zähne äußern.

12.4 Konsequenzen für die zahnmedizinische Behandlung

Merke

Es zeichnet sich immer mehr ab, dass Bruxismus **verschiedene Ursachen** haben kann. Die klassischen, allein okklusionsbasierten, Therapieformen des Bruxismus mit umfangreichem Umbau der Bisslage werden gegenwärtig sehr zurückhaltend bewertet [308]. Nicht jede Form von substanziellem Zahnhartsubstanzverlust bedeutet gleich Bruxismus.

Auch eine Kombination von Dentin und Schmelzbildungsstörungen, Einnahme stark saurer Nahrungsmittel und natürlichem Verschleiß kann, wie ▶ Abb. 12.5 zeigt, zu erheblichen Zahnhartsubstanzverlust führen und haben mit Bruxismus nichts zu tun. In diesen Fällen ist die Rekonstruktion der Okklusion sinnvoll und notwendig (Kap. 26), (Kap. 27).

Neben einer gewissenhaften Anamnese und Befundung hilft eine in zentrischer Relation (Gesichtsbogen + Zentrik-Registrat) eingegliederte **Michigan-Schiene**. Die Schiene sollte mit Sorgfalt eingeschliffen und dann auf Hochglanz poliert werden. Nach einer Tragedauer von 4–6 Wochen beurteilten wir die Oberfläche der Schiene:

Liegen die Schleifspuren nur im Front-/Eckzahnbereich oder gibt es weitere parafunktionelle Schleifmuster? Ist die Schiene nur im vorgesehenen Bereich funktionell beansprucht worden, lassen sich umfangreiche (aus ästhetischen Gründen gewünschte) Restaurationen zumeist problemlos integrieren. Zeigen sich massive parafunktionelle Schlifffacetten oder gar Sprünge und Frakturen der Schiene, ist Zurückhaltung geboten. Hier ist die Diagnose Bruxismus wahrscheinlicher. Handelt es sich um eine Adaptationsstörung peripherer Impulse in zentralen Zentren (▶ Abb. 12.3), kann eine tagsüber und nachts getragene Michigan-Schiene in Kombination mit physiotherapeutischen Maßnahmen (Kap. 29) dem Patienten helfen, seine Adaptationsstörung zu überwinden. Funktions-MRT-Untersuchungen belegen, dass **mittels einer Schiene Änderungen in der Aktivität verschiedener Hirnareale erreicht werden können** [323], sodass es Chancen gibt, die Parafunktionen zu reduzieren.

Merke

Liegt eine periphere Störung als Ursache des Bruxismus vor, besteht die Chance, langfristig kurativ eingreifen zu können. Im Falle einer ursächlich zentralen Störung können in der Regel nur die Symptome gelindert werden.

Bei rein zentralen Störungen der Funktion der Basalganglien kann die Schiene nur helfen, den Zahnhartsubstanzverlust zu begrenzen. In Extremfällen „zerbeißen" die Patienten in kurzer Zeit die Kunststoffschienen, sodass im Notfall Chrom-Kobalt-Molybdän-Schienen (CrCoMo-Schienen) zur Anwendung kommen (▶ Abb. 12.6) können. Die Therapie ist dann darauf ausgerichtet, mit Schienen, Physiotherapie (Kap. 29), Medikamenten (Kap. 28) und ggf. Botox-Gabe, die Beschwerden, soweit es geht, zu lindern. Eine kausale Therapie für die zentrale Form des Bruxismus ist zurzeit nicht in Sicht.

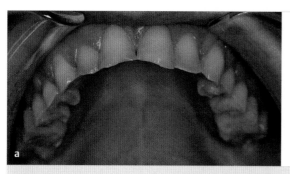
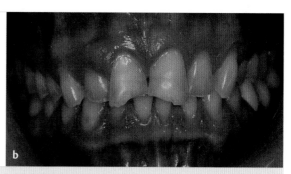

Abb. 12.5 Patient mit Zahnhartsubstanzschäden. Hauptursache sind hier Schmelzbildungsstörungen und Einnahme saurer Nahrungsmittel.
a Ansicht des Oberkiefers.
b Ansicht von frontal.

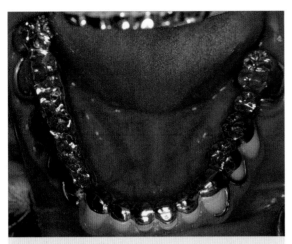

Abb. 12.6 Patient mit extremer Form des Bruxismus.
Zum Schutz der Zahnhartgewebe wird eine Chrom-Kobalt-
Molybdän-Schiene getragen.

12.5 Literatur

[274] Manfredini D, Lobbezoo F. Relationship between bruxism and tem-poromandibular disorders: a systematic review of literature from 1998 to 2008. Oral Surg Oral Med Oral Pathol Oral Radiol Endod 2010; 109: e26–50

[275] Lobbezoo F, Ahlberg J, Glaros AG et al. Bruxism defined and graded: an international consensus. J Oral Rehabil 2013; 40: 2–4

[276] Glaros AG. Incidence of diurnal and nocturnal bruxism. J Prosthet Dent 1981; 45: 545–549

[277] Sateia MJ. International classification of sleep disorders – third edi-tion: highlights and modifications. Chest 2014; 146: 1387–1394

[278] Raphael KG, Santiago V, Lobbezoo F. Is bruxism a disorder or a behaviour? Rethinking the international consensus on defining and grading of bruxism. J Oral Rehabil 2016; 43: 791–798

[279] Szalay FS (Ed.). Approaches to primate paleobiology: contribution to primatology. Basel: Karger, 1975

[280] Every RG. Significance of tooth sharpness for mammalian, especially primate evoluation. In: Szalay FS (ed.). Approaches to primate paleo-biology: contribution to primatology. Basel: Karger; 1975: 293–325

[281] Murray CG, Sanson GD. Thegosis – A critical review. Australian Dental J 1998; 43: 192–198

[282] Ohmure H, Sakoguchi Y, Nagayama K et al. Influence of experimen-tal oesophageal acidification on masseter muscle activity, cervicofa-cial behaviour and autonomic nervous activity in wakefulness. J Oral Rehabil 2014; 41: 423–431

[283] Begg PR. Stone age man's dentition with reference to anatomically correct occlusion, etiology of malocclusion and technic for treat-ment. Am J Orthodontics 1954; 40: 462–475, 517–531

[284] Mesko ME, Almeida RC, Porto JA et al. Should occlusal splints be a routine prescription for diagnosed bruxers undergoing implant therapy? Int J Prosthodont 2014; 27: 201–203

[285] Chrcanovic BR, Albrektsson T, Wennerberg A. Bruxism and Dental Implants: A Meta-Analysis. Implant Dent 2015; 24: 505–516

[286] Komiyama O, Lobbezoo F, deLaat A et al. Clinical management of im-plant prostheses in patients with bruxism. Int J Biomater 2012; 2012: Artikel ID 369063

[287] Zarb GA. On parafunctional considerations in implant therapy. Int J Prosthodont 2014; 27: 199

[288] Chrcanovic BR, Kisch J, Albrektsson T et al. Bruxism and dental im-plant failures: a multilevel mixed effects parametric survival anal-ysis approach. J Oral Rehabil 2016; 43: 813–823

[289] Widmalm SE, Christiansen RL, Gunn SM et al. Prevalence of signs and symptoms of craniomandibular disorders and orofacial para-function in 4–6-year-old African-American and Caucasian children. J Oral Rehabil 1995; 22: 87–93

[290] Manfredini D, Restrepo C, Diaz-Serrano K et al. Prevalence of sleep bruxism in children: a systematic review of the literature. J Oral Rehabil 2013; 40: 631–642

[291] Ahlberg J, Savolainen A, Rantala M et al. Reported bruxism and bio-psychosocial symptoms: a longitudinal study. Community Dent Oral Epidemiol 2004; 32: 307–311

[292] Ohayon MM, Li KK, Guilleminault C. Risk factors for sleep bruxism in the general population. Chest 2001; 119: 53–61

[293] Manfredini D, Ahlberg J, Mura R et al. Bruxism is unlikely to cause damage to the periodontium: findings from a systematic literature assessment. J Periodontol 2015; 86: 546–555

[294] Glaros AG, Rao SM. Bruxism: a critical review. Psychol Bull 1977; 84: 767–781

[295] Kleinberg I. Bruxism: aetiology, clinical signs and symptoms. Aust Prosthodont J 1994; 8: 9–17

[296] Lobbezoo F, Ahlberg J, Manfredini D et al. Are bruxism and the bite causally related? J Oral Rehabil 2012; 39: 489–501

[297] Lobbezoo F, Naeije M. Bruxism is mainly regulated centrally, not peripherally. J Oral Rehabil 2001; 28: 1085–1091

[298] Manfredini D, Lobbezoo F. Role of psychosocial factors in the etiolo-gy of bruxism. J Orofac Pain 2009; 23: 153–166

[299] Manfredini D, Winocur E, Guarda-Nardini L et al. Epidemiology of bruxism in adults: a systematic review of the literature. J Orofac Pain 2013; 27: 99–110

[300] Dawson PE. Functional Occlusion. From TMJ to smile design. St. Louis, Missouri: Mosby Elsevier, 2007

[301] Paesani D.A. (Ed.). Bruxism: Theory and Practice. 1. Aufl. Berlin: Quintessenz; 2010

[302] Okeson JP. Occlusion and functional disorders of the masticatory system. Dent Clin North Am 1995; 39: 285–300

[303] Shore NA. Temporomandibular joint dysfunction and occlusal equi-libration. Philadelphia: JB Lippincott, 1959

[304] Ramfjord SP Ash MM. Occlusion. 3. Aufl. Philadelphia: Saunders, 1971

[305] Pierce CJ, Chrisman K, Bennett ME et al. Stress, anticipatory stress, and psychologic measures related to sleep bruxism. J Orofac Pain 1995; 9: 51–56

[306] Gelb H, Calderone JP, Gross SM et al. The role of the dentist and the otolaryngologist in evaluating temporomandibular joint syndromes. J Prosthet Dent 1967; 18: 497–503

[307] Bratschko RO Moser F. Die Therapie des funktionsgestörten Kiefer-gelenkes mit Aufbissplatten und Okklusionsschienen. Dtsch Zahn-ärztl Z 1980; 35: 670–672

[308] Manfredini D, Poggio CE. Prosthodontic planning in patients with temporomandibular disorders and/or bruxism: A systematic review. J Prosthet Dent 2016

[309] Creutzfeldt OD. Modelle des Gehirns – Modelle des Geistes? In: v. Ditfurth H. (Hrsg.). Boehringer Mannheim: Mannheimer Forum 87/88, 1987: 9–60

[310] Moeller AR. The malleable brain: Benefits and harm from plasticity of the brain. New York: Nova Science, 2009

[311] Hameroff S, Penrose R. Consciousness in the universe: a review of the 'Orch OR' theory. Phys Life Rev 2014; 11: 39–78

[312] Roccabado M Iglarsh ZA. Musculoskeletal approach of maxillofacial pain. Philadelphia: Lippincott, 1991

[313] van den Berg F (Hrsg.). Angewandte Physiologie: Das Bindegewebe des Bewegungsapparates verstehen und beeinflussen. 4. Aufl. Stutt-gart: Thieme, 2016

[314] Ella B, Ghorayeb I, Burbaud P et al. Bruxism in Movement Disorders: A Comprehensive Review. J Prosthodont 2017; 26: 599–605

[315] Lobbezoo F, Lavigne GJ, Tanguay R et al. The effect of catecholamine precursor L-dopa on sleep bruxism: a controlled clinical trial. Mov Disord 1997; 12: 73–78

12

I

[316] Alexander GE, Crutcher MD. Functional architecture of basal ganglia circuits: neural substrates of parallel processing. Trends Neurosci 1990; 13: 266–271

[317] Carta AR, Mulas G, Bortolanza M et al. l-DOPA-induced dyskinesia and neuroinflammation: do microglia and astrocytes play a role? Eur J Neurosci 2016

[318] Brown ES, Hong SC. Antidepressant-induced bruxism successfully treated with gabapentin. J Am Dent Assoc 1999; 130: 1467–1469

[319] Graefe KH. Zentrales Nervensystem. In: Graefe KH, Lutz, W, Bönisch H (Hrsg.). Pharmakologie und Toxikologie. 2. Aufl. Stuttgart: Thieme, 2016; 269–318

[320] Patel SB, Kumar SKS. Myofascial pain secondary to medication-induced bruxism. J Am Dent Assoc 2012; 143: e67–9

[321] Lavigne GL, Lobbezoo F, Rompre PH et al. Cigarette smoking as a risk factor or an exacerbating factor for restless legs syndrome and sleep bruxism. Sleep 1997; 20: 290–293

[322] Madrid G, Madrid S, Vranesh JG et al. Cigarette smoking and bruxism. Percept Mot Skills 1998; 87 (3 Pt 1): 898

[323] Lotze M, Domin M, Kordass B. Symmetry of fMRI activation in the primary sensorimotor cortex during unilateral chewing. Clin Oral Investig 2017; 21: 967–973

13 Wie wirken sich rheumatische Erkrankungen auf das Kiefergelenk aus?

J. Fanghänel, P. Proff, C. Kirschneck

Steckbrief

Die rheumatoide Arthritis ist die am **häufigsten** auftretende Erkrankung aus dem entzündlichen Formenkreis der Rheumatologie [324]. Sie zeichnet sich vor allem durch eine persistierende Entzündung des **Stratum synoviale (Gelenkinnenhaut)** [339] aus mit Wucherung der Zotten (▶ Abb. 13.1) und fibrinösem Exsudat mit Makrophagen, Granulozyten und Plasmazellen, welche bis zur Zerstörung der knöchernen Gelenkstrukturen führen kann. Sie muss von der Osteoarthritis abgegrenzt werden, welche durch degenerative Knorpel- und subchondrale Veränderungen gekennzeichnet ist (d. h. eine Entzündung tritt nur sekundär auf) [324].

13.1 Einleitung

Im stomatognathen System wirkt sich die rheumatische Erkrankung als **rheumatoide Arthritis** des Kiefergelenks aus. Lange Zeit war man sich nicht einig, ob das Kiefergelenk von einer rheumatischen Erkrankung überhaupt betroffen sein kann. Die Literatur zeigt unterschiedliche Angaben über das Vorkommen im Kiefergelenk mit angegebenen Prävalenzen einer Mitbeteiligung zwischen 4,7 und 84 % [324], [325], [326], [327], [328], wobei das Kiefergelenk meist symmetrisch bilateral betroffen ist [324]. Von den entzündlichen Kiefergelenkerkrankungen nimmt

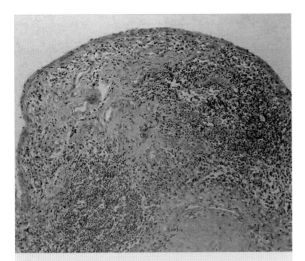

Abb. 13.1 Verbreiterte Zotte des Stratum synoviale. Hämatoxylin-Eosin-Färbung, Vergrößerung 40-fach.

die rheumatoide Arthritis allerdings neben der primär degenerativen Osteoarthritis einen vorderen Platz ein [329]. Bei differenzialdiagnostischen Untersuchungen der CMD sollte dieser Sachverhalt beachtet werden [330].

13.2 Ätiologie und Epidemiologie der rheumatoiden Arthritis

In der Literatur wird von einer „**systemischen Kollagenose**" gesprochen [327], [331]. Es handelt sich um eine systemische Erkrankung, welche durch eine chronische Entzündung von Gelenken, der kapsulären Strukturen und des Bindegewebes, charakterisiert ist [332]. Die Ursachen sind bisher nicht genau bekannt, es wird jedoch angenommen, dass es sich um eine Autoimmunerkrankung handelt [333], da bei 80 % der Patienten Antikörper (Rheumafaktoren, antizyklische Citrullin-Antikörper [ACC]) nachweisbar sind [324]. Daneben wird eine mikrobielle Beteiligung (Parodontalkeim Porphyromonas gingivalis) als auslösender Faktor diskutiert [324].

> **Merke**
>
> Die Erkrankung „Rheumatismus" beginnt meist zwischen dem 35. und 50. Lebensjahr [324], [329], dabei ist das weibliche Geschlecht 3-mal häufiger betroffen als das männliche [324], [329], [333]. Symptome des Kiefergelenks bei Rheumapatienten treten ca. 5 Jahre nach Ausbruch der Erkrankung auf [326].

13.3 Allgemeine und kiefergelenkbezogene Symptome der rheumatoiden Arthritis

Bevor die Kiefergelenke von der Erkrankung erfasst sind, ist oft der schleichende symmetrische Befall der Fingergrundgelenke und -mittelgelenke sowie der Hand- und Zehengelenke typisch [324]. Diese Gelenke schwellen zumeist bilateral schmerzhaft an und sind des Öfteren überwärmt und palpationsempfindlich sowie in der Beweglichkeit eingeschränkt [327], [328], [329], [333]. Zudem sind des Öfteren anfangs quietschende, später reibende Krepitationsgeräusche feststellbar [333]. Weitere all-

13

gemeine Symptome sind Morgensteifigkeit (mind. 1 Std.), Ruheschmerz, Kraftverlust und Muskelschwäche sowie -schmerzen, Müdigkeit und Appetitlosigkeit [324], [327], [329], [333]. Auch können sich subkutane Rheumaknoten über Knochenvorsprüngen in Gelenknähe bilden [324].

Als **klinische Befunde** bei der rheumatischen Arthritis des Kiefergelenks treten Reibegeräusche auf und z. T. auch bilaterale Schmerzen im Gelenk, die mindestens 6 Wochen anhalten [334], sowie eine Schwellung in der präaurikulären Region [327], [328], [335], [336]. Eine Abweichung der Mundöffnungsbewegung kann beobachtet werden [337], [338]. Des Weiteren finden wir häufig eine reduzierte Mundöffnung sowie einen frontoffenen Biss, wenn es durch die rheumatoide Arthritis zu einem Verlust der kondylären Unterstützung kommt [324], [327], [328]. Die klinischen Symptome sind generell durch abwechselnde Phasen der akuten Exazerbation und der Remission gekennzeichnet [328].

13.4 Morphologisch-radiologische Befunde im Kiefergelenk

Die morphologischen Befunde am Kiefergelenk können variieren. In der Regel sind das **Stratum synoviale** [339], die Gelenkkapsel sowie die Gelenkflächen betroffen. Die Zotten sind pathologisch verbreitert (als Pannus bezeichnet; ▶ Abb. 13.1) und teilweise entzündlich verändert. Diese ödematösen und granulomatösen Gewebewucherungen verursachen an den **Gelenkflächen** Arosionen und Erosionen, Zystenbildungen sowie avaskuläre Nekrosen [324]. Fibrosierungen und Adhäsionen innerhalb der Kapsel können auftreten. Diese Mechanismen führen zu einer zunehmenden Verdrängung des umgebenden Weichgewebes und einer **Beeinträchtigung der Kiefergelenkfunktion** [324]. Die entzündlichen und degenerativen Veränderungen verlaufen dabei schneller als bei der Osteoarthritis [340].

Zusätzlich zu einer umfassenden klinischen Untersuchung ist zur Erfassung morphologischer Befunde in der Regel eine radiologische Diagnostik in Form einer Panoramaschichtaufnahme oder gegebenenfalls auch eines Computertomogramms bei Patienten mit rheumatoider Arthritis angezeigt. Es zeigen sich in fortgeschrittenem Stadium sehr deutlich erosive Veränderungen, Formabweichungen der **Gelenkflächen** sowie der **Kondylen** und eine Verkleinerung des **Gelenkspalts** [328], [333], [341], in seltenen Fällen eine fibröse oder auch knöcherne **Ankylose**. Allerdings gibt es eine Diskrepanz zwischen den radiologischen und klinischen Befunden [337].

Merke

Strukturelle Veränderungen im Kiefergelenkbereich erlauben nicht sicher die Diagnose „rheumatische Arthritis". Hierzu müssen mehrere Gelenke betroffen sein und ein Rheumafaktor (Laborwerte [329], [336]) nachgewiesen werden, was insbesondere dann schwierig ist, wenn allein das Kiefergelenk betroffen ist [333].

Bei langjährigem Verlauf der rheumatischen Arthritis ist auch (bis zu 60 %) die **Halswirbelsäule** befallen. Als Folge kann eine „atlantodentale Instabilität" auftreten. Eine zu starke Inklination des Kopfes ist daher bei der Lagerung eines Patienten auf dem Behandlungsstuhl, bspw. während der Abdrucknahme zu vermeiden. Die Physiotherapie ist in der Lage, die Mobilität von Kiefergelenk und HWS zu verbessern (Kap. 29).

Für aktuelle Richtlinien zur Diagnostik und Therapie der rheumatoiden Arthritis, auch im Zusammenhang mit dem Kiefergelenk, verweisen wir auf einschlägige Literatur [341], [342].

13.5 Literatur

[324] Behr M. Rheumatoide Arthritis. Dtsch Zahnärztl Z 2009; 64: 646–647

[325] Koh ET, Yap AU, Koh CK et al. Temporomandibular disorders in rheumatoid arthritis. J Rheumatol 1999; 26: 1918–1922

[326] Ogus H. Rheumatoid arthritis of the temporomandibular joint. Br J Oral Surg 1975; 12: 275–284

[327] Kopp S. Rheumatoid arthritis. In: Zarb GA (ed.). Temporomandibular joint and masticatory muscle disorders. 2. ed. Copenhagen: Munksgaard 1994

[328] Atsü SS, Ayhan-Ardic F. Temporomandibular disorders seen in rheumatology practices: A review. Rheumatol Int 2006; 26: 781–787

[329] Stelzenmüller W, Wiesner J (Hrsg.). Therapie von Kiefergelenkschmerzen: Ein Behandlungskonzept für Zahnärzte, Kieferorthopäden und Physiotherapeuten. 2. Aufl. Stuttgart: Thieme 2010

[330] Aceves-Avila FJ, Chávez-López M, Chavira-González JR et al. Temporomandibular joint dysfunction in various rheumatic diseases. Reumatismo 2013; 65: 126–130

[331] Klippel JH. Primer on the rheumatic diseases. 13. ed. New York: Springer Science + Business Media 2008

[332] Zarb GA, Carlsson GE. Physiologie und Pathologie des Kiefergelenks. Berlin: Quintessenz 1990

[333] Freesmeyer WB. Was man vom Kiefergelenk des Menschen wissen sollte. Teil II: Erkrankungen der Kiefergelenke (Arthropathien). Manuelle Medizin 2001; 39: 79–85

[334] Müller W, Zeidler H, Wagenhäuser FJ. Differentialdiagnose rheumatischer Erkrankungen. 3. Aufl. Berlin: Springer 1998

[335] Gönner-Özkan V, Meyer P. Entzündliche Kiefergelenkserkrankungen – Osteoarthritis, rheumatoide Arthritis, juvenile idiopathische Arthritis. In: Stelzenmüller W, Wiesner J (Hrsg.). Therapie von Kiefergelenkschmerzen: Ein Behandlungskonzept für Zahnärzte, Kieferorthopäden und Physiotherapeuten. 2. Aufl. Stuttgart: Thieme 2010

[336] Tegelberg A, Kopp S. Clinical findings in the stomatognathic system for individuals with rheumatoid arthritis and osteoarthrosis. Acta Odontol Scand 1987; 45: 65–75

[337] Bayar N, Kara SA, Keles I et al. Temporomandibular joint involvement in rheumatoid arthritis: A radiological and clinical study. Cranio 2002; 20: 105–110

[338] Jank S, Schröder D, Haase S et al. Kiefergelenkbeschwerden bei juvenilen Patienten mit rheumatischen Erkrankungen. MKG-Chirurgie 2003; 7: 214–219

[339] Linß W, Fanghänel J. Histologie: Zytologie Allgemeine Histologie Mikroskopische Anatomie. Berlin, New York: de Gruyter 1998, c2011

[340] Gynther GW, Holmlund AB, Reinholt FP et al. Temporomandibular joint involvement in generalized osteoarthritis and rheumatoid arthritis: A clinical, arthroscopic, histologic, and immunohistochemical study. Int J Oral Maxillofac Surg 1997; 26: 10–16

[341] AWMF (Arbeitsgemeinschaft der Wissenschaftlichen Medizinischen Fachgesellschaften), Leitlinien. S 2e Leitlinie: Therapie der rheumatoiden Arthritis mit krankheitsmodifizierenden Medikamenten. Stand: 01.04.2018, gültig bis 31.03.2023. https://www.awmf.org/leitlinien/detail/II/060-004.html

[342] Aletaha D, Smolen JS. Diagnosis and Management of Rheumatoid Arthritis: A Review. JAMA 2018; 320: 1360–1372

13

I

14 Welchen Einfluss hat die Psyche auf kraniomandibuläre Dysfunktionen?

H. J. Grabe, H.-J. Freyberger †

Steckbrief

Der Einfluss der Psyche auf die CMD lässt sich anhand einfacher diagnostischer Merkmale initial identifizieren. Die Einflussfaktoren lassen sich dabei im Sinne einer unmittelbaren oder mittelbaren Verursachung, durch psychiatrische **Komorbidität** und durch **Stressfaktoren** spezifizieren.

14.1 Einleitung

Die psychosomatische Medizin hat sich in den vergangenen Jahren zunehmend auch mit früher primär als zahnmedizinisch anmutenden Themen befasst, sodass interdisziplinäre Arbeitskreise entstanden sind. Die Bundeszahnärztekammer hat in diesem Zusammenhang einen Leitfaden Psychosomatik erstellt, in dem grundlegende diagnostische Hinweise formuliert werden, die zumindest auf eine **psychosomatische Mitbeteiligung** auch in der Behandlung von CMD hinweisen [343], [344]:

- Diskrepanz zwischen der Beschreibung der Beschwerden einerseits und den anatomischen Grenzen und Gegebenheiten andererseits
- Diskrepanz zwischen der chronologischen Entwicklung der Beschwerden und den aus klinischer Erfahrung bekannten Verläufen
- diagnostisches Prinzip „ex non juvantibus": eine normalerweise effektive und effiziente Behandlung führt nicht zum Erfolg
- eine ungewöhnliche emotionale Beteiligung des Patienten am Krankheitsgeschehen
- Koinzidenz von lebensgeschichtlich bedeutsamem Ereignissen (z. B. Tod eines nahen Angehörigen, Trennung und Scheidung, berufliche Krisen) und dem Beginn der Beschwerden
- verstärkte (seltener verringerte) Schmerzwahrnehmung hinsichtlich Dauer und Intensität
- Non-Compliance
- herabgesetzte Entscheidungsfähigkeit bspw. bezüglich Behandlungsvorschlägen
- herabgesetzte Fähigkeit und Bereitschaft der Übernahme von Eigenverantwortung
- vermehrte Hilfsbedürftigkeit
- Doctor-Hopping, Koryphäen-Killer
- appellatives, forderndes und anklammerndes Interaktionsverhalten

- Symptomdarstellung: affektiv, diffus, bildhaft, vergleichend, anklagend, quälend; Patient bringt „Merkzettel" mit
- Vorliegen weiterer psychischer und psychosomatischer Erkrankungen
- Entstehen von Aggression und Ungeduld im Praxisteam

Diese Zusammenstellung lässt sich auch auf andere Bereiche der somatischen Medizin übertragen, dass sie Merkmale enthalten, welche sich ohne weiteres praxisnah aus der Anamneseerhebung und der Arzt-Patient-Interaktion schließen lassen.

14.2 Einflußfaktoren

Die folgenden Faktoren sind bei CMD zu beachten.

14.2.1 Kraniomandibuläre Dysfunktion als Symptom einer psychischen Erkrankung

Merke

Im Extremfall ist die CMD bei fehlender Beteiligung somatischer Faktoren als alleiniger Ausdruck einer psychischen Erkrankung anzusehen. Zumeist wird allerdings eine substanzielle psychische Mitbeteiligung anzunehmen sein, insbesondere dann, wenn sich die subjektiven Beschwerden nicht oder nicht ausreichend durch körperliche Faktoren erklären lassen.

Nach dem in der psychodynamischen Psychotherapie entwickelten Konversionsmodell werden derartige Symptome als Korrelat unverarbeiteter äußerer Belastungen (bspw. traumatische Ereignisse, Verlust von nahen Angehörigen) oder intrapsychischer, interpersoneller oder sozialer Konflikte aufgefasst.

Fehlgeschlagene Konflikt- oder Problembearbeitung

Das Symptom stellt dann sozusagen den Ausdruck einer fehlgeschlagenen Konflikt- oder Problemverarbeitung dar. Eine solche Konstellation ist etwa bei den **sog. somatoformen Störungen** zu finden, zu denen neben der **Somatisierungsstörung** auch die anhaltende **somatoforme Schmerzstörung** gerechnet wird. Das Charakteristikum der somatoformen Schmerzstörung ist dabei ein anhaltender, sich oft chronifizierender Schmerz, welcher nicht ausreichend durch eine somatische Ursache erklärt werden kann und den Hauptgegenstand der Beschwerden des Patienten darstellt [345].

Alexithymie

Zusätzlich wurde das Modell der Alexithymie entwickelt, das darauf verweist, dass Menschen mit Somatisierungsphänomenen oft Schwierigkeiten haben, **Emotionen** und **Affekte** angemessen bei sich wahrzunehmen, unterschiedliche Qualitäten von Affekten (bspw. Angst, Ärger, Schuld und Scham) zu differenzieren und diesen einen angemessenen sprachlichen Ausdruck zu verleihen [346], [347]. Für alexithyme Personen ist gezeigt worden, dass sie ein 2- bis 3-faches **Erkrankungsrisiko** für CMD aufweisen als nicht alexithyme Personen [348].

14.2.2 Kraniomandibuläre Dysfunktion und Komorbidität

Zusatzinfo

Es ist davon auszugehen, dass etwa 25 % der Allgemeinbevölkerung behandlungsbedürftige psychische Störungen aufweisen, wobei Angst- und depressive Störungen zahlenmäßig dominieren.

Viele Studien zeigen, dass die Betroffenen höhere Risiken aufweisen, ein kritisches Gesundheitsverhalten zu entwickeln und komorbide körperlich zu erkranken. Sie demonstrieren damit auch ein tendenziell unangemesseneres Umgehen mit der Mundhygiene und eine schlechtere Compliance bei der kontinuierlichen zahnärztlichen Behandlung. Darüber hinaus kommt es zu deutlichen Interaktionseffekten mit körperlichen Erkrankungen auf der Ebene der Symptomwahrnehmung und der Symptomverarbeitung. So weisen etwa Patienten mit Angsterkrankungen und depressiven Störungen eine gesenkte Schwelle für verschiedene Dimensionen der interozeptiven Körperwahrnehmung und damit auch im Hinblick auf die Schmerzsensitivität auf. Damit sind sie auch für **CMD anfälliger** als nicht erkrankte Personen.

Merke

Patienten mit Angsterkrankungen und depressiven Störungen sind für CMD anfälliger als nicht erkrankte Personen.

Dieser primären Mitbeteiligung der Symptomentstehung steht die zeitlich sekundäre Komorbidität gegenüber. So ist für Patienten mit langjährigen Schmerzsyndromen gezeigt worden, dass sie ein hohes Risiko haben, über einen schmerzbezogenen psychischen Zermürbungseffekt an einer depressiven Störung zu erkranken [345]. Dieser Sachverhalt führt wiederum dazu, dass die **Schmerzwahrnehmung** durch die Stimmungsverschlechterung deutlich **verstärkt** wird. Die kraniomandibuläre Symptomatik kann damit als Langzeiteffekt eine depressive Störung hervorrufen, die wiederum die Wahrnehmung der Körpersymptomatik verstärkt und so zu einem Teufelskreis führt.

14.2.3 Kraniomandibuläre Dysfunktion und Stress

Merke

Jenseits dieser Erwägungen, die psychische Störungen betreffen, ist zusätzlich von Bedeutung, dass unterschiedliche Stressfaktoren und insbesondere das subjektive Stresserleben und das zeitüberdauernde Stressniveau von Menschen eine zentrale Rolle spielen. Die Betroffenen reagieren auf Stressexposition vermehrt mit Muskelanspannungen im Kieferbereich, sodass sich dadurch die oralen Parafunktionen verstärken (Kap. 12).

Gleichzeitig ist wahrscheinlich ihre interzeptive Wahrnehmung von **Muskelanspannung** im Vergleich zu gesunden Personen reduziert, ohne dass eine manifeste psychische Störung vorliegen muss. Damit kann die CMD durch Stresskorrelate, wie etwa innere Anspannung oder affekte Dysregulation, entstehen und/oder aufrechterhalten werden. Eine aktuelle Arbeit betont in diesem Sinne auch die hohe Komorbidität von posttraumatischer Belastungsstörung und CMD [349]. Wie u. a. Shedden Mora et al. [350] betonen, stellt das Biofeedback eine symptombezogene und wirksame Methode zur Behandlung von CMD dar. Hier werden mittels computerisierter Messung bestimmter physiologischer Funktionen nicht oder kaum bewusster körperlicher Prozesse (bspw. muskuläre Aktivität, Herzfrequenz, Hauttemperatur) kontinuierlich über visuelle oder akustische Signale an den Betroffenen zurückgemeldet, sodass die Selbstkontrolle über körperliche Vorgänge gesteigert werden kann [349].

Graber [351] stellt die **Stressfaktoren und -möglichkeiten** zusammen und bewertet sie (▶ Tab. 14.1). Dabei stehen von der Wertigkeit der Tod des Ehepartners und Scheidung an erster Stelle.

14

Tab. 14.1 1 Stressfaktoren und ihre Wertigkeit nach Graber [351]. Von Personen mit 150–199 Punkten waren bis zu 37 % krank. Bei Personen mit 200–299 Punkten waren 51 %, bei Personen über 300 Punkte waren 79 % krank.

Rang	Ereignis	Durchschnittswerte [Punkte]
1	Tod des Ehepartners	100
2	Scheidung	73
3	Trennung vom Ehepartner	65
4	Haftstrafe	63
5	Tod eines nahen Familienangehörigen	63
6	eigene Krankheit oder Behinderung	53
7	Heirat	50
8	Verlust des Arbeitsplatzes	47
9	Aussöhnung mit dem Ehepartner	45
10	Pensionierung	45
11	Änderung des Gesundheitszustands eines Familienmitgliedes	44
12	Schwangerschaft	40
13	sexuelle Schwierigkeiten	39
14	Familienzuwachs	39
15	geschäftliche Veränderung	39
16	erhebliche Einkommensveränderung	38
17	Tod eines Freundes	37
18	Berufswechsel	36
19	Änderung der Häufigkeit von Auseinandersetzungen mit dem Partner	35
20	Aufnahme eines Kredits über 10000 Euro	31
21	Kündigung eines Darlehens	30
22	Veränderung im beruflichen Verantwortungsbereich	29
23	Kinder verlassen das Elternhaus	29
24	Ärger mit der angeheirateten Verwandtschaft	29
25	großer persönlicher Erfolg	28
26	Anfang oder Ende der Berufstätigkeit der Ehefrau	26
27	Schulbeginn oder -abschluss	26
28	Änderung des Lebensstandards	25
29	Änderung persönlicher Gewohnheiten	24
30	Ärger mit Vorgesetzten	23
31	Änderung von Arbeitszeit und -bedingungen	20
32	Wohnungswechsel	20
33	Schulwechsel	20
34	Änderung der Freizeitgewohnheiten	19
35	Änderung der kirchlichen Gewohnheiten	19
36	Änderung der gesellschaftlichen Gewohnheiten	18
37	Aufnahme eines Kredits unter 10000 Euro	17
38	Änderung der Schlafgewohnheiten	16
39	Änderung der Häufigkeit familiärer Kontakte	15
40	Änderung der Essgewohnheiten	15
41	Urlaub	13
42	Weihnachten	12
43	geringfügige Gesetzesübertretungen	11

Des Weiteren unterscheidet Graber [351] **Stressfaktoren** aus körperlicher, psychischer und sozialer Sicht:
- körperlich: Kälte, Wärme, Lärm, Hunger
- psychisch: Furcht, Angst, Schreck, Drohung, Angriff
- sozial: Armut, Luxus, Überbevölkerung, Straßenverkehr, Großstadtwohnungen

14.2.4 Weitere therapeutische Implikationen

Eine angemessene psychotherapeutische Behandlung setzt in den meisten Fällen voraus, dass mit den Patienten **motivationsfördernde Gespräche** geführt werden und eine zuvor verabredete feste Kooperation mit Fachärzten für Psychiatrie und Psychotherapie bzw. psychosomatische Medizin und Psychotherapie oder mit psychologischen Psychotherapeuten bestehen, an die der Patient überwiesen werden kann. In einer Reihe von Klinika stehen hierfür Spezialambulanzen zur Verfügung.

Merke

Es ist häufig sehr schwierig, den Patienten davon zu überzeugen, dass „sein spezielles Problem" nicht nur „zahnmedizinisch", sondern auch **„psychotherapeutisch"** gelöst werden muss.

Folgendes **Vorgehen** ist zu empfehlen:
- Versichern Sie dem Patienten, dass sein Problem ernst genommen und nach einer Lösung gesucht wird.
- Versichern Sie dem Patienten die Wertschätzung bisher beteiligter Behandler und ziehen Sie nicht grundsätzlich deren Kompetenz in Zweifel.
- Machen Sie dem Patienten deutlich, dass alle bisherigen Versuche nicht an dem Bemühen und der mangelnden Kompetenz der Behandler gescheitert ist, sondern an der Komplexität des vorliegenden Falles.

- Erklären Sie dem Patienten klar, dass er sich mit seiner bisherigen Auffassung zur Lösung seiner Beschwerden in einer Sackgasse befindet. Nicht die erneute Wiederholung von bisher erfolglosen Therapieschritten ist die Lösung, sondern eine Betrachtung aus einem anderen Fachbereich, in seinem Fall: der Psychiatrie.
- Machen Sie dem Patienten den Vorschlag, er solle es wenigstens einmal mit einem Beratungsgespräch zu versuchen.
- Wenn der Patient alles ablehnt und stur auf seiner Sicht beharrt, ist die weitere Behandlung abzubrechen.

14.3 Literatur

[343] Bundeszahnärztekammer (Hrsg.): Leitfaden Psychosomatik in der Zahn-, Mund- und Kieferheilkunde. Berlin, 2006

[344] Döhring S, Wolowski A. Psychosomatik in der Zahn-, Mund- und Kieferheilkunde. Wissenschaftliche Mitteilung des Arbeitskreises Psychologie und Psychosomatik in der DGZMK: Berlin, 2006

[345] Egle UT, Zentgraf B. Psychosomatische Schmerztherapie: Grundlagen, Diagnostik, Therapie und Begutachtung. 2. Aufl. Stuttgart: Kohlhammer, 2016

[346] Grabe HJ, Rufer M (Hrsg). Alexithymie – eine Störung der Affektregulation. Konzepte, Klinik und Therapie. Bern: Huber, 2014

[347] Haas J, Eichhammer P, Traue HC et al. Alexithymic and somatisation scores in patients with temporomandibular pain disorder correlate with deficits in facial emotion recognition. J Oral Rehabil 2013; 40: 81–90

[348] Kindler S, Schwahn C, Terock J et al. Alexithymia and temporomandibular joint and facial pain in the general population. J Oral Rehabil. 2018 Nov 25. doi: 10.1111/joor.12748. [Epub ahead of print]

[349] Kindler S, Schwahn C, Bernhardt O et al. Association Between Symptoms of Posttraumatic Stress Disorder and Signs of Temporomandibular Disorders in the General Population. J Oral Facial Pain Headache. 2019; 33(1): 67–76

[350] Sheden Mora MC, Bleichhardt G, Weber D et al. Biofeedback bei kraniomandibulären Dysfunktionen. Vorläufige Wirksamkeit und Akzeptanz eines Biofeedback-gestützten kognitiv-verhaltenstherapeutischen Therapiekonzepts. Psychotherapeut 2010; 55: 217–224

[351] Graber G. Der Einfluss der Psyche und Stress bei dysfunktionsbedingten Erkrankungen im stomatognathen System. In: Koeck B (Hrsg.) Praxis der Zahnheilkunde. Bd. 8 (Funktionsstörungen des Kauorgans). 3. Aufl. München: Urban & Schwarzenberg, 1995

14

15 Welche wechselseitigen Beziehungen bestehen zwischen kieferorthopädischer Therapie und kraniomandibulären Dysfunktionen?

C. Kirschneck, P. Proff

Steckbrief

Symptome von CMD treten bereits ab dem Kindesalter auf und nehmen in der Pubertät zu. Diese können unabhängig von einer zeitgleich durchgeführten kieferorthopädischen Behandlung entstehen, oder während einer Behandlung verstärkt auftreten. Nach derzeitigem Wissensstand (wissenschaftlicher Evidenz) ist eine kieferorthopädische Behandlung als **„CMD-neutral"** einzuschätzen. Die kieferorthopädische Behandlung erhöht weder das Risiko der Entstehung oder Zunahme von CMD, noch ist wissenschaftlich gesichert, dass sie präventiv-kurativ wirkt. Ein präventiv-therapeutischer Nutzen einer kieferorthopädischen Therapie scheint jedoch basierend auf der verfügbaren Studienlage in Einzelfällen möglich (▶ Abb. 15.1).

15.1 Einleitung

Verschiedene epidemiologische Studien zeigen, dass CMD, v.a. Kiefergelenkgeräusche, bei Kindern, Jugendlichen und jungen Erwachsenen häufig vorzufinden sind [352], [353]. Daneben nimmt die Zahl erwachsener Patienten in kieferorthopädischer Behandlung seit Jahren stetig zu [354]. Dieser Sachverhalt ist insbesondere aufgrund der Entwicklung **neuer Behandlungsverfahren** (Lingualtechnik, Aligner-Schienen, Miniimplantate, gesteuerte Geweberegeneration usw.) der Fall, welche eine ästhetisch wenig beeinträchtigende und sichere Behandlung auch von Patienten mit parodontaler Vorerkrankung erlauben [354], [355], [356]. Mit dieser Entwicklung steigt auch die Wahrscheinlichkeit, dass kieferorthopädische Patienten CMD-Symptome aufweisen [357].

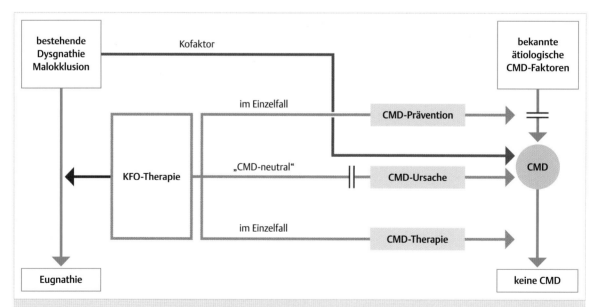

Abb. 15.1 Überblick auf die nach derzeitiger Studienlage wahrscheinliche Zusammenhänge zwischen (Mal)Okklusion, Dysgnathie, kieferorthopädischer Therapie und kraniomandibulären Dysfunktionen.

Da sich eine kieferorthopädische Behandlung zumeist über mehrere Jahre erstreckt, ist es also unabhängig von einer möglichen KFO-Therapie wahrscheinlich, dass während der Therapie CMD-Symptome auftreten oder sich nach deren Ende manifestieren. Von Patientenseite, aber auch vonseiten des behandelnden Kieferorthopäden, wird diese Entwicklung oftmals kausal auf die kieferorthopädische Therapie zurückgeführt. So ergab bspw. eine repräsentative Umfrage unter 173 brasilianischen Kieferorthopädien aus dem Jahr 2015, dass der Großteil der Befragten der Ansicht war, dass eine kieferorthopädische Therapie wesentlich zur Entstehung von CMD beitragen kann [358]. Dieses vorgefasste **subjektive Meinungsbild** unter Patienten wie Ärzten hat in der Vergangenheit bereits zu gerichtlichen sowie haftungsrechtlichen Auseinandersetzungen geführt [359], welche aber auch Impulse für die weitergehende wissenschaftlich-klinische Erforschung der Bedeutung kieferorthopädischer Maßnahmen für CMD gesetzt haben [360].

15.2 Historische Entwicklung

Bis in die Mitte der 1980er-Jahre gab es nur eine limitierte Anzahl methodologisch valider klinischer Studien. In einer ersten systematischen Literaturübersicht aus dem Jahre 1990 stellten Reynders et al. [361] die von 1966–1988 verfügbaren 91 Studien zusammen. Sie kamen zum Ergebnis, dass 55 Studien reine meinungsorientierte Expertenansichten darstellten, die keine oder nur wenig handfeste Daten zur Stützung der aufgestellten Theorien des jeweiligen Autors präsentierten. Weitere 30 Artikel waren reine Fallberichte, welche nur im Einzelfall den Einfluss einer bestimmten kieferorthopädischen Behandlung auf CMD untersuchten. Lediglich 6 der bis 1988 verfügbaren Artikel waren nach Reynders et al. tatsächliche klinische Studien, jedoch von unterschiedlicher Qualität und oft mit methodischen Problemen und Limitationen.

Inzwischen ist eine Vielzahl neuer klinischer sowie auch kontrollierter Studien erschienen (Kap. 15.3), welche evidenzbasierte Informationen bezüglich der wechselseitigen Beziehungen zwischen kieferorthopädischer Therapie und CMD generieren konnten.

15.3 Kieferorthopädische Behandlung als Ursache kraniomandibulärer Dysfunktionen

Merke

Wie von mehreren publizierten systematischen Reviews [360], [362], [363], [364], [365], [366], [367], [368], [369], [370], [371] und einer Meta-Analyse aus dem Jahr 2002 [372] übereinstimmend festgestellt wird, gibt es derzeit keine wissenschaftliche Evidenz, dass eine kieferorthopädische Behandlung die Prävalenz von CMD in klinisch relevantem Ausmaß erhöht bzw. dass ein signifikanter Zusammenhang zwischen kieferorthopädischer Behandlung und CMD existiert. Eine kieferorthopädische Therapie wird nach derzeitigem Kenntnisstand als „CMD-neutral" angesehen [373] und erhöht nicht das Risiko, CMD-Beschwerden im späteren Leben zu entwickeln.

15.3.1 Retrospektive Studien zur Ätiologie

Die ersten kontrollierten klinischen Studien, welche die Beziehung von kieferorthopädischer Behandlung und CMD an einer größeren Anzahl von Patienten untersuchten, wurden zu Beginn der 1980er-Jahre durchgeführt. Sadowsky und Begole [374] sowie Sadowsky und Polson [375] verglichen retrospektiv jeweils 75 bzw. 96 im Jugendalter (mind. 10 Jahre zuvor) kieferorthopädisch behandelte Erwachsene mit einer unbehandelten Kontrollgruppe (75 bzw. 111 Patienten). Obwohl 15–21 % der Studienteilnehmer mindestens ein Anzeichen von CMD zeigten, traten **keine statistisch signifikanten Unterschiede** zwischen beiden Patientengruppen auf.

Zahlreiche weitere, seit dieser Zeit durchgeführte retrospektive, kontrollierte Querschnittsstudien kamen zu vergleichbaren Ergebnissen. Hirsch [378] veröffentlichte eine epidemiologische Studie an einer großen Patientenkohorte von 1.011 Jugendlichen, von denen ca. 10 % CMD-Symptome (Helkimo-Index [376], RDC/TMD [377]) aufwiesen und ca. 30 % sich in kieferorthopädischer Behandlung befanden [378]. Es konnte ebenfalls kein signifikant höheres CMD-Risiko durch eine kieferorthopädische Therapie ermittelt und sogar eine signifikante Reduktion von Parafunktionen bei Therapieende festgestellt werden. Manfredini et al. [373] untersuchten in einer Querschnittsstudie 505 CMD-Patienten im Alter von ca. 40 Jahren im Vergleich zu asymptomatischen Kontrollen gleichen Geschlechts/Alters, von denen jeweils 36,1 bzw. 32,1 % eine kieferorthopädische Behandlung erhalten hatten. Es konnten auch in dieser Studie unabhängig von der Qualität des erreichten Therapieergebnisses keine signifi-

15

kanten oder relevanten Korrelationen zwischen der früher erfolgten kieferorthopädischen Behandlung und späteren CMD-Symptomen (Muskel-/Kiefergelenkschmerz, Diskusverlagerung, Arthrose) festgestellt werden.

Eine der wenigen Studien, welche von einem **möglichen positiven Zusammenhang** zwischen kieferorthopädischer Behandlung und CMD berichten, wurde von Smith und Freer [379] durchgeführt, welche 87 kieferorthopädisch mit Extraktion bleibender Zähne behandelte Patienten im Alter von ca. 21 Jahren mit einer nahezu gleichaltrigen Kontrollgruppe (28 Patienten) verglichen. 4 Jahre nach Retention konnten bei 21 % der behandelten Patienten gegenüber 14 % der Patienten der Kontrollgruppe CMD-Symptome festgestellt werden – ein Unterschied, der jedoch statistisch mit Ausnahme „weicher", nicht pathologischer Klickgeräusche im Kiefergelenk (64 vs. 36 %) nicht signifikant war, sodass die Hypothese eines Zusammenhanges von den Autoren verworfen wurde.

15.3.2 Prospektive Studien zur Ätiologie

Auch mehrere prospektiv-longitudinale klinische Studien, welche den Zusammenhang zwischen kieferorthopädischer Behandlung und CMD untersucht haben, wurden seit den 1980er-Jahren durchgeführt. Die verfügbaren Studien, bspw. eine größer angelegte prospektive Kohortenstudie von Macfarlane et al. [380] an 1.018 Kindern im Alter von 11–12 Jahren zu Beginn der kieferorthopädischen Behandlung, von denen 337 Kinder 20 Jahre nachuntersucht werden konnten, kommen übereinstimmend zum Ergebnis, dass die kieferorthopädische Behandlung **keinen wesentlichen ätiologischen Faktor** für CMD darstellt [380], [381], [382], [383], [384], [385], [386], [387], [388], [389], [390], [391], [392], [393].

15.4 Prävention und Therapie kraniomandibulärer Dysfunktionen durch Kieferorthopädie

Die Frage nach einer präventiv-kurativen Wirkung kieferorthopädischer Behandlungsmaßnahmen ist aufgrund der teilweise recht hohen Prävalenz von CMD-Symptomen auch bei gesunden Patienten als auch der großen Variabilität der Behandlungstechniken und -maßnahmen schwierig zu untersuchen und zu beantworten. In der Tat zeigen einige klinische Studien eine präventiv-kurative Tendenz einer kieferorthopädischen Behandlung bezüglich CMD-assoziierter myofaszialer und Kopfschmerzen gegenüber kieferorthopädisch unbehandelten Patienten, während Kiefergelenkgeräusche nicht signifikant beeinflusst wurden [394], [395], [396].

Dieser Sachverhalt betrifft insbesondere den unilateralen posterioren Kreuzbiss (▶ Abb. 15.2), von dem angenommen wird, dass er einen stärkeren Einfluss auf die korrekte Funktion des stomatognathen Systems hat [397]. Systematische prospektive klinische Studien, welche die CMD-präventive Wirkung einer frühzeitigen Kreuzbissumstellung im Wachstum belegen, stehen bislang aus. Vielmehr konnte eine größer angelegte prospektive klinische Studie an 1.291 Jugendlichen **keinen signifikanten Zusammenhang** zwischen unilateralem posteriorem Kreuzbiss und einer Diskusverlagerung mit Reposition bzw. Klickgeräuschen im Kiefergelenk nachweisen [398], was die Autoren auf eine entsprechende initial optimale funktionelle Adaptation des Kiefergelenks bei Jugendlichen zurückführen [357]. Auch eine forcierte Gaumennahterweiterung bei Patienten mit unilateralem Kreuzbiss stellte in Untersuchungen mittels MRT weder einen Risikofaktor noch einen präventiven Faktor für CMD bzw. eine artikuläre Diskusfehlposition dar [357].

Janson und Hasund [399] untersuchten retrospektiv 90 Angle-Klasse-II/1-Patienten 5 Jahre nach Retention, von denen 30 in einer 2-Phasen-Therapie mit Headgear-Aktivator und festsitzend und 30 in einer 1-Phasen-Therapie festsitzend mit Extraktion von 4 Prämolaren behandelt wurden, während 30 weitere unbehandelte Patien-

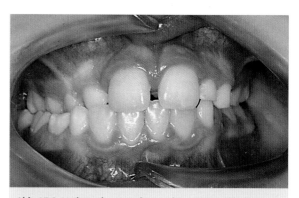

Abb. 15.2 Unilateraler Kreuzbiss rechts mit mandibulärer Mittenabweichung nach rechts.

ten die Kontrollgruppe bildeten. Die Autoren fanden CMD-Symptome in ca. 42 % der Patienten insgesamt (behandelt und unbehandelt) mit signifikanten Unterschieden zwischen der Headgear-Aktivator-Gruppe ohne Extraktionstherapie sowie der Kontrollgruppe und schlussfolgerten, dass eine kieferorthopädische Therapie von Klasse-II/1-Patienten ohne Extraktion bleibender Zähne CMD vorbeugen könnte.

Magnusson [400] sowie Egermark und Thilander [401] untersuchten 238 bzw. 293 Kinder und Jugendliche, von denen ein Drittel eine kieferorthopädische Behandlung erhalten hatte, erneut 5 bzw. 10 Jahre nach Behandlungsende und fanden eine Zunahme von CMD-Symptomen in allen Altersgruppen (7, 11 und 15 Jahre), welche jedoch bei unbehandelten Patienten etwas stärker ausgeprägt waren bei entsprechend höherem klinischen Dysfunktionsindex nach Helkimo [364]. Da die beobachteten Unterschiede jedoch gering waren, stellt sich die Frage, ob von statistisch relevanten Unterschieden ausgegangen werden kann.

Auch eine longitudinale Studie von Olsson und Lindqvist [402] an 210 Patienten vor und nach kieferorthopädischer Behandlung ergab eine von 17 % auf 7 % verringerte Prävalenz von CMD-Symptomen. Moderate bzw. schwere mandibuläre Dysfunktionen nach dem Helkimo-Index [376] verringerten sich von 32 bzw. 14 % auf 14 bzw. 6 %. Die Autoren folgerten daher, dass eine kieferorthopädische Behandlung in gewissem Maße präventivkurativ bezüglich CMD wirken kann. Dieser Sachverhalt muss jedoch aufgrund der eingeschränkten Aussagekraft des Helkimo-Index [376] bezüglich der Bewertung von CMD unter Vorbehalt gesehen werden.

Pullinger et al. [403] konnten in einer kontrollierten Studie an 413 Patienten zeigen, dass der unilaterale posteriore Kreuzbiss 3,3- bzw. 2,6-mal häufiger mit einer Diskusverlagerung mit bzw. ohne Reposition vergesellschaftet war und 2-mal häufiger mit einer Osteoarthrose im Kiefergelenk. Auch Thilander und Bjerklin [46] berichten in einem systematischen Review der Literatur von 1970–2009, dass ein funktioneller posteriorer Kreuzbiss (mandibuläre Führung mit Mittenabweichung) mit Kopfschmerzen, Kiefergelenk- und Muskelschmerzen sowie Kiefergelenkgeräuschen assoziiert zu sein scheint. Basierend auf diesen Ergebnissen erscheint eine frühzeitige Behandlung unilateraler posteriorer Kreuzbisse im Wachstum sinnvoll [397], [404], um funktionelle und skelettale Fehladapationen des Kausystems zu vermeiden.

In einer retrospektiven Studie von D'Ippolito et al. [405] konnte an 16 Patienten gezeigt werden, dass bei CMD-Patienten mit mandibulären Asymmetrien (81 % strukturell, 19 % funktionell) ein kieferorthopädischer Ausgleich derselben zu einem signifikanten, fast vollständigen **Rückgang der CMD-Problematik** führte.

15.5 Analyse der Evidenz der verfügbaren Studien

Eine 2017 durchgeführte systematische Literaturrecherche zum Thema Kieferorthopädie und CMD mittels PubMed (Medline) unter Nutzung der Begriffe „*orthodontic* OR *orthodontics* OR *orthognathic* AND *tmd* OR *temporo-mandibular disorder* OR *temporo-mandibular disorders*" ergab 834 Studien, von denen 130 als Review, 10 als Meta-Analysen und 83 als prospektiv-longitudinal klassifiziert waren. Bei genauer Betrachtung zeigte sich jedoch, dass ein Großteil dieser Studien nicht explizit den Zusammenhang von kieferorthopädischer Behandlung und CMD untersuchte bzw. gänzlich anderen Fragestellungen nachging. Auch sind aktuell weiterhin nur in begrenztem Umfang prospektive kontrollierte oder gar randomisierte Studien mit großen Patientenzahlen verfügbar, welche sich mit dem Zusammenhang von CMD mit kieferorthopädischer Therapie und Malokklusionen befasst haben. Die meisten verfügbaren Artikel sind Fallberichte, retrospektive Studien oder Querschnittsstudien und weisen oftmals geringe Fallzahlen, ein unzureichendes Studiendesign oder auch unzureichenden Kontrollen auf.

Merke

Das größte Problem bei allen Studien, die Zusammenhänge zwischen kieferorthopädischer Behandlung und CMD wissenschaftlich untersuchen, ist die Tatsache, dass sowohl CMD als auch die kieferorthopädische Therapie **keine homogenen Entitäten** darstellen, sondern eine große Anzahl verschiedener Symptome in Bezug auf das Kiefergelenk oder die Kaumuskulatur bzw. verschiedenste Behandlungstechniken subsumieren [406]. Generalisierte Aussagen und Untersuchungen können daher nur bedingt Auskunft über mögliche Zusammenhänge geben.

Ein weiteres Problem stellt die Tatsache dar, dass in vielen Studien berücksichtigte Anzeichen von CMD nicht immer pathologisch sind, sondern durchaus auch **Varianten der Norm** darstellen können, die keiner Therapie bedürfen [407], [408]. Dieser Sachverhalt trifft insbesondere für Kiefergelenkgeräusche zu, welche weit verbreitet sind und unabhängig von der bestehenden (Mal)Okklusion und kieferorthopädischer Behandlung auftreten können [406]. So wird deren Prävalenz bei Kindern und Jugendlichen zwischen 6 und 18 Jahren zum Teil mit bis zu 89,3 % angegeben [409]. Obwohl diesen Geräuschen auch in wissenschaftlichen Studien häufig ein pathologischer Wert als CMD zugeschrieben wird, zeigen sie im Verlauf der Zeit eine hohe Variabilität [400], [50] und müssen nicht zwangsläufig zu einer „CMD-Problematik" führen [410], [411].

15

Eine zusätzliche Limitation vieler Studien stellt die weitverbreitete Bewertung von CMD-Symptomen mittels des **klinischen Dysfunktionsindex nach Helkimo** dar [376], [406], (Kap. 2.2). Dieser basiert auf der Beurteilung 5 klinischer CMD-Symptome jeweils mit einem Score-Wert von 0–5, was addiert einen Gesamt-Score von 0 (symptomfrei) bis 25 (schwere Dysfunktion) ergeben kann [376]. Trotz der weiten Verbreitung ist die interne und externe Validität dieses Index infrage gestellt worden [412], da die inkludierten Symptome wie Kiefergelenkgeräusche und eingeschränkte Unterkieferbewegung relativ unspezifisch sind, nicht zwingend Symptome mit Krankheitswert wiedergeben und auch die Grenzwerte für die Klassifikation der Schwere der CMD relativ willkürlich festgelegt wurden [406]. Darüber hinaus geben viele Studien nicht an, wie die klinische Untersuchung auf CMD-Symptome durchgeführt wurde, insbesondere ob zuvor eine Kalibrierung oder ein Training des jeweiligen Untersuchers erfolgte und ob sie standardisiert gemäß den inzwischen etablierten und validen RDC/TMD erfolgte [377].

Merke

Die vielfältigen diagnostischen Vorgehensweisen, Studiendesigns und die hohe Abhängigkeit diagnostischer Trennschärfe und Reliabilität von der CMD-Erfahrung des Behandlers erschweren daher valide Meta-Analysen der verfügbaren Studiendaten.

15.6 Literatur

[352] Jensen U, Ruf S. Longitudinal changes in temporomandibular disorders in young adults: Indication for systematic temporomandibular joint screening. J Orofac Orthop 2007; 68: 501–509

[353] Mintz SS. Craniomandibular dysfunction in children and adolescents: A review. Cranio 1993; 11: 224–231

[354] Christensen L, Luther F. Adults seeking orthodontic treatment: Expectations, periodontal and TMD issues. Br Dent J 2015; 218: 111–117

[355] Kirschneck C. Kieferorthopädie im parodontal geschädigten Gebiss – Schnittstelle zwischen Kieferorthopädie und Parodontologie. Quintessenz 2017: 533–544

[356] Kirschneck C, Proff P. Kieferorthopädische Behandlung im parodontal geschädigten Gebiss – Vorteile, Möglichkeiten und Limitationen. Inf Orthod Kieferorthop 2016; 48: 79–86

[357] Michelotti A, Iodice G. The role of orthodontics in temporomandibular disorders. J Oral Rehabil 2010; 37: 411–429

[358] Coelho TGdS, Caracas HCPM. Perception of the relationship between TMD and orthodontic treatment among orthodontists. Dental Press J Orthod 2015; 20: 45–51

[359] Pollack B. Cases of note: Michigan jury awards $850,000 in ortho case: a tempest in a teapot. J Mich Dent Assoc 1988; 70: 540–542

[360] McNamara JA, JR. Orthodontic treatment and temporomandibular disorders. Oral Surg Oral Med Oral Pathol Oral Radiol Endod 1997; 83: 107–117

[361] Reynders RM. Orthodontics and temporomandibular disorders: A review of the literature (1966–1988). Am J Orthod Dentofacial Orthop 1990; 97: 463–471

[362] Leite RA, Rodrigues JF, Sakima MT et al. Relationship between temporomandibular disorders and orthodontic treatment: A literature review. Dental Press J Orthod 2013; 18: 150–157

[363] Zurfluh MA, Kloukos D, Patcas R et al. Effect of chin-cup treatment on the temporomandibular joint: A systematic review. Eur J Orthod 2015; 37: 314–324

[364] Luther F, Layton S, McDonald F. Orthodontics for treating temporomandibular joint (TMJ) disorders. Cochrane Database Syst Rev 2010: CD006541

[365] Moreno-Hay I, Okeson JP. Does altering the occlusal vertical dimension produce temporomandibular disorders? A literature review. J Oral Rehabil 2015; 42: 875–882

[366] Luther F. Orthodontics and the temporomandibular joint: Where are we now? Part 1. Orthodontic treatment and temporomandibular disorders. Angle Orthod 1998; 68: 295–304

[367] Luther F. Orthodontics and the temporomandibular joint: Where are we now? Part 2. Functional occlusion, malocclusion, and TMD. Angle Orthod 1998; 68: 305–318

[368] Luther F. TMD and occlusion part II. Damned if we don't? Functional occlusal problems: TMD epidemiology in a wider context. Br Dent J 2007; 202: E3; discussion 38–39

[369] Luther F. TMD and occlusion part I. Damned if we do? Occlusion: The interface of dentistry and orthodontics. Br Dent J 2007; 202: E2; discussion 38–39

[370] McNamara JA, JR, Turp JC. Orthodontic treatment and temporomandibular disorders: Is there a relationship? Part 1: Clinical studies. J Orofac Orthop 1997; 58: 74–89

[371] McNamara JA, JR, Seligman DA, Okeson JP. Occlusion, Orthodontic treatment, and temporomandibular disorders: A review. J Orofac Pain 1995; 9: 73–90

[372] Kim M-R, Graber TM, Viana MA. Orthodontics and temporomandibular disorder: A meta-analysis. Am J Orthod Dentofacial Orthop 2002; 121: 438–446

[373] Manfredini D, Stellini E, Gracco A et al. Orthodontics is temporomandibular disorder-neutral. Angle Orthod 2016; 86: 649–654

[374] Sadowsky C, BeGole EA. Long-term status of temporomandibular joint function and functional occlusion after orthodontic treatment. Am J Orthod 1980; 78: 201–212

[375] Sadowsky C, Polson AM. Temporomandibular disorders and functional occlusion after orthodontic treatment: Results of two long-term studies. Am J Orthod 1984; 86: 386–390

[376] Helkimo M. Studies on function and dysfunction of the masticatory system. II. Index for anamnestic and clinical dysfunction and occlusal state. Swed Dent J 1974; 67: 101–121

[377] Dworkin SF. Research Diagnostic criteria for Temporomandibular Disorders: Current status & future relevance. J Oral Rehabil 2010; 37: 734–743

[378] Hirsch C. No Increased risk of temporomandibular disorders and bruxism in children and adolescents during orthodontic therapy. J Orofac Orthop 2009; 70: 39–50

[379] Smith A, Freer TJ. Post-orthodontic occlusal function. Aust Dent J 1989; 34: 301–309

[380] Macfarlane TV, Kenealy P, Kingdon HA et al. Twenty-year cohort study of health gain from orthodontic treatment: Temporomandibular disorders. Am J Orthod Dentofacial Orthop 2009; 135: 692.e1–8; discussion 692–693

[381] Kremenak CR, Kinser DD, Harman HA et al. Orthodontic risk factors for temporomandibular disorders (TMD). I: Premolar extractions. Am J Orthod Dentofacial Orthop 1992; 101: 13–20

[382] Kremenak CR, Kinser DD, Meicher TJ et al. Orthodontics as a risk factor for temporomandibular disorders (TMD). II. Am J Orthod Dentofacial Orthop 1992; 101: 21–27

[383] Hirata RH, Heft MW, Hernandez B et al. Longitudinal study of signs of temporomandibular disorders (TMD) in orthodontically treated and nontreated groups. Am J Orthod Dentofacial Orthop 1992; 101: 35–40

[384] Dibbets JM, van der Weele LT. Orthodontic treatment in relation to symptoms attributed to dysfunction of the temporomandibular

joint. A 10-year report of the University of Groningen study. Am J Orthod Dentofacial Orthop 1987; 91: 193–199

[385] Dibbets JM, van der Weele LT. Extraction, orthodontic treatment, and craniomandibular dysfunction. Am J Orthod Dentofacial Orthop 1991; 99: 210–219

[386] Dibbets JM, van der Weele LT. Long-term effects of orthodontic treatment, including extraction, on signs and symptoms attributed to CMD. Eur J Orthod 1992; 14: 16–20

[387] Mohlin BO, Derweduwen K, Pilley R et al. Malocclusion and temporomandibular disorder: A comparison of adolescents with moderate to severe dysfunction with those without signs and symptoms of temporomandibular disorder and their further development to 30 years of age. Angle Orthod 2004; 74: 319–327

[388] Egermark I, Carlsson GE, Magnusson T. A prospective long-term study of signs and symptoms of temporomandibular disorders in patients who received orthodontic treatment in childhood. Angle Orthod 2005; 75: 645–650

[389] Henrikson T, Nilner M, Kurol J. Signs of temporomandibular disorders in girls receiving orthodontic treatment. A prospective and longitudinal comparison with untreated Class II malocclusions and normal occlusion subjects. Eur J Orthod 2000; 22: 271–281

[390] Keeling SD, Garvan CW, King GJ et al. Temporomandibular disorders after early Class II treatment with bionators and headgears: Results from a randomized controlled trial. Semin Orthod 1995; 1: 149–164

[391] Kurt H, Alioglu C, Karayazgan B et al. The effects of two methods of Class III malocclusion treatment on temporomandibular disorders. Eur J Orthod 2011; 33: 636–641

[392] Mandall N, DiBiase A, Littlewood S et al. Is early Class III protraction facemask treatment effective? A multicentre, randomized, controlled trial: 15-month follow-up. J Orthod 2010; 37: 149–161

[393] Antunes Ortega ACB, Pozza DH, Rocha Rodrigues LLF et al. Relationship Between Orthodontics and Temporomandibular Disorders: A Prospective Study. J Oral Facial Pain Headache 2016; 30: 134–138

[394] Tecco S, Marzo G, Crincoli V et al. The prognosis of myofascial pain syndrome (MPS) during a fixed orthodontic treatment. Cranio 2012; 30: 52–71

[395] Tecco S, Teté S, Crincoli V et al. Fixed orthodontic therapy in temporomandibular disorder (TMD) treatment: An alternative to intraoral splint. Cranio 2010; 28: 30–42

[396] Egermark I, Rönnerman A. Temporomandibular disorders in the active phase of orthodontic treatment. J Oral Rehabil 1995; 22: 613–618

[397] Thilander B, Bjerklin K. Posterior crossbite and temporomandibular disorders (TMDs): Need for orthodontic treatment? Eur J Orthod 2012; 34: 667–673

[398] Farella M, Michelotti A, Iodice G et al. Unilateral posterior crossbite is not associated with TMJ clicking in young adolescents. J Dent Res 2007; 86: 137–141

[399] Janson M, Hasund A. Functional problems in orthodontic patients out of retention. Eur J Orthod 1981; 3: 173–179

[400] Magnusson T. Five-year longitudinal study of signs and symptoms of mandibular dysfunction in adolescents. Cranio 1986; 4: 338–344

[401] Egermark I, Thilander B. Craniomandibular disorders with special reference to orthodontic treatment: An evaluation from childhood to adulthood. Am J Orthod Dentofacial Orthop 1992; 101: 28–34

[402] Olsson M, Lindqvist B. Mandibular function before and after orthodontic treatment. Eur J Orthod 1995; 17: 205–214

[403] Pullinger AG, Seligman DA, Gornbein JA. A multiple logistic regression analysis of the risk and relative odds of temporomandibular disorders as a function of common occlusal features. J Dent Res 1993; 72: 968–979

[404] Thilander B, Wahlund S, Lennartsson B. The effect of early interceptive treatment in children with posterior cross-bite. Eur J Orthod 1984; 6: 25–34

[405] D'Ippolito S, Ursini R, Giuliante L et al. Correlations between mandibular asymmetries and temporomandibular disorders (TMD). Int Orthod 2014; 12: 222–238

[406] Türp JC, McNamara JA, JR. Orthodontic treatment and temporomandibular disorder: Is there a relationship? Part 2: Clinical implications. J Orofac Orthop 1997; 58: 136–143

[407] Collett T, Stohler CS. The orthodontic/TMD patient: Review of the literature and an introduction to structured clinical decision making. Aust Orthod J 1994; 13: 188–193

[408] Kandasamy S. TMD and orthodontics: A clinical guide for the orthodontist. Cham, Berlin: Springer International Publishing; 2015

[409] Motegi E, Miyazaki H, Ogura I et al. An orthodontic study of temporomandibular joint disorders. Part 1: Epidemiological research in Japanese 6–18 year olds. Angle Orthod 1992; 62: 249–256

[410] Sadowsky C, Theisen TA, Sakols EI. Orthodontic treatment and temporomandibular joint sounds–a longitudinal study. Am J Orthod Dentofacial Orthop 1991; 99: 441–447

[411] Rinchuse DJ, Abraham J, Medwid L et al. TMJ sounds: Are they a common finding or are they indicative of pathosis/dysfunction? Am J Orthod Dentofacial Orthop 1990; 98: 512–515

[412] an der Weele LT, Dibbets JM. Helkimo Index. A scale or just a set of symptoms? J Oral Rehabil 1987; 14: 229–237

15

16 Wie wirken sich bestimmte kieferorthopädische Therapieformen auf kraniomandibuläre Dysfunktionen aus?

P. Proff, C. Kirschneck

Steckbrief

Die verwendete Behandlungsmechanik hat nach derzeitigem Kenntnisstand keinen Einfluss auf die Entstehung von CMD. Ebenso führt eine Extraktion bleibender Zähne während einer kieferorthopädischen Therapie nicht zwangsläufig zu einer Bissvertiefung bzw. zu CMD. Das Nichterreichen einer zentrischen Kondylenposition im Rahmen einer kieferorthopädischen Therapie erhöht nicht zwingend das CMD-Risiko, da auch bei asymptomatischen Patienten eine hohe individuelle Variabilität der physiologischen Kondylenposition vorherrschen kann. Obwohl das Erreichen einer stabilen optimalen statischen und funktionellen Okklusion auch aus rezidivprophylaktischen Überlegungen ein sinnvolles kieferorthopädisches Behandlungsziel darstellt, geht ein Nichterreichen einer spezifischen gnathologisch-idealen Okklusion nicht zwingend mit einem erhöhten Risiko für CMD einher. Auch orthognath-chirurgische Eingriffe im Rahmen einer kieferorthopädisch-kieferchirurgischen Kombinationsbehandlung scheinen nach derzeitiger Evidenz weitgehend CMD-„neutral" zu sein, d. h. im Einzelfall kann sowohl eine Zunahme, Konstanz oder ein Rückgang von CMD-Symptomen auftreten. Aktuelle Daten zeigen jedoch, dass je nach angewendetem chirurgischem Verfahren in Abhängigkeit der zu therapierenden Malokklusion auch eine Reduktion von CMD möglich scheint.

16.1 Einleitung

Aufgrund der Vielzahl existierender Dysgnathien und Malokklusionen ist auch das kieferorthopädisch-therapeutische Spektrum entsprechend weit gefächert. Aufgrund dieser notwendigen **Heterogenität der Therapieverfahren** und -ansätze erscheint es daher sinnvoll, einen möglichen Zusammenhang zwischen kieferorthopädischer Therapie und CMD separat für **einzelne Therapieformen** näher zu beleuchten. Hierzu zählen insbesondere bestimmte Behandlungsmechaniken (Kap. 16.2), die Extraktion bleibender Zähne (Kap. 16.3) sowie kombiniert kieferorthopädisch-kieferchirurgische Eingriffe (Kap. 16.6). Darüber hinaus ist es von Interesse, ob eine Verlagerung des Condylus mandibulae im Rahmen der Therapie einen Risikofaktor für CMD darstellt (Kap. 16.4) und ob eine Dysgnathie bzw. Malokklusion an sich bzw. das Nichterreichen gnathologischer Standards bezüglich der

Okklusion bei Therapieende (Kap. 16.5) für die Entstehung von CMD von Bedeutung sind.

16.2 Einfluss der Behandlungsmechanik auf die Entstehung von kraniomandibulären Dysfunktionen

Die Art der eingesetzten Behandlungstechnik scheint **keinen signifikanten Einfluss** auf das Auftreten von CMD-Symptomen zu haben. So fanden bspw. Dibbets et al. [413], [414], [415] in einer größeren longitudinalen Studie an 171 Patienten, von denen 75 (44 %) mittels festsitzender Begg-Technik, 66 Patienten (39 %) funktionskieferorthopädisch mit herausnehmbarem Aktivator und 30 Patienten (17 %) mit einer extraoralen Kopf-Kinn-Kappe behandelt wurden, dass zwar Patienten mit festsitzender Begg-Behandlung direkt nach Behandlungsende vermehrt objektive CMD-Symptome aufwiesen, jedoch bei einer Nachuntersuchung 20 Jahre später keine Unterschiede mehr zwischen den Gruppen nachweisbar waren. Die Autoren schlussfolgerten aus diesen Ergebnissen, dass die verschiedenen Arten kieferorthopädischer Behandlung nicht in kausaler Beziehung zu CMD stehen.

Henrikson et al. [416], [417] untersuchten prospektiv 65 weibliche Patienten im Alter von 11–15 Jahren mit Angle-Klasse II/1, welche mit einer festsitzenden Multibracket-Apparatur in Kombination mit einem extraoralen Headgear, Klasse-II-Gummizügen und/oder Extraktionen bleibender Zähne behandelt wurden, mit einer unbehandelten Klasse-II/1-Kontrollgruppe (58 Mädchen) und einer Klasse-I-Kontrollgruppe (60 Mädchen). Innerhalb von 2 Jahren traten in allen 3 Gruppen, also auch den unbehandelten Kontrollgruppen, vermehrt Klickgeräusche im Kiefergelenk sowie fluktuierend CMD-Symptome auf. Deren Prävalenz nahm jedoch in der kieferorthopädisch behandelten Gruppe ab, sodass Klasse-II/1-Patienten mit CMD-Problemen muskulärer Ursache sogar eventuell von einer kieferorthopädischen Therapie funktionell profitieren könnten.

Angle-Klasse-III-Patienten, welche mittels festsitzender Multibracket-Apparatur und zervikalem Headgear für 2–3 Jahre behandelt wurden, zeigten in einer klinischen Studie von Rey et al. [418] ebenfalls keine höhere CMD-Prävalenz als analog festsitzend ohne Extraktionen/Headgear behandelte Klasse-I-Patienten sowie eine unbehandelte Klasse-II-Kontrollgruppe.

Auch für eine festsitzende Klasse-II-Therapie über 6 Monate mit einem Herbst-Scharnier konnte in einer Studie von Pancherz [419] 12 Monate nach Behandlungsende keine erhöhte Prävalenz von CMD-Symptomen gegenüber dem Behandlungsbeginn festgestellt werden.

16.3 Einfluss einer Extraktion bleibender Zähne im Rahmen der kieferorthopädischen Therapie

Trotz rückläufiger Zahlen in den letzten Jahren ist die Extraktion bleibender Zähne im Rahmen einer kieferorthopädischen Therapie bei gegebener Indikation unter Abwägung verschiedener differenzialdiagnostischer Faktoren weiterhin eine etablierte und in vielen Fällen unumgängliche Behandlungsstrategie, um funktionell-morphologisch ein gutes und stabiles Behandlungsergebnis ohne langfristige Schäden im stomatognathen System zu erreichen [420], [421]. Obwohl einer der Hauptursachen für die abnehmende Extraktionshäufigkeit der Wunsch des Patienten bzw. der Eltern nach einer „minimalinvasiven" Behandlung darstellt, gaben bspw. bei einer Befragung in den USA 14,9 % der Kieferorthopäden auch „Bedenken bezüglich CMD" als Ursache für das Vermeiden von Zahnextraktionen im Rahmen einer kieferorthopädischen Therapie an [422].

Während mehrere auf Expertenmeinungen anstelle von Daten basierende, wissenschaftliche Artikel die Extraktion von Prämolaren im Rahmen einer kieferorthopädischen Therapie mit dem Auftreten von CMD in Verbindung gebracht haben [423], [424], [425], konnten kontrolliert-prospektive, wissenschaftliche Studien [426], [427], [428], wie die zuvor genannte longitudinale Studie von Dibbets und van der Weele [413], [414], [415], diesen Zusammenhang nicht bestätigen. Auch auf die Entwicklung von Kiefergelenkgeräuschen scheint die Extraktionsentscheidung keinen Einfluss zu haben.

Die in Expertenansichten oftmals geäußerte Meinung, dass eine kieferorthopädische Behandlung mit Extraktion bleibender Zähne zwangsläufig zu einer Bissvertiefung mit entsprechender Verlagerung des Kondylus und CMD-Problemen führen muss, wird ebenfalls durch klinische Studien widerlegt. Moreno-Hay und Okeson [429] ermittelten in einem systematischen Review der verfügbaren Literatur, dass Veränderungen in der okklusalen vertikalen Dimension von bis zu 5 mm voraussichtlich vom stomatognathen System ohne erhöhtes Risiko für CMD adaptiv toleriert werden.

Zusatzinfo

Dibbets und van der Weele [413], [414], [415] untersuchten 171 Patienten, von denen 34 % ohne Zahnextraktionen, 29 % mit Extraktion von 4 Prämolaren und 37 % mit anderen Extraktionsregimes behandelt wurden, 10, 15 und 20 Jahre nach Abschluss der kieferorthopädischen Therapie. Sowohl nach 10 als auch 20 Jahren konnten **keine signifikanten Unterschiede** zwischen den Gruppen bezüglich CMD-Symptomen festgestellt werden. Obwohl in allen 3 Gruppen deren Prävalenz im Verlaufe der Zeit in gleichem Maße zugenommen hatte, konnte auch eine CMD-Remission bei zahlreichen jugendlichen Patienten mit anfänglichen Symptomen im gleichen Zeitraum beobachtet werden.

Paquette et al. [430] sowie Beattie et al. [431] berichten ebenfalls, dass sich 33 bzw. 30 Patienten mit und ohne Extraktionstherapie, die als „Grenzfälle" jeweils sowohl mit als auch ohne Extraktion bleibender Zähne hätten behandelt werden können, ca. 14,5 Jahre nach kieferorthopädischer Behandlung bezüglich 62 mit CMD assoziierten Symptomen (z. B. muskuläre Schmerzen, eingeschränkte Mobilität des Unterkiefers) nicht signifikant unterschieden. In einer Folgestudie konnte diese Beobachtung an eindeutigen Extraktions- bzw. Nichtextraktionspatientenfällen bestätigt werden [432].

Sadowsky et al. [433] fanden in einer longitudinalen Kohortenstudie an 87 Extraktions- und 68 Nichtextraktionspatienten keinen signifikanten Zusammenhang zwischen dem Auftreten von Kiefergelenkgeräuschen und der Extraktion bleibender Zähne, was die Ergebnisse früherer retrospektiver Studien bestätigt.

Staggers [434] untersuchte kephalometrisch 45 Klasse-I-Patienten ohne Extraktion und 38 mit Extraktion von Prämolaren vor/nach Therapie bezüglich einer möglichen Reduktion der vertikalen Dimension. Im Durchschnitt nahm diese in beiden Gruppen während der Behandlung sogar zu, ohne dass signifikante Unterschiede zwischen den Gruppen festzustellen waren.

16.4 Kieferorthopädisch bedingte Verlagerung des Condylus mandibulae im Kiefergelenk als möglicher ätiologischer Faktor

In der Literatur herrscht in mehreren Expertenansichten die Auffassung vor, dass verschiedene kieferorthopädische Behandlungsmaßnahmen (z. B. Prämolarenextraktionen, extraorale Apparaturen und eine Retraktion der oberen Frontzähne) eine distale Verlagerung des Condylus mandibulae in der Fossa articularis mit entsprechendem Risiko für Diskusverlagerungen und CMD bewirken [424], [425], [435]. Auch in diesem Fall konnten verschiedene klinische Studien diese Behauptung nicht belegen.

Die Bedeutung der **zentrischen Kondylenposition** für das Vermeiden von CMD ist **nicht** gesichert, da bezüglich CMD asymptomatische Patienten sowohl eine anteriore, normale oder posteriore Position des Kondylus in der Fossa articularis aufweisen können [436], [437]. Zudem deuten Ergebnisse einer MRT-Studie von Kandasamy et al. [438] darauf hin, dass die Kondylen unabhängig von der eingesetzten zentrischen Registrierungsmethode nicht exakt und vorhersehbar in einer bestimmten Position innerhalb der Fossa articularis positioniert werden können. Aus diesem Grund ist derzeit auch das Einartikulieren kieferorthopädischer Diagnostikmodelle mittels Axiografie zur gnathologisch korrekten Planung einer kieferorthopädischen Behandlung unter exakter Erhaltung der zentrischen Kondylenposition nicht von wissenschaftlicher Evidenz gestützt [439], [440].

Zusatzinfo

Gianelly et al. [441] verglichen mittels Magnetresonanztomografie (MRT) die Position des Kondylus von 37 kieferorthopädisch noch unbehandelten Patienten zwischen 10 und 18 Jahren mit der von 30 festsitzend mit Extraktion von 4 Prämolaren behandelten Patienten und fanden keine signifikanten Unterschiede in der Kondylenposition zwischen beiden Gruppen. Der Kondylus war in vielen Fällen in der Fossa articularis zentriert; es zeigte sich jedoch in beiden Gruppen eine große Variabilität in der Kondylenposition. Diese Beobachtungen wurden durch radiologische Folgestudien bestätigt [442], [443].

Ähnliche Ergebnisse fanden Årtun et al. [444], die 63 weibliche Patienten – 29 mit und 34 ohne Extraktionen der oberen ersten Prämolaren mit Retraktion der Front – nach festsitzender kieferorthopädischer Therapie untersuchten. Die Autoren stellten im MRT zwar einen kleinen mittleren Unterschied in der Kondylenposition zwischen Patienten mit und ohne Extraktionstherapie fest, gaben jedoch an, dass dieser vermutlich auf bereits zu Beginn der Therapie anterior verlagerte Kondylen in der Nichtextraktionsgruppe zurückzuführen war. Insgesamt wurde jedoch auch in dieser Studie eine hohe **Variabilität der Kondylenposition** unabhängig vom Auftreten von CMD beobachtet, was in mehreren Studien bestätigt werden konnte [436], [437].

16.5 Bedeutung spezifischer gnathologischer Standards bezüglich der Okklusion im Rahmen der kieferorthopädischen Therapie

Verschiedene Autoren vertreten die Auffassung, dass CMD im Rahmen kieferorthopädischer Behandlungen vor allem dann auftreten, wenn das **Behandlungsergebnis** bezüglich der erreichten Okklusion nicht gnathologischen Richtlinien entspricht, d.h. keine Front-Eckzahn-gestützte funktionelle Okklusion mit zentrischer Kondylenposition bei habitueller Okklusion erreicht oder nicht-funktionelle Okklusionskontakte durch die Behandlung erzeugt wurden [445], [446].

Um diese Aussagen zu überprüfen, muss generell die Frage gestellt werden, welchen Einfluss die **Okklusion** als ätiologischer Faktor für das Entstehen von CMD hat. Historisch wurde erstmals von Costen [447] ein möglicher Zusammenhang zwischen der Okklusion (v.a. ein Verlust der vertikalen Dimension, Tiefbiss) und anatomischen Veränderungen im Kiefergelenk mit Kiefergelenkgeräuschen, limitierter Mundöffnung, muskulären Schmerzen, Hörbeeinträchtigung, Tinnitus, Schwindel, einem Brennen im Hals und einem idiopathischen Gesichtsschmerz hergestellt, welche als Costen-Syndrom bekannt wurden [447]. Er stellte an lediglich 11 Patienten fest, dass eine Bisshebung mit Entlastung des Kondylus eine Besserung der Symptome bewirkte. Diese Beobachtungen führten jedoch dazu, dass in Folge okklusale Störfaktoren als wichtiger ätiologischer Faktor für CMD und eine ideale statische wie funktionelle Okklusion als Voraussetzung für stabile Verhältnisse im stomatognathen System ohne CMD-Symptome angesehen wurden [448].

Merke

Entgegen der weitläufig angenommenen zentralen Rolle der Okklusion für das Entstehen und die Progression von CMD, kommen viele Studien zu dem Schluss, dass die statische und dynamische Okklusion bzw. Malokklusionen **nicht oder erst ab einem bestimmten Schweregrad**, mit CMD assoziiert sind [449], [450], [451], [452], [453], [454].

Auch bezüglich der idealen funktionellen Okklusion gibt es derzeit keine Evidenz, dass eine Front-Eckzahn-Führung das Optimum darstellt oder langfristig stabil sein muss [420], [450], [455]. Vielmehr stellt diese nur eine von mehreren in der Natur vorkommenden Varianten funktioneller Okklusion dar. Daher kann unter Umständen auch eine ungestörte Gruppenführung mit (leichten!) Balancekontakten therapeutisch akzeptabel sein

[440], [455], [456], (▸Abb. 16.1), insbesondere dann, wenn eine Front-Eckzahnführung kieferorthopädisch nur durch eine unnatürliche und unästhetische Extrusion der Eckzähne oder eine Einstellung des Eckzahns in Richtung einer Klasse-II-Verzahnung erreicht werden kann [440].

Generell erscheint die Hauptrolle der Okklusion für die Entstehung von CMD als **alleinige Ursache unwahrscheinlich**, da epidemiologisch die Prävalenz von CMD bei Frauen mittleren Alters deutlich erhöht ist, wohingegen Malokklusionen beim weiblichen und männlichen Geschlecht unabhängig vom Alter gleich häufig auftreten [448]. Sie stellt daher einen **Kofaktor** dar, während inzwischen anderen Faktoren wie Traumata, Parafunktionen, emotionalem Stress, psychosozialen Störungen, dem Geschlecht, der genetischen Veranlagung und zentral gesteuerten Mechanismen eine wesentlich wichtigere Rolle für die Ätiologie der CMD zugeschrieben wird [439], [440].

Merke

Malokklusionen stellen daher voraussichtlich – mit Ausnahme schwerwiegender okklusaler Diskrepanzen – **nicht den zentralen ätiologischen Faktor** für die Entstehung von CMD dar. Trotzdem ist es sinnvoll, stabile Okklusionsverhältnisse am Ende der kieferorthopädischen Behandlung anzustreben und zu erreichen, wie sie bspw. von Andrews in den „sechs Schlüsseln der idealen Okklusion" [457] formuliert wurden, da dies auch zu einer Verringerung von posttherapeutischen Rezidiven beitragen kann [420].

Die Behandlung kieferorthopädischer Patienten nach gnathologischen Gesichtspunkten ist nach heutigem Kenntnisstand bei jugendlichen Patienten nicht notwendig und auch, v. a. bei erwachsenen Patienten, nicht immer möglich [439].

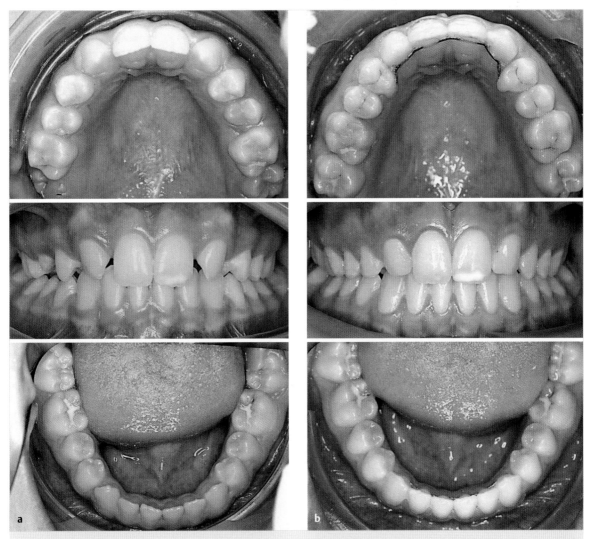

Abb. 16.1 Patient mit Nichtanlage 12/22 bei skelettaler Klasse I mit Lückenschluss durch Mesialisation der Zähne des ersten und zweiten Quadranten und Einstellung einer Gruppenführung.
a Anfangsbefund.
b Endbefund.

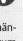

Zusatzinfo

Pullinger et al. [458], welche eine CMD-Gruppe und eine asymptomatische Kontrollgruppe bezüglich des CMD-Risikos für 11 okklusale Faktoren mittels multipler logistischer Regression untersuchten, berichten, dass geringe okklusale Gleitbewegungen zwischen retraler Kontaktposition (RKP) und maximaler Interkuspidation (IKP) bis zu 2 mm bei asymptomatischen Patienten und Patienten mit CMD gleich häufig vorkommen und erst ab Gleitbewegungen von 2 mm das Risiko für CMD zunimmt. Auch fanden die Autoren kein erhöhtes CMD-Risiko für einen Tiefbiss, einen knappen sagittalen Überbiss, Mittellinienverschiebungen, den Verlust von bis zu 4 bleibenden Zähnen, einen Overjet bis zu 6 mm, die Konfiguration der sagittalen Molarenverzahnung oder transversale Zahnbogenasymmetrien. Ein erhöhtes Risiko für CMD wurde von Pullinger et al. hingegen für einen anterior offenen Biss, einen unilateralen posterioren Kreuzbiss, den Verlust von 5 oder mehr bleibenden Zähnen und einen Overjet von > 6 mm ermittelt [458].

In einer größer angelegten epidemiologischen Querschnittsstudie von Hirsch und John mit bis zu 3.033 Teilnehmern konnte hingegen zwischen dem vertikalen und sagittalen Überbiss (Overbite/Overjet) – unabhängig von deren Ausprägungsgrad – kein Zusammenhang mit dem Auftreten von CMD-Symptomen festgestellt werden [459], [460]. Auch bezüglich Malokklusionen der verschiedenen Angle-Klassen im Molarenbereich konnten Manfredini et al. 2017 [461] in einer prospektiven Studie an 90 CMD- und 58 asymptomatischen Patienten keine signifikanten Korrelationen zu CMD-Befunden ableiten. Die gleichen Autoren

kamen jedoch in einem Review bezüglich CMD und Abhängigkeiten zur fazialen Morphologie der Patienten zum Schluss, dass trotz der bislang unzureichenden Datenlage skelettale Klasse-II-Profile und ein hyperdivergentes Wachstumsmuster vermehrt mit Diskusverlagerungen und degenerativen Erkrankungen des Kiefergelenks assoziiert sein könnten [462].

Randomisierte, kontrollierte, doppelblind durchgeführte Studien von LeBell et al. [463], [464] und Niemi et al. [465] konnten zeigen, dass okklusale Störfaktoren bei weiblichen Patienten mit einer CMD-Vorgeschichte im Gegensatz zu gesunden Probanden zu einer signifikanten Zunahme klinischer CMD-Symptome, v. a. Kauproblemen und okklusale Beschwerden, führten. Anscheinend spielen daher psychologische Faktoren und eine individuell übersteigerte Wahrnehmung der Okklusion und der Dentition als Risikofaktor eine entscheidende Rolle dafür, ob eine Malokklusion als CMD-verstärkender Kofaktor wirksam werden kann oder nicht. Diese sog. „generalisierte Hypervigilanz-Hypothese", d. h. eine subjektive autonome Amplifikation aversiver, nicht allein schmerzhafter Sensationen bei mangelhafter Adaptation [440], [466], könnte daher erklären, warum manche Patienten auf die während einer kieferorthopädischen Behandlung entstehenden okklusalen Störfaktoren mit CMD-Symptomen reagieren. Diese werden dann des Öfteren als durch die kieferorthopädische Behandlung verursacht fehldiagnostiziert, während in Wirklichkeit ein **psychologisches Problem kausal** zugrunde liegt [440].

16.6 Kieferorthopädisch-kieferchirurgische Therapie (orthognathe Chirurgie) und kraniomandibuläre Dysfunktionen

Der Einfluss orthognath-chirurgischer Eingriffe auf CMD ist ebenfalls ein unter Kieferorthopäden und Kieferchirurgen stark kontrovers diskutiertes Thema, da sowohl Berichte existieren, dass eine Verminderung von CMD-Symptomen durch die kombinierte Therapie erreicht werden kann [467], [468], als auch Studien gegenteilig eine Zunahme der CMD-Problematik beobachtet haben [469], [470]. Die Ursache für diese Inkonsistenz verfügbarer Studien ist voraussichtlich den **unterschiedlichen Methoden** geschuldet, als auch der Heterogenität im Studiendesign bezüglich der eingeschlossenen Malokklusionsarten, chirurgischen Verfahren und der oft nur kurzen Nachuntersuchungszeiten [448].

Mehrere systematische Reviews und 2 Meta-Analysen bestätigen, dass eine kombiniert kieferorthopädisch-kie-

ferchirurgische Therapie wie bereits die rein kieferorthopädische Therapie nach derzeitiger Datenlage generell als „neutral" bzw. zumindest **nicht schädlich** bezüglich CMD angesehen werden kann [471], [472], [473], [474], [475]. Im Einzelfall kann jedoch sowohl ein **Rückgang**, ein **unverändertes Fortbestehen** oder eine **Zunahme** existierender CMD-Symptome eintreten [476] bzw. fluktuieren diese nach orthognather Chirurgie in einem nicht vorhersagbaren Muster, wie Farella et al. in einer longitudinalen Studie an Klasse-III-Patienten zeigen konnten [477].

Die meisten Studien, welche eine positiv-therapeutische Wirkung der orthognathen Chirurgie bezüglich CMD feststellten, beobachteten diese bei Klasse-II-Patienten, v. a. bei großem Overjet [467], während Patienten mit skelettaler Klasse III in der Regel weniger von der Chirurgie bzgl. CMD profitierten [65]. Dabei scheinen vor allem CMD-assoziierte Schmerzen und Kopfschmerzen nach orthognather Chirurgie eher abzunehmen, während Kiefergelenkgeräusche nur bedingt beeinflusst werden [467], [468], [471]. Auch scheinen Patienten mit vornehmlich myogenen CMD-Symptomen und vorangegangener Schienentherapie durch die orthognathe Chirurgie eine **höhere Symptomreduktion** zu erfahren als Patienten mit arthrogener CMD-Problematik [467]. Eine Counterclockwise-Rotation des maxillo-mandibulären Komplexes, große Verlagerungsstrecken und eine ausgedehnte mandibulo-maxilläre Fixation sollten insbesondere bei CMD-Patienten vermieden werden, da sie das Kiefergelenk belasten bzw. eine Hypomobilität begünstigen [476].

In einer 2017 erschienenen Meta-Analyse werteten Al-Morassi et al. [475] systematisch die seit 1980 verfügbare Literatur bezüglich möglicher Zusammenhänge zwischen orthognather Chirurgie und CMD aus und konnten 5.029 Patienten aus 29 Studien mit einer Nachuntersuchungszeit von 6 Monaten bis 6,3 Jahren in die Meta-Analyse einschließen. Die Autoren stratifizierten die Patienten in 9 Kategorien basierend auf der jeweiligen CMD-Diagnose. Sie stellten fest, dass Patienten mit retrognathem Unterkiefer (12 Studien, 1.527 Patienten) und bilateraler sagittaler Split-Osteotomie (BSSO) eine signifikante Reduktion von CMD aufwiesen, während dies bei Patienten mit bimaxillärer Chirurgie (BSSO und Le-Fort-I-Osteotomie) nicht der Fall war. Bei Patienten mit prognathem Unterkiefer (8 Studien, 1.116 Patienten) und isolierter BSSO oder intraoraler vertikaler Ramus-Osteotomie (IVRO) sowie kombinierter BSSO und LeFort-I-Osteotomie konnte ebenfalls ein signifikanter Rückgang von CMD-Symptomen beobachtet werden, jedoch nicht nach bimaxillärer Chirurgie, bestehend aus IVRO und Le-Fort-I-Osteotomie. Auch war nach Chirurgie insgesamt eine signifikante Zunahme der maximalen Mundöffnung zu beobachten. Die BSSO und IVRO stellen daher derzeit akzeptable chirurgische Methoden für Patienten mit CMD dar [476].

Eine weiteres systematisches Review aus dem Jahr 2017 von Te Veldhuis et al. [474], das 76 Artikel mit 3.399 Patienten und 380 Kontrollen umfasste, kam zu dem Schluss, dass eine orthognathe Chirurgie zumindest nur geringe bzw. keine schädlichen Auswirkungen bezüglich CMD und die orale Funktion hat. Die Autoren geben jedoch an, dass die Heterogenität der verfügbaren Studien bzgl. Methodik und Qualität einen Vergleich der Studien und definitive Schlussfolgerungen erschweren.

16.7 Literatur

[413] Dibbets JM, van der Weele LT. Long-term effects of orthodontic treatment, including extraction, on signs and symptoms attributed to CMD. Eur J Orthod 1992; 14: 16–20

[414] Dibbets JM, van der Weele LT. Extraction, orthodontic treatment, and craniomandibular dysfunction. Am J Orthod Dentofacial Orthop 1991; 99: 210–219

[415] Dibbets JM, van der Weele LT. Orthodontic treatment in relation to symptoms attributed to dysfunction of the temporomandibular joint. A 10-year report of the University of Groningen study. Am J Orthod Dentofacial Orthop 1987; 91: 193–199

[416] Henrikson T, Nilner M, Kurol J. Signs of temporomandibular disorders in girls receiving orthodontic treatment. A prospective and longitudinal comparison with untreated Class II malocclusions and normal occlusion subjects. Eur J Orthod 2000; 22: 271–281

[417] Henrikson T, Nilner M. Temporomandibular disorders and the need for stomatognathic treatment in orthodontically treated and untreated girls. Eur J Orthod 2000; 22: 283–292

[418] Rey D, Oberti G, Baccetti T. Evaluation of temporomandibular disorders in Class III patients treated with mandibular cervical headgear and fixed appliances. Am J Orthod Dentofacial Orthop 2008; 133: 379–381

[419] Pancherz H. The Herbst appliance – its biologic effects and clinical use. Am J Orthod 1985; 87: 1–20

[420] Kirschneck C, Proff P. Stabilitätsfaktoren und Stabilitätsprognose. In: Ihlow D, Rudzki I (Hrsg.). Kieferorthopädische Retention: Kriterien Regeln und Maßnahmen der Rezidivprophylaxe. Stuttgart: Thieme; 2017

[421] Rudzki I, Fanghänel J, Ihlow D et al. Rezidivprophylaxe. In: Ihlow D, Rudzki I (Hrsg.). Kieferorthopädische Retention: Kriterien Regeln und Maßnahmen der Rezidivprophylaxe. Stuttgart: Thieme; 2017

[422] O'Connor BM. Contemporary trends in orthodontic practice: A national survey. Am J Orthod Dentofacial Orthop 1993; 103: 163–170

[423] Covey EJ. Functional forum. The effects of bicuspid extraction orthodontics on TMJ dysfunction. Funct Orthod 1990; 7: 1–2

[424] Spahl TJ. Problems faced by fixed & functional schools of thought in pursuit of orthodontic excellence. Funct Orthod 1988; 5: 28–31, 33–34

[425] Bowbeer GR. Saving the face and the TMJ. Funct Orthod 1985; 2: 32–44

[426] Henrikson T. Temporomandibular disorders and mandibular function in relation to Class II malocclusion and orthodontic treatment. A controlled, prospective and longitudinal study. Swed Dent J Suppl 1999; 134: 1–144

[427] Kremenak CR, Kinser DD, Harman HA et al. Orthodontic risk factors for temporomandibular disorders (TMD). I: Premolar extractions. Am J Orthod Dentofacial Orthop 1992; 101: 13–20

[428] O'Reilly MT, Rinchuse DJ, Close J. Class II elastics and extractions and temporomandibular disorders: A longitudinal prospective study. Am J Orthod Dentofacial Orthop 1993; 103: 459–463

[429] Moreno-Hay I, Okeson JP. Does altering the occlusal vertical dimension produce temporomandibular disorders? A literature review. J Oral Rehabil 2015; 42: 875–882

[430] Paquette DE, Beattie JR, Johnston LE. A long-term comparison of nonextraction and premolar extraction edgewise therapy in „borderline" Class II patients. Am J Orthod Dentofacial Orthop 1992; 102: 1–14

[431] Beattie JR, Paquette DE, Johnston LE. The functional impact of extraction and nonextraction treatments: A long-term comparison in patients with „borderline," equally susceptible Class II malocclusions. Am J Orthod Dentofacial Orthop 1994; 105: 444–449

[432] Luppanapornlarp S, Johnston LE. The effects of premolar-extraction: A long-term comparison of outcomes in „clear-cut" extraction and nonextraction Class II patients. Angle Orthod 1993; 63: 257–272

[433] Sadowsky C, Theisen TA, Sakols EI. Orthodontic treatment and temporomandibular joint sounds – a longitudinal study. Am J Orthod Dentofacial Orthop 1991; 99: 441–447

[434] Staggers JA. Vertical changes following first premolar extractions. Am J Orthod Dentofacial Orthop 1994; 105: 19–24

[435] Wyatt WE. Preventing adverse effects on the temporomandibular joint through orthodontic treatment. Am J Orthod Dentofacial Orthop 1987; 91: 493–499

[436] Ren YF, Isberg A, Westesson PL. Condyle position in the temporomandibular joint. Comparison between asymptomatic volunteers with normal disk position and patients with disk displacement. Oral Surg Oral Med Oral Pathol Oral Radiol Endod 1995; 80: 101–107

[437] Bean LR, Thomas CA. Significance of condylar positions in patients with temporomandibular disorders. J Am Dent Assoc 1987; 114: 76–77

[438] Kandasamy S, Boeddinghaus R, Kruger E. Condylar position assessed by magnetic resonance imaging after various bite position registrations. Am J Orthod Dentofacial Orthop 2013; 144: 512–517

[439] Rinchuse DJ, Kandasamy S. Myths of orthodontic gnathology. Am J Orthod Dentofacial Orthop 2009; 136: 322–330

[440] Kandasamy S. TMD and orthodontics: a clinical guide for the orthodontist. Berlin: Springer International Publishing, 2015

[441] Gianelly AA, Hughes HM, Wohlgemuth P et al. Condylar position and extraction treatment. Am J Orthod Dentofacial Orthop 1988; 93: 201–205

[442] Gianelly AA, Anderson CK, Boffa J. Longitudinal evaluation of condylar position in extraction and nonextraction treatment. Am J Orthod Dentofacial Orthop 1991; 100: 416–420

[443] Gianelly AA, Cozzani M, Boffa J. Condylar position and maxillary first premolar extraction. Am J Orthod Dentofacial Orthop 1991; 99: 473–476

[444] Artun J, Hollender LG, Truelove EL. Relationship between orthodontic treatment, condylar position, and internal derangement in the temporomandibular joint. Am J Orthod Dentofacial Orthop 1992; 101: 48–53

[445] Roth RH. Funktionelle Okklusion für den Kieferorthopäden. Inf Orthod Kieferorthop 1981; 13: 7–78

[446] Williamson EH. Occlusion: Understanding or misunderstanding. Angle Orthod 1976; 46: 86–93

[447] Costen JB. A syndrome of ear and sinus symptoms dependent upon disturbed function of the temporomandibular joint. 1934. Ann Otol Rhinol Laryngol 1997; 106: 805–819

[448] Michelotti A, Iodice G. The role of orthodontics in temporomandibular disorders. J Oral Rehabil 2010; 37: 411–429

[449] McNamara JA, JR, Seligman DA, Okeson JP. Occlusion, orthodontic treatment, and temporomandibular disorders: A review. J Orofac Pain 1995; 9: 73–90

[450] Luther F. Orthodontics and the temporomandibular joint: Where are we now? Part 2. Functional occlusion, malocclusion, and TMD. Angle Orthod 1998; 68: 305–318

[451] Gesch D, Bernhardt O, Mack F et al. Association of malocclusion and functional occlusion with subjective symptoms of TMD in adults: Results of the Study of Health in Pomerania (SHIP). Angle Orthod 2005; 75: 183–190

[452] Luther F. TMD and occlusion part I. Damned if we do? Occlusion: The interface of dentistry and orthodontics. Br Dent J 2007; 202: E2; discussion 38–39

[453] Luther F. TMD and occlusion part II. Damned if we don't? Functional occlusal problems: TMD epidemiology in a wider context. Br Dent J 2007; 202: E3; discussion 38–39

[454] Mohlin B, Axelsson S, Paulin G et al. TMD in relation to malocclusion and orthodontic treatment. Angle Orthod 2007; 77: 542–548

[455] Rinchuse DJ, Kandasamy S, Sciote J. A contemporary and evidence-based view of canine protected occlusion. Am J Orthod Dentofacial Orthop 2007; 132: 90–102

[456] Kess K, Witt E. Langzeitergebnisse zur Frage des kieferorthopädischen Lückenschlusses in der Front – der funktionelle Status. J Orofac Orthop 1991; 52: 93–97

[457] Andrews LF. The six keys to normal occlusion. Am J Orthod 1972; 62: 296–309

[458] Pullinger AG, Seligman DA, Gornbein JA. A multiple logistic regression analysis of the risk and relative odds of temporomandibular disorders as a function of common occlusal features. J Dent Res 1993; 72: 968–979

[459] John MT, Hirsch C, Drangsholt MT et al. Overbite and overjet are not related to self-report of temporomandibular disorder symptoms. J Dent Res 2002; 81: 164–169

[460] Hirsch C, John MT, Drangsholt MT et al. Relationship between overbite/overjet and clicking or crepitus of the temporomandibular joint. J Orofac Pain 2005; 19: 218–225

[461] Manfredini D, Lombardo L, Siciliani G. Asymmetrie der Dentalen Angle-Klasse und Temporomandibulare Erkrankungen. J Orofac Orthop 2017; 78: 253–258

[462] Manfredini D, Segu M, Arveda N et al. Temporomandibular Joint Disorders in Patients With Different Facial Morphology. A Systematic Review of the Literature. J Oral Maxillofac Surg 2016; 74: 29–46

[463] Le Bell Y, Niemi PM, Jämsä T et al. Subjective reactions to intervention with artificial interferences in subjects with and without a history of temporomandibular disorders. Acta Odontol Scand 2006; 64: 59–63

[464] Le Bell Y, Jämsä T, Korri S et al. Effect of artificial occlusal interferences depends on previous experience of temporomandibular disorders. Acta Odontol Scand 2002; 60: 219–222

[465] Niemi PM, Le Bell Y, Kylmälä M et al. Psychological factors and responses to artificial interferences in subjects with and without a history of temporomandibular disorders. Acta Odontol Scand 2006; 64: 300–305

[466] McDermid AJ, Rollman GB, McCain GA. Generalized hypervigilance in fibromyalgia: Evidence of perceptual amplification. Pain 1996; 66: 133–144

[467] Pahkala R, Heino J. Effects of sagittal split ramus osteotomy on temporomandibular disorders in seventy-two patients. Acta Odontol Scand 2004; 62: 238–244

[468] Di Paolo C, Pompa G, Arangio P et al. Evaluation of Temporomandibular Disorders before and after Orthognathic Surgery: Therapeutic Considerations on a Sample of 76 Patients. J Int Soc Prevent Community Dent 2017; 7: 125–129

[469] Kerstens HC, Tuinzing DB, van der Kwast WA. Temporomandibular joint symptoms in orthognathic surgery. J Craniomaxillofac Surg 1989; 17: 215–218

[470] Wolford LM, Reiche-Fischel O, Mehra P. Changes in temporomandibular joint dysfunction after orthognathic surgery. J Oral Maxillofac Surg 2003; 61: 655–660; discussion 661

[471] Al-Riyami S, Cunningham SJ, Moles DR. Orthognathic treatment and temporomandibular disorders: A systematic review. Part 2. Signs and symptoms and meta-analyses. Am J Orthod Dentofacial Orthop 2009; 136: 626.e1–16, discussion 626–627

[472] Abrahamsson C, Ekberg E, Henrikson T et al. Alterations of temporomandibular disorders before and after orthognathic surgery: A systematic review. Angle Orthod 2007; 77: 729–734

[473] Bermell-Baviera A, Bellot-Arcis C, Montiel-Company JM et al. Effects of mandibular advancement surgery on the temporomandibular joint and muscular and articular adaptive changes – a systematic review. Int J Oral Maxillofac Surg 2016; 45: 545–552

[474] Te Veldhuis EC, Te Veldhuis AH, Bramer WM et al. The effect of orthognathic surgery on the temporomandibular joint and oral function: A systematic review. Int J Oral Maxillofac Surg 2017; 46: 554–563

[475] Al-Moraissi EA, Wolford LM, Perez D et al. Does Orthognathic Surgery Cause or Cure Temporomandibular Disorders? A Systematic Review and Meta-Analysis. J Oral Maxillofac Surg 2017; 75: 1835–1847

[476] Nadershah M, Mehra P. Orthognathic surgery in the presence of temporomandibular dysfunction: What happens next? Oral Maxillofac Surg Clin North Am 2015; 27: 11–26

[477] Farella M, Michelotti A, Bocchino T et al. Effects of orthognathic surgery for class III malocclusion on signs and symptoms of temporomandibular disorders and on pressure pain thresholds of the jaw muscles. Int J Oral Maxillofac Surg 2007; 36: 583–587

17 Wie komme ich zur Diagnose/ Differenzialdiagnose?

M. Behr, S. Hahnel

M. Behr, S. Hahnel

Steckbrief

Wie in allen Disziplinen der Medizin startet die Diagnose mit der Erhebung der allgemeinen und speziellen Anamnese. Untersuchungsmethoden der manuellen nicht orthopädischen Medizin helfen rasch, den klinischen Funktionsstatus zu bestimmen. Hier ist das Ziel eine Unterteilung in „Leitsymptom arthrogene Beschwerden", „Leitsymptom Beschwerden in den Weichteilgeweben" und „Leitsymptom Störungen der neuromuskulären Steuerung" treffen zu können. Dabei darf der Fokus nicht nur allein auf die Mundhöhle und das unmittelbare Kauorgan beschränkt bleiben. Auch wenn es nicht das primäre Tätigkeitsfeld des Zahnmediziners ist, sollten wir uns doch einen Überblick machen können über die Wirbelsäule und Rückenmuskulatur sowie über potenzielle Haltungsschäden des Patienten, da das Kauorgan und seine Dysfunktionen nicht isoliert vom **gesamten Körper** betrachtet werden darf. Es hat strukturelle und funktionelle Verbindungen zu anderen Organsystemen (▶ Abb. 2.1).

17.1 Einleitung

In der Zahnmedizin suchen die Patienten wegen Schmerzen im Bereich von Kopf, Hals und Kiefergelenken, wegen Mundöffnungsbehinderungen oder wegen unklarer Gelenkgeräusche, wie Knacken oder Reiben, die Sprechstunde für CMD auf. Es ist dann die Aufgabe des Zahnmediziners, die Ursachen für die oben genannten **„Kardinalsymptome"** zu finden. Dabei hilft ein strukturiertes standardisiertes Vorgehen (▶ Abb. 17.1), [478]. Anamnese und die klinische Untersuchung des Patienten sind die Basis jeder Diagnose. Wir sollten uns auch vor Augen zu halten, dass Patienten, die wegen CMD überwiesen werden, häufig Symptome zeigen, welche auch bei systemischen Erkrankungen, pulpitischen Beschwerden oder Tumorerkrankungen auftreten können [479]. Gerade in „Spezialsprechstunden" richtet sich der Fokus des Behandlers sehr auf sein Fachgebiet aus, sodass differenzialdiagnostische Betrachtungen mitunter nicht genügend Beachtung finden (Kap. 21).

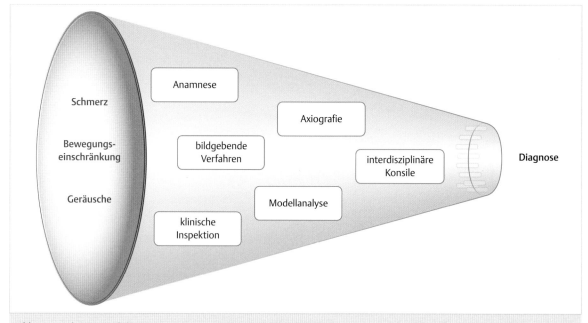

Abb. 17.1 Schema möglicher Untersuchungen, welche zur Diagnose führen.

17.2 Anamnese

Wir unterscheiden mehrere Formen der Anamnese. Verschiedene standardisierte Fragebögen wie etwa die Beschwerden-Liste (B-LR) [480] oder auch der standardisierte Fragebogen der Achse I der RDC/TMD können dabei helfen [481], die Anamnese zu strukturieren und zu vereinfachen sowie sie reproduzierbar zu gestalten.

17.2.1 Anamnese über gegenwärtige Beschwerden

Hier schildert der Patient seine **dominierenden Beschwerden** und sein Anliegen. Durch kurze gezielte Nachfragen leitet der Behandler die Schilderung des Patienten in die richtige Richtung, falls der Patient abzuschweifen droht. Wann immer möglich, sollte der Patient und nicht Begleitpersonen die Beschwerden schildern. Das Ziel der Befragung ist es, die Ursache der Beschwerde als primär **arthrogen**, **myogen**, **neurogen** oder **psychogen** einstufen zu können.

Merke

Folgende **Informationen** sollte der Behandler einholen:
- Was sind die Hauptbeschwerden des Patienten, und wo sind diese vermeintlich lokalisiert?
- Im Falle von Schmerzen nach der Schmerzqualität fragen: lokalisiert, ausstrahlend, spitz, stumpf, dumpf, bohrend, Tageszeit, Dauer?
- Warum ist der Patient gerade jetzt vorstellig geworden?

17.2.2 Voranamnese

In ihr geht man schrittweise in der **Lebensgeschichte** des Patienten zurück und forscht nach Ereignissen und Erkrankungen, die für das derzeitige Krankheitsbild von Bedeutung sein könnten.

Merke

Folgende Fragen sind wichtig:
- Wie ist der chronologische Ablauf der Krankengeschichte?
- Welche Vorerkrankungen (bspw. Magen-Darm-Erkrankungen) bestehen?
- Welche Therapieformen wurden bisher durchgeführt?
- Welche Arzneimittel nimmt der Patient ein? (Manche Psychopharmaka triggern Bruxismus.)

17.2.3 Familienanamnese

Die Familienanamnese ist bei chronischen Erkrankungen, bspw. Rheuma, hilfreich. Manche Erkrankungen sind vererblich oder sie werden durch gemeinsame **familiäre Umwelteinflüsse** – gemeinsame Ernährung, Verhaltensweisen und Infektionsrisiken – mitbedingt.

17.2.4 Systemübersicht

Hier geht es darum, Informationen zum **Umfeld** des Patienten zu erhalten. Angaben zu Beruf, Schulbildung, Ernährung, Hobbys oder spezifische Gewohnheiten des Patienten werden vom Patienten selbst zumeist nicht für relevant gehalten und nicht mitgeteilt.

Merke

Folgende Fragen sollten gestellt werden:
- Wie ist der Arbeitsplatz des Patienten gestaltet? Sitzt der Patient viele Stunden vor einem Bildschirm?
- Welche Ernährung, Diäten bevorzugt der Patient? Es gibt Hinweise, dass bestimmte Nahrungsmittelbestandteile, bspw. aus der Milch oder verschiedene Saccharide, Schmerzphänomene bei einigen Patienten verstärken oder beeinflussen können [482], [483].
- Bestehen Verdauungsstörungen? Durch insuffiziente Vorverdauung in der Mundhöhle (Schonhaltung) kann es bspw. zu Magenbeschwerden kommen.
- Welche Hobbys hat der Patient? Spielt er ein Instrument? Betreibt er Tauchsport? Gab es in letzter Zeit berufliche, private Veränderungen?

Es ist für den Erfolg der späteren Therapie wichtig, dass der Patient das Gefühl hat, sein spezifisches Anliegen ist **verstanden worden** und wird jetzt konsequent angegangen. Gerade bei CMD, in welchen häufig auch psychische Komponenten eine die Krankheit verstärkende Rolle spielen [484], ist daher die Frage nach Hauptanliegen und Erwartungen des Patienten entscheidend, um künftige Irritationen im Arzt-Patienten-Verhältnis zu vermeiden (Kap. 14).

Merke

Bei offensichtlich skeptischen und gegenüber dem Arzt ablehnend wirkenden Patienten sollten auch folgende Fragen gestellt werden:
- Welche Therapieformen wurden bisher durchgeführt?
- Woran sind nach Auffassung des Patienten bisherige therapeutische Maßnahmen gescheitert?
- Welche Erwartung hat der Patient an den Behandler?

17

Die Frage, was bisher zum **therapeutischen Misserfolg** beigetragen hat, entlarvt viele Patienten, welchen mit zahnmedizinischen Maßnahmen alleine nicht geholfen werden kann und bei denen **psychische Komponenten** der Erkrankungen unbedingt therapiert werden sollten. Der Patient offenbart dann eine (häufig emotional vorgetragene) Liste von Vorbehandlern, welche in seinen Augen alle versagt haben; und es ist ratsam, behutsam und zurückhaltend therapeutisch vorzugehen (oder auch ganz darauf zu verzichten), will man nicht in die Liste als weiterer Fehlversuch mit aufgenommen werden.

17.3 Befunderhebung

Aus der Anamnese erhalten wir erste Hinweise auf die mögliche Ursache der Beschwerden. Es geht in der Befunderhebung darum, zu klären, ob die Beschwerden eine primär arthrogene, myogene oder neurogene (evtl. auch psychogene) **Ursache** haben könnten.

Verschiedene Methoden der Funktionsanalyse wurden in den letzten Jahrzehnten vorgestellt [485], [486]. Manche beruhen auf aufwendigen Apparaturen wie elektronischen Aufzeichnungsgeräten für die Kondylenbahn bei Unterkieferöffnungsbewegungen oder stützen sich auf komplexe Registrierverfahren der Unterkieferbewegung, welche in speziellen Artikulatoren oder Pantografen zur Analyse nachgestellt werden [487], [488], [489], [490]. Der diagnostische und therapeutische Wert vieler komplexer Apparaturen kann in vielen Fällen nicht überzeugend belegt werden. Es ist auch in vielen klinischen Fällen unvorteilhaft, dem Patienten zu suggerieren, dass jetzt, mittels „neuester Technik", seine kraniomandibulären Probleme gelöst werden könnten. Die Autoren haben im Verlaufe der Jahre die Zahl ihrer technischen Hilfsmittel zur Untersuchung von CMD deutlich reduziert.

17.3.1 Dokumentation

Eine Dokumentation der Befunde ist aus **rechtlichen** und **abrechnungstechnischen** Gründen immer durchzuführen. Dafür sind verschiedene Formblätter entworfen worden, wobei festzuhalten ist, dass nicht zwingend vorgeschrieben ist, welches Formblatt verwendet werden muss. Auch selbst entworfene Varianten können prinzipiell verwendet werden. Der Nachteil der meisten Dokumentationsblätter besteht darin, dass sie zwar Befunde zusammentragen, aber nicht zielgerichtet zur Diagnose führen.

17.3.2 Klinische Funktionsanalyse

Die Diagnose lässt sich in vielen Fällen mithilfe einfacher Untersuchungen am Patienten feststellen. Techniken der manuellen nicht operativen **Orthopädie** und der **Physiotherapie** helfen, in wenigen Minuten eine Übersicht zu erhalten [491], [492], ob die Beschwerden primär arthro-

gener oder myogener Genese sind. Der Grundsatz der Untersuchung liegt darin, **aktive und passive Bewegungen** eines Gelenkes zu analysieren. Überlastete oder geschädigte Muskelgruppen werden dadurch aufgespürt, dass der Untersucher versucht, funktionelle Muskelgruppen wie „Schließer" oder „Öffner", isometrische Kontraktionen durchführen zulassen (▸ Abb. 17.2), [493]. Geschädigte wie überlastete Muskeln reagieren nach kurzer Anspannung mit Schmerz. Eine Prüfung der statischen und dynamischen Okklusion, ein Screening der Halswirbelsäule und der Körperhaltung runden die Erstuntersuchung des Patienten ab.

Statische und dynamische Okklusion

Die Überprüfung der statischen und dynamischen Okklusion erfolgt nach den einschlägigen Vorgehensweisen [485], (Kap. 20). Neben der Inspektion mit **Folie** sollte auch auf das **Schließgeräusch** geachtet werden, welches kurz und hart sein sollte; ein „hit and slide" deutet auf eine insuffiziente statische Okklusion hin.

Aktive Bewegungen des Unterkiefers

Die Untersuchung des Patienten startet mit der Aufforderung den **Unterkiefer** langsam maximal zu öffnen und wieder zu schließen sowie maximale Bewegungen nach links und rechts durchzuführen. Dabei achten wir darauf, dass sich ein Punkt auf der Mittellinie geradlinig bewegt und keine Seitenabweichung des Unterkiefers auftreten, und ob dabei Geräusche auftreten. Die maximale Schneidekantendifferenz (SKD) sollte bei rund 40 mm liegen (▸ Abb. 17.3). Für die Messung empfiehlt es sich, die Mittellinie sowie den Overbite mittels eines wasserfesten Stifts auf die Inzisiven des Unterkiefers zu übertragen. Weiterhin können Hilfsmittel wie ein „CMDmeter" (dentaConcept Verlag, Hamburg) die Erhebung der Werte vereinfachen. Entscheidend ist nicht der absolute Wert, sondern das Verhältnis von SKD und maximaler Laterotrusionsbewegung nach links oder rechts. Das Verhältnis sollte 4:1 betragen; also bei 40 mm SKD beträgt die physiologische Links- (LL) bzw. Rechtslateralbewegung (RL) 10 mm. Von daher sind auch Verhältnisse von bspw. 48 mm SKD zu 12 mm LL/RL nicht als pathologisch zu werten. In diesem Zusammenhang sind insbesondere auch Abweichungen im Ausmaß der Laterotrusionsbewegung nach links bzw. rechts zu erfassen. Die aktive von Patienten selbst ausgeführte **Mundöffnung** zeigt das derzeitige Bewegungsausmaß, Abweichungen von einer symmetrischen Bewegungssteuerung und sie zeigt, dass die Innervation nicht gestört ist. Mit den Fingerspitzen der Zeigefinger geht der Untersucher beidseits auf das **Gelenkköpfchen** und ertastet bei der wiederholten Öffnungs- und Schließbewegung, ob Gelenkreiben oder sprungartige Bewegungen mit Knackgeräuschen kombiniert auftreten, und ob diese Phänomene initial, intermediär oder terminal bei der Öffnungsbewegung auftre-

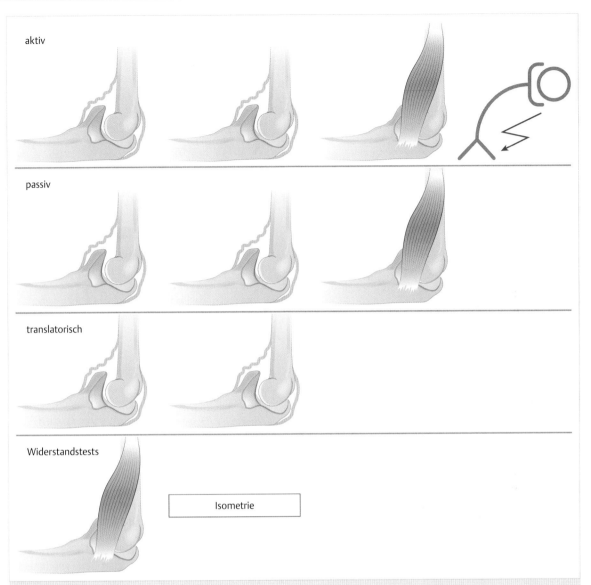

aktiv

passiv

translatorisch

Widerstandstests

Isometrie

Abb. 17.2 Schema der programmierten Untersuchung von Gelenken und ihrer angrenzenden Weichteilgewebe (nach Frisch [493]). Bei aktiver Bewegung, bspw. einer Extremität, werden durch den Patienten gleichzeitig getestet: die Innervation, die Funktion der Muskulatur und der Gelenkflächen, Gelenkkapsel sowie der Bandapparat des Gelenkes. Bewegt der Therapeut das Gelenk passiv, kann er durch gezieltes Führen der Extremität über Zug und Druckapplikation, Bänder und Kapseln anspannen oder artikulierende Flächen sowie Weichteilgewebe komprimieren, sodass, bei bspw. entzündlichen Veränderungen, eine Reaktion (zumeist Schmerz) provoziert werden kann. So lassen sich Rückschlüsse auf den momentanen Zustand eines Gelenkes, sein Bewegungsausmaß (mit und ohne Schmerzauslösung) sowie seine Funktionseinschränkung treffen. Die Beurteilung der Muskulatur erfolgt durch gezielte isometrische Anspannung von Muskelgruppen. Der Therapeut setzt einen Widerstand und lässt bspw. die Mundschließer, gegen den Widerstand isometrisch „arbeiten". Überlastete oder geschädigte Muskelgruppen reagieren dann mit Schmerzen. So lassen sich Muskelgruppen und auch einzelne Muskeln bezüglich ihrer Dysfunktion herausfinden.

ten. Nun stützt der Untersucher seinen (rechten) Daumen auf die Inzisiven im Oberkiefer und platziert Zeige-, Mittel- oder Ringfinger auf die unteren Inzisiven. Vorsichtig versucht der Behandler passiv für den untersuchten Patienten eine (noch) weitere Mundöffnung vorzunehmen. Als physiologisch wird eine passive Mundöffnung von 2–3 mm über der aktiven Mundöffnung bezeichnet. Gerin-

gere Werte, vielfach verbunden mit einem harten „Anschlagen" (Endgefühl), deuten auf eine arthrogene Einschränkung der Mundöffnung hin, während höhere Werte, oft assoziiert mit einem weichen Endgefühl, auf eine myogene Ursache der Mundöffnungsbehinderung hindeuten.

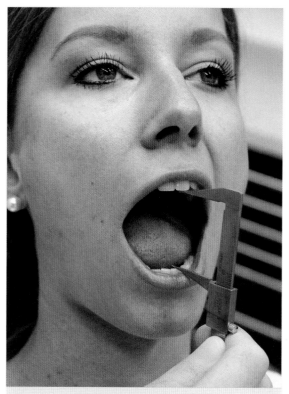

Abb. 17.3 Beurteilung der Unterkieferexkursion. Messen der maximalen Schneidekantendifferenz und der Links- sowie Rechtslateralbewegungskapazität des Patienten.

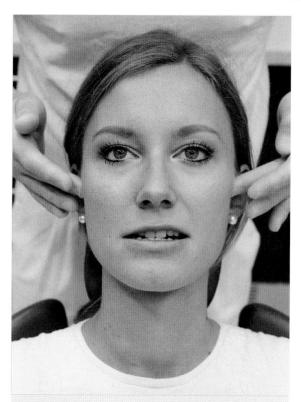

Abb. 17.4 Austasten der Gelenkräume des Kiefergelenks. Der Patient schiebt seinen Unterkiefer in Kopfbissposition. Dadurch öffnen sich die Gelenkräume und können auf Schmerzhaftigkeit hin palpiert werden.

Eine **Beeinträchtigung der Mundöffnung** kann in vielen Fällen auch durch eine Palpation im Bereich des Kondylus links und rechts erfasst werden. Dabei wird der Kondylus palpiert und zwischen der Fingerbeere des Mittel- und Zeigefingers platziert (▶ Abb. 17.4). Führt der Patient eine Protrusion durch, wandert der Kondylus nach anterior auf die Fingerbeere des ventral platzierten Fingers. Im gesunden Gelenk „fällt" er bei der sich anschließenden Mundöffnung aus der protrudierten Position nach ventral von der Fingerbeere herunter. Die Untersuchung wird im unmittelbaren Seitenvergleich durchgeführt. Bei unilateralen und arthrogen bedingten Einschränkungen der Mundöffnung (bspw. anteriore Diskusverlagerung ohne Reposition) hinkt die Bewegung auf der Seite des erkrankten Gelenkes im Vergleich zur gesunden Seite hinterher.

Passive Bewegungen des Unterkiefers

Als nächsten Schritt führt der Untersucher die Kieferbewegungen **passiv selber** aus (▶ Abb. 17.5). Dazu tastet ein Zeigefinger das Gelenkköpfchen von lateral, die andere Hand umgreift in derselben Kieferhälfte den Unterkieferkörper. Bei leicht geöffnetem Mund liegt der Daumen auf der Zahnreihe, die Finger umschließen den

Unterkiefer (▶ Abb. 17.5). Der Untersucher steht seitlich vom Patienten und fixiert dessen Kopf mit seinem Brustbein. Jetzt wird langsam der Kondylus mit der umschließenden Hand nach anterior und dann nach medial bewegt. Mit dem Zeigefinger der anderen Hand ertastet der Untersucher, ob die Bewegung glatt und geschmeidig oder holprig, reibend und evtl. sogar eingeschränkt ist. Mit leichtem Druck wird schließlich der Kondylus nach dorsal und kranial Richtung bilaminäre Zone geführt. Hier lassen sich bei entzündlichen Veränderungen Schmerzen provozieren. Dieser Sachverhalt gilt auch für eine Traktionsbewegung des Kondylus, welche manuell nach kaudal geführt wird. Dabei spannt sich die Gelenkkapsel an. Die manuelle Untersuchung des Gelenkes kann noch durch **Austasten** der vorderen und hinteren Gelenkräume ergänzt werden. Dazu liegen die Zeigefingerspitzen lateral auf den Kondylenpolen und der Patient schiebt den Unterkiefer so weit nach anterior, dass er in Kopfbissposition kommt. Der Untersucher spürt während des leichten Vorschubs, dass sich vor und hinter dem Gelenkkopf eine tastbare Grube auftut (▶ Abb. 17.4).

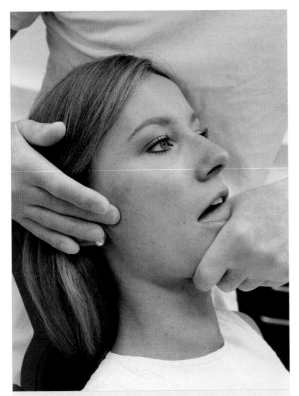

Abb. 17.5 Passive Bewegung des Unterkiefers. Der Therapeut führt den Unterkiefer mit leichtem Druck nach dorsokranial und wieder zurück nach anteriormedial. So lässt sich das Bewegungsausmaß des jeweiligen Kondylus abschätzen. Wir achten auf Limitationen der Bewegungskapazität und auf Regionen, die auf Druck- wie Zugapplikation schmerzhaft sind.

Merke

Bei **entzündlichen Veränderungen** im Gelenk sind die Räume vor und hinter dem Gelenkkopf druckdolent. Durch die passiven Prüfungen lassen sich Informationen erheben über entzündliche Veränderungen:
• der bilaminären Zone dorsal des Kiefergelenks (Kap. 4)
• der Gelenkräume vor und hinter dem Kondylus (Kap. 4)
• der Diskuslage als mögliche Ursache von Knackgeräuschen (komplette anteriore Diskusverlagerung mit Reposition) (Kap. 4), (Kap. 9)

In kurzer Zeit ist so feststellbar, ob an den Beschwerden das Kiefergelenk beteiligt ist oder nicht.

Es muss an dieser Stelle allerdings darauf hingewiesen werden, dass sich die in Kap. 17.3 beschriebenen Untersuchungstechniken nicht in kürzester Zeit erlernen lassen. Es bedarf eines intensiven Trainings und vieler praktischer Anwendungen, um die notwendige klinische Sicherheit in der Bewertung von Funktionsstörungen zu erlangen.

Isometrische Kontraktion der Muskulatur

Merke

Die Prüfung der Muskulatur erfolgt durch (▶ Abb. 17.2):
• isometrische Kontraktion der Muskulatur
• Palpation
• Aufspüren von Triggerpunkten in der Muskulatur (Kap. 11.4.1), (Kap. 29)

Es ist zu beachten, dass nicht nur die **Kaumuskulatur**, sondern auch die **infra-, suprahyale und die Muskulatur** (zumindest) **der Halswirbelsäule** in die Untersuchung einbezogen werden sollten. Die isometrische Kontraktion wird prinzipiell dadurch umgesetzt, indem der Untersucher per Hand einen Widerstand setzt, gegen den der Patient den Unterkiefer schließt, öffnet oder nach links- oder rechtslateral verschiebt. Die isometrische Anspannung wird rund 20 s gehalten. Bei überlasteten und entzündlich veränderten Muskelsträngen zeigen sich in der jeweils „arbeitenden" Muskelgruppe rasch Schmerzzustände. Vielfach entsteht ein **Schmerz**, welcher der anamnestischen Schmerzschilderung entspricht. Der Untersucher erhält so Hinweise, bei welchen Muskelgruppen Dysfunktionen vorliegen könnten. Darüber hinaus kann durch die isometrische Kontraktion auch eine Hypofunktion der Muskulatur nachgewiesen werden. Häufig kommt es gerade bei Anspannung der Laterotraktoren bzw. Mundöffner zu einem „Flattern", was auf eine Hypofunktion hindeutet.

Palpation

Die isometrische Kontraktion wird ergänzt durch eine Palpation der verdächtigen Muskelstränge. Da die Schmerzempfindungsschwelle bei jedem Patienten anders ist, sollte vorher der **Palpationsdruck**, welchen der Untersucher ausüben möchte „geeicht" werden: Dazu wird am Unterarm etwas Hautgewebe des Patienten zwischen Daumen und Zeigefinger genommen. Sodann „kneifen" wir diese Haut ein wenig, um dem Patienten ein „Gefühl" für die anstehende Palpation des geschädigten Muskels zu geben.

Triggerpunkte

Zur Palpation der Triggerpunkte (Kap. 29) wird der Muskel bis kurz vor die Schmerzauslösung **gedehnt** (Kap. 11.4.1). Die betroffenen verkürzten Faserbündel reagieren mit einer erniedrigten Schwelle für Schmerz auslösende Reize, während sich die benachbarten, nicht betroffenen Faserbündel des Muskels, „stumm" verhalten. Rund 2 Drittel Vorspannung gilt als optimal zur Prüfung. Ein palpierbares Faserbündel fühlt sich wie ein straffer Strang zwischen entspannten weichen Bündeln an. Wir palpieren dann entlang des verspannten Stranges, bis die Stelle

II

maximaler Empfindlichkeit erreicht ist. An diese Stelle wird dann der Druck erhöht, um das charakteristische Schmerzmuster des übertragenen Schmerzes auszulösen. Die charakteristischen Triggerpunkte und ihre zugeordneten Schmerzpunkte lassen sich aus Tafeln entnehmen, welche bspw. von Travell erarbeitet wurden [489], (Kap. 29).

Gelenkgeräusche ("Diskusknacken")

Tritt ein Gelenkknackgeräusch auf, ermittelt der Untersucher, ob das Geräusch im ersten, zweiten oder letzten Drittel des Bewegungsablaufs auftritt. Danach wiederholt der Patient die Öffnungsbewegung, während gleichzeitig der Untersucher den Unterkiefer mit der Hand nach kranial presst (▶ Abb. 17.6). Erscheint dann das Knackgeräusch zeitlich verzögert oder tritt es nicht mehr auf, spricht dies für eine **Diskusverlagerung** als Ursache des Knackgeräusches. Typisch für eine Diskusverlagerung ist auch (Kap. 4), (Kap. 9), dass das Knackgeräusch in vielen Fällen bei Mundöffnung aus einer protrudierten Stellung verschwunden ist. Bei Beobachtung der Mundöffnung in

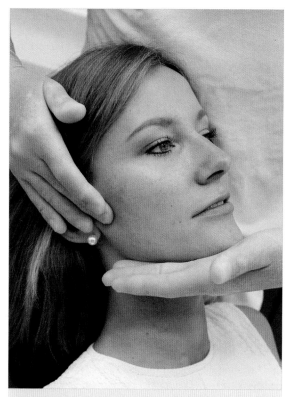

Abb. 17.6 Durch mehrfaches Öffnen und Schließen des Kiefers tastet der Therapeut die Lage der Kondylen und erspürt den Zeitpunkt, wann das Knackgeräusch im Verlaufe der Bewegung auftritt. Dann wird die Öffnungsbewegung unter gleichzeitiger Kompression des Unterkieferrandes nach kranial ausgeführt. Durch die Kompression ist es für den Discus articularis schwieriger, auf den Kondylus aufzuspringen (Kap. 9) und das Knackgeräusch tritt zeitlich verzögert auf.

der horizontalen Ebene tritt bei unilateraler Diskusverlagerung in vielen Fällen eine Deviation (Abweichung der Mundöffnung aus der Medianebene nach lateral mit anschließender Rückkehr in die Medianebene) auf. Eine Deflexion (Abweichung des Unterkiefers aus der Medianebene ohne Rückkehr zu derselben) deutet auf eine unilaterale Bewegungseinschränkung in einem Kiefergelenk hin (bspw. bei einer anterioren Diskusverlagerung ohne Reposition).

Screening der Körperhaltung

Es gehört nicht primär in die Fachkompetenz des Zahnmediziners, **Haltungsstörungen und -schäden** zu diagnostizieren. Wir können aber CMD nicht durch isolierte, auf die Mundhöhle und das Kiefergelenk beschränkte, Maßnahmen therapieren. Okklusionsstörungen, Parafunktionen der Kaumuskulatur und viele myofasziale Schmerzen stehen häufig in Zusammenhang mit einer Dysfunktion der gesamten Körperhaltung [494], [495]. Daher sollte sich der Zahnmediziner den Patienten bezüglich fehlerhafter Körperhaltung anschauen (▶ Abb. 17.7a) und bei Verdacht einer weiteren fachärztlichen und physiotherapeutischen Diagnostik und Therapie zuführen. So kann schon bereits auf dem Behandlungsstuhl auffallen, dass der Patient:

- den Kopf in einer weit nach anterior vorgeschobenen Position hält, in der auch der Unterkiefer nach vorne verlagert ist (viele Patienten am Schreibtisch mit Bildschirmarbeitsplatz gewöhnen sich eine derartige Fehlhaltung an)
- nach einem Trauma den Kopf schief hält; der Patient nimmt die sog. Sternokleido-Haltung (▶ Abb. 17.7a) ein; es besteht zur Läsion hin eine homolaterale Seitneigung des Kopfes, mit heterolateraler Rotation und leichter Flexion (häufig Trauma im Bereich C2C3)
- bei Bandscheibenverlagerungen eine Schonhaltung "weg von der schmerzhaften Seite" einnimmt; es besteht eine heterolaterale Seitneigung, Rotation und Flexion
- einen einseitigen Schulterhochstand hat; hier liegen einseitige Bewegungsmuster im Alltag vor, die bspw. den M. trapezius und die Mm. rhomboidei verkürzen (typischer Befund bei Zahnmedizinern)
- Grimassen ausführt, d. h. die mimische Muskulatur atypisch gebraucht
- eine atypische Zungenbewegung durchführt ("Zungentick")
- eine Schonhaltung beim Kauen zeigt

Merke Ⓜ

Viele myofasziale Schmerzen stehen häufig in Zusammenhang mit einer Dysfunktion der gesamten Körperhaltung.

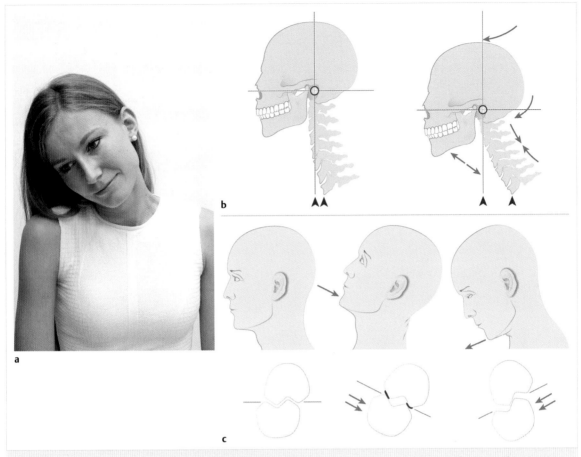

Abb. 17.7 Zum Zusammenhang zwischen stomatognathem und lokomotorischem Apparat des Menschen.

a Der Patient nimmt die sog. Sternokleido-Haltung ein. Es eine homolaterale Seitneigung des Kopfes mit heterolateraler Rotation und leichter Flexion (häufig Trauma im Bereich C 2 C 3).

b Zusammenhang von Kopfhaltung und Stellung der Halswirbelsäule [495].

c Auswirkung verschiedener Kopfhaltungen auf die Okklusion [495].

Screening der Halswirbelsäule

Nicht außer Acht gelassen werden darf der **Einfluss der Körperhaltung auf das Kausystem** und umgekehrt den Einfluss, den das Kausystem auf die Körperhaltung und Funktion ausübt (▸ Abb. 17.7b), (▸ Abb. 17.7c). Dazu stellen wir den Patienten am besten im Raum hin. Der Untersucher schaut sich von der Seite betrachtend die Stellung des Kopfes im Verhältnis zur **Halswirbelsäule** (HWS) an. Ist der Kopf nach vorne geneigt und „zieht" die HWS mit nach anterior? Gibt es eine unphysiologische Krümmung der HWS? Gibt es einseitig oder beidseitig einen Schulterhochstand?

Merke 🅜❗

Ein kurzes Screening der HWS ist bei CMD immer anzuraten.

Danach prüfen wir „aktiv" wie „passiv" Rotation, Seitneigung, Flexion und Extension sowie die Funktion der für die Bewegungen in der HWS **zentralen Wirbel C 2 / C 3.** Die ▸ Abb. 17.8 zeigt schematisch die Bewegungsabläufe der oberen Halswirbelkörper C 1/C 2, während ▸ Abb. 17.9 das Ausmaß die Bewegungskapazität der HWS beschreibt. Die Prüfung der Extension ist bei älteren Patienten, bei Patienten mit Schleudertrauma und bei rheumatischen Erkrankungen zu unterlassen. Die Ursache liegt in einer möglichen Instabilität des Lig. cruciforme und/oder den Ligg. alaria und apicis dentis. Im Anschluss an das Bewegungsausmaß prüft der Untersucher noch die Funktion C 2 / C 3. Bei einer reinen Rotation des Kopfes führen die Uncovertebralgelenke der unteren Wirbelkörper der HWS mehr eine kippende Bewegung aus. Zum Ausgleich in eine reine Rotationsbewegung der HWS führt schließlich eine kompensatorische Dreh- und Gleitbewegung der obersten Halswirbelgelenke C 0/C 1, C 1/ C 2. Im Bereich von C 2 / C 3 findet eine Umkehrung von „kippen" nach „ drehen" und „gleiten" statt [496]. Eine

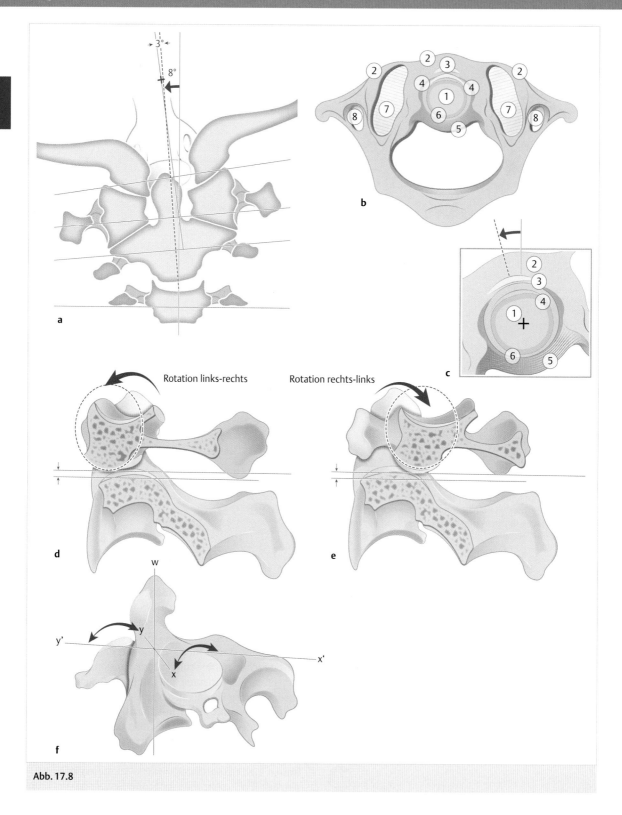

Rotation links-rechts

Rotation rechts-links

Abb. 17.8

◀ **Abb. 17.8 Schematische Darstellung der Bewegungsabläufe der oberen Halswirbelkörper.**

a Die Kopplung der oberen Halswirbelkörper wird von kranial nach kaudal erzwungen. Bei Seitneigung rechts gleitet C0 gegen C1 nach links um ca. 8–10°.

b Rotation (Pfeilrichtung): C1/C2 sind über den Bandapparat (Lig. transversum atlantis) miteinander gekoppelt, wodurch sich C2 mitbewegen muss. Die unteren Wirbelkörper, ab C3, führen mit ihren Unkovertebralgelenken bei allen Bewegungen des Kopfes hauptsächlich kippende Bewegungen aus (▶ Abb. 17.9b).
1 Dens axis
2 Arcus anterior atlantis
3 Artikulationsfläche Arcus anterior atlantis
4 vordere Gelenkfläche Dens axis
5 Lig. transversum atlantis
6 hintere Gelenkfläche Dens axis (Faserknorpel)
7 Fovea articularis superior
8 Foramen transversarium

c Rotation (Pfeilrichtung): C1/C2 sind über den Bandapparat (Lig. transversum atlantis) miteinander gekoppelt, wodurch C2 sich mitbewegen muss. Die unteren Wirbelkörper, ab C3, führen mit ihren Uncovertebralgelenken bei allen Bewegungen des Kopfes hauptsächlich kippende Bewegungen aus (▶ Abb. 17.9b).
1 Dens axis
2 Arcus anterior atlantis
3 Artikulationsfläche Arcus anterior atlantis
4 vordere Gelenkfläche Dens axis
5 Lig. transversum atlantis
6 hintere Gelenkfläche Dens axis (Faserknorpel)

d Bei einer Rotation von links nach rechts bewegt sich die linke Massa lateralis des Atlas nach anterior und die rechte nach posterior.

e Bei einer Rotation von rechts nach links bewegt sich die linke Massa lateralis des Atlas nach posterior und die rechte nach anterior.

f In der Sagittalen sind die oberen Gelenkflächen des Axis konvex geformt. Dadurch können die Massae laterales des Axis keine reine horizontale, sondern nur eine gekrümmte Bewegung vollführen. Bei Drehung des Axis um die vertikale Achse „W" bewegen sich die Massae laterales von x nach x' bzw. y nach y'.

Prüfung von C2/C3 ergibt daher einen guten Überblick über den **Funktionszustand der HWS** [491], (▶ Abb. 17.10). Anamnestisch geben manche Patienten mitunter einen Schwindel an. Tritt der Schwindel nur kurzzeitig auf, spricht dieser Sachverhalt für eine Störung des Informationsabgleichs von Rezeptoren im hochzervikalen Bereich (C0 bis C2) mit dem Augeneindruck. Besteht dagegen der Schwindel bereits über einen längeren Zeitraum, so ist eher an eine vasodilatorische Störungen als mögliche Ursache zu denken.

Merke

In den meisten klinischen Fällen lässt sich mit beschriebenen Untersuchungen (Kap. 17.3) eine Arbeitsdiagnose erstellen, sodass physiotherapeutische Maßnahmen (Kap. 29) sowie die Herstellung und Eingliederung von Aufbissbehelfen (Kap. 24) als klassische Maßnahmen zahnmedizinischer Therapie bei CMD eingeleitet werden können.

17.4 Differenzialdiagnosen

Aufgrund der hohen Komplexität der Strukturen im menschlichen Kopf, und der damit verbundenen möglichen Störungen, sind **vielfältige Differenzialdiagnosen** bei der Untersuchung eines Patienten zu beachten. Folgende Diagnosen sollten immer mit in Betracht gezogen werden (Neuralgien sind im Kap. 11 und psychogene Erkrankungen in Kap. 14 und Kap. 21 näher beschrieben [497]:

* intrakranialer Schmerz
* intraorale Schmerzursachen
* Kopfschmerz
* neuropathischer Schmerz
* psychogener Schmerz

17.4.1 Intrakranialer Schmerz

Die Abklärung **intrakranialer Störungen** ist primär Neurologen, Neurochirurgen und Schmerztherapeuten vorbehalten. Folgende klinische Zeichen sollten den Zahnmediziner veranlassen, weiterführende Untersuchungen beim Patienten in die Wege zu leiten:

* akut auftretende Schmerzzustände, welche sich progressiv verstärken
* massive Schlafstörungen
* lageabhängige starke Schmerzzustände
* neurologische Ausfälle bei Gedächtnis, Sprachvermögen, Wahrnehmung der Umgebung
* ungeklärte Schwindelattacken
* partielle oder vollständige Lähmungserscheinungen
* ungeklärte längerfristig auftretende Zustände mit Fieber, Müdigkeit, Gewichtsverlust, Frösteln, Schwitzen
* Magenbeschwerden

Hinter den oben geschilderten Symptomen können sich Tumore, Aneurysmen, intrakraniale Blutungen, Ödeme sowie Abszesse oder Infektionen verbergen.

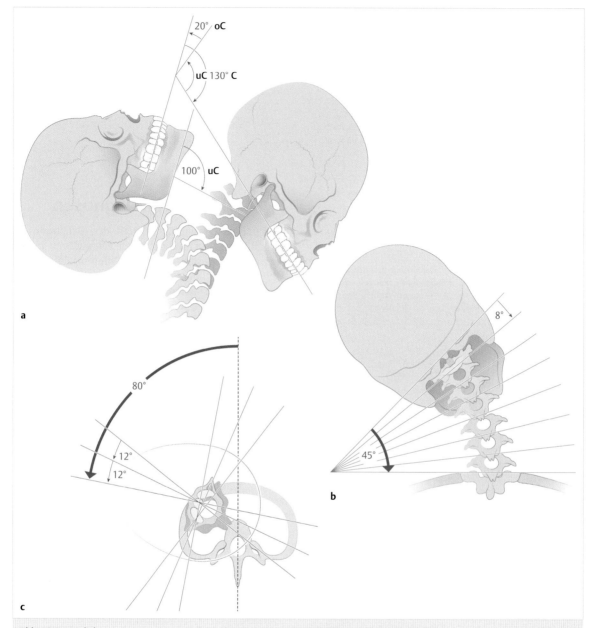

Abb. 17.9 Mögliches Bewegungsausmaß der Halswirbelsäule des Menschen nach Kapandji [496].

Abb. 17.10 Schnelltest der Funktion der Halswirbelsäule (C 2 / C 3). Aus maximaler Seitneigung heraus, bspw. nach rechts, kann nun der Kopf physiologischerseits nicht mehr nach links rotiert werden, aber zur rechten Seite hin, was in dem „Schnelltest C 2 / C 3" durchgeführt wird. Ab dem Wirbelkörper C 3 nach kaudal hin, haben die Halswirbel eine von C 1 und C 2 abweichende Gestalt. Die Bewegung der Unkovertebralgelenke besteht im Wesentlichen in einer Kippung. Dadurch vollführen bei Rotation des Halses die unteren Halswirbel bis etwa C 3 eine kleine Rotation kombiniert mit einer Kippung, welche dann in den Segmenten C 2, C 1, C 0 in eine optisch „reine" Rotationsbewegung „umgewandelt" wird [494], [519].
a Ausgangsstellung.
b Maximale Neigung des Kopfes nach rechts.
c Aus der maximalen Neigung Rotation des Kopfes nach rechts (Bewegungsausmaß bis 80–90°).
d Aus der Neigung des Kopfes nach rechts Rotation nach links (Bewegungsausmaß 5–10°).

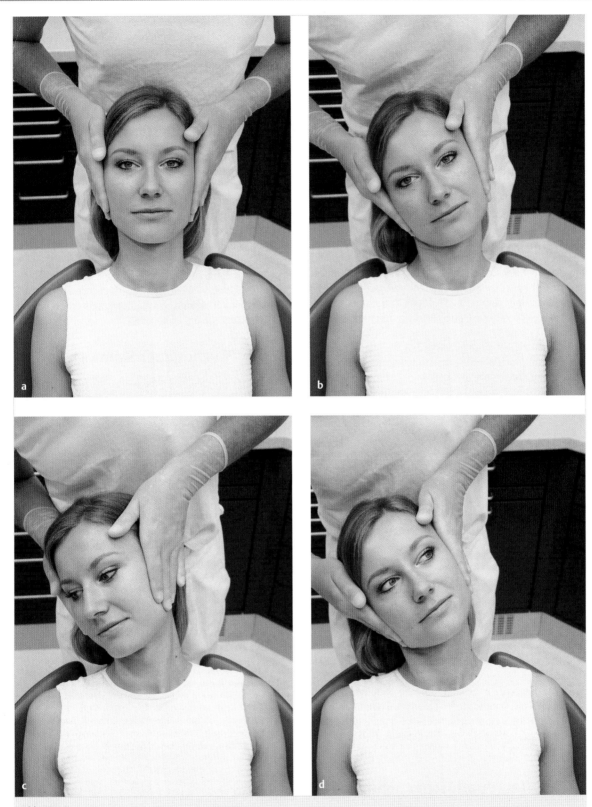

Abb. 17.10

II

17.4.2 Intraorale Schmerzursachen

Bei Patienten, welche sich in Spezialsprechstunden vorstellen, werden häufig banale naheliegende klinische Schmerzursachen wie eine Karies, Zahnfraktur oder eine Stomatitis aphthosa außer Acht gelassen. Auch wenn der Patient schon vorher mehrfach untersucht wurde, ist ein **intraoraler Befund** aus differenzialdiagnostischen Gründen immer zu erheben.

17.4.3 Kopfschmerz

Kopfschmerzen können ein harmloses, im Alltag unangenehmes und lästiges Symptom sein. Sie können aber auch ein **Alarmzeichen** sein, welches als Begleitbefund bei ernsthaften und teilweise lebensbedrohlichen Erkrankungen wie einer Meningitis auftritt. Klassifikationen der International Headache Society (IHS) [498], [499] umfassen im Teil I primäre Kopfschmerzerkrankungen wie Migräne, Spannungskopfschmerz oder Clusterkopfschmerz. Im Teil II werden Kopfschmerzen aufgeführt, denen eine klinisch fassbare Ursache eindeutig zugeordnet werden kann; dazu zählen Trauma, vaskuläre Störungen, Störungen der Funktion der HWS, des stomatognathen Systems, Infektionen und andere mehr. Im Kap. 11 werden kraniale Neuralgien sowie zentrale und primäre Gesichtsschmerzen aufgelistet.

Merke

Folgende Differenzialdiagnosen spielen bei CMD eine Rolle [498]:
- Arteriitis temporalis (Riesenzellarteriitis, Giant cell arteritis, Morbus Horton) (Kap. 7.2.2)
- autonome trigeminale Kephalgien
- Clusterkopfschmerz (Kap. 11)
- Migräne
- Neuralgien (Kap. 11)
- paroxysmale Hemikranie
- Spannungskopfschmerz

Beim Morbus Horton [500] sind neu auftretende heftige Schmerzen in der Temporalregion mit begleitenden Sehstörungen (Augenschmerzen, Doppelbilder, Amaurosis fugax bis hin zur Erblindung) und Problemen beim Kauen („Kiefer-Claudicatio") typisch. In einem solchen Fall ist der Patient umgehend in einer Klinik vorzustellen. Es droht der Verlust der Sehfähigkeit und Störung der Tränensekretion.

17.4.4 Neuropathischer Schmerz

Hier liegt eine Störung oder Schädigung im Nervensystem vor. Die Störung kann **peripher oder zentral** im Nervensystem lokalisiert sein. Wir unterscheiden **idiopathische**

von **sekundären** Formen, welche nach Trauma (bspw. Zahnextraktion) oder Erkrankungen (bspw. Herpesviren-Infektion) auftreten können. Folgende Formen des neuropathischen Schmerzes werden unterschieden:
- atypische Odontalgie (bspw. nach Zahnextraktion)
- atypischer Gesichtsschmerz
- Burning-Mouth-Syndrom (Kap. 28)
- postherpetische Neuralgie (bspw. nach Herpesvirusinfektion)
- postoperativer/posttraumatischer persistierender Schmerz (nach Zahnextraktion)

Im Gegensatz zu den klassischen Neuralgien (Kap. 11.4.3), welche anfallsartige, sehr heftige zumeist kurze Schmerzattacken aufweisen, zeigen neuropathische Schmerzen eher kontinuierliche oder **länger anhaltende** mehr unterschwellige Schmerzintensitäten, welche von Brennen oder Parästhesien begleitet sein können. Bei der Therapie liegt ein wichtiges Anliegen darin, möglichst eine **Chronifizierung zu vermeiden**, was in der Praxis selten gelingt. Zur Therapie siehe daher Kap. 28.

17.4.5 Psychogener Schmerz

Viele Patienten mit CMD leiden zusätzlich unter Depression oder unter **depressiver Verstimmung**, was Diagnose und Therapie mitunter erschwert. Näheres zu den Erkrankungen mit psychogenem Hintergrund in Kap. 14 und Kap. 21.

17.4.6 Eingeweideschmerz

Es handelt sich um Schmerzen im **Trigeminus-Glossopharyngeus-Vagus-Innervationsgebiet**. Die Symptome sind Schmerzen der Schleimhäute, Sensibilitätsstörungen sowie Schluckbeschwerden und Reizhusten.

17.5 Literatur

[478] Schiffman E, Ohrbach R, Truelove E et al. Diagnostic Criteria for Temporomandibular Disorders (DC/TMD) for Clinical and Research Applications: Recommendations of the International RDC/TMD Consortium Network and Orofacial Pain Special Interest Group. J Oral Facial Pain Headache 2014; 28 (1): 6–27

[479] Hadorn W, Zöllner N. Vom Symptom zur Diagnose. 7. Aufl. Basel, München: Karger, 1979

[480] v. Zerssen D, Petermann F. B-LR Beschwerdeliste: Revidierte Fassung. 2. Aufl. Göttingen: Hogrefe, 2011

[481] Schiffman E, Ohrbach R. Executive Summary of the Diagnostic Criteria for Temporomandibular Disorders for Clinical and Research Applications. J Am Dent Assoc 2016; 147 (6): 438–445

[482] Marum AP, Moreira C, Saraiva F et al. A low fermentable oligo-di-mono saccharides and polyols (FODMAP) diet reduced pain and improved daily life in fibromyalgia patients. Scand J Pain 2016, 13: 166–172

[483] Pal S, Woodford K, Kukuljan S et al. Milk Intolerance, Beta-Casein and Lactose. Nutrients 2015; 7: 7285–7297

[484] Haas J, Eichhammer P, Traue HC et al. Alexithymic and somatisation scores in patients with temporomandibular pain disorder correlate with deficits in facial emotion recognition. J Oral Rehabil 2013; 40 (2): 81–90

[485] Dawson PE. Functional occlusion. From bite to smile design. St. Louis: Mosby-Elsevier, 2007

[486] Lange V, Ahlers MO, Ottl P. Craniomandibuläre Dysfunktionen. Düsseldorf. https://www.dgfdt.de/cmd-begriff-leitsymptome; Stand: 20.06.2017

[487] Gelb H (ed.). Clinical management of head, neck and tmj pain and dysfunction. A multi disciplinary approach to diagnosis and treatment. Philadelphia: Saunders, 1977

[488] Hanau R. The Hawley arch form considered from an engineering standpoint. Internat J Orthodont 1917; 3: 635–665

[489] Travell JG, Simons DG. Handbuch der Muskel, Triggerpunkte: Obere Extremität, Kopf und Thorax. Lübeck, Stuttgart, Jena, Ulm: Fischer, 1998

[490] Slavicek R, Mack E. Messung der Auswirkung von unterschiedlichen Okklusionsbeziehungen auf die Kiefergelenke. Schweiz Monatsschr Zahnheilk 1979; 89: 925–930

[491] Okeson JP. Occlusion and functional disorders of the masticatory system. Dent Clin North Am 1995; 39 (2): 285–300

[492] Dvorak J, Dvorak V. Manuelle Medizin: Diagnostik. 3. Aufl. Stuttgart: Thieme, 1988

[493] Frisch H. Programmierte Untersuchung des Bewegungsapparates: Chirodiagnostik. Berlin, Heidelberg: Springer, 1989

[494] Winkel D, Aufdemkampe G, Meijer OG et al. (Hrsg.). Nichtoperative Orthopädie und Manualtherapie: Teil 4/2: Diagnostik und Therapie der Wirbelsäule- Brustwirbelsäule, – Halswirbelsäule, – Kiefergelenk. Stuttgart, Jena, New York: Fischer, 1993

[495] Hansson T, Christen Minor CA, Wagnon Taylor DL (Hrsg.). Physiotherapie bei craniomandibulären Funktionsstörungen. Berlin: Quintessenz,1993

[496] Kapandji IA. Funktionelle Anatomie der Gelenke: Schematische und kommentierte Zeichnungen zur menschlichen Biomechanik. Stuttgart: Enke, 1985

[497] Kumar A, Brennan MT. Differential diagnosis of orofacial pain and temporomandibular disorder. Dent Clin North Am 2013; 57: 419–428

[498] Göbel H. Die Kopfschmerzen: Ursachen, Mechanismen, Diagnostik und Therapie in der Praxis. 3. Aufl. Heidelberg: Springer, 2012

[499] Internationale Kopfschmerzgesellschaft. IHS classification IC-HD II. http://www.ihs-klassifikation.de/de/01_einleitung; Stand: 03.11.2017

[500] Gonzalez-Gay MA, Vazquez-Rodriguez TR, Lopez-Diaz MJ et al. Epidemiology of giant cell arteritis and polymyalgia rheumatica. Arthritis Rheum 2009; 61: 1454–1461

18 Welche bildgebenden Verfahren helfen bei der Diagnosestellung weiter?

S. Krohn, M. Rödiger, R. Bürgers

II

Steckbrief

Bei Patienten mit therapieresistenten Funktionsstörungen des kraniomandibulären Systems können neben dem klinischen Befund auch bildgebende Verfahren notwendig sein, um präzisere strukturelle Informationen für die Diagnosestellung zu erhalten [501]. Die Hart- und Weichgewebe des Kiefergelenks sollten dabei gut darstellbar sein, um Normvariationen von möglichen pathologischen Veränderungen sicher und reproduzierbar abgrenzen zu können [502]. Die entsprechenden Verfahren sollten jedoch nicht in der Primärdiagnostik angewendet werden, sondern erst in der erweiterten Diagnostik, nach umfangreicher Anamnese sowie klinischer Funktionsanalyse [503]. **Rechtfertigende Indikationen** für bildgebende Verfahren sind ausgeprägte mandibuläre Asymmetrien, Limitationen der Unterkiefermobilität, plötzlich auftretenden Okklusionsstörungen sowie Schmerzen und Schwellungen des Kiefergelenks durch systemische, kongenitale, traumatische oder andere unklare Ursachen [504].

18.1 Einleitung

Im Bereich der Diagnostik von CMD steht eine Vielzahl invasiver und nicht invasiver Techniken zur Verfügung, um das Kiefergelenk darzustellen [505], [506].

Merke

Die Ursachen für die große Anzahl möglicher bildgebender Verfahren liegen in den strukturellen Unterschieden der Gelenkanteile, der komplexen Anatomie (Kap. 4), (Kap. 5), der Biomechanik und den biologischen Variationen des Kiefergelenks, sowie den konsequenten technologischen Weiterentwicklungen [505], [507], [508].

Wir unterscheiden Verfahren, welche ionisierende Strahlung nutzen, bspw. Panoramaschichtaufnahmen (PSA), Computertomografie (CT) und digitale Volumentomografie (DVT), von Verfahren welche operativ-invasiv vorgehen wie die fiberoptische Arthroskopie. Dagegen nutzen die Sonografie Ultraschallwellen (US) und die Magnetresonanztomografie (MRT) die magnetischen Eigenschaften der Materie. Es handelt sich daher hierbei um nicht invasive und ohne ionisierende Strahlung arbeitende Verfahren.

Merke

Aufgrund der Heterogenität der CMD, sind **verschiedene bildgebende Verfahren** auszuwählen, je nachdem welche Symptome sich während des klinischen Befundes darstellen und welche temperomandibulären Strukturen untersucht werden sollen.

18.2 Verfahren unter Nutzung ionisierender Strahlung

Diese Verfahren dürften **am häufigsten** zur Ergänzung der klinischen Diagnostik zur Anwendung kommen. Vor allem die PSA ist in vielen zahnärztlichen Praxen Routine, sodass dieses Verfahren zuerst betrachtet werden soll.

18.2.1 Panoramaschichtaufnahme, PSA

Die konventionelle PSA (syn.: OPT, OPG) wird regelmäßig im klinischen Alltag angefertigt und ist daher häufig bereits zur klinischen Funktionsanalyse verfügbar (▶ Abb. 18.1), (▶ Abb. 18.2). Sofern die Aufnahme lege artis und mit einem adäquaten Software-Programm (bspw. P1-A, Orthophos XG, Sirona, Bensheim) durchgeführt wurde, sind beide Kiefergelenke dargestellt, sodass die Beurteilung der knöchernen Strukturen möglich ist. In vielen Fällen korreliert die Röntgenaufnahme jedoch nicht mit dem tatsächlichen klinischen Funktionszustand der Gelenkflächen [589]. Des Weiteren sollten Lagebeziehungen von Condylus mandibulae und Fossa articularis aufgrund der 2-dimensionalen Schichtdarstellung und den damit verbundenen Knochenüberlagerungen nur in Ausnahmefällen erfolgen. Die Vorteile der PSA liegen in der **Darstellung von knöchernen Veränderungen**, bspw. **abgeflachte Gelenkflächen** oder **osteophytäre Veränderungen des Kondylus** [580] bei einer vergleichsweise geringen Strahlenbelastung von etwa 7 µSv, je nach Gerät und Aufnahmemodus [540], [590]. Der diagnostische Wert der PSA ist jedoch stark limitiert, da degenerative knöcherne Prozesse, bspw. Erosionen, Gelenkabflachungen und Osteophyten, sehr ausgeprägt sein müssen, um als solche erkannt zu werden [540], [580], [591]. Bei Fraktur-Verdacht im Bereich des aufsteigenden Unterkieferastes sollte (sofern keine CT-Aufnahme möglich ist) eine Röntgenaufnahme in einer zusätzlichen Schichtebene an-

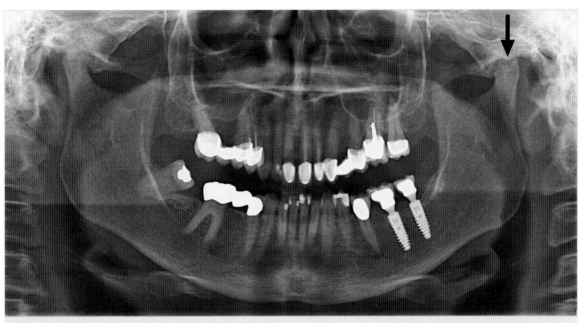

Abb. 18.1 PSA einer 56-jährigen Patientin mit aktivierter Kiefergelenkarthrose und Geröllzysten des linken Kondylus (Pfeil).

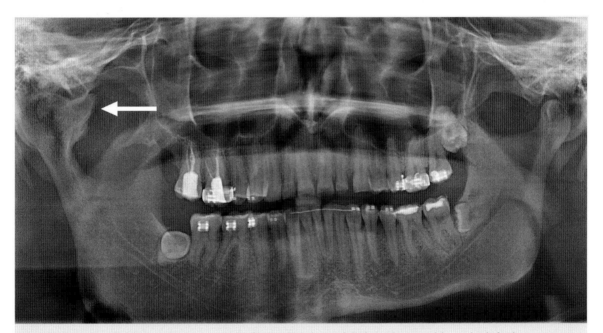

Abb. 18.2 PSA eines 31-jährigen Patienten mit einer fibrösen Dysplasie (Pfeil) des rechten Kondylus. Nebenbefund: verlagerte Weisheitszähne 28, 38 und 48.

gefertigt werden [592]. Hierfür bietet sich die posterior-anteriore Schädel-Röntgenaufnahme nach Clementschitsch an, da durch den exzentrischen Strahlengang bei geöffnetem Mund eine sehr geringe Knochenüberlagerung erreicht werden kann [593].

18.2.2 Digitale Volumentomografie, DVT

Die DVT ist mittlerweile in vielen zahnärztlichen Praxen verfügbar und kann als **Alternative zur CT** für die Evaluation knöcherner Strukturen des Kiefergelenks herangezogen werden. Bei dieser Technik wird ein konusförmiger

Röntgenstrahl emittiert, der während der Rotation um das Objekt mehrere 2-dimensionale Röntgenbilder erstellt, welche zu einem zylinderförmigen Volumen verrechnet werden [577]. In vergleichenden Untersuchungen wurde berichtet, dass die erzielte räumliche Auflösung der multiplanaren DVT-Schichtaufnahmen mit der Qualität der CT-Aufnahmen, vergleichbar ist [558], [578], [579], [580]. Die **hohe Auflösung** basiert auf der geringen Größe der Volumenpixel (Voxel), welche eine Größenordnung von etwa 0,1 mm aufweisen und die hoch präzise Darstellung von 3-dimensionalen Rekonstruktionen oder 2-dimensionalen Schichtebenen (koronal, sagittal, axial) ermöglichen [577].

Ähnlich wie die CT sollte dieses bildgebende Verfahren jedoch nicht im Rahmen der Routinediagnostik, sondern aus Gründen des Strahlenschutzes („as low as reasonably achievable") nur bei rechtfertigender Indikation zum Einsatz kommen [581], [582]. Der Indikationsbereich ist entsprechend dem der CT auf die **Darstellung der knöchernen Strukturen des Kiefergelenks** und dessen Pathologien, bspw. Erosionen, Infektionen, degenerativen Erkrankungen (Osteoarthrose, Osteoarthritis), Verdacht auf Frakturen oder Tumoren, beschränkt [581]. Die durchschnittliche Strahlendosis der DVT wird mit 3–650 µSv angegeben und ist somit deutlich geringer als die Röntgenbelastung der CT (360–1200 µSv) [526], [583], [584], [585], [586], [587]. Daher ist die DVT gegenüber der CT überlegen [581]. Nachteile der DVT sind die nicht artefaktfreie Darstellung (Bewegungsartefakte, Metallartefakte) (Kap. 19) und die fehlende Darstellung von Weichgewebe [526], [558], [588]. Daher sollte im jeweiligen Fall überprüft werden, ob die bereits vorhandene Bildgebung (Übersichtsröntgenaufnahme) in Ergänzung durch die nicht invasive MRT für die Diagnose und Einleitung der korrekten Therapie ausreicht.

18.2.3 Computertomografie, CT

Bei klinischem Verdacht auf **primär knöcherne Läsionen** wird die CT aufgrund der hohen Sensitivität (75 %) und Spezifität (100 %) der MRT vorgezogen [505], [540]. Insbesondere bei degenerativen Veränderungen, Erosionen, Infektionen aber auch bei kongenitalen Anomalien, und bei Verdacht auf Frakturen oder Tumoren des Kiefergelenks ist die CT hilfreich, da sie **3-dimensionale Rekonstruktion** mit hoher Auflösung und eine überlagerungsfreie Darstellung ermöglicht [541], [542]. Die moderne Multidetektor-CT-Technik beinhaltet CT-Schichtaufnahmen (1–2,5 mm Dicke) beider Kiefergelenke bei geöffnetem und geschlossenem Mund mit multiplanarer Rekonstruktion für koronal-oblique und sagittal-oblique Darstellung [543]. Die Rekonstruktionen können mit verschiedenen DICOM-Viewern (Digital Imaging and Communications in Medicine) geöffnet, entsprechend der gewünschten Gewebedarstellung anhand der Dichtewerte (Hounsfield-Skala) bearbeitet sowie 3-dimensional dargestellt werden [544], [545]. Die Beurteilung der Kiefergelenke umfasst unter anderem Struktur, Form und Größe der Fossa articularis und des Condylus mandibulae, sowie Stellung und anterior-posteriore Position des Kondylus [546]. Beim klinisch symptomfreien und radiologisch unauffälligen Kiefergelenk zeigt der Kondylus eine konvexe Form mit einer dünnen äußeren Kontur aus kompaktem Knochen [536]. Allerdings kann die kortikale Dicke aufgrund der starken Kurvatur um bis zu 200 % überschätzt werden [547]. Die bilaminäre Zone und die intermediäre Zone des Diskus können ohne zusätzliche Injektion von Kontrastmittel in das Gelenk nicht dargestellt werden [536]. Aufgrund der niedrigen Spezifität (50 %) in der Lagebestimmung des Diskus ist die CT für die Evaluation von Diskusverlagerungen nicht geeignet [548], [549].

Frakturen im Bereich des Kiefergelenks

> **Merke**
>
> Sollte sich anamnestisch der Verdacht auf Knochenfrakturen innerhalb des Kiefergelenks (▶ Abb. 18.3) ergeben, ist die CT das ideale Bildgebungsverfahren [550].

Betrifft die Fraktur die **Mandibula**, wird der Frakturspalt in etwa 20–60 % im Bereich des Collum mandibulae beobachtet [551], [552], [553]. Die Frakturen des Kollums werden entsprechend der Topografie des Bruchspaltes in tiefe, mittlere und hohe unterteilt [554]. Durch den Zug des M. pterygoideus lateralis am Discus articularis und Condylus mandibulae kommt es bei diesen Frakturen häufig zu einer anteromedialen Verlagerung der Strukturen aus der Gelenkpfanne [543]. Im CT sind u. a. Hämatome, subkutane Emphyseme, Lageveränderungen des Kondylus und des Collum mandibulae sowie Höhenverlust des Unterkieferastes zu beobachten [555]. Die 3-dimensionale Rekonstruktion mithilfe der CT hat in diesen Fällen einen großen diagnostischen Wert und kann sowohl die korrekte Diagnose als auch die adäquate Therapie ermöglichen [556].

Degenerative Osteoarthritis

Sie ist die **häufigste** pathologische Knochenveränderung des Kiefergelenks [557], (▶ Abb. 18.4), (Kap. 9). Im CT sind in der sagittalen Bildebene Abflachungen des Kondylus mit Verlust der Konvexität sowie Verlust der Konkavität der Fossa mandibularis und ein stark verkleinerter Gelenkspalt zu finden [558]. Zusätzlich können entzündliche Destruktionen wie regressives Remodelling, subchondrale Spongiosasklerosierungen, Erosionen sowie ventrale Osteophyten des Kondylus auftreten [543].

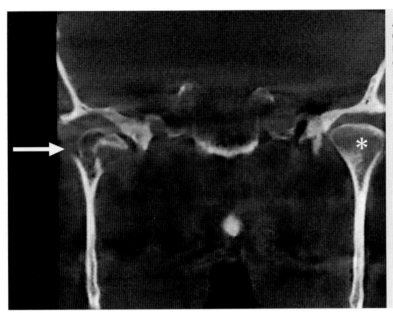

Abb. 18.3 Koronales CT-Schnittbild eines 61-jährigen Patienten mit einer hohen Kollumfraktur (Pfeil) des rechten Kiefergelenks. Das kraniale Knochenfragment ist leicht nach medial verlagert. Der linke Kondylus (Stern) zeigt keine Auffälligkeiten.

Neoplastische und nicht neoplastische Veränderungen

Neben degenerativen Abbauprozessen treten in seltenen Fällen auch **neoplastische** und **nicht neoplastische Raumforderungen** innerhalb des Kiefergelenks auf. Diese pathologischen Veränderungen können mit sehr ähnlichen klinischen Symptomen, bspw. Schmerz, Schwellung und limitierter Mundöffnung assoziiert sein, jedoch eine sehr unterschiedliche Prognose aufweisen [505].

Kondyläre Hyperplasie

Hier kommt es zu einer gutartigen uni- oder bilateralen, exzessiven **Volumenzunahme**, welche zu einer zunehmenden Gesichtsasymmetrie und Okklusionsstörungen führt [559], (▶ Abb. 18.5). Die Ursachen der Volumenzunahme und Verknöcherung des kondylären Knorpels sind **nicht vollständig geklärt**. Es wird jedoch vermutet, dass Infektionen, Traumata und hormonelle Fehlregulationen als ätiologische Faktoren in Betracht gezogen werden können [560], [561]. Im CT imponiert ein massiger Kondylus, teilweise mit elongiertem Ramus mandibulae und vergrößertem Corpus mandibulae. Dadurch bedingt kommt es zur knöchernen **Gesichtsasymmetrie**, bei der das Kinn zur kontralateralen Seite rotiert [559].

Fibröse Dysplasie

In diesen Fällen liegt ebenfalls eine **benigne Veränderung** vor, welche innerhalb des kranialen Skelettsystems vorkommen kann. Diese Expansion der temporalen oder kondylären Knochenflächen ist fibroossären Ursprungs und tritt zumeist unilateral auf. Im Verlaufe der Erkrankung wandelt sich der trabekuläre Knochen zu Binde-

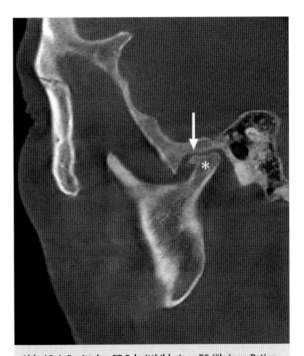

Abb. 18.4 Sagittales CT-Schnittbild einer 56-jährigen Patientin mit Osteoarthritis des linken Kiefergelenks. Die Form der Gelenkflächen ist verändert, der Kondylus (Stern) zeigt osteophytäre Veränderungen (Pfeil).

gewebe um [562], [563]. Im CT erscheint das betroffene Gewebe milchglasartig, der Knochen wirkt unscharf oder verwischt [543], (▶ Abb. 18.6).

II

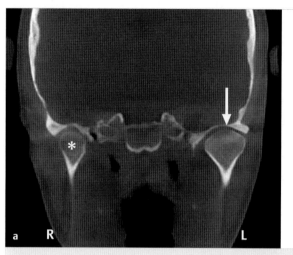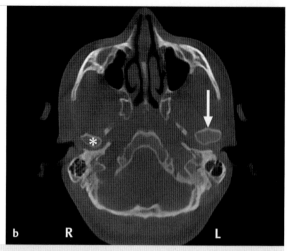

a R L   b R L

Abb. 18.5 CT-Schnittbilder einer 17-jährigen Patientin mit unilateraler kondylärer Hyperplasie.
a In der koronalen Schichtebene zeigt sich links ein deutlich vergrößerter Kondylus (Pfeil) im Vergleich zum normalen rechten Kondylus (Stern).
b Auch in der axialen Schnittebene erscheint der linke Kondylus hyperplastisch im Vergleich zur rechten Seite (Stern).

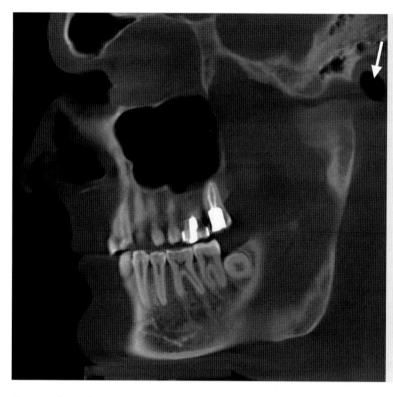

Abb. 18.6 CT-Darstellung einer fibrösen Dysplasie des Condylus mandibulae.

Osteochondrom

Darunter verstehen wir einen **gutartigen Tumor**, welcher in seltenen Fällen auch den Condylus mandibulae und den Processus coronoideus betreffen kann [564], [565]. In 58 % der Fälle geht die exophytische Knochenproliferation von der Knochenkortikalis der anteromedialen Kondylusfläche aus und weist eine knorpelige Kappe auf [564], [565]. Klinisch tritt zunächst eine Schwellung der betroffenen Region auf, welche keine Schmerzen bereitet. Ab einer gewissen Größe der Raumforderung treten Schmerzen, Gesichtsasymmetrien, ipsilateral offener Biss, kontralateraler Kreuzbiss oder Hörverlust auf [567], [568], [569]. Im CT erscheint das Osteochondrom als klar abgrenzbare globuläre oder pilzartige Knochenauswölbung mit unterschiedlich reifem Knochen und einer weniger röntgenopaken knorpeligen Oberfläche [570], [571].

Synoviale Chondromatose

Es handelt sich um eine **gutartige knorpelbildende Metaplasie**, welche von der Synovialmembran des Kiefergelenks (Kap. 4.3) ausgeht [572]. Im oberen Gelenkkompartiment bilden sich knorpelige Knötchen, welche sich von der Oberfläche lösen und als freie Gelenkkörperchen im weiteren Verlauf verknöchern [573]. Klinisch zeigen die Patienten Schmerzen und Entzündungen des betroffenen Kiefergelenks sowie neurologische Erscheinungen, wie Hörverlust [505]. Im CT zeigt der Gelenkspalt eine wolkenartige Kalzifizierung mit freien chondralen und ossären Gelenkkörperchen sowie Kondylus-Erosionen [574], [575], [576].

18.3 Magnetresonanztomografie, MRT

Merke

Für die Darstellung der **Weichgewebe** des Kiefergelenks und zur Beurteilung der **Lagebeziehung** zwischen Discus articularis, Condylus mandibulae, und Fossa articularis ist die MRT die am besten geeignete Bildgebungsmodalität (Kap. 19), [509], [510].

Im klinischen Alltag werden statische MRT-Aufnahmen, angefertigt, bei denen der Kondylus eine bzw. beide Grenzpositionen der Unterkieferbewegung einnimmt (habituelle Interkuspidation und maximale Mundöffnung), um die Diskus-Position bei der initialen und terminalen Funktion zu untersuchen [511].

18.3.1 Lageveränderungen des Discus articularis

Die sagittal-oblique Orientierung der Schichtebene (▶ Abb. 18.8) ermöglicht die Beurteilung der Position des Diskus in **antero-posteriorer Richtung**. Anhand der koronalen Schichtführung (▶ Abb. 18.7) kann die mediolaterale Diskuslage bewertet werden. Physiologischerweise ist der bikonkave Discus articularis auf dem Condylus mandibulae lokalisiert. In der sagittalen Schichtung liegt der posteriore Rand des Diskus in Bezug zum Caput mandibulae in der „12:00-Uhr-Position" (▶ Abb. 18.9). Sollte sich der Hinterrand des Diskus 10 Grad vor dieser physiologischen Position befinden, so wird diese als anteriore Diskusverlagerung (ADV) bezeichnet [489], [490], (Kap. 9). Gleitet der Diskus bei terminaler Mundöffnung durch die Bewegung des Gelenkköpfchens wieder in seine physiologische Position, sprechen wir von einer ADV mit Reposition (▶ Abb. 18.10). Verbleibt der Diskus während der gesamten Mundöffnung vor dem Kondylus, bezeichnen wir diesen Sachverhalt als ADV ohne Reposition (▶ Abb. 18.11). Bei **Patienten mit CMD** wird eine Diskusverlagerung mit Reposition in etwa 23–56 % der Fälle, eine Diskusverlagerung ohne Reposition in etwa 28–60 % der Fälle im MRT vorgefunden [509], [514], [515], [516], [517], [518], [519]. In der koronalen Schichtung erscheint der Diskus beim gesunden Kiefergelenk sichelförmig und liegt bei habitueller Interkuspidation der Oberfläche des Kondylus auf (▶ Abb. 18.12). Bei maximaler Mundöffnung gleitet der Diskus leicht nach medial [505]. Laterale sowie mediale Dislokationen des Diskus sind mit 4,5 und 4,1 % relativ selten [520]. Da jedoch sehr häufig anteriore und laterale Verlagerungen des Diskus gemeinsam auftreten, sollte in Ergänzung zur Lagebestimmung in der sagittalen auch stets die koronale Schichtebene befundet und die mediolaterale Ausdehnung des Kondylus untersucht werden [521].

18

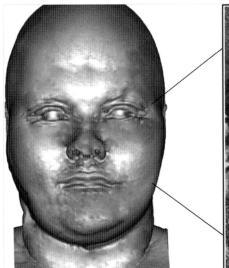
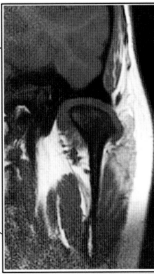

Abb. 18.7 3-D-MRT-Rekonstruktion einer 20-jährigen Patientin in der Frontalansicht mit dem dazugehörigen koronalen MRT-Schnittbild im Proton-Density-Kontrast.

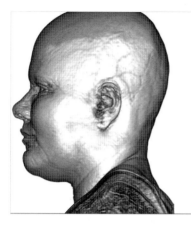
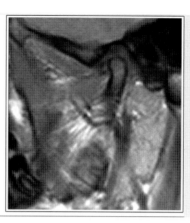

Abb. 18.8 3-D-MRT-Rekonstruktion einer 20-jährigen Patientin in der Sagittalansicht mit dem dazugehörigen parasagittalen MRT-Schnittbild im Proton-Density-Kontrast.

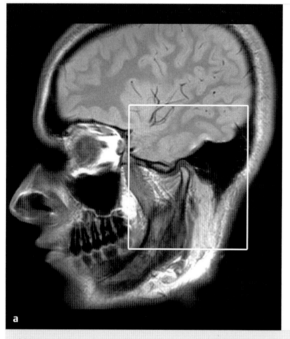
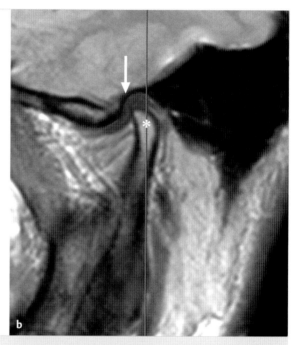

Abb. 18.9 MRT-Aufnahme einer 25-jährigen Patientin.
a MRT-Aufnahme mit parasagittaler Schnittebene im Proton-Density-Kontrast.
b Vergrößerter Bildausschnitt: Das laterale Band des Discus articularis befindet sich in 12-Uhr-Position (grüne Linie).

18.3.2 Gewebeveränderungen – Flüssigkeitsansammlungen

Ein wesentlicher Vorteil der MRT-Technik liegt in der **variablen Kontrastdarstellung** [522]. Während Diskusverlagerungen bei T1-gewichteten Aufnahmen gut beurteilbar sind, können unter Verwendung T2-gewichteter MRT-Bilder die Synovialflüssigkeit und Gelenkergüsse gut visualisiert werden [523]. Kleinere Ansammlungen von Flüssigkeit treten gelegentlich als Nebenbefund auf und sind auch bei funktionsgesunden Patienten, zumeist im Bereich des anterioren Bandes zu finden [505]. Bei Patienten mit Beschwerden der Kiefergelenkregion sind im MRT häufig größere Flüssigkeitsansammlungen zu fin-

den, welche als **Gelenkergüsse** (▸ Abb. 18.13) bezeichnet werden [513]. Diese treten vornehmlich anterolateral im oberen Gelenkkompartiment auf [523], sind sehr häufig mit Diskusverlagerungen assoziiert und können Diskusperforationen [524] oder osteoarthrotischen Veränderungen des Gelenkes vorausgehen [525].

18.3.3 Diskusperforation

Bei T2-gewichteten MRT-Bildern sind bei etwa 5–15 % der Patienten mit Lageveränderungen zusätzlich Perforationen des Diskus (▸ Abb. 18.14) zu erkennen, wobei die Art der Verlagerung direkten Einfluss auf die Lokalisierung der Perforation hat [526], [527], (Kap. 9). Laterale

18

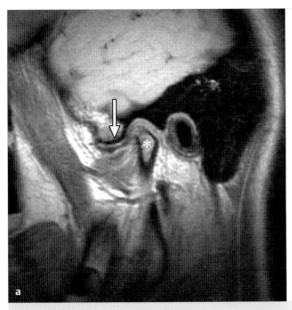 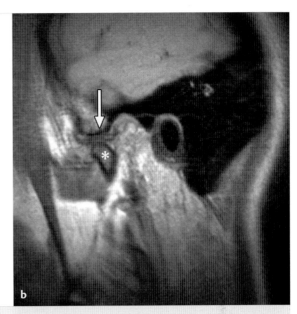

Abb. 18.10 MRT-Aufnahme einer 18-jährigen Patientin.
a MRT-Aufnahme bei geöffnetem Mund mit parasagittaler Schnittebene im Proton-Density-Kontrast. Der Discus articularis ist nach anterior verlagert.
b MRT-Aufnahme derselben Patientin mit gleichen Einstellungen bei geöffnetem Mund. Der Discus articularis befindet sich in physiologischer Position. Es handelt sich um eine anteriore Diskusverlagerung mit Reposition.

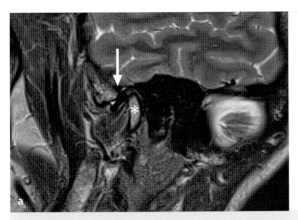 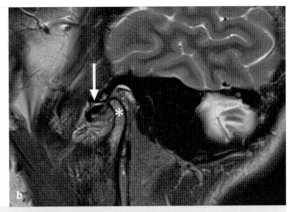

Abb. 18.11 T2-gewichtete Turbo-Spin-Echo-MRT-Aufnahmen einer 56-jährigen Patientin.
a Mund geschlossen, das laterale Band des Discus articularis (Pfeil) liegt vor der 12-Uhr-Position des Kondylus (Stern).
b Das laterale Band des Discus articularis (Pfeil) liegt auch bei maximaler Mundöffnung vor dem Kondylus (Stern).

Perforationen des Diskus sind zumeist bei anteromedialer Lage zu finden, während mediale Perforationen des Diskus häufiger bei anterolateraler Verlagerung auftreten [528]. Da Diskusperforationen **oft bei älteren, vornehmlich weiblichen, Patienten** auftreten, erscheint es nicht verwunderlich, dass altersgerechte, aber auch nicht altersgerechte Verschleißerscheinungen der Gelenkflächen, im Sinne osteoarthrotischer Veränderungen (▶ Abb. 18.15), zu finden sind [529], [530]. Diese regressive Adaptation des Kiefergelenks betrifft den **Gelenkknorpel** und den darunter liegenden **subchondralen**

Knochen [531]. Klinisch ist die Osteoarthrose durch Krepitation ohne Schmerzen und ohne Entzündungszeichen gekennzeichnet, was sich auch im MRT in der Abflachung der kondylären Konvexität ohne Anzeichen eines inflammatorischen Prozesses widerspiegelt [532], [533].

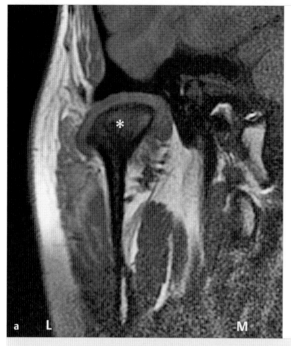
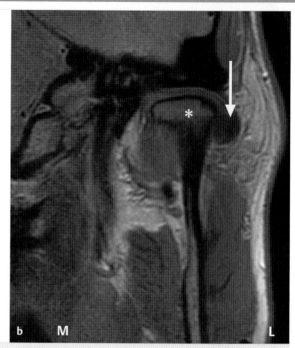

Abb. 18.12 Koronale MRT-Aufnahmen im Proton-Density-Kontrast.
a Physiologische mediolaterale Diskuslage.
b Der Discus articularis (Pfeil) liegt nicht mehr gleichmäßig sichelförmig dem Kondylus (Stern) auf. Er ist nach lateral verlagert.

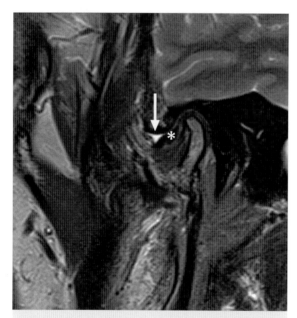

Abb. 18.13 T2-gewichtete Turbo-Spin-Echo-MRT-Aufnahme einer 56-jährigen Patientin mit einem Gelenkerguss (Pfeil). Der Discus articularis (Stern) liegt vor dem Kondylus.

18.3.4 Degenerative Veränderungen des Condylus mandibulae

Diese können jedoch auch durch aktivierte **osteoarthrotische oder auch arthritische Prozesse** hervorgerufen werden. Darunter verstehen wir eine **schmerzhafte chronisch-degenerative Erkrankung** mit simultanem Knochen-Remodeling des subchondralen Knochens und sekundärer Beteiligung der Membrana synovialis [505], (Kap. 4.3). Charakteristische MRT-Befunde sind: osteophytäre Veränderungen, Erosionen, subchondrale Sklerose und Abflachung des Kondylus [534]. Die Oberfläche des Kondylus erscheint dann nicht mehr glatt und konvex, sondern abgeflacht, entrundet und es können knöcherne Ausläufer am anterioren Pol des Kondylus auftreten, welche als Osteophyt bezeichnet werden [505], [535]. Bedingt durch die Formveränderungen der beteiligten knöchernen Strukturen kommt es häufig zu Verlagerungen des Diskus [536]. Während die Diskuslage sowie aktive degenerative Prozesse und Gelenkergüsse im MRT sehr gut dargestellt werden, ist die **Aussagekraft** bezüglich der ossären Kiefergelenkstrukturen teilweise limitiert [537], [538], [539].

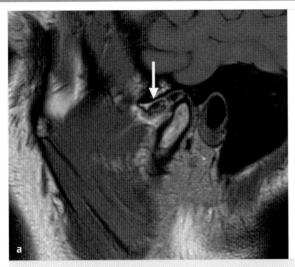 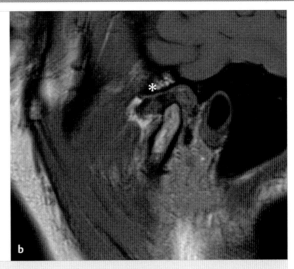

Abb. 18.14 T 1-gewichtete Turbo-Spin-Echo-MRT-Aufnahme einer 58-jährigen Patientin, mit einer Perforation des Discus articularis.
a Es sind mehrere dunkle Fragmente im Gelenkspalt zu erkennen (Pfeil).
b Das Tuberculum articulare (Stern) erscheint abgeflacht.

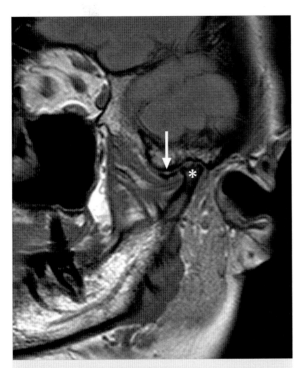

Abb. 18.15 MRT-Aufnahme im Proton-Density-Kontrast einer 57-jährigen Patientin mit Erosionen des Kondylus (Stern). Der abgeflachte Discus articularis (Pfeil) liegt vor dem Kondylus.

18.3.5 Echtzeit-Magnetresonanz-tomografie

Merke

Während der Aufnahme der MRT-Bilder bei maximaler Mundöffnung ist die Verwendung eines mechanischen Mundsperrers zur passiven Mundöffnung erforderlich, damit die Bildqualität nicht durch Bewegungsartefakte beeinträchtigt wird [609].

Diese **passive Mundöffnung** entspricht jedoch nicht der physiologischen, aktiv muskelgeführten Unterkieferbewegung und ist mit dem **Risiko einer zusätzlichen Traumatisierung** der bereits geschädigten Strukturen und erheblichen Schmerzen der betroffenen Patienten verbunden [610]. Aufgrund der langen Datenakquisitionszeiten von mehreren Minuten pro Einzelaufnahme fehlt unter Verwendung der aktuell verfügbaren MRT-Techniken die zeitliche Auflösung, um dynamische Prozesse, bspw. Unterkieferbewegungen, in Echtzeit darzustellen. Einige Kiefergelenksymptome manifestieren sich jedoch erst beim dynamischen Prozess der verschiedenen Unterkieferbewegungen. Bei der CINE-MRT werden mehrere statische MRT-Aufnahmen mithilfe eines Bisskeils bei sukzessive zunehmender Mundöffnung angefertigt [610], [611]. Ein Computerprogramm fügt die Einzelaufnahmen dann zu einer pseudodynamischen Filmsequenz zusammen. Da auch bei diesem Verfahren ein Bisskeil zur Fixierung der Mundöffnung verwendet wird, handelt es sich dabei um nicht muskelgeführte, passive, pseudodynamische Bewegungen [609].

Abb. 18.16 QR-Code zum Abruf von Echtzeit-MRT-Videosequenzen. Alternativ über den Internet-Link: http://www.biomednmr.mpg.de/index.php?option = com_content&task = view&id = 132&Itemid = 39

Durch die Einführung neuer MRT-Techniken am Max-Planck-Institut für Biophysikalische Chemie (Göttingen) gelingt mittlerweile die Realisierung einer fortlaufenden dynamischen Echtzeit-MRT-Sequenz. Dabei wird die FLASH-Technik mit radial ortscodierten Gradientenechosequenzen sowie Unterabtastung des Datenraums kombiniert und die Berechnung der Bilder erfolgt als nicht lineares inverses Problem [612], [613]. Mit diesem Algorithmus der numerischen Mathematik können MRT-Einzelaufnahmen mit einer Aufnahmedauer von 20–66 ms aufgezeichnet werden. In den letzten Jahren sind bereits umfangreiche Erfahrungen in der wissenschaftlichen und klinischen Erprobung gesammelt worden, sodass davon auszugehen ist, dass die Echtzeit-MRT die **zukünftige Entwicklung** der klinischen MRT nachhaltig beeinflussen wird [614], [615], [616]. Mit dieser Technik können alle entscheidenden anatomischen Strukturen des Kiefergelenks (Kap. 4), (Kap. 5) während der dynamischen Bewegung dargestellt werden [522], [609]. Somit ist es möglich Lageveränderungen des Discus articularis sowie pathologische Degenerationen von physiologischen Normvariationen sicher und reproduzierbar abgrenzen zu können [617]. Daher ist die Echtzeit-MRT-Technik eine signifikante **Weiterentwicklung** und bietet einen deutlichen **diagnostischen Mehrwert** im Vergleich zur konventionellen statischen MRT [618], (▶ Abb. 18.6).

18.4 Ultraschall-Sonografie, US

Im Gegensatz zur sehr verbreiteten PSA, wird der hochauflösende US nur **selten** in der Bildgebung bei CMD-Patienten eingesetzt, da die Darstellungsmöglichkeit auf den anterolateralen Anteil des Kiefergelenks beschränkt ist [535], [579].

Zusatzinfo

Dennoch handelt es sich um eine kostengünstige, dynamische und vor allem nicht invasive Methode, welche im Rahmen des Screenings vor weiteren bildgebenden Verfahren zur Beurteilung des Gelenkknorpels und zur Evaluation der Diskuslage eingesetzt werden kann [549], [593].

Des Weiteren kann US-Sonografie aufgrund der **einfachen Anwendbarkeit** bei pädiatrischen Patienten und bei Patienten, bei denen die MRT-Untersuchung kontraindiziert ist, verwendet werden [535]. Die diagnostische Genauigkeit der Methodik ist sehr **heterogen**. Die Sensitivität für Diskusverlagerungen liegt zwischen 13–100 %, während Gelenkergüsse in etwa 60–100 %, kondyläre Erosionen in 70–100 % und osteoarthrotische Veränderungen in 60–90 % erkannt werden [594], [595]. Die Ursachen für die große Diskrepanz in den Studienergebnissen ist vermutlich auf Fehldiagnosen aufgrund des schmalen Gelenkspaltes und die technische Weiterentwicklung der Geräte zurückzuführen [579], [594].

18.5 Arthroskopie

Die Arthroskopie beschreibt ein Vorgehen, bei dem ein **Endoskop in den Gelenkspalt** eingeführt wird, um die intraartikulären Strukturen mithilfe eines Monitors zu visualisieren.

Zusatzinfo

Seit der Einführung im Jahre 1975 ist dieses Verfahren sowohl als rein diagnostischer, aber auch kombiniert als diagnostischer und minimalinvasiver therapeutischer Eingriff am Kiefergelenk durchführbar [596], [597], [598].

In beiden Fällen erfolgt die Punktion der **oberen Gelenkkammer**, da bei Arthroskopie der unteren Kammer ein erhöhtes Risiko der Gewebeschädigung besteht [599]. Daher variiert der diagnostische Wert des Verfahrens mit einer Sensitivität zwischen 80–100 %, da degenerative und inflammatorische Prozesse des unteren Kompartiments nicht erkannt werden [596], [600], [601], [603], [604]. Dabei zeigt das Verfahren vor allem bei remodellierenden Knochenveränderungen eine geringe Spezifität (60 %) [601]. Aufgrund der Invasivität ist die Arthroskopie **nur in Einzelfällen indiziert**, wenn ein therapeutischer Eingriff unumgänglich ist oder, um den Befund eines anderen bildgebenden Verfahrens zu untermauern [527], [596], [604].

Merke

Bei rechtfertigender Indikation können bildgebende Verfahren im Rahmen der erweiterten Kiefergelenkdiagnostik wichtige strukturelle Informationen liefern [502]. Allerdings weist die konventionelle PSA nur einen sehr geringen Einfluss auf Diagnose und Therapie bei CMD-Patienten auf [605], [606]. Der sog. **Goldstandard** in der Bildgebung des Kiefergelenks ist die MRT, da diese Technik vor allem das Weichgewebe, aber auch alle therapierelevanten Strukturen und angrenzende Bereiche ohne Verwendung eines Kontrastmittels darstellt [501].

Der diagnostische Wert bezüglich ossärer Strukturen ist bei der MRT jedoch limitiert [538]. Daher kann die CT als **komplementäre Bildgebung** bei Fragestellungen der Hartgewebe die MRT ergänzen [526], [536].

18.6 Literatur

[501] Bertram S, Rudisch A, Innerhofer K et al. Diagnosing TMJ internal derangement and osteoarthritis with magnetic resonance imaging. JADA 2001; 132: 753–761

[502] Krestan C, Lomoschitz F, Puig S et al. Internal derangement of the temporomandibular joint. Der Radiologe 2001; 41: 741–747

[503] Türp JC, Hugger A, Nilges P et al. Recommendations for the standardized evaluation and classification of painful temporomandibular disorders: an update. Schmerz 2006; 20: 481–489

[504] Ahlers MO, Freesmeyer WB, Götz G et al. Instrumentelle, bildgebende und konsiliarische Verfahren zur CMD-Diagnostik (Stellungnahme der DGFDT und der DGZMK). Dt Zahnärztl Z 2003; 58

[505] Bag AK, Gaddikeri S, Singhal A et al. Imaging of the temporomandibular joint: An update. World J Radiol 2014; 6: 567–582

[506] McCain JP, Sanders B, Koslin MG et al. Temporomandibular joint arthroscopy: a 6-year multicenter retrospective study of 4,831 joints. J Oral Maxillofac Surg 1992; 50: 926–930

[507] Hugger A. Diagnostic imaging assessment of temporomandibular joint pain. Schmerz 2002; 16: 355–364

[508] Kober C, Sader R, Leiggener CS et al. Computerassistierte Unterstützung der Diagnostik von kraniomandibulären Dysfunktionen. MKG-Chirurg 2016; 9: 184–190

[509] de Leeuw R, Boering G, Stegenga B et al. TMJ articular disc position and configuration 30 years after initial diagnosis of internal derangement. J Oral Maxillofac Surg 1995; 53: 234–241; discussion 241–232

[510] Schiffman E, Ohrbach R, Truelove E et al. Diagnostic Criteria for Temporomandibular Disorders (DC/TMD) for Clinical and Research Applications: recommendations of the International RDC/TMD Consortium Network and Orofacial Pain Special Interest Groupdagger. J Oral Facial Pain Headache 2014; 28: 6–27

[511] Held P, Moritz M, Fellner C et al. Magnetic resonance of the disk of the temporomandibular joint. MR imaging protocol. Clin imaging 1996; 20: 204–211

[512] Takebayashi S, Takama T, Okada S et al. MRI of the TMJ disc with intravenous administration of gadopentetate dimeglumine. J Comput Assist Tomogr 1997; 21: 209–215

[513] Tomas X, Pomes J, Berenguer J et al. MR imaging of temporomandibular joint dysfunction: a pictorial review. Radiographics 2006; 26: 765–781

[514] Emshoff R, Rudisch A, Innerhofer K et al. Magnetic resonance imaging findings of internal derangement in temporomandibular joints without a clinical diagnosis of temporomandibular disorder. J Oral Rehabil 2002; 29: 516–522

[515] Foucart JM, Carpentier P, Pajoni D et al. MR of 732 TMJs: anterior, rotational, partial and sideways disc displacements. Eur J Radiol 1998; 28: 86–94

[516] Ishigaki S, Bessette RW, Maruyama T. The distribution of internal derangement in patients with temporomandibular joint dysfunction – prevalence, diagnosis, and treatments. Cranio 1992; 10: 289–296

[517] Manfredini D, Basso D, Salmaso L et al. Temporomandibular joint click sound and magnetic resonance-depicted disk position: which relationship? J Dent 2008; 36: 256–260

[518] Müller-Leisse C, Augthun M, Bauer W et al. Temporomandibular joint morphology and morphometric findings in relation to degree of disk displacement. Comparative magnetic resonance tomography studies. Radiologe 1997; 37: 152–158

[519] Murakami S, Takahashi A, Nishiyama H et al. Magnetic resonance evaluation of the temporomandibular joint disc position and configuration. Dent Maxillofac Radiol 1993; 22: 205–207

[520] Tasaki MM, Westesson PL. Temporomandibular joint: diagnostic accuracy with sagittal and coronal MR imaging. Radiology 1993; 186: 723–729

[521] Whyte AM, McNamara D, Rosenberg I et al. Magnetic resonance imaging in the evaluation of temporomandibular joint disc displacement – a review of 144 cases. Int J Oral Maxillofac Surg 2006; 35: 696–703

[522] Krohn S, Gersdorff N, Wassmann T et al. Real-time MRI of the temporomandibular joint at 15 frames per second-A feasibility study. Eur J Radiol 2016; 85: 2225–2230

[523] Larheim TA, Katzberg RW, Westesson PL et al. MR evidence of temporomandibular joint fluid and condyle marrow alterations: occurrence in asymptomatic volunteers and symptomatic patients. Int J Oral Maxillofac Surg 2001; 30: 113–117

[524] Westesson PL, Brooks SL. Temporomandibular joint: relationship between MR evidence of effusion and the presence of pain and disk displacement. AJR 1992; 159: 559–563

[525] DaSilva AF, Shaefer J, Keith DA. The temporomandibular joint: clinical and surgical aspects. Neuroimaging Clin North Am 2003; 13: 573–582

[526] Morales H, Cornelius R. Imaging Approach to Temporomandibular Joint Disorders. Clin Neuroradiol 2016; 26: 5–22

[527] Yura S, Nobata K, Shima T. Diagnostic accuracy of fat-saturated T2-weighted magnetic resonance imaging in the diagnosis of perforation of the articular disc of the temporomandibular joint. The Brit J Oral Maxillofac Surg 2012; 50: 365–368

[528] Liu XM, Zhang SY, Yang C et al. Correlation between disc displacements and locations of disc perforation in the temporomandibular joint. Dent Maxillofac Radiol 2010; 39: 149–156

[529] Kuribayashi A, Okochi K, Kobayashi K et al. MRI findings of temporomandibular joints with disk perforation. Oral Surg Oral Med Oral Pathol Oral Radiol Endod 2008; 106: 419–425

[530] Widmalm SE, Westesson PL, Kim IK et al. Temporomandibular joint pathosis related to sex, age, and dentition in autopsy material. Oral Surg Oral Med Oral Pathol 1994; 78: 416–425

[531] Stegenga B, de Bont LG, Boering G et al. Tissue responses to degenerative changes in the temporomandibular joint: a review. J Oral Maxillofac Surg 1991; 49: 1079–1088

[532] de Leeuw R, Boering G, Stegenga B et al. Clinical signs of TMJ osteoarthrosis and internal derangement 30 years after nonsurgical treatment. J Orofac Pain 1994; 8: 18–24

[533] de Leeuw R, Boering G, van der Kuijl B et al. Hard and soft tissue imaging of the temporomandibular joint 30 years after diagnosis of osteoarthrosis and internal derangement. J Oral Maxillofac Surg 1996; 54: 1270–1280; discussion 1280–1271

[534] Westesson PL. Structural hard-tissue changes in temporomandibular joints with internal derangement. Oral Surg Oral Med Oral Pathol 1985; 59: 220–224

[535] Witulski S, Vogl TJ, Rehart S et al. Evaluation of the TMJ by means of clinical TMD examination and MRI diagnostics in patients with rheumatoid arthritis. Bio Med Res Int 2014; 3: 28560

[536] Petscavage-Thomas JM, Walker EA. Unlocking the jaw: advanced imaging of the temporomandibular joint. AJR 2014; 203: 1047–1058

[537] Adame CG, Monje F, Offnoz M et al. Effusion in magnetic resonance imaging of the temporomandibular joint: a study of 123 joints. J Oral Maxillofac Surg 1998; 56: 314–318

[538] Alkhader M, Ohbayashi N, Tetsumura A et al. Diagnostic performance of magnetic resonance imaging for detecting osseous abnormalities of the temporomandibular joint and its correlation with cone beam computed tomography. Dent Maxillofac Radiol 2010; 39: 270–276

[539] Liedberg J, Panmekiate S, Petersson A et al. Evidence-based evaluation of three imaging methods for the temporomandibular disc. Dent Maxillofac Radiol 1996; 25: 234–241

[540] Brooks SL, Brand JW, Gibbs SJ et al. Imaging of the temporomandibular joint: a position paper of the American Academy of Oral and Maxillofacial Radiology. Oral Surg Oral Med Oral Pathol 1997; 83: 609–618

[541] Krisjane Z, Urtane I, Krumina G et al. The prevalence of TMJ osteoarthritis in asymptomatic patients with dentofacial deformities: a cone-beam CT study. Int J Oral Maxillofac Surg 2012; 41: 690–695

[542] Westesson PL, Katzberg RW, Tallents RH et al. CT and MR of the temporomandibular joint: comparison with autopsy specimens. AJR 1987; 148: 1165–1171

[543] Boeddinghaus R, Whyte A. Computed tomography of the temporomandibular joint. J Med Imaging Radiat Oncol 2013; 57: 448–454

[544] Brooks RA. A quantitative theory of the Hounsfield unit and its application to dual energy scanning. J Comput Assist Tomogr 1977; 1: 487–493

[545] Haak D, Page CE, Deserno TM. A Survey of DICOM Viewer Software to Integrate Clinical Research and Medical Imaging. J Digit Imaging 2016; 29: 206–215

[546] Hirschfelder U, Hirschfelder H. Imaging of the form and structure of the mandible by computed tomography. Fortschr Kieferorthop 1985; 46: 138–148

[547] Ahlqvist JB, Isberg AM. Bone demarcation of the temporomandibular joint. Validity of clinical assessment of bone thickness by means of CT. Acta Radiol 1998; 39: 649–655

[548] de Bont LG, van der Kuijl B, Stegenga B et al. Computed tomography in differential diagnosis of temporomandibular joint disorders. Int J Oral Maxillofac Surg 1993; 22: 200–209

[549] van der Kuijl B, de Bont LG, Stegenga B et al. Histologic evaluation of computed tomographic TMJ articular disc visualization. Cranio 1994; 12: 100–109

[550] Vilanova JC, Barcelo J, Puig J et al. Diagnostic imaging: magnetic resonance imaging, computed tomography, and ultrasound. Seminars in ultrasound, CT, and MR 2007; 28: 184–191

[551] Ellis E, 3 rd, Moos KF, el-Attar A. Ten years of mandibular fractures: an analysis of 2,137 cases. Oral Surg Oral Med Oral Pathol 1985; 59: 120–129

[552] Dimitroulis G. Condylar injuries in growing patients. Austr Dent J 1997; 42: 367–371

[553] Stylogianni L, Arsenopoulos A, Patrikiou A. Fractures of the facial skeleton in children. Brit J Oral Maxillofac Surg 1991; 29: 9–11

[554] Sommer OJ, Aigner F, Rudisch A et al. Cross-sectional and functional imaging of the temporomandibular joint: radiology, pathology, and basic biomechanics of the jaw. Radiographics 2003; 23: e14

[555] He D, Cai Y, Yang C. Analysis of temporomandibular joint ankylosis caused by condylar fracture in adults. J Oral Maxillofac Surg 2014; 72: 763, e761–769

[556] Hlawitschka M, Eckelt U. Assessment of patients treated for intracapsular fractures of the mandibular condyle by closed techniques. J Oral Maxillofac Surg 2002; 60: 784–791, discussion 792

[557] Tanaka E, Detamore MS, Mercuri LG. Degenerative disorders of the temporomandibular joint: etiology, diagnosis, and treatment. J Dent Res 2008; 87: 296–307

[558] Zain-Alabdeen EH, Alsadhan RI. A comparative study of accuracy of detection of surface osseous changes in the temporomandibular joint using multidetector CT and cone beam CT. Dent Maxillofac Radiol 2012; 41: 185–191

[559] Angiero F, Farronato G, Benedicenti S et al. Mandibular condylar hyperplasia: clinical, histopathological, and treatment considerations. Cranio 2009; 27: 24–32

[560] Elbaz J, Wiss A, Raoul G et al. Condylar hyperplasia: correlation between clinical, radiological, scintigraphic, and histologic features. J Craniofac Surg 2014; 25: 1085–1090

[561] Rodrigues DB, Castro V. Condylar hyperplasia of the temporomandibular joint: types, treatment, and surgical implications. Oral Maxillofac Surg Clin North Am 2015; 27: 50–67

[562] Brown EW, Megerian CA, McKenna MJ et al. Fibrous dysplasia of the temporal bone: imaging findings. AJR 1995; 164: 679–682

[563] Sztuk S, Jaworek JK, Bryll A et al. Fibrous dysplasia of the scull discovered accidently on CT from different indication. Przeglad lekarski 2010; 67: 289–294

[564] Chen MJ, Yang C, Qiu YT et al. Osteochondroma of the mandibular condyle: a classification system based on computed tomographic appearances. J Craniofac Surg 2014; 25: 1703–1706

[565] Roychoudhury A, Bhatt K, Yadav R et al. Review of osteochondroma of mandibular condyle and report of a case series. J Oral Maxillofac Surg 2011; 69: 2815–2823

[566] Graziano P, Spinzia A, Abbate V et al. Intra-articular loose osteochondroma of the temporomandibular joint. Int J Oral Maxillofac Surg 2012; 41: 1505–1508

[567] Seki H, Fukuda M, Takahashi T et al. Condylar osteochondroma with complete hearing loss: report of a case. J Oral Maxillofac Surg 2003; 61: 131–133

[568] Ward BB, Pires CA, Feinberg SE. Osteochondromas of the mandible: case reports and rationale for treatment. J Oral Maxillofac Surg 2005; 63: 1039–1044

[569] Yang XH, Zhang P, Xu JH et al. An osteochondroma of the mandibular condyle. J Craniofac Surg 2015; 26: 567–569

[570] Avinash KR, Rajagopal KV, Ramakrishnaiah RH et al. Computed tomographic features of mandibular osteochondroma. Dent Maxillofac Radiol 2007; 36: 434–436

[571] Murphey MD, Choi JJ, Kransdorf MJ et al. Imaging of osteochondroma: variants and complications with radiologic-pathologic correlation. Radiographics 2000; 20: 1407–1434

[572] Sink J, Bell B, Mesa H. Synovial chondromatosis of the temporomandibular joint: clinical, cytologic, histologic, radiologic, therapeutic aspects, and differential diagnosis of an uncommon lesion. Oral Surg Oral Med Oral Pathol Oral Radiol 2014; 117: e269–274

[573] Sozzi D, Bocchialini G, Novelli G et al. A rare case of synovial chondromatosis of the inferior TMJ compartment. Diagnosis and treatment aspect. Annali di stomatologia 2015; 6: 91–95

[574] Kahraman AS, Kahraman B, Dogan M et al. Synovial chondromatosis of the temporomandibular joint: radiologic and histopathologic findings. J Craniofac Surg 2012; 23: 1211–1213

[575] Peyrot H, Montoriol PF, Beziat JL et al. Synovial chondromatosis of the temporomandibular joint: CT and MRI findings. Diagn Interv Imaging. 2014; 95: 613–614

[576] Testaverde L, Perrone A, Caporali L et al. CT and MR findings in synovial chondromatosis of the temporo-mandibular joint: our experience and review of literature. Eur J Radiol 2011; 78: 414–418

[577] Bremke M, Leppek R, Werner JA. Digital volume tomography in ENT medicine. HNO 2010; 58: 823–832

[578] Hintze H, Wiese M, Wenzel A. Cone beam CT and conventional tomography for the detection of morphological temporomandibular joint changes. Dent Maxillofac Radiol 2007; 36: 192–197

[579] Honda K, Larheim TA, Maruhashi K et al. Osseous abnormalities of the mandibular condyle: diagnostic reliability of cone beam computed tomography compared with helical computed tomography based on an autopsy material. Dent Maxillofac Radiol 2006; 35: 152–157

[580] Hussain AM, Packota G, Major PW et al. Role of different imaging modalities in assessment of temporomandibular joint erosions and osteophytes: a systematic review. Dent Maxillofac Radiol 2008; 37: 63–71

[581] Barghan S, Tetradis S, Mallya S. Application of cone beam computed tomography for assessment of the temporomandibular joints. Austr Dent J 2012; 57 Suppl 1: 109–118

[582] Dula K, Bornstein MM, Buser D et al. SADMFR guidelines for the use of Cone-Beam Computed Tomography/ Digital Volume Tomography. Swiss Dent J 2014; 124: 1169–1183

[583] Al-Okshi A, Nilsson M, Petersson A et al. Using GafChromic film to estimate the effective dose from dental cone beam CT and panoramic radiography. Dent Maxillofac Radiol 2013; 42(7): 20120343

[584] Huda W, Ogden KM, Khorasani MR. Converting dose-length product to effective dose at CT. Radiology 2008; 248: 995–1003

[585] Ludlow JB, Davies-Ludlow LE, Brooks SL. Dosimetry of two extraoral direct digital imaging devices: NewTom cone beam CT and Orthophos Plus DS panoramic unit. Dento Maxillofac Radiol 2003; 32: 229–234

[586] Ludlow JB, Davies-Ludlow LE, Brooks SL et al. Dosimetry of 3 CBCT devices for oral and maxillofacial radiology: CB Mercuray, NewTom 3G and i-CAT. Dent Maxillofac Radiol 2006; 35: 219–226

[587] Ludlow JB, Timothy R, Walker C et al. Effective dose of dental CBCT-a meta analysis of published data and additional data for nine CBCT units. Dent Maxillofac Radiol 2015; 44: 20140197

[588] Alkhader M, Kuribayashi A, Ohbayashi N et al. Usefulness of cone beam computed tomography in temporomandibular joints with soft tissue pathology. Dent Maxillofac Radiol 2010; 39: 343–348

[589] Pullinger AG, Baldioceda F, Bibb CA. Relationship of TMJ articular soft tissue to underlying bone in young adult condyles. J Dent Res 1990; 69: 1512–1518

[590] White SC. 1992 assessment of radiation risk from dental radiography. Dent Maxillofac Radiol 1992; 21: 118–126

[591] Ruf S, Pancherz H. Is orthopantomography reliable for TMJ diagnosis? An experimental study on a dry skull. J Orofac Pain 1995; 9: 365–374

[592] Moilanen A. Primary radiographic diagnosis of fractures in the mandible. Int J Oral Surg 1982; 11: 299–303

[593] Clementschitsch F. On the roentgenological demonstration of craniofacial injuries. Fortschr Kiefer Ges Chir 1966; 11: 72–83

[594] Bas B, Yilmaz N, Gokce E et al. Ultrasound assessment of increased capsular width in temporomandibular joint internal derangements: relationship with joint pain and magnetic resonance grading of joint effusion. Oral Surg Oral Med Oral Pathol, Oral Radiol Endodont 2011; 112: 112–117

[595] Manfredini D, Guarda-Nardini L. Ultrasonography of the temporomandibular joint: a literature review. Int J Oral Maxillofacial Surg 2009; 38: 1229–1236

[596] Melis M, Secci S, Ceneviz C. Use of ultrasonography for the diagnosis of temporomandibular joint disorders: a review. Am J Dent 2007; 20: 73–78

[597] Gynther GW, Tronje G. Comparison of arthroscopy and radiography in patients with temporomandibular joint symptoms and generalized arthritis. Dent Maxillofac Radiol 1998; 27: 107–112

[598] Ohnishi M. Clinical application of arthroscopy in the temporomandibular joint diseases. The Bulletin of Tokyo Medical and Dental University 1980; 27: 141–150

[599] Ohnishi M. Arthroscopy and arthroscopic surgery of the temporomandibular joint (T.M.J.). Rev Stomatol Chir Maxillofac 1990; 91: 143–150

[600] Holmlund AB. Arthroscopy of the temporomandibular joint-technique and indications. Ann Acad Med, Singapore 1989; 18: 541–547

[601] Carls FR, von Hochstetter A, Makek M et al. Diagnostic accuracy of TMJ arthroscopy in correlation to histological findings. J Craniomaxillofac Surg 1995; 23: 75–80

[602] Holmlund A, Hellsing G. Arthroscopy of the temporomandibular joint. An autopsy study. Int J Oral Surg 1985; 14: 169–175

[603] Merrill RG, Yih WY, Langan MJ. A histologic evaluation of the accuracy of TMJ diagnostic arthroscopy. Oral Surg Oral Med Oral Pathol 1990; 70: 393–398

[604] Tzanidakis K, Sidebottom AJ. How accurate is arthroscopy of the temporomandibular joint? A comparison of findings in patients who had open operations after arthroscopic management failed. Brit J Oral Maxillofac Surg 2013; 51: 968–970

[605] Silva PA, Lopes MT, Freire FS. A prospective study of 138 arthroscopies of the temporomandibular joint. Braz J Otorhinolaryngol 2015; 81: 352–357

[606] Callender KI, Brooks SL. Usefulness of tomography in the evaluation of patients with temporomandibular disorders: a retrospective clinical study. Oral Surg Oral Med Oral Pathol Oral Radiol Endodont 1996; 81: 710–719

[607] Petersson A. What you can and cannot see in TMJ imaging–an overview related to the RDC/TMD diagnostic system. J Oral Rehabil 2010; 37: 771–778

[608] Westesson PL. Reliability and validity of imaging diagnosis of temporomandibular joint disorder. Adv Dent Res 1993; 7: 137–151

[609] Kling O, Roediger M, Zhang S et al. Real-time MRI as a new technique for the functional assessment of the temporomandibular joint. J Craniomand Funct 2013; 5: 9–18

[610] Behr M, Held P, Leibrock A et al. Diagnostic potential of pseudo-dynamic MRI (CINE mode) for evaluation of internal derangement of the TMJ. Eur J Radiol 1996; 23: 212–215

[611] Bell KA, Miller KD, Jones JP. Cine magnetic resonance imaging of the temporomandibular joint. Cranio 1992; 10: 313–317

[612] Uecker M, Karaus A, Frahm J. Inverse reconstruction method for segmented multishot diffusion-weighted MRI with multiple coils. Magn Reson Med 2009; 62: 1342–1348

[613] Uecker M, Zhang S, Frahm J. Nonlinear inverse reconstruction for real-time MRI of the human heart using undersampled radial FLASH. Magn Reson Med 2010; 63: 1456–1462

[614] Voit D, Zhang S, Unterberg-Buchwald C et al. Real-time cardiovascular magnetic resonance at 1.5 T using balanced SSFP and 40 ms resolution. J Cardiovasc Magn Reson 2013; 15: 79

[615] Zhang S, Uecker M, Voit D et al. Real-time cardiovascular magnetic resonance at high temporal resolution: radial FLASH with nonlinear inverse reconstruction J Cardiovasc Magn Reson 2010; 12: 39

[616] Olthoff A, Zhang S, Schweizer R et al. On the physiology of normal swallowing as revealed by magnetic resonance imaging in real time. Gastroenterol Res Pract 2014; ID 493174, 2014

[617] Krohn S, Frahm J, Merboldt KD et al. Diagnosis of disk displacement using real-time MRI: Clinical report of two patients. J Prosthet Dent. 2017 May 26. pii: S 0022-3913(17)30238-X. doi: 10.1016/j.prosdent.2017.03.022. [Epub ahead of print]

[618] Kober C, Berg BI, Berg S et al. Do we need real-time MRI for diagnosis of temporomandibular joint disorders? Int J Comput Dent 2011; 14: 111–118

19 Welche Artefakte verursachen dentale Werkstoffe in bildgebenden diagnostischen Verfahren des Kiefergelenks?

M. Behr, M. März

Steckbrief

Artefakte sind **Signalintensitäten in der Bildgebung**, welche nicht mit der tatsächlichen räumlichen Verteilung von Geweben und Flüssigkeiten der Aufnahmeebene übereinstimmen. Je nach Größe, Gestalt und Nähe zur diagnostisch entscheidenden Körperregion können ferromagnetische Werkstoffe die Bildgebung in der MRT und Werkstoffe mit sehr hoher Dichte wie Zirkoniumdioxid, die CT so beeinflussen, dass eine Beurteilung der Bilder nicht mehr gewährleistet ist.

19.1 Einleitung

Merke

Im Rahmen der Planung einer MRT oder CT ist **im Vorfeld** zu klären, ob sich in der Mundhöhle, oder im Körper des Patienten allgemein, Materialien befinden, welche nicht einfach entnommen werden können, und welche die Bildqualität durch Artefaktbildung beeinträchtigen.

Zu den zu prüfenden Objekten gehören festsitzender Zahnersatz, dentale Implantate, kieferorthopädische Apparaturen und (immer öfter) Körperschmuck.

- **Kronen, Brücken und dentale Implantate**
  - MRT: In der Regel verursachen dentale Legierungen nur geringe Artefakte. Allerdings können Legierungen (▶ Tab. 19.1) mit einer magnetischen Suszeptibilität von mehr als 1000 cm³/mol die Beurteilung des Kiefergelenks beeinträchtigen. Implantate aus Titan stören die MRT kaum.
  - CT: Implantate (▶ Abb. 19.4d) und Kronen aus Zirkoniumdioxid stören die Bildgebung im CT teilweise massiv.
- **kieferorthopädische Geräte**
  - MRT: Alle aus Stahllegierungen hergestellten Elemente stören die Bildgebung. Die Beurteilung des Kiefergelenks kann unmöglich sein. Brackets, Ligaturen und Bänder aus ferromagnetisch wirkenden Stahllegierungen müssen bei Fragestellungen mit vitaler Indikation entfernt werden. Alle anderen Legierungen führen zu meist vertretbaren Artefakten. In der Regel können Brackets belassen werden, Ligaturen sind auf

sicheren Sitz hin zu überprüfen, im Zweifelsfall zu entfernen. Bei Keramikbrackets ist zu klären, ob die Schlösser evtl. aus einer Stahllegierung bestehen. Bis zu einer Magnetfeldstärke von 3 Tesla (T) sind die zu erwartenden Temperaturerhöhungen kieferorthopädische Apparaturen unkritisch. Geklebte Retainer halten auch Feldstärken bis zu 7 T stand. Mit höheren Feldstärken liegen keine Erfahrungen vor.
  - CT: Hier stören Keramikbrackets aus dicht gesinterter Oxidkeramik.
- **Körperschmuck**
  - MRT: Wimperntusche, Piercings und Tattoos können eisenhaltige oder andere ferromagnetische Pigmente enthalten. Thermische Schäden an der Haut sind beschrieben worden, sodass der Körperschmuck möglichst entfernt werden und bei Tattoos die Zusammensetzung der Farben geklärt werden sollte.
  - CT: Hier sind bisher keine Beeinträchtigungen bekannt.

19.2 Bildgebende Verfahren

Die diagnostische Darstellung der morphologischen Strukturen und pathologischen Veränderungen des Kiefergelenks unterteilt sich in Verfahren, die
- **das Hartgewebe** (Knochen, Os temporale, Mandibula) abbilden können (▶ Abb. 19.1)
- **das Weichteilgewebe** (Discus articularis, bilaminäre Zone) und Flüssigkeitsansammlungen (entzündliche Exsudate) darstellen können (▶ Abb. 19.2)

19.2.1 Magnetresonanztomografie

Merke

Müssen Weichgewebsstrukturen, bspw. die Lage eines Diskus beurteilt werden oder ist das Ausmaß einer entzündlichen Veränderung im Gelenk zu beurteilen, ist die MRT zu bevorzugen.

Auch hohe Magnetfelder von mehr als 3 T verursachen keine derzeit bekannten Zell- oder Gewebeveränderungen. Werden jedoch Restaurationen aus para- oder ferromagnetischen Werkstoffen, bspw. ein Implantat, in das Magnetfeld des MRT gebracht, so sind **Ortsveränderun-**

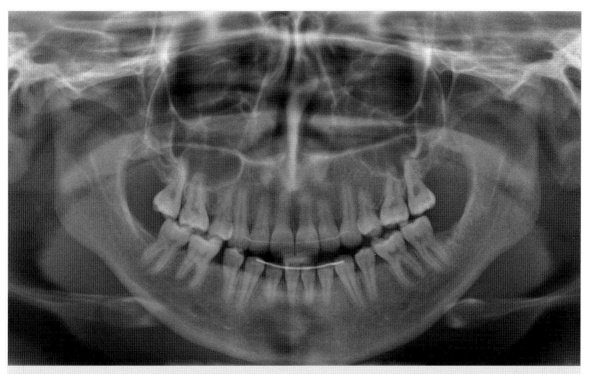

Abb. 19.1 Darstellung von Hartgewebe. Orthopantomogramm mit arthrotischer Veränderung in beiden Kiefergelenken. Der Condylus mandibulae ist abgeflacht und die Kontur des Kondylus erscheint kranial stellenweise unterbrochen zu sein.

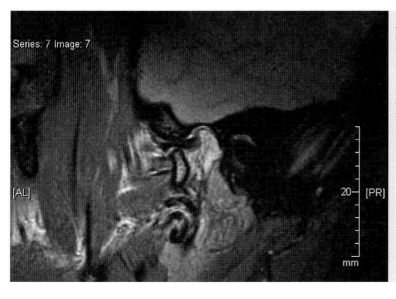

Series: 7 Image: 7

[AL]

20 [PR]

mm

Abb. 19.2 Darstellung von Weichteilgeweben und Flüssigkeiten. MRT des Kiefergelenks bei geöffnetem Mund. Erkennbar ist der Condylus mandibulae, auf dem der Discus articularis aufsitzt. Im Bereich der bilaminären Zone vermehrte Signalanreicherung durch vermehrte Flüssigkeitsansammlung (entzündliches Exsudat).

gen des Implantates und lokale Temperaturerhöhungen grundsätzlich möglich [619].

Bei Magnetfeldstärken von 1,5–3 T gibt es keine Hinweise in der Literatur, dass osseointegrierte Implantate oder zementierte Restaurationen aus dentalen Werkstoffen „wandern" oder Temperaturerhöhungen von mehr als 0,3–1 °C auftreten [620], [621]. Hautverbrennungen wurden nur in Zusammenhang mit äußerlich aufgebrachten

Überwachungselektroden (bspw. EKG) berichtet [620]. Fallberichte zu thermischen Wechselwirkungen gibt es bei eisenoxidhaltigen Wimperntuschen und Tattoo-Farben [622], [623]. Unklar ist die Reaktion dentaler Werkstoffe bei hohen Magnetfeldstärken von mehr als 7 T [624].

Während Ortsveränderungen und Temperaturerhöhungen wenig problematisch erscheinen, stören aber in der Diagnostik **Artefakte** [625]. Potenziell kritische Werkstoffe für Artefakte sind primär alle Nichtedelmetalllegierungen, welche ferromagnetische Elemente wie Eisen (Fe), Cobalt (Co) oder Chrom (Cr) enthalten.

Magnetisierbare Werkstoffe

Die ▸ Tab. 19.1 zeigt Beispiele für die magnetische Suszeptibilität (Magnetisierbarkeit) verschiedener dentaler Legierungen [625], [626].

Zusatzinfo

Die Magnetisierbarkeit der ferromagnetischen Elemente wie Fe oder Co wird, wenn sie in einer Legierung eingebunden sind, deutlich schwächer.

In Modellstudien zeigte sich, dass eine Krone im Bereich der oberen Weisheitszähne nur aus einer FeNiCr–Legierung mit 46 % Fe-Anteil Artefakte erzeugte (▸ Tab. 19.2), welche die Diagnostik des Kiefergelenks bei einer MRT-Aufnahme beeinflussen können (▸ Abb. 19.3). Dentale Titanlegierungen werden nur schwach magnetisiert, sodass Implantate aus Titan diesbezüglich keine Probleme erwarten lassen. Auch geklebte Retainerdrähte in der Kieferorthopädie (zumeist aus CoCr) sind weitgehend unproblematisch [627]. Es empfiehlt sich jedoch, die sichere Fixation des Retainers vor Einbringen des Patienten in das Magnetfeld des Tomografen zu überprüfen [621], damit sich der Retainer nicht löst und Verletzungen im Mundraum verursacht. Es versteht sich von selbst, dass alle herausnehmbaren **Apparaturen** vor der MRT-Aufnahme aus der Mundhöhle entfernt werden.

Tab. 19.1 Magnetische Suszeptibilität verschiedener dentaler Legierungen nach [625]. Gemessen mit dem Magnetometer nach Foner [626].

Name der Legierung	Hersteller	Zusammensetzung	Suszeptibilität [cm³/mol]
			diamagnetisch
Mainbond A	Heraeus	AuAgPt	$-9{,}09 \times 10^6$
Herador H	Heraeus	AuPtPd	$-2{,}12 \times 10^6$
Duraloy	Degussa	HgAgSnCu	$-1{,}85 \times 10^6$
Maingold SG	Heraeus	AuAgCu	$-1{,}12 \times 10^6$
Heraloy G	Heraeus	AuPdIn	$-0{,}91 \times 10^6$
Pors on	Degussa	PdAg	$-0{,}56 \times 10^6$
			paramagnetisch
Titan Grad 4	Straumann	Nach ISO 5832–2	$+129 \times 10^6$
Wiron 99	Bego	NiCrMo	$+151 \times 10^6$
NP/3	Austenal	NiCrMoFe	$+737 \times 10^6$
Biosil h	Degussa	CoCr	$+748 \times 10^6$
Wirolloy	Bego	NiCrFe	$+749 \times 10^6$
Wirocast	Bego	CrCoFe	$+863 \times 10^6$
NP/2	Austenal	NiCrGaFe	$+1350 \times 10^6$
Wirolloy E	Bego	FeNiCr	$+2190 \times 10^6$

Tab. 19.2 Zusammensetzung dentaler Legierungen in der Untersuchung [625]. Angaben in Massenprozent (X < 1 %). Edelmetalllegierungen. x = Spuren des Elements.

Legierung	Au	Ag	Cu	Ga	In	Pd	Pt	Sn	Zn
Mainbond A	73,8	9,2	4,4	–	x	–	9	–	2
Maingold SG	71	12,3	12,3	–	–	1,9	2	–	x
Herador H	78,5	–	–	–	3,5	7,8	10	–	–
Herador G	51,5	–	–	2	8,5	37,9	–	–	–
Pors on	32	–	–	4	–	57,8	–	6	x

Tab. 19.3 Zusammensetzung dentaler Legierungen in der Untersuchung [625]. Angaben in Massenprozent (X < 1 %). Nichtedelmetall-legierungen. x = Spuren des Elements.

Legierung	Co	Cr	Cu	Fe	Ga	Ni	Nb	Mn	Mo	Pt	Si
Biosil h	67,7	29	x	–	–	–	–	–	–	4,5	–
NP/2	–	13	–	5	7,5	66	–	–	7	–	–
NP/3	–	22	–	x	–	64	4	–	9	–	–
Wirocast	35	30	–	29	–	–	–	–	3	–	x
Wirolloy	–	23	–	9	–	64	–	x	3	–	x
Wirolloy E	–	21	1,5	46	–	25	–	1,5	5	–	–
Wiron 99	–	23	–	–	–	65	–	–	9,5	–	–

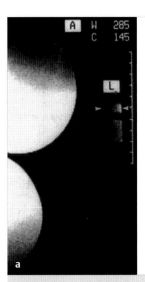
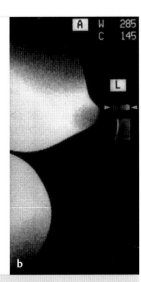

Abb. 19.3 Beispiel für die Verzerrung eines Probekörpers in der MRT durch ferromagnetische Werkstoffe (Kronenform).
a Unverzerrte Kreisrunde Querschnitte von 2 mit Wasser gefüllten Kunststoffflaschen; rechts daneben 2 rechteckige Prüfkörper, die Diskus und Kondylus (unten) symbolisieren sollen.
b Verzerrte Darstellung in der MRT durch einen kronenförmigen Prüfkörper aus einer ferromagnetischen Legierung, plaziert 1,5 cm vor dem symbolisierten Diskus.

Die MRT-Bilder werden als T 1-gewichtet (Längsmagnetisierung) und T 2-gewichtet (Quermagnetisierung) beschrieben. T 1-gewichtete Bilder stellen die normale Anatomie dar, während eine T 2-Gewichtung bei der Fragestellung potenzieller entzündlicher Veränderungen bevorzugt wird. Die T 2-Gewichtung hat sich als empfindlicher gegenüber magnetisierenden Artefaktbildnern erwiesen [625].

19.2.2 Bildgebung mit Röntgenstrahlung

Zusatzinfo

Hartgewebe können mithilfe klassischer PSA-Aufnahmen oder der CT bewertet werden [628]. Neuere Verfahren, wie die DVT, erlauben die 3-dimensionale Erfassung der Strukturen auch in der Zahnarztpraxis. In vielen klinischen Fällen reicht das Orthopantomogramm (► Abb. 19.1) aus, um Osteolysen oder Osteophyten des Kondylus zu erkennen.

Angesichts der höheren Strahlenbelastung von Computer- oder VT ist abzuwägen, welche zusätzlichen unverzichtbaren Informationen diese bildgebenden Verfahren im Gegensatz zu einer PSA-Aufnahme liefern. Welchen Nutzen haben detaillierte Bildgebungen, wenn die Therapie zwangsläufig nur auf eine unspezifische Schienentherapie hinauslaufen kann?

Werkstoffe mit sehr hoher Dichte, bspw. Metalle, können eine **Strahlaufhärtung und Streuung der im CT verwendeten Röntgenstrahlung** bewirken. Dadurch entstehen bei der Rekonstruktion der CT-Schichten streifenförmige Artefakte, auch als **Metallartefakte** bekannt [629]. Keramische Massen werden wegen ihrer Biokompatibilität und ihrer optischen Eigenschaften in der Zahnmedizin sehr geschätzt. Diese sind diamagnetisch und stören daher die MRT nicht. In der CT bewirkt dicht gesinterte Oxidkeramik, wie Zirkoniumdioxid aber ebenfalls eine Strahlaufhärtung und damit streifenförmige Artefakte. Die ► Abb. 19.4 zeigt durch CoCrMo- bzw. Titanlegierungen und Zirkoniumdioxid verursachte Artefakte. Wir erkennen, dass im Vergleich zur Titanlegierung die Werkstoffe aus CoCrMo-Legierung und Zirkoniumdioxid die Bildgebung in der CT am intensivsten beeinträchtigen.

II

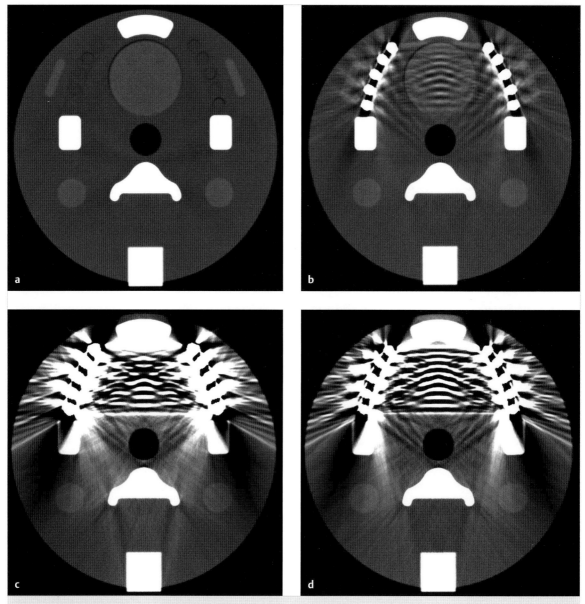

Abb. 19.4 CT-Aufnahmen eines Kieferphantoms.
a CT-Aufnahme eines Kieferphantoms ohne Probekörper.
b CT-Aufnahme eines Kieferphantoms mit Probekörpern (Zylinder, l = 20 mm, Ø = 5 mm) aus Titan Grad 4.
c CT-Aufnahme eines Kieferphantoms mit Probekörpern (Zylinder, l = 15 mm, Ø = 8 mm) aus Wiron (CoCrMo-Legierung).
d CT-Aufnahme eines Kieferphantoms mit Probekörpern (Zylinder, l = 20 mm, Ø = 5 mm) aus Zirkoniumdioxid (Cercon; Yttrium stabilisiertes Zirkoniumdioxid).

Merke

Je nach Größe, Gestalt und Nähe zur diagnostisch entscheidenden Körperregion können ferromagnetische Werkstoffe die Bildgebung in der MRT bzw. Werkstoffe mit sehr hoher Dichte die Bildgebung in der CT so beeinflussen, dass eine **Beurteilung der Bilder** nicht mehr gewährleistet ist. Sind bei einem Patienten MRT oder CT erforderlich, muss im Einzelfall von der klinischen Indikation her abgewogen werden, welche Objekte vor der Aufnahme gegebenenfalls entfernt werden müssen.

19.3 Literatur

[619] Hubalkova H, La Serna P, Linetskiy I et al. Dental alloys and magnetic resonance imaging. Int Dent J 2006; 56: 135–141

[620] Dempsey MF, Condon B. Thermal injuries associated with MRI. Clin Radiol 2001; 56: 457–465

[621] Regier M, Kemper J, Kaul MG et al. Radiofrequency-induced heating near fixed orthodontic appliances in high field MRI systems at 3.0 Tesla. J Orofac Orthop 2009; 70: 485–494

[622] Ortiz AE, Alster TS. Rising concern over cosmetic tattoos. Dermatol Surg 2012; 38: 424–429

[623] Franiel T, Schmidt S, Klingebiel R. First-degree burns on MRI due to nonferrous tattoos. AJR Am J Roentgenol 2006; 187: W556

[624] Wezel J, Kooij BJ, Webb AG. Assessing the MR compatibility of dental retainer wires at 7 Tesla. Magn Reson Med 2014; 72: 1191–1198

[625] Behr M, Fellner C, Bayreuther G et al. MR-imaging of the TMJ: artefacts caused by dental alloys. Eur J Prosthodont Restor Dent 1996; 4: 111–115

[626] Foner S. Versatile and Sensitive Vibrating Magnetometer. Rev Sci Instr 30; 1959: 548–557

[627] Zhylich D, Krishnan P, Muthusami P et al. Effects of orthodontic appliances on the diagnostic quality of magnetic resonance images of the head. Am J Orthod Dentofacial Orthop 2017; 151: 484–499

[628] Wiese M, Svensson P, Bakke M et al. Association between temporomandibular joint symptoms, signs, and clinical diagnosis using the RDC/TMD and radiographic findings in temporomandibular joint tomograms. J Orofac Pain 2008; 22: 239–251

[629] Maerz M, Mittermaier P, Koelbl O et al. Dose calculation accuracy at presence of dental implants on uncorrected and metal artifact reduced computed tomography data. Eur J Med Phys 2014; 30 (Suppl 1): e66

19

20 Wie analysieren wir die Okklusion und Okklusionsstörungen?

M. Rödiger, R. Bürgers, S.Krohn

Steckbrief

Die **Okklusionsanalyse** wird im klinischen Alltag in der Regel unter Verwendung von Okklusionsfolien, -seiden oder -papieren unterschiedlicher Stärke zur zeichnenden Darstellung von statischen und dynamischen Kontakten durchgeführt. Alternativ bzw. ergänzend werden Biss-Registrate mit plastischen Materialien angewendet. Streng betrachtet sind diesbezüglich allerdings einige systemimmanente Fehlerquellen bekannt.

Die **indirekte instrumentelle Okklusionsanalyse** kann die klinische Untersuchung zur Evaluation möglicher okklusaler Faktoren bei Vorhandensein einer CMD oder vor Durchführung umfangreicher restaurativer Maßnahmen ergänzen, wenn spezifische Fehlerquellen berücksichtigt werden. So ist bspw. die Übertragbarkeit der klinischen Situation in den Artikulator nur bedingt möglich.

Innovative Verfahren zur Analyse der Okklusion auf digitaler Basis liefern zwar teilweise realistische Ergebnisse, sind aber in der klinischen Routine bisher nur eingeschränkt anwendbar oder ergänzend zu konventionellen Verfahren sinnvoll.

Des Weiteren sind verschiedene grundsätzliche Fragestellungen zur „idealen" Okklusion noch immer nicht abschließend geklärt. Das „ideale" Okklusionsmuster von Individuen erscheint extrem heterogen und tageszeitabhängig. So werden okklusale Registrate gegenwärtig zwar als „Momentaufnahmen" eingeschätzt, gelten für die Übertragung der klinischen okklusalen Relation in das zahntechnische Labor aber als Mittel der Wahl.

20.1 Einleitung

Die Okklusionsanalyse beinhaltet initial die klinische Bewertung von Einflussfaktoren auf die **okklusale Situation**, wie fehlende Zähne, Kippungen, Elongationen usw. Auch Normabweichungen wie ein vorliegender Tief-, Deck- oder Kreuzbiss, ein offener Biss und Non-Okklusionen können dokumentiert werden. Die detaillierte Analyse der Kontaktsituation bzgl. Lokalisation, Anzahl und Qualität der Kontaktpunkte wird häufig mit **Hilfsmitteln** wie Okklusionsfolien, -seiden oder -papieren durchgeführt und dient in der zahnärztlichen Praxis der Adjustierung von direkten Restaurationen, Zahnersatz, Aufbissbehelfen oder im Vorfeld einer Therapie zur Dokumentation der Ausgangsituation sowie der Identifikation sog. Okklusionsstörungen (Kap. 10). Bei funktionsgestör-

ten Patienten, vor allem mit manifesten CMD sollte zur Dokumentation und Therapieplanung eine adäquate, dem Symptombild entsprechende, Okklusionsanalyse erfolgen. Auch bei Patienten mit kompensierter Funktionsstörung (ohne subjektive Symptome) sollte vor umfangreichen restaurativen Maßnahmen die okklusale Situation analysiert und dokumentiert werden.

Hierbei erfassen wir zum einen die statischen okklusalen Kontakte bei habitueller Interkuspidation (also der gewohnheitsmäßig eingenommenen Relation) und zentrischer Relation. Weiterhin sollen auch die Kontakte bzw. die Führungsflächen bei der dynamischen Okklusion (Laterotrusion, Protrusion, Retrusion) ermittelt werden. Dieser Sachverhalt kann als Grundlage zur Identifikation und eventuell zur Beseitigung von sog. Okklusionsstörungen wie Vorkontakten, Hyperbalancen oder Non- und Infra-Okklusionen dienen (Kap. 10).

Zielparameter der **okklusalen Analyse** sind die Anzahl, Lage und Ausprägung der Kontaktpunkte. Allerdings werden diesbezügliche Referenzwerte in der Literatur nicht einheitlich dargestellt. Die Angaben zur Bedeutung einer harmonischen oder „Norm-Okklusion" divergieren stark [630]. Auch ist bekannt, dass sich bei ein und demselben Patienten tageszeitabhängig unterschiedliche oklussale Verhältnisse finden lassen [631]. Okklusale Registrate erscheinen damit diesbezüglich als Momentaufnahmen und sind nicht eindeutig reproduzierbar [632], [633], [634]. Sie haben damit per se eine zweifelhafte Aussagekraft im Bezug auf Ätiologie, Diagnose und Therapie von CMD. Auch die Kaukraft beim Zubeißen der Kiefer wirkt sich direkt auf die Anzahl der okklusalen Kontaktpunkte aus [635], [636]. Dieser Sachverhalt betrifft zum einen die statische als auch die dynamische Okklusion sowie die mit ihr verknüpften theoretischen Okklusionskonzepte bei Restaurationen bspw. die Front-Eckzahn-Führung [637], [638], [639], [640], [641]. Die Bedeutung bzw. die Indikation irreversibler Einschleifmaßnahmen auf Basis einer solchen vorgenommenen Okklusionsanalyse wird eben aufgrund der fehlenden klar und einheitlich definierten Referenzsituation kritisch gesehen bzw. gelten sogar als kontraindiziert. Bezüglich der Bedeutung der Okklusion bei der Ätiologie einer CMD herrscht aktuell **kein einheitliches Bild** vor [642], (Kap. 10).

20.2 Verfahren zur Okklusionsanalyse

Im Folgenden sollen unterschiedliche praktische Analyseverfahren zur Okklusion vor- und kritisch dargestellt werden.

20.2.1 Visuelle Okklusionsanalyse

Merke

Ausgeprägte Attritionen (v. a. auch auf Restaurationen) können einen Hinweis auf Vorkontakte darstellen. Andererseits sind beim Bruxierenden häufig exzentrische, beim Pressenden hingegen eher zentrische Attritionen gut erkennbar. Verdeutlicht werden können diese Befunde noch einmal auf einem Gips- oder Printmodell.

Im Rahmen der klinischen Inspektion lässt sich bei vorliegendem Bruxismus und/oder einer manifesten CMD auch die direkte **Entstehung von Attritionen** (▶ Abb. 20.1) nachvollziehen, indem wir den Patienten Pro- und Laterotrusions-Bewegungen ausführen lassen. Hier stellen sich die antagonistischen Kontaktflächen in exzentrischer Position häufig in absoluter Kongruenz dar.

20.2.2 Okklusionsanalyse mittels Folien, Seiden oder Papier

Das grundlegende Prinzip besteht in der **Anzeichnung von Kontakten** auf den Okklusalflächen mittels Farbmarkierung. Hierbei sollen sowohl Anzahl, Lage und Stärke der statischen und dynamischen Kontakte visualisiert werden.

Allerdings bergen diese Verfahren einige **Fehlerquellen**. Je höher die Schichtstärke des anfärbenden Materials, umso eher werden Kontakte markiert, welche eigentlich nicht vorhanden sind. Auch die Steifigkeit der Materialien kann dazu führen, dass an exponierten Stellen wie Höckerspitzen oder auch steilen Höckerabhängen Farbmarkierungen entstehen, welche nicht der realen okklusalen Situation entsprechen [643], [644], [645], (▶ Abb. 20.2).

Okklusionsfolien weisen in der Regel die geringsten Materialstärken im Bereich von 8–12 µm auf. Okklusionsseiden liegen je nach Hersteller um die 80 µm und Okklusionspapiere bei 100–200 µm Substanzstärke. Folien bieten hier aufgrund ihrer geringen Stärke einerseits Vorteile, zeichnen allerdings bei zu schwachen Kontakten im Gegensatz zu Seiden und Papieren nicht gut auf [644]. Weitere systematische Unterschiede zwischen Okklusionsfolien und -papieren sind darin auszumachen, dass Folien eher auf Schlag, Papiere eher auf Druck zeichnen, wobei die Kontakte der Folie eher punktförmig und solche bei Papieren eher flächig erscheinen.

Bei der **dynamischen Okklusion** können abhängig von der Höckermorphologie im Zusammenspiel mit weiteren anatomischen Faktoren wie der Kondylenbahnneigung falsche Befunde dargestellt werden (▶ Abb. 20.2). Es sollte im Zweifelsfall, wenn möglich, auch immer visuell überprüft werden, ob an der markierten Stelle überhaupt ein Kontakt nachvollziehbar erscheint. Andererseits kann es auf sehr glatten Oberflächen, wie hochglanzpoliertem Metall oder Keramik oder auch auf feuchten Oberflächen, dazu kommen, dass real vorhandene okklusale Kontakte nicht markiert werden. Auch eine Diskrimination in „stärkere" oder „schwächere" Kontakte ist in der Regel schwierig. Die Korrelation von abgebildeter Kontaktfläche zur tatsächlichen Stärke der Kontakte liegt bei lediglich 21 % [646] (▶ Abb. 20.3). Theoretisch gelten Kontakte mit „durchgedrücktem zentralen farblosen Hof" als besonders stark und werden je nach Ausprägung als „Vorkontakt" gewertet (▶ Abb. 20.4).

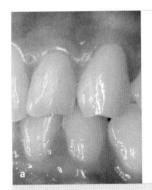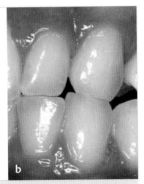

Abb. 20.1 Attritionen bei einer 22-Jährigen (Front- und Eckzähne).
a Bei habitueller Interkuspidation.
b Bei Laterotrusion ersichtliche absolute Passung.

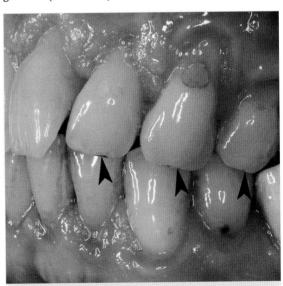

Abb. 20.2 Falsch positive Folienzeichnung im Bereich 12–14 bei statischer Okklusionskontrolle.

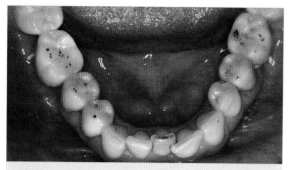

Abb. 20.3 Gefahr der Darstellung falsch positiver Befunde.

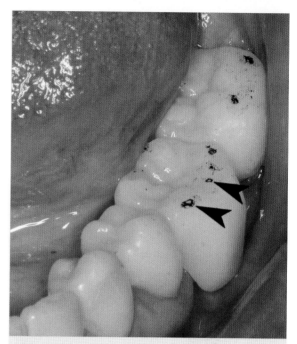

Abb. 20.4 Darstellung der statischen okklusalen Kontakte mit schwarz zeichnender Okklusionsfolie: durchgedrückte starke Kontakte (Pfeile) auf dem Brückenglied Zahn 36 (Verdacht auf Vorkontakte).

Bei der in ▶ Abb. 20.3 durchgeführten dynamischen Okklusionsprüfung zeichneten sich die zu erwartenden Kontakte auf den Unterkieferfrontzähnen, welche deutliche Attritionsspuren aufweisen, nicht ab.

Auch die **technische Durchführung der Okklusionsanalyse** mit Farbmarkierungen birgt Fehlerquellen. Bei der unilateralen Prüfung mit einem entsprechenden Folienhalter, wie einer Pinzette, kann es zu Abweichungen kommen, da sich der Patient möglicherweise auf die geprüfte Seite fokussiert. Auch erfolgt durch die Substanzstärke des Prüfmaterials eine gewisse Sperrung auf der untersuchten Seite, was bei der dynamischen Okklusion zu lateralen Verschiebungen führen kann [643].

Vor allem die zeichnenden Verfahren zur okklusalen Darstellung sind abhängig von der aufgewendeten Beißkraft. Für die Anwendung mit Okklusionsfolie wurde gezeigt, dass die Anzahl der gezeichneten Kontaktpunkte signifikant von leichtem zu starkem Zubiss zunimmt [636]. Weiterhin konnte gezeigt werden, dass bei der Differenzierung der Zahngruppen nach Lokalisation (Incisivi, Canini, Prämolaren, Molaren) ebenfalls in allen Bereichen mehr Kontakte bei festerem Biss auftraten [647]. Es stehen allerdings Mittel zur Optimierung in der Anwendung zeichnender okklusaler Prüfmittel zur Verfügung. Die Auswirkungen der unilateralen Analyse können unter Zuhilfenahme von Bissgabeln („Hufeisenhalter") zur simultanen, bilateralen Prüfung minimiert werden. Um die Auswirkungen feuchter okklusaler Oberflächen zu reduzieren, stehen Vlies-Papiere zur vorhergehenden Trocknung zur Verfügung (Beispiel: Arti-Dry, Dr. Jean Bausch GmbH, Köln). Für die Problematik der verminderten Zeichnung auf besonders glatten Oberflächen, wie bei Keramiken oder hochglanzpolierten Metallen, ist ein 2-stufiges Verfahren zu empfehlen (▶ Abb. 20.5). Zunächst erfolgt eine Grobzeichnung mit Artikulationspapier (100 oder 200 μm Stärke, Dr. Jean Bausch GmbH, Köln), wobei gleichzeitig über das Papier ein Haftvermittler (Transculase, Dr. Jean Bausch GmbH, Köln) auf die zu prüfenden Oberflächen übertragen wird. Dieser wiederum führt zu einer verbesserten Zeichnung bei der nachfolgenden Feinprüfung mit entsprechend dünnen Folien in kontrastierender Farbe (Arti-Fol mit 8 oder 12 μm Stärke, Dr. Jean Bausch GmbH, Köln).

Eine **Ausnahme** im Bereich **der Okklusionsfolien** bildet die Prüfung mit der sog. Shimstock-Folie, welche in der Regel ohne Farbzeichnung erfolgt (▶ Abb. 20.6). Der Vorteil bei dieser Prüfung liegt in der besonders geringen Stärke dieser Folien von ca. 8 μm. Allerdings ist hier nur zu beurteilen, ob ein zahnbezogener Kontakt vorliegt oder nicht. Eine quantitative Analyse ist nicht möglich, eine qualitative Einschätzung gelingt nur eingeschränkt im Sinne von:

- „haltender Kontakt", bei welchem die Folie beim Zusammenbiss zwischen den Zähnen fixiert wird
- „kein Kontakt" wenn sich die Folie widerstandslos entfernen lässt
- „Durchziehkontakt" im Sinne einer Infra-Okklusion, bei welchem die Folie mit spürbarem Widerstand dennoch beweglich ist.

Mit dieser Technik lassen sich zahnbezogene Okklusionsprotokolle ganzer Kiefer erstellen, welche zur Justierung von Restaurationen dienen können, indem mit und ohne Restauration die okklusale Situation verglichen wird. Auch kann damit ein okklusaler Befund, welcher mit zeichnenden Folien dargestellt wurde, verifiziert werden. Allerdings sind auch hier die Befunde nicht unabhängig von der aufgewendeten Kraft beim Schlussbiss. Hier kann die Anweisung an den Patienten „Bitte schließen Sie den Mund!" anstatt „Bitte beißen Sie zu!" lauten, um übermäßige Kraftanwendung zu vermeiden, die ggf. zur Über-

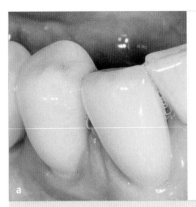
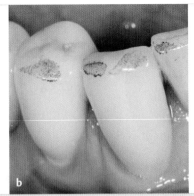
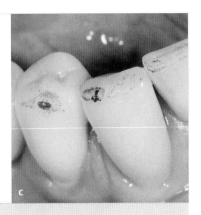

Abb. 20.5 2-stufiges Verfahren zur Darstellung von statischen Kontaktpunkten.
a Aufgrund der glatten Oberflächen der vollkeramischen Restaurationen erfolgt keine adäquate Zeichnung der Kontaktpunkte mit Okklusionsfolie.
b Grobzeichnung der Kontakte mit Artikulationspapier (100 oder 200 μm Stärke, Dr. Jean Bausch GmbH, Köln), wobei gleichzeitig über das Papier ein Haftvermittler (Transculase) auf die zu prüfenden Oberflächen übertragen wird.
c Feinprüfung mit entsprechend dünnen Folien in kontrastierender Farbe (Arti-Fol 8 μm, Dr. Jean Bausch GmbH, Köln).

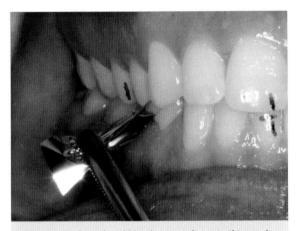

Abb. 20.6 Prüfung der okklusalen Kontakte mit Shimstock-Folie.

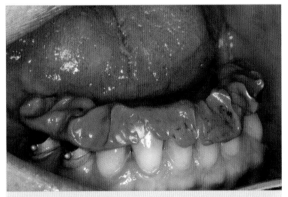

Abb. 20.7 Durchbiss-Registrat mit Registrier-Silikon und teilweise sichtbaren korrespondierenden Kontakten der vorhergehenden Darstellung mit schwarz zeichnender Okklusionsfolie.

windung einer vorhandenen Infra-Okklusion führen könnte [648].

20.2.3 Okklusionsanalyse mittels Biss-Registraten

Biss- oder Durchbiss-Registrate können ebenfalls zur Analyse der Okklusion verwendet werden (▶ Abb. 20.7). Sie gelten als **Standard** zur Übermittlung okklusaler Kontaktbeziehungen in das zahntechnische Labor [649]. Häufig kommen hier Materialien wie Wachse oder Registrier-Silikone zur Anwendung. Aber auch Abformwerkstoffe wie Alginate, Polyvinylsiloxane und Polyether werden verwendet [640], [650], [651] (▶ Abb. 20.7), (▶ Abb. 20.8).

Merke

Es erfolgt in jedem Fall eine 3-dimensionale Darstellung [637], [639], [652], wobei auch in gewisser Weise die Qualität der Kontakte diskriminiert werden kann:
• Suprakontakte erscheinen als Perforation
• Regelkontakte mit hoher Transluzenz
• annähernde Kontakte in verbliebener dünner Materialstärke [637], [639], [640], [641], [653]

Biss-Registrate erscheinen besser reproduzierbar als die Darstellung mit Okklusionsfolien [639] und können grundsätzlich bilateral durchgeführt werden. Diese Technik ist auch für die Darstellung der dynamischen Okklusion im Sinne eines „Okklusogramms" geeignet [645]. Hier ist es bei der Anwendung dünner Wachsplatten im

II

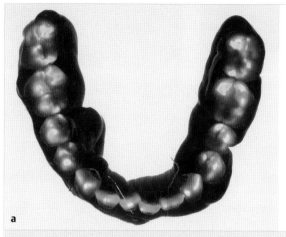

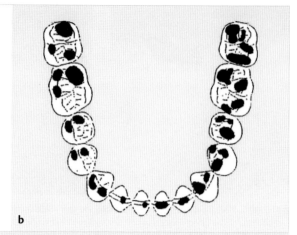

Abb. 20.8 Informationstransfer zur okklusalen Kontaktsituation.
a 3-dimensionales Wachs-Durchbiss-Registrat.
b Auf dieser Basis erstelltes 2-dimensionales Okklusionsprotokoll.

Gegensatz zur Evaluation zentrischer Vorkontakte von Vorteil, wenn der Patient analog zum Bruxieren deutlichen Druck aufwendet, um Führungs- und/oder Balance-Kontakte zu identifizieren [645]. Hingegen ist Wachs bei der Identifizierung zentrischer Vorkontakte aufgrund seiner Zähigkeit und der damit verbundenen Beeinträchtigung der Taktilität der Zähne eher nicht geeignet [645]. Im Gegensatz dazu (und zur Prüfung mit Okklusionsfolien) verursachen niedrigvisköse Silikone beim Ausführen der dynamischen Okklusion keine Sperrung des Bisses auf den Funktionsflächen [643].

Merke

Untersuchungen mit simultaner elektromyografischer Kaukraftmessung haben gezeigt, dass auch bei Biss-Registraten die Ausprägung der okklusalen Kontakte hinsichtlich Anzahl und Kontaktpunktfläche mit der Beißkraft korreliert sind [650], [651].

Die Analyse mittels Durchbiss-Registraten kann mit digitalen Auswertungsverfahren kombiniert werden.

20.2.4 Digitale Analyseverfahren

Hier sind rein digitale Verfahren (Beispiel: T-Scan (▶ Abb. 20.9), Fa. Tekscan, South Boston, MA, USA) von 2-stufigen Verfahren zu unterscheiden.

Das **DPS-System** basiert auf druckempfindlichen Folien mit Mikrokapseln, welche einen Farbstoff enthalten. Je nach Druckintensität wird eine entsprechende Freisetzung des Farbstoffs erreicht. Die Farbintensität wird mittels eines kalibrierten Scanners (Dental Prescale Occluzer, GC Corp., Tokyo, Japan) quantitativ ausgewertet, sodass

hier eine absolute Kraftmessung erfolgt [654], [655]. Das Dental Prescale System wird vorwiegend in der kieferorthopädischen Verlaufskontrolle eingesetzt [654], [656]. Die gemessene Kraft wird allerdings häufig zu hoch eingeschätzt [657].

Ein weiteres 2-stufiges System, allerdings auf der Basis eines Silikon-Biss-Registrats, stellt das GEDAS-System dar, welches an der Ernst-Moritz-Arndt-Universität (Greifswald) entwickelt wurde. Die Silikon-Registrate werden zunächst mittels eines Dokumentenscanners im Durchlichtmodus digitalisiert (wie bei Diapositiven angewendet) und anschließend die verschiedenen Transparenzgrade erfasst. Im zweiten Auflichtmodus (wie bei Textdokumenten verwendet) wird die Oberflächenstruktur erfasst. Beide Aufnahmen werden übereinandergelegt („gematcht") und eine quantitative als auch eine qualitative Auswertung erfolgt, da anhand eines Helligkeitsschwellenwertes Kontaktpunkte für die entsprechende Substanzstärke des Silikons definiert werden. Das System zeigt gute intra- und interindividuelle Übereinstimmungen und wurde bereits in großen epidemiologischen Studien eingesetzt [658]. Ein entscheidender Nachteil ist hier, wie auch beim DPS-System, die aufwendige 2-stufige Anwendung.

Das **T-Scan-System** (Fa. Tekscan, South Boston, MA, USA) als digitales System zur Okklusionsdarstellung ist ein 1-stufiges System, bei welchem zusätzlich auch eine zeitliche Erfassung der okklusalen Kontakte erfolgt (▶ Abb. 20.9). Allerdings wird nur eine relative Kraftverteilung dargestellt – eine absolute Kraftmessung ist nicht möglich. Das System wurde seit Markteinführung 1984 mehrstufig weiterentwickelt und ist aktuell als T-Scan III mit einem USB-Handstück (Universal Serial Bus) erhältlich. In diesem werden drucksensible 100-μm-starke hufeisenförmige Folien im Mund des Patienten appliziert. Die Darstellung über PC auf einem Monitor erfolgt mittels

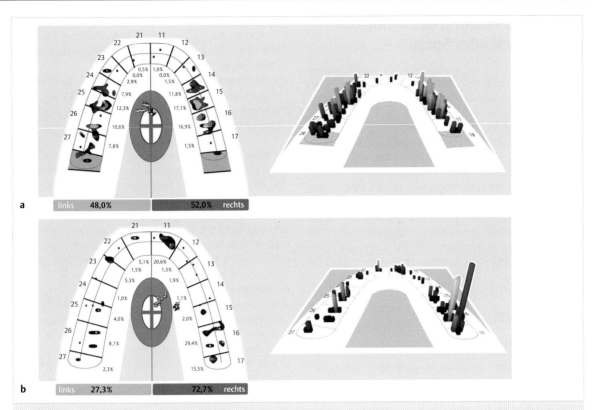

Abb. 20.9 Die Kontaktpunktverteilung bei der Okklusionsprüfung mit dem digitalen T-Scan-III-System (Fa. Tekscan, South Boston, MA, USA). Die Balken repräsentieren die **relative** Kontaktpunktstärke der unterschiedlichen Punkte zueinander. Die Darstellung (hier als Momentaufnahmen) erfolgt auf dem Monitor als Video, sodass eine zeitliche Zuordnung des Auftretens der Kontakte möglich ist.
a Äquilibrierte Situation.
b Darstellung eines relativen Vorkontaktes auf Zahn 17.

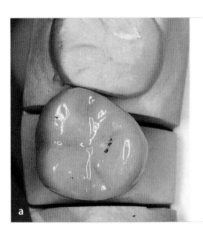 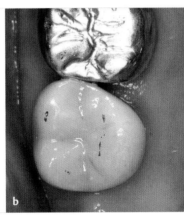

Abb. 20.10 Vergleich der statischen okklusalen Kontakte bei der Darstellung mit rot zeichnender Okklusionsfolie.
a Laborsituation im Artikulator.
b Situation bei der Prüfung im Patientenmund.

Auswertsoftware als Videoaufzeichnung, wobei die Kontaktpunktverteilungen als Balkendiagramme visualisiert werden. Um die örtliche Zuordnung zahnbezogen zu verbessern, können die patientenindividuellen Zahnbreiten im Schema eingegeben werden, aber dies gelingt nicht immer eindeutig. Auch kann es zur falsch-positiven Darstellung von okklusalen Kontakten kommen, wenn die Folie beim Zubiss gefaltet wird, was vor allem bei ausgeprägtem Überbiss im Frontzahnbereich problematisch sein kann. Systematische Untersuchungen zur Anwendbarkeit dieses Systems sind aktuell nur wenig vorhanden. Bezüglich der Validität wurden kritische Ergebnisse gezeigt [659], [660], (▶ Abb. 20.10). Die lokalisationsbezogene Übereinstimmung mit Kontaktpunkten, welche mit Okklusionsfolien dargestellt wurden beträgt ca. 80 % [661].

II

20.2.5 Darstellung der Okklusion mittels Lack oder Spray

Hierbei werden die zu untersuchenden Stellen mittels **Lebensmittelfarben** entsprechend beschickt und beim Zusammenbiss erfolgt der Abtrag im Bereich der Kontaktpunkte.

Diese Anwendung ist aufgrund des feuchten Milieus in der Mundhöhle von nachrangiger Bedeutung. Sie wird als **eher ungenau** und auch unter hygienischen Aspekten als nicht ideal angesehen [643]. Diese Techniken werden aktuell klinisch noch zur Diagnose von Parafunktionen bspw. Bruxismus oder zur okklusalen Adjustierung von Aufbissbehelfen eingesetzt. Im zahntechnischen Labor gelten die für Klinik genannten Einschränkungen nicht, sodass Lacke und Sprays hier zur Identifikation von Frühkontakten auf Modellen und Restaurationen eingesetzt werden können.

20.3 Instrumentelle Okklusionsanalyse

Die instrumentelle Okklusionsanalyse ist ein wesentlicher Teil der **instrumentellen Funktionsanalyse**. Sie dient vor allem beim funktionsgestörten Patienten zur Analyse der statischen Okklusion in Relation zur Kondylenposition [662] sowie der dynamischen Okklusion hinsichtlich okklusaler Interferenzen und damit verbundener Fehlbelastungen der umgebenden Gewebe bei funktioneller Bewegung des Unterkiefers [663], [664], [665], [666]. Hierbei sollen gegebenenfalls okklusale Ursachen bzw. Kofaktoren einer manifesten CMD eruiert werden [645]. Auch vor umfangreichen restaurativen Maßnahmen kann die instrumentelle Okklusionsanalyse der Dokumentation des Ausgangsbefunds dienen [667].

> ### Zusatzinfo
>
> Freesmeyer [662] formulierte folgende Zielvorstellungen für eine instrumentelle Okklusionsanalyse:
> - diagnostisch verifizierend
> - therapeutisch planend
> - den Verlauf dokumentierend

Es handelt sich um ein indirektes Verfahren, da es im Artikulator durchgeführt wird. Der Vorteil dieser Vorgehensweise ist die Möglichkeit einer intermaxillären Lageanalyse der Kieferkämme und der okklusionsverschlüsselnden Zähne unter guter Sicht aus verschiedenen Perspektiven [664]. Allerdings ist eine solche Analyse als sehr techniksensitiv anzusehen. Ein entsprechend hoher Anspruch an die Prozesskette ist zu stellen [664]:
- schädelbezügliche Montage des Oberkiefermodells auf Basis eines Gesichtsbogens mit definierter Scharnierachse und Orientierung zu den Bezugsebenen wie Camper-Ebene oder Frankfurter Horizontale

- Kieferrelationsbestimmung in zentrischer Relation
- sorgfältige Abdrucknahme mit individualisierten Abformlöffeln und Erstellung hochwertiger Gips-, Printmodelle
- Artikulatorprogrammierung eines entsprechend volljustierbaren Artikulators über eine extraorale Registrierung der Gelenkbahnneigung, des Benett- und des Fischer-Winkels

Ebenfalls müssen die Limitationen hinsichtlich der Simulation der klinischen Situation im Artikulator berücksichtigt werden. Diese sind zum einen die Nichtreproduzierbarkeit [668] sowie das Fehlen elastischer Verwindungen des Unterkieferknochens [40] sowie der parodontalen Zahnbeweglichkeit [670]. Außerdem ist eine vollständig natürliche Bewegung des Unterkiefers im Artikulator so nicht möglich [671]. Die Grenzen dieses Verfahrens liegen im Wesentlichen im verwendeten Artikulator und seinen individuellen Möglichkeiten [666]. Aufgrund der beschriebenen Techniksensitivität kann es außerdem sinnvoll sein, eine solche Analyse erst nach Abschluss einer primären funktionellen Therapie durchzuführen, wenn im Kausystem als Ausgangsbefunde ausgeprägte muskuläre Verspannungen oder intrakapsuläre Störungen vorliegen [664].

Zwar scheint aus der Erfahrung heraus für den Erfolg okklusaler Therapien eine 100-prozentige Exaktheit in der Wiedergabe der klinischen Situation nicht notwendig, andererseits erscheinen Analysen mit nur mittelwertig justierten Artikulatoren *„irreführend und wissenschaftlich bedenklich"* [37]. Außerdem besteht die Gefahr der Fehlinterpretation der Gewichtung einer okklusalen Korrektur auf Basis der instrumentellen Okklusionsanalyse [666], (Kap. 10).

>
>
> ### Merke
>
> Die Okklusionsanalyse mit den aktuell etablierten klinischen Verfahren wie Farbmarkierungen mit Folien, Seiden oder Papier sowie den Durchbiss-Registraten und in deren Konsequenz die therapeutische Einstellung der okklusalen Kontaktsituation führt in der Regel zu **guten klinischen Ergebnissen** (▶ Abb. 20.10) bei der Adjustierung von Restaurationen und Aufbissbehelfen und, soweit indiziert, der Beseitigung von sog. Okklusionsstörungen (Kap. 10). Innovative digitale Verfahren sind aktuell noch verhältnismäßig aufwendig, können aber als zusätzliche Maßnahmen die Okklusionsanalyse präziser gestalten.
>
> Wir sollten die Limitationen der jeweiligen Techniken kennen, berücksichtigen und durch gezielte Anwendung von Hilfsmitteln so weit wie möglich kompensieren.
>
> Die instrumentelle Okklusionsanalyse hat im klinischen Alltag einen eher **untergeordneten Stellenwert**, aber vor allem innerhalb der Funktionsanalyse bei Patienten mit CMD weiterhin ihre Bedeutung für die diagnostische Dokumentation.

20.4 Literatur

[630] End E. Die physiologische Okklusion des menschlichen Gebisses. München: Neuer Merkur, 2005

[631] Berry DC, Singh BP. Daily variations in occlusal contacts. J Prosthet Dent 1983; 50: 386–391

[632] Anderson GC, Schulte JK, Schuppli DM. Reliability of the evaluation of occlusal contacts in the intercuspal position. J Prosthet Dent 1993; 70: 320–323

[633] Carey JP, Craig M, Kerstein RB. Determining a relationship between applied occlusal load and articulating paper mark area. Open Dent J 2007; 1: 1–7

[634] Davies SJ, Gray RJ, Al-Ani MZ. Inter- and intra-operator reliability of the recording of occlusal contacts using 'occlusal sketch' acetate technique. Br Dent J 2002; 193: 397–400

[635] Iwase M, Ohashi M, Tachibana H. Bite force, occlusal contact area and masticatory efficiency before and after orthognathic surgical correction of the mandibular prognathism. Int J Oral Maxillofac Surg 2006; 35: 1102–1107

[636] Riise C. A clinical study of the number of occlusal contacts in the intercuspal position at light and hard pressure in adults J Oral Rehabil 1982; 9: 469–477

[637] Anderson JR, Myers GE. Nature of contacts in centric occlusion in 32 adults. J Dent Res 1971; 50: 7–13

[638] Beyron H. Optimal occlusion. Dent Clin North Am 1969; 13: 537–554

[639] Ehrlich J, Taicher S. Intercuspal contacts of the natural dentition in centric occlusion. J Prosthet Dent 1981; 45: 419–421

[640] Korioth TW. Number and location of occlusal contacts in intercuspal position. J Prosthet Dent 1990; 64: 206–210

[641] Woda A, Gourdon AM, Faraj M. Occlusal contacts and tooth wear. J Prosthet Dent 1987; 57: 85–93

[642] Reißmann D, John M, Sierwald I. Die Rolle der Okklusion in der Ätiologie von kraniomandibulären Dysfunktionen. Zahnärztl WR 2013; 122: 138–144

[643] Battistuzzi PG, Eschen S, Peer PG. Contacts in maximal occlusion. J Oral Rehabil 1982; 9: 499–507

[644] Reiber T, Müller F. Klinische Untersuchungen zur statischen Okklusion. Dtsch Zahnärztl Z 1994; 49: 363–366

[645] Seeher WD. Funktionsdiagnostik – Die Integration funktionsorientierten Handels in der allgemeinzahnärztlichen Praxis anhand einiger Beispiele und einer kritischen Bewertung. Bayr Zahnärzte Bl 2008; Heft Juli/August: 49–57

[646] Kerstein RB. T-scan III applications in mixed arch and complete arch, implant-supported prosthodontics. Dent Implantol Update 2008; 19: 49–53

[647] Riise C, Ericsson SG. A clinical study of the distribution of occlusal tooth contacts in the intercuspal position at light and hard pressure in adults. J Oral Rehabil 1983; 10: 473–480

[648] Marxkors R. Lehrbuch der zahnärztlichen Prothetik. 5. Aufl. Köln: Deutscher Ärzte Verlag, 2010, 56

[649] Borchers L, Tschernitschek H. Die Bedeutung des Elastizitätsmoduls von Materialien für die Kieferrelationsbestimmung. Dental Praxis 2001; 18: 113–118

[650] Gurdsapsri W, Ai M, Baba K. Influence of clenching level on intercuspal contact area in various regions of the dental arch. J Oral Rehabil 2000; 27: 239–244

[651] Kumagai H, Suzuki T, Hamada T et al. Occlusal force distribution on the dental arch during various levels of clenching. J Oral Rehabil 1999; 26: 932–935

[652] Ciancaglini R, Gherlone EF, Redaelli S et al. The distribution of occlusal contacts in the intercuspal position and temporomandibular disorder. J Oral Rehabil 2002; 29: 1082–1090

[653] Dincer M, Meral O, Tumer N. The investigation of occlusal contacts during the retention period. Angle Orthod 2003; 73: 640–646

[654] Alkan A, Arici S, Sato S. Bite force and occlusal contact area changes following mandibular widening using distraction osteogenesis. Oral Surg Oral Med Oral Pathol Oral Radiol Endod 2006; 101: 432–436

[655] Kinoshita S, Taguchi S, Fukuda M. A new method for occlusal examination and record by using occlusal prescale. Shikai Tenbo 1982; 59: 311–320

[656] Aras K, Hasanreisoglu U, Shinogaya T. Masticatory performance, maximum occlusal force, and occlusal contact area in patients with bilaterally missing molars and distal extension removable partial dentures. Int J Prosthodont 2009; 22: 204–209

[657] Suzuki T, Kumagai H, Yoshitomi N. Clinical evaluation of measuring system of occlusal force. Kokubyo Gakkai Zasshi 1994; 61: 437–445

[658] Hützen D, Rebau M, Kordass B. Clinical reproducibility of GEDAS – „Greifswald Digital Analyzing System" for displaying occlusal contact patterns. Int J Comput Dent 2006; 9: 137–142

[659] Cerna M, Ferreira R, Zaror C et al. Validity and reliability of the T-Scan III for measuring force under laboratory conditions. J Oral Rehabil 2015; 42: 544–551

[660] Cerna M, Ferreira R, Zaror C et al. In vitro evaluation of T-Scan III through study of the sensels. Cranio 2015; 33: 99–305

[661] Majithia IP, Arora V, Anil Kumar S et al. Comparison of articulating paper markings and T Scan III recordings to evaluate occlusal force in normal and rehabilitated maxillofacial trauma patients. Med J Armed Forces India 2015; 71: 382–388

[662] Freesmeyer WB, Koeck B, Reiber T et al. Kommentar der Arbeitsgemeinschaft für Funktionsdiagnostik und Therapie zum Beitrag von Priv.-Doz. Dr. Jens Türp mit dem Titel: Therapie schmerzhafter Myoarthropathien des Kausystems. Der Freie Zahnarzt 2003; 47: 37–39

[663] Ahlers MO, Freesmeyer WB, Göz G et al. Klinische Funktionsanalyse. Stellungnahme der DGZMK und der DGFDT in der DGZMK 01/2003. https://www.dgfdt.de/documents/266840/266917/05_Stellungnahme_Klinische_Funktionsanalyse/082c3e7d-de0b-4310-90ab-098ec0ea71c3. Letzter Zugriff: 20.12.2017

[664] Bumann A, Lotzmann U. Funktionsdiagnostik und Therapieprinzipien Farbatlanten der Zahnmedizin. Bd. 12. Stuttgart: Thieme, 2000, 139, 201, 248, 250–268

[665] Freesmeyer WB. Zahnärztliche Funktionstherapie. München: Hanser, 1993, 138

[666] Slavicek R. Das Kauorgan. Klosterneuburg: Medizinisch-Wissenschaftliche Fortbildungsgesellschaft, 2000, 310, 358–359, 360, 415, 423–424, 435–437, 442, 463, 467–469

[667] Kordaß B, Freesmeyer WB, Meyer G et al. Diskussionsbeitrag zur Bedeutung der instrumentellen Funktionsanalyse, Dtsch Zahnärztl Z 2003; 58: 477–481; 2004; 59: 47–48

[668] Schulz-Bongert J. Konzept der restaurativen Zahnheilkunde. Berlin: Klages, 1985, 130

[669] Richter EJ. Prothetik im Unterkiefer. Schweiz Monatsschr Zahnmed 1999; 109: 117–126

[670] Stroud LP. Mounted study casts and cephalometric analysis. In: McNeill C. (ed.): Science and Practice of Occlusion. Chicago: Quintessence, 1997, 331–348

[671] McMillan DR, McMillan AS. A comparison of habitual jaw movements and articulator functions. Acta Odontol Scand 1986; 44: 291–299

21 Welche (psychosomatischen) Differenzialdiagnosen sind bei kraniomandibulären Dysfunktionen zu erwarten?

H.-J. Freyberger †, H. J. Grabe

Steckbrief

Die Differenzialdiagnose der CMD ist deshalb problematisch, da unterschiedliche Ursachenfaktoren und ihre Wechselwirkungseffekte in ein biopsychosoziales Modell integriert werden müssen, um angemessene Therapieindikationen zu stellen. Neben somatischen Faktoren sind dabei Angststörungen, depressive Störungen, Somatisierungs- und hypochondrische Störungen zu berücksichtigen.

21.1 Einleitung

Merke

CMD sind ein Sammelbegriff für Störungen des Kiefergelenks und seiner assoziierten Strukturen und Funktionen (Kap. 1), (Kap. 2). Die damit verbundene Symptomatik ist **komplex**.

Bei der Entstehung und Aufrechterhaltung von CMD ist von einem **multifaktoriellen** Ursachen- oder Wirkungsprinzip auszugehen. Entsprechend des biopsychosozialen Modells sind traumatische, unphysiologische, neuromuskuläre und psychosoziale Faktoren in der Ätiologie und Pathogenese von Relevanz [672], [681]. Empirische Arbeiten, welche die Bedeutung dieser Faktoren auf qualitativ ausreichendem Niveau untersuchen, sind bisher allerdings nur vereinzelt vorhanden [673]. Trotzdem ist davon auszugehen, dass in einem sorgfältigen diagnostischen Prozess die einzelnen **Kausalitätsfaktoren** in ihren unterschiedlichen Varianzanteilen gegeneinander gewichtet werden müssen (Kap. 14).

21.2 Somatische Faktoren

Lange Zeit wurden Abweichungen von der idealen Okklusion von Ober- und Unterkieferzähnen als ein wesentlicher ätiopathogenetischer Faktor angesehen. Abweichungen von der idealen Okklusion stellen in bevölkerungsbezogenen und anderen Untersuchungen allerdings eher den Normalfall dar und kommen häufig ohne Verbindung mit der CMD-Symptomatik vor [674]. Darüber hinaus kommt dem Okklusionsfaktor insbesondere bei lange verlaufenden, chronischen CMD nur eine **untergeordnete** Bedeutung zu [675], sodass hier andere Faktoren eine zentrale Rolle spielen.

Wie Pullinger und Seligman [676] zeigten, finden sich **traumatische Ursachen**, wie etwa Gesichtsverletzungen bei Autounfällen, als Folge bei kieferorthopädischen Eingriffen oder durch Überbelastung der Kiefergelenke bei 44–79 % aller CMD-Patienten. Der Schweregrad der damit assoziierten Läsionen erklärt allerdings nicht die Frequenz und das Ausmaß insbesondere der schmerzbezogenen Beschwerden und auch nicht deren Chronifizierung.

Für die Ätiologie und Pathogenese der CMD werden am breitesten der Bruxismus sowie andere **orale Parafunktionen** diskutiert. Wie Glaros und Glass [677] dargelegt haben, ist der Bruxismus überproportional häufig mit weiteren oralen Parafunktionen, bspw. dem Zusammenpressen der Lippen, und **oralen Gewohnheiten** wie Fingernägelkauen assoziiert. Bruxismus und die anderen Formen oraler Parafunktionen, und hier insbesondere der nächtliche Bruxismus, sind in der Allgemeinbevölkerung ein sehr häufiges Phänomen, für das Prävalenzzahlen zwischen 6–20 % angegeben werden. Sowohl die tagsüber stattfindenden oralen Parafunktionen als auch die nächtlichen scheinen für das Auftreten der CMD gleichermaßen von Bedeutung zu sein. Glaros [674] berichtet von experimentellen Studien, die darauf hinweisen, dass bei gesunden Probanden bereits vergleichsweise geringe parafunktionale Aktivität schmerzhafte Kieferbeschwerden auslösen kann.

21.3 Psychosomatische Faktoren

Merke

Dass unterschiedliche **Stressfaktoren**, das subjektive **Stresserleben** und das zeitüberdauernde **Stressniveau** von Menschen eine zentrale Rolle spielen, ist inzwischen gesichert [678]. Die Betroffenen reagieren auf Stressexposition vermehrt mit Muskelanspannungen im Kieferbereich, sodass sich die oralen Parafunktionen dadurch verstärken. Gleichzeitig ist vermutlich ihre interozeptive Wahrnehmung von Muskelanspannung im Vergleich zu gesunden Personen reduziert.

Darüber hinaus finden sich bei CMD-Patienten erhöhte Ausprägungen von **Depressivität**, **Angst** und **Somatisierung** [679], wobei als intervenierende Persönlichkeitsmerkmale Neurotizismus und Extraversion eine Rolle zu spielen scheinen.

Aus psychiatrisch-psychotherapeutischer Perspektive sind es einerseits die mit der Symptomatik verbundenen (interozeptiven) Wahrnehmungs- und Symptombewertungsprozesse, welche differenzialdiagnostisch oder im Sinne einer Komorbidität das gesamte Spektrum der sog. Somatisierungsstörungen relevant erscheinen lassen. Andererseits führen insbesondere die oft chronisch verlaufenden Schmerzsymptome der CMD zu sekundären depressiven Syndromen, die wiederum zu einer Absenkung der interozeptiven Schmerzwahrnehmungsschwelle führen.

21.3.1 Konzept der Somatisierung

Das Konzept der Somatisierung beschreibt die Tendenz von Betroffenen, körperliche Symptome, für die kein oder kein ausreichendes somatisches Verursachungskorrelat gefunden werden kann, trotzdem körperlichen Erkrankungen zuzuschreiben. Somatisierungsphänomene kommen bei vielen psychischen Erkrankungen, bspw. bei **depressiven Störungen** als Begleitphänomene vor, stellen aber auch eine **eigenständige** diagnostische Kategorie dar. Wie der Kasten „Klinische Symptome/Befunde" zeigt, steht hier die Diskrepanz zwischen den objektivierbaren somatischen Verursachungsfaktoren und der Anzahl und dem Schweregrad der beklagten subjektiven Symptome im Vordergrund. Der damit verbundene Leidensdruck für die betroffenen Personen ist hoch und verursacht ein charakteristisches Krankheitsverhalten, welches auch ein Festhalten an einem somatischen Krankheitsmodell beinhaltet. Kennzeichnend für diese Gruppe ist zudem, dass die kraniomandibuläre Symptomatik in weitere funktionelle Störungen anderer Organsysteme eingebettet ist.

Klinische Symptome/Befunde

Definition Somatisierungsstörung (nach [680])
* mindestens 2 Jahre anhaltende Klagen über multiple oder wechselnde körperliche Symptome, die durch keine diagnostizierbare körperliche Erkrankung ausreichend erklärt werden können
* eventuell vorliegende Erkrankungen erklären nicht die Schwere, das Ausmaß, die Vielfalt und die Dauer der körperlichen Beschwerden und die damit verbundene soziale Beeinträchtigung
* die ständige Beschäftigung mit den Symptomen führt zu andauerndem Leiden und dazu, dass die Patienten mehrfach um Konsultationen oder Zusatzuntersuchungen in der Primärversorgung oder beim Spezialisten nachsuchen
* es kann auch zu Selbstmedikation oder zu Konsultationen von Laienhelfern kommen
* Weigerung, die medizinische Feststellung zu akzeptieren, dass keine ausreichende körperliche Ursache vorliegt
* es kann eine vorübergehende Akzeptanz ärztlicher Mitteilungen vorhanden sein

Symptome aus mindestens 2 der folgenden Körpersysteme:
* gastrointestinale Symptome
* kardiovaskuläre Symptome
* urogenitale Symptome
* Haut- und Schmerzsymptome

21.3.2 Konzept der hypochondrischen und der dysmorphophoben Störung

Sofern sich in dem **subjektiven Krankheitsmodell** der betroffenen Personen die anhaltende Überzeugung gebildet hat, das der kraniomandibulären Symptomatik eine spezifische körperliche Erkrankung zugrunde liegt, ist die Differenzialdiagnose einer hypochondrischen Störung zu erwägen. Hier liegt der Fokus nicht auf einer wechselnden Symptomzuschreibung, sondern es steht eine vermutete Krankheit im Vordergrund, wobei auch hier ein hoher Leidensdruck und ein vergleichbares Krankheitsverhalten dominieren (Kasten „Klinische Symptome/Befunde"). Eine Sonderform stellt die dysmorphophobe Störung dar, bei der die Betroffenen überzeugt sind, das die kraniomandibuläre Symptomatik mit einer Entstellung oder Fehlbildung assoziiert ist. Hierbei handelt es sich um eine Körperschemastörung.

Klinische Symptome/Befunde

Definition hypochondrische Störung (nach [680])

- mindestens 6 Monate anhaltende Überzeugung an höchstens 2 (schweren) körperlichen Krankheiten (von denen mindestens eine vom Patienten benannt sein muss) zu leiden
- anhaltende Beschäftigung mit einer vom Betroffenen angenommenen Entstellung oder Fehlbildung (dysmorphophobe Störung)
- ständige Sorge um diese Überzeugung und um die Symptome verursacht andauerndes Leiden oder eine Störung des alltäglichen Lebens und veranlasst die Patienten, um medizinische Untersuchungen und Behandlungen nachzusuchen
- Weigerung, die medizinische Feststellung zu akzeptieren, dass keine ausreichende Ursache für die körperlichen Symptome bzw. Entstellungen vorliegt

21.3.3 Depressive Störungen

Bei depressiven Störungen (Kasten „Klinische Symptome/Befunde") ist zu beachten, dass die Schmerzwahrnehmung durch eine **Stimmungsverschlechterung** deutlich verstärkt wird, depressive Störungen aber auch häufig zeitlich sekundär zu Schmerzstörungen auftreten, was von den Betroffenen häufig mit einem schmerzbedingten Zermürbungseffekt in Zusammenhang gebracht wird.

Merke

Die kraniomandibuläre Symptomatik kann somit Ausdruck einer depressionsbedingten Verstärkung der Körperwahrnehmung sein oder sie kann, gewissermaßen als Langzeiteffekt, eine depressive Störung hervorrufen, die wiederum die Wahrnehmung der Körpersymptomatik verstärkt und so zu einem Teufelskreis führt [681].

Klinische Symptome/Befunde

Merkmale der depressiven Episode als Beispiel für eine depressive Störung (nach [680])

- depressive Stimmung über den Zeitraum von zumindest 2 Wochen
- Interessen- oder Freudeverlust an Aktivitäten, die normalerweise angenehm waren
- verminderter Antrieb oder gesteigerte Ermüdbarkeit
- Verlust des Selbstvertrauens oder des Selbstwertgefühls
- unbegründete Selbstvorwürfe oder ausgeprägte unangemessene Schuldgefühle
- wiederkehrende Gedanken an den Tod oder suizidales Verhalten
- Klagen über oder Nachweis eines verminderten Denk- oder Konzentrationsvermögens
- Unschlüssigkeit oder Unentschlossenheit
- psychomotorische Agitiertheit oder Hemmung
- Schlafstörungen
- Appetitverlust oder gesteigerter Appetit mit entsprechender Gewichtsveränderung

21.4 Literatur

[672] Suvinen TI, Reade PC, Kemppainen P et al. Review of aetiological concepts of temporomandibular pain disorders towards a biopsychosozial model for integration of physical disorder factors with psychological and psychosocial illness impact factors. Eur J Pain 2005; 9: 613–633

[673] Bundeszahnärztekammer (Hrsg.) Leitfaden Psychosomatik in der Zahn-, Mund- und Kieferheilkunde. Berlin, 2006

[674] Glaros AG. Temporomandibular disorders and facial pain: a psychophysiological perspective. Appl Psychophysiol Biofeedback 2008; 33: 161–171

[675] Neff A, Gündel H. Anhaltender ideopathischer Gesichtsschmerz bzw. craniomandibuläre Dysfunktion. In: Henningsen P, Gündel H, Ceballos-Baumann A (Hrsg.): Neuro-Psychosomatik. Stuttgart: Schattauer, 2006, 211–224

[676] Pullinger AG, Seligman DA. Trauma history in diagnostic groups of temproromandibular disorders. Oral Surg Oral Med Pathol 1991; 71: 529–534

[677] Glaros AG, Glass EG. Temporomandibular disorder. In: Gatched RJ, Blanchard EB (eds.). Psychophysiological disorders: research and clinical applications. Am Psychol Assoc, 1993: 299–356

[678] Korn HJ. Biofeedback und zahnmedizinische Behandlungsansätze bei temperomandibulären Störungen und Bruxismus. Verhaltenstherapie 2005; 15: 94–102

[679] Montero J, Gomez-Polo C. Personality traits and dental anxiety in self-reported bruxism. J Dent 2017; 65: 45–50

[680] Dilling H, Freyberger HJ: Taschenführer zur ICD-10 Klassifikation psychischer Störungen. Mit Glossar und diagnostischen Kriterien. 5. Aufl. Göttingen: Hogrefe-Verlag, 2015

[681] Rief W, Birbaumer N. Biofeedback. Grundlagen, Indikationen, Kommunikation, praktisches Vorgehen in der Therapie. Stuttgart: Schattauer, 2006

Teil III

Therapie

22 Ist eine kausale Therapie bei kraniomandibulären Dysfunktionen möglich?

M. Behr

Steckbrief

CMD werden gegenwärtig nicht mehr als eine rein lokale, durch eine Störung der Okklusion oder Bisslage hervorgerufene, Erkrankung angesehen. Wir betrachten die Funktion und die Lage des Kauorgans in Bezug zur gesamten Körperhaltung und -statik unserer Patienten. Dennoch ist natürlich die Analyse und gegebenenfalls die Korrektur von **Okklusion** und **Bisslage** die Domäne der Zahnmedizin in der Therapie von CMD.

22.1 Einleitung

Die Tendenz zur Betrachtung von CMD in der Zahnmedizin geht dahin, die verschiedenen Symptome nicht mehr als ein lokales Phänomen zu betrachten, sondern wir interpretieren die Symptome als Ausdruck einer **Störung im gesamten Organismus** unserer Patienten [682], [683]. Die Jahrzehnte lange Auffassung der Zahnheilkunde, CMD als reine okklusale Störungen aufzufassen [684], [685], [686], [687], [688], wird abgelöst durch die Betrachtung einer Erkrankung, welche im **Zusammenspiel** von Okklusion, Kaumuskulatur, Kopf-, Hals-, Rumpf- und Extremitätenmuskulatur sowie den die Muskulatur begleitenden Faszien und in den Faszienräumen befindlichen Nerven-, Gefäß- und Lymphbahnen entsteht [683].

22.2 Möglichkeiten und Grenzen der konservativen Therapie

Trotz des Blickes des Zahnmediziners über die Mundhöhle hinaus sind seine therapeutischen Eingriffsmöglichkeiten beschränkt. Außer Aufbissbehelfen (Kap. 23), (Kap. 24), (Kap. 25) und dem Rezeptieren von Medikamenten (Kap. 28) oder Verordnen von Physiotherapie (Kap. 29) stehen uns bei konservativer Vorgehensweise keine weiteren Maßnahmen zur Verfügung (▶ Abb. 22.1). Im We-

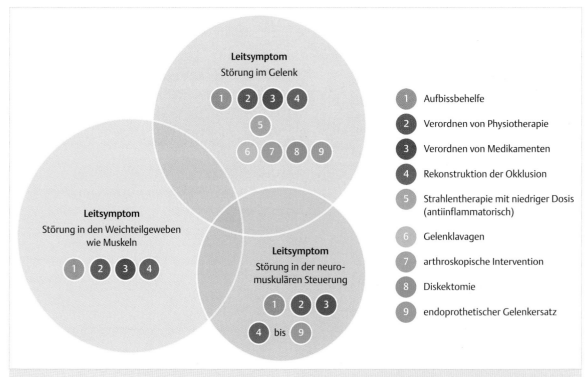

Abb. 22.1 Möglichkeiten der Therapie bei kraniomandibulären Dysfunktionen aus zahnmedizinischer Sicht. Abhängig von der Leitsymptomatik startet die Therapie zunächst mit konservativen Methoden, welche dann bei Bedarf sukzessive erweitert werden können.

sentlichen besteht unsere Aufgabe als Zahnmediziner darin, neben der Diagnostik und dem Management der Therapie für den Patienten, sich zu überlegen, wie wir mithilfe eines Aufbissbehelfes dazu beitragen können, das **Zusammenspiel** von Okklusion, Kaumuskulatur, Kopf-, Hals-, Rumpf- und Extremitätenmuskulatur sowie den die Muskulatur begleitenden Faszien und in den Faszienräumen befindlichen Nerven-, Gefäß- und Lymphbahnen optimieren können.

Inwieweit dadurch eine kurative Wirkung erzielt werden kann, ist umstritten [689], [690]. Während frühere Autoren überzeugt waren, dass ihr Schienen- und Behandlungskonzept eine kurative Wirkung auf CMD hat [685], [686], sind wir gegenwärtig bezüglich dieser Einschätzung **zurückhaltend** geworden [691]. Dao [692] bezeichnete Aufbissbehelfe als „Krücken", welche helfen, Patienten mit CMD über eine akute Phase der Erkrankung hinwegzukommen.

Merke

Aufbissbehelfe **erleichtern** den Patienten die Beschwerden und sind vergleichbar einer „Krücke" bei Erkrankungen des Bewegungsapparats.

Um die **Wirkung von Schienen** abschätzen zu können, wären Kontrollgruppen unbehandelter Patienten erforderlich. Da allein schon die persönliche Zuwendung des Arztes und die Tatsache, dass jegliche Formen eines Aufbissbehelfs eine Wirkung im Sinne eines Placebo haben kann, sind auch Studien mit Schienen, welche nur den Gaumen bedecken, aber keinerlei okklusale Kontakte haben, als „unbehandelte" Kontrollgruppe nicht geeignet. Eine der wenigen Studien ohne jegliche Intervention bei CMD, in der über mehr als 2 Jahre der Verlauf beobachtet wurde, stammt von Kurita et al. [693]. Es zeigte sich, dass sich auch **ohne jegliche Therapie** die Beschwerden bei rund 2 Drittel der Patienten von alleine reduzierten, bei mehr als 1 Drittel sogar völlig verschwanden. Verblüffend ähnliche Resultate fanden wir bei unserem eigenen Patientengut [689] sowohl 5 wie 13 Jahre nach Schienentherapie. Rund 25 % der Patienten hatten ständig wiederkehrende, teilweise persistierende Beschwerden; bei den übrigen Patienten waren die Beschwerden verschwunden bzw. deutlich geringer geworden. Langfristig unterscheiden sich „keine Therapie" und „Schienentherapie" offensichtlich nur wenig. Wir müssen uns also schon der Frage stellen: Was erreichen wir mit der Schienentherapie eigentlich? In speziellen Darstellungen in der Funktions-MRT lassen sich Hinweise finden, dass sich durch eine **Schienentherapie Änderungen der Hirnaktivität** in dessen motorischen Zentren nachweisen lassen. Daher ergibt es Sinn, dem gestörten mastikatorischen System mittels einer Aufbissschiene eine bessere Position des Unterkiefers in zentrischer Relation beim Kieferschluss anzubie-

ten. Aufgrund der Rückmeldung der Rezeptororgane des mastikatorischen Systems beim Schluckakt kann so über die Schiene das Kauorgan „neu eingeregelt" werden. Hier fungiert der Aufbissbehelf als „Krücke", um ein gestörtes mastikatorisches System wieder in Richtung physiologischer Funktion zurückzubringen. Die ▶ Abb. 23.12 erläutert diese Zusammenhänge näher.

Da die Funktionen des mastikatorischen Systems von der Umgebung wechselseitig abhängen, müssen wir uns bei der Therapie immer vor Augen halten, welche **Auswirkung bspw. eine Änderung der Bisslage für den gesamten Organismus** langfristig nach sich zieht. So sind Schienen mit partieller okklusaler Abstützung der Zahnreihe, wie dies bei „Jig-Schienen" oder bei „Gelb-Schienen" der Fall ist, allenfalls für kurze Tragedauer von wenigen Tagen indiziert. Auch Positionierungsschienen, welche den Unterkiefer in einer anterioren Position fixieren, müssen immer unter dem Aspekt der möglichen negativen Veränderung der Statik des gesamten Körpers betrachtet werden. Von daher verwenden wir nahezu ausschließlich die Michigan-Schiene (Kap. 23), (Kap. 24) und ihre Modifikationen. Wichtig ist es, dass die Schiene auch tagsüber getragen wird (außer zu den Mahlzeiten), um die erwünschte reflektorische „regulative Wirkung" beim Schlucken erreichen zu können.

22.3 Orientierung an den Leitsymptomen

Je nach Leitsymptomatik kombinieren wir Aufbissbehelfe mit **physiotherapeutischen Maßnahmen**, und ggf. verordnen wir **Medikamente**. Details zu den physiotherapeutischen Konzepten sind im Kap. 29 und zu medikamentösen Konzepten im Kap. 28 beschrieben. In Falle einer chronischen Osteoarthritis, welche nicht mit konservativen Maßnahmen beeinflusst werden kann, ist auch an eine **Strahlentherapie** mit geringer Dosis (Kap. 30) zu denken.

22.3.1 Leitsymptom arthrogene Beschwerden

Bei Osteoarthritis, Osteoarthrose und Diskusverlagerungen ist eine **Michigan-Schiene** indiziert. In manchen klinischen Fällen ist ein dezentes Hypomochlion im Molarenbereich hilfreich, um Beschwerden und Geräusche zu reduzieren (Kap. 23), (Kap. 24). Bei hyper- wie hypomobilen Gelenken sind **physiotherapeutische Maßnahmen** wirkungsvoller (Kap. 29). Die Schiene hat hier primär keine Indikation. Wir unterscheiden folgende **primäre arthrogene Erkrankungen**:

- Osteoarthritis (nicht rheumatischer Genese) (Kap. 9), (Kap. 13)
- Osteoarthrose (Kap. 9)

III

- Diskusverlagerung mit Reposition des Discus articularis (Kap. 9)
- Diskusverlagerung ohne Reposition des Discus articularis (Kap. 9)
- hypermobile Gelenke
- hypomobile Gelenke

22.3.2 Leitsymptom Beschwerden in den Weichteilgeweben

Die klassische **Michigan-Schiene** in zentrischer Relation unterstützt die physiotherapeutischen Maßnahmen, das Gleichgewicht in der Funktion der Weichteilgewebe wiederherzustellen. Viele Patienten mit Körperhaltungsdefiziten schieben Kopf und damit auch den Unterkiefer nach vorne. Die Michigan-Schiene in zentrischer Adjustierung hilft den Unterkiefer bei jedem Schlucken in einer für die gesamte Körperstatik günstigere Position zu bringen und erleichtert die **physiotherapeutischen Maßnahmen** zur Normalisierung der Weichteilfunktionen. Wir unterscheiden:

- Dysfunktion der Kaumuskulatur und des Faszienapparats
- Dysfunktion der infra-/suprahyalen Mundbodenmuskulatur/Faszien
- Dysfunktion der Bänder/Muskulatur/Faszien der oberen und unteren Wirbelsäule sowie des Rumpfes

22.3.3 Leitsymptom Störungen der neuromuskulären Steuerung

Auch hier trägt die **Michigan-Schiene** dazu bei, die Maßnahmen der **Physiotherapie** zu begleiten. Da viele Patienten dieser Gruppe zum Teil unkontrollierte massive Kräfte auf die Zähne applizieren, dient die Schiene auch zum Schutz von Zahnhartsubstanz und Zahnersatz wie verblendeten Kronen und Brücken. Wir differenzieren folgende Formen der Erkrankungen:

- Dysfunktion der motorischen, sensiblen und vegetativen Anteile der Hirnnerven
- Dysfunktion von neurologischen Reflexbögen
- Dysfunktion motorischer Hirnareale, bspw. der motorischen Großhirnrinde
- Störungen der Basalganglien und des Thalamus
- Störungen im pyramidalen- und extrapyramidalen Bahnsystem
- Störungen sensibler Hirnareale (bspw. Körperfühlsphäre)
- lokale Unterbrechung der Weiterleitung von Nervenimpulsen; bspw. nach Traumata
- neuropathische Erkrankungen (periphere Nervenläsionen bspw. nach operativen Eingriffen in der Mundhöhle)

Grundsätzlich sollte für einen Zeitraum von mindestens 4–6 Wochen eine **konservative Therapie** durchgeführt werden. Für den Erfolg der **Schienentherapie** ist auch sorgfältiges Anfertigen [694] (Herstellung mit Gesichtsbogen, Zentrik-Registrat) sowie die gewissenhafte Einprobe und Nachsorge unerlässlich. Persistieren arthrogene entzündliche Beschwerden, sind **Bestrahlungen mit niedriger Dosis** zu erwägen [695], (Kap. 30). Bei arthroskopischen Verfahren ist Zurückhaltung angesagt [696].

22.4 Literatur

[682] Hansson T, Christen Minor CA, Wagnon Taylor DL (Hrsg.). Physiotherapie bei craniomandibulären Funktionsstörungen. Berlin: Quintessenz, 1993

[683] Ridder P. Craniomandibuläre Dysfunktion: Interdisziplinäre Diagnose und Behandlungsstrategien. 3. Aufl. München: Urban & Fischer, 2016

[684] Ash MM. Current concepts in the aetiology, diagnosis and treatment of TMJ and muscle dysfunction. J Oral Rehabil 1986; 13: 1–20

[685] Dawson PE. Temporomandibular joint pain-dysfunction problems can be solved. J Prosthet Dent 1973; 29: 100–112

[686] Gelb H. Effective management and treatment of the craniomandibular syndrome. In: Gelb H (Hrsg.). Clinical management of head, neck and tmj pain and dysfunction. A multidisciplinary approach to diagnosis and treatment. Philadelphia: Saunders: 1977, 288–369

[687] Resch CA. Malocclusion as cause of pain in temporomandibular joint. Cleveland Clin Quart 1938; 5: 139–143

[688] Stillman PR. What is traumatic occlusion and how can it be diagnosed and corrected? Am Dent Assn J 1925; 12: 1330–1338

[689] Behr M, Stebner K, Kolbeck C et al. Outcomes of temporomandibular joint disorder therapy: observations over 13 years. Acta Odontol Scand 2007; 65: 249–253

[690] Clark GT, Adler RC. A critical evaluation of occlusal therapy: occlusal adjustment procedures. J Am Dent Assoc 1985; 110: 743–750

[691] Türp JC, Komine F, Hugger A. Efficacy of stabilization splints for the management of patients with masticatory muscle pain: a qualitative systematic review. Clin Oral Investig 2004; 8: 179–195

[692] Dao TT, Lavigne GJ, Charbonneau A et al. The efficacy of oral splints in the treatment of myofascial pain of the jaw muscles: a controlled clinical trial. Pain 1994; 56: 85–94

[693] Kurita K, Westesson PL, Yuasa H et al. Natural course of untreated symptomatic temporomandibular joint disc displacement without reduction. J Dent Res 1998; 77: 361–365

[694] Seeher WD. Therapie craniomandibulärer Dysfunktionen mit Aufbissschienen: Interdisziplinäre Diagnostik und Behandlung. Bay Zahnärzte Blatt 2014; 51: 61–67

[695] Niewald M, Holtmann H, Prokein B et al. Randomized multicenter follow-up trial on the effect of radiotherapy on painful heel spur (plantar fasciitis) comparing two fractionation schedules with uniform total dose: first results after three months' follow-up. Radiat Oncol 2015; 10: 174

[696] Bouchard C, Goulet J-P, El-Ouazzani M et al. Temporomandibular Lavage Versus Nonsurgical Treatments for Temporomandibular Disorders: A Systematic Review and Meta-Analysis. J Oral Maxillofac Surg 2017; 75: 1352–1362

23 Welche Schienenformen gibt es und wie stellen wir uns ihre Wirkung vor?

M. Behr

Steckbrief

Aufbissbehelfe wurden zur Therapie von CMD erstmals um die Jahrhundertwende eingesetzt. Zu dieser Zeit limitierten die verfügbaren Werkstoffe, Kautschuk und Metall, die Gestaltungsmöglichkeiten von Schienen. Mit der Verbreitung der Kunststoffe in den 1950er-Jahren ergaben sich Möglichkeiten, verschiedenste Formen von Aufbissbehelfen zu konstruieren. So sind gegenwärtige Aufbissbehelfe zierlicher, passen präziser und sind auch optisch ansprechender. Die **okklusale Gestaltung** der Schienen reicht von Aufbissen, welche bei Kieferschluss nur im Front-, Prämolaren oder Molarenbereich einen Kontakt zulassen und je nach Therapiekonzept regulierend auf Kaumuskulatur und/oder Kiefergelenk einwirken sollen.

Aufgrund falscher ätiologischer Annahmen und auftretender Nebenwirkungen, wie Zahnelongation oder Gelenkkompression, wurden viele Konzepte im Verlaufe der Zeit wieder aufgegeben. Über Jahrzehnte haben sich aber **Aufbissbehelfe** bewährt, welche die gesamte Zahnreihe okklusal in Kontakt bringen, wie die Michigan-Schiene. Es ist umstritten, inwieweit Schienen kurativ wirken können. Wirken sie wie ein Placebo oder handelt es sich bei der beobachteten Verbesserung um den natürlichen Selbstheilungsprozess, der sich mit der Zeit einstellt? Sicher ist, dass Schienen, bei richtiger Indikationsstellung und sorgfältiger Ausführung dem Patienten helfen, über die Phase der Beschwerden leichter hinwegzukommen.

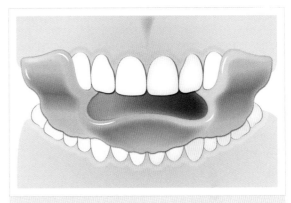

Abb. 23.1 Beispiel einer Schiene aus Kautschuk.

23.1 Einleitung

In der Zahnmedizin wurden die ersten Schienenformen zur **Stabilisierung von Kieferfrakturen** eingesetzt. Diese waren damals im Wesentlichen nur als Holzspatel, Blechschienen oder Lederbandagen verfügbar [697]. Wiseman stabilisierte bspw. um 1642 Bruchflächen mit y-förmigen Holzspateln, Desault und Chopart nutzen 1771 dazu Blechschienen [698]. Eine anatomische korrekte Reposition dislozierter Bruchenden fand in der Regel nicht statt. Diese wurde wahrscheinlich zuerst von James Baxter Bean um 1862 durchgeführt [699]. Nachdem Charles Goodyear die Vulkanisation von Kautschuk entwickelt hatte, war es möglich geworden, individuelle formstabile Schienen herzustellen, welche über die Zahnreihe gestülpt werden konnten. Anhand von Gipsmodellen führte Bean [699] eine Art Modelloperation aus und schuf so ein neues Gipsmodell mit reponierten Zahnreihen. Auf die-

sen korrigierten Modellen fertigte er dann eine Kautschukschiene an, die heutigen Schienenformen bereits recht ähnlich sah (► Abb. 23.1). Beans Methode der Bruchversorgung verbreitete sich rasch im Verlaufe des Amerikanischen Bürgerkriegs. Die Schienenherstellung blieb jedoch auf Frakturbehandlungen beschränkt.

Der Einsatz von Aufbissbehelfen zur **Behandlung von Dysfunktionen** der Kaumuskulatur oder der Kiefergelenke lässt sich vor etwa 1880 nicht belegen. Erste Hinweise auf eine Therapie von CMD gibt es 1884 in einer Publikation des Berliner Zahnarztes Ritter [700]. Der Autor berichtete, dass er mithilfe einer Kautschukplatte einen „hysterischen Kaumuskelkrampf" therapieren konnte. Wer zum ersten Mal systematisch Schienen zur Therapie von CMD eingliederte, ist nicht mehr eindeutig nachweisbar. Kurz nach der Jahrhundertwende, im Jahre 1901, findet sich in der Österreich-Ungarischen Vierteljahrsschrift für Zahnheilkunde ein Tagungsbericht, in dem über einen Vortrag zur Schienentherapie des Zahnarztes Karolyi (sprich: „Kareu") berichtet wurde [701].

Eines der zentralen Themen der Zahnheilkunde um die Jahrhundertwende war die **eitrige Erkrankung** des Zahnbettes (Pyorrhea alveolaris), die zumeist mit Zahnverlust endete. Die Ursache wurde in einer okklusalen Überlastung gesehen, die die eitrige Entzündung bewirken sollte. Die heutige Ansicht einer überwiegend bakteriellen Ursache wurde zwar schon diskutiert, die Okklusionsthese war aber zu dieser Zeit populärer und fand dementsprechend viele Anhänger. Karolyi schlug vor, „chronischen Zahnbettschwund" [702]) mit Kappenschienen aus Metalllegierungen im Molarenbereich als „Entlastungstherapie" [703]) zu behandeln.

23

III

23.2 Aufbissbehelfe mit Okklusionskontakten im Seitenzahngebiet

Die Vorstellung, dass eine „traumatische Okklusion" zu purulenten Entzündungen des Zahnhalteapparats führe, wurde bis weit in die 1930er-Jahre hinein als „Karolyi-Effekt" vertreten [704], [705], [706], [707], [708], [709], [710], [711], [712], [713], [714], [715], [716], [717].Es war aber schon damals vielen Zahnärzten klar, dass die Ursache der sog. Pyorrhea alveolaris mehr in der bakteriellen Besiedlung durch unzureichende Reinigung zu suchen war [718], [719], [720], [721], [722], [723]. Gerade die fest zementierten Aufbissbehelfe im Molarenbereich fielen durch ihre erschwerte Reinigungsmöglichkeit und folglich häufigen purulenten Entzündungen des Parodontiums negativ auf. Es zeigten sich auch andere Nebenwirkungen. Anstatt durch die Kappen die Molaren zu entlasten, wie eigentlich vorgesehen, wurden die Molaren teilweise intrudiert oder okklusal überlastet. In vielen Fällen elongierten die nicht abgestützten Prämolaren und Incisivi [721].

Seit den 1930er-Jahren wurde die „Karolyi These" weitgehend fallen gelassen. Eine **fehlerhafte Okklusion** als Ursache verschiedener Erkrankungen blieb jedoch im Fokus. Okklusionsstörungen im Molarenbereich waren bereits 1906 mit Gelenkgeräuschen, Schwindel und Beeinträchtigungen des Hörvermögens in Verbindung gebracht worden [724]. Goodfriend [725] war der Auffassung, dass sich Gelenkknacken oder Mundöffnungsbehinderungen sowie Beeinträchtigungen des Hörvermögens und der Tubenbelüftung auf Störungen der Okklusion zurückführen lassen. Es entwickelte sich die Vorstellung, dass ein zu niedriger Biss die Kondylen zu weit nach dorsokranial bewegen könne. Es entstünde dann ein sog. „over closure" [726], [727], [732]. Dadurch kann der Gehörgang deformiert werden, was das Hörvermögen einschränkt und Schluckstörungen sowie Dysfunktion der gesamten den Unterkiefer steuernden Kau- sowie infra- wie suprahydalen Mundbodenmuskulatur nach sich zieht [728]. Eingang in die Medizin gewann das Konzept durch die Veröffentlichungen von Costen, wo es noch heute als „**Costen-Syndrom**" in Lehrbüchern der Hals-Nasen-Ohrenheilkunde und der Inneren Medizin zu finden ist [729], [730], [731]. Der Autor Costen führte Symptome wie Hörverlust, Tinnitus, Schmerzen im Bereich des Ohres, Zungenbrennen, Missempfindungen in Ohren und Rachen sowie Kopfschmerzen auf „over closure" zurück. Durch Erosion des Knochens in der Fossa mandibularis, Gelenkkompression in die Fossa articularis sowie dorsomediale Verlagerung der Kondylen sollen, so die Vorstellung, Strukturen wie der N. auriculotemporalis, die Chorda tympani, der N. lingualis bzw. die Tuba auditoria (Eustachi-Röhre; Anmerkung: In früherer anatomischer Nomenklatur Tuba auditiva bzw. Eustach'sche Röhre ge-

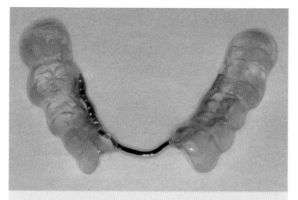

Abb. 23.2 Schiene nach Gelb. Die Molaren sind okklusal abgestützt, um Verluste in der vertikalen Dimension auszugleichen (s. Text).

nannt) irritiert werden. Es war das Verdienst von Sicher [732], zu zeigen, dass die Annahme der Kompression der o. g. Strukturen durch eine Kondylenverlagerung nicht zutrifft und die Theorie des „over closure" als Ursache für Hörverlust, Tinnitus, neuralgiforme Beschwerden im Ausbreitungsgebiet von N. glossopharyngeus und N. trigeminus keine anatomische Grundlage besitzt.

Das Konzept „**im Verlust der vertikalen Dimension**" eine Ursache für CMD zu sehen, blieb auch noch in den 1960er- und 1970er-Jahren populär [733], [734]. Ein Teil der Zahnmediziner verfolgte das Ziel, okklusale Höhenverluste auszugleichen, welche durch Attritionsprozesse oder fehlende Zähne entstanden waren [735], [736]. Andere, bspw. Harold Gelb [737], [738], [739], diskutierten die Notwendigkeit Höhendefizite auszugleichen, welche ihrer Ansicht nach durch mangelhafte Wachstumsprozesse verursacht worden waren. Sie formulierten die These, dass Zahnverlust im Molarenbereich und mangelhafte posteriore Abstützung zu einer erhöhten Belastung des Kiefergelenks und nachfolgend zu CMD führen. Gelb empfahl Schienen mit okklusalen Kontakten auf den Molaren und Prämolaren unter Aussparung der Front- und Eckzähne [739], [740] zu verwenden (▶ Abb. 23.2). Diese von ihm als „orthopädische Repositionierungsschienen" bezeichneten Aufbissbehelfe wurden im Unterkiefer zur Optimierung einer neuromuskulär ausbalancierten Lage der Kondylen in der Fossa articularis eingegliedert. Die Frontzähne wurden ausgespart, um die Laterotrusion über die natürlichen Frontzähne laufen zu lassen. Einwände, dass diese Schienenform zu Intrusion der Molaren bzw. Elongation von Frontzähnen führe, wies Gelb zurück [737], [738], [739]. Er sah die Intrusion als eine Folge der Anpassung der Kondylen an ihre optimierte therapeutische Lage an. Elongationen sollten nach Gelb bei korrekten eingestellten Laterotrusionskontakten zwischen Unterkiefer- und Oberkieferfrontzähnen nicht auftreten. Ähnlich der Schiene nach Gelb war der neuromuskuläre „Mandibular Repositioner" nach Weiss [741] mit dem Unterschied konstruiert, dass eine klammerfixierte

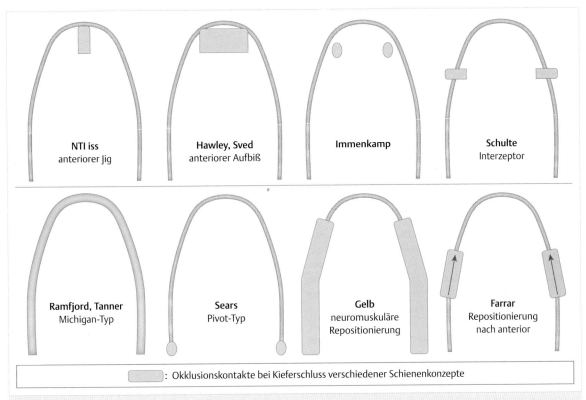

Abb. 23.3 Schematische Darstellung der verschiedenen Okklusionskonzepte und Formen bei Aufbissbehelfen.

Modellgussbasis im Molaren- und prämolaren Bereich okklusal mit zahnfarbenem Kunststoff in einer als Myozentrik bezeichneten Position adaptiert wurde. Der Aufbissbehelf sollte dann langfristig getragen werden und dem Patienten den Umbau der Okklusalflächen mit Kronen/Onlays bei fehlerhafter Okklusion ersparen.

Der Fokus der Behandlung von CMD wurde ab den 1960er-Jahren mehr auf **Beschwerden des Kiefergelenks** selbst gelegt und Konzepte zur Behandlung einer „Arthropathia deformans" entwickelt. Auch der verwendete Werkstoff wandelte sich. Waren die Schienen bisher aus Kautschuk oder einer Metalllegierung gefertigt, so verbreiteten sich seit den 1950er-Jahren die **Kunststoffschienen** [742]. Diese waren nicht nur optisch und vom Tragekomfort angenehmer, sie erlaubten auch eine größere Gestaltungsfreiheit in der Formgebung, sodass verschiedene Okklusionskonzepte umsetzbar waren. Die ► Abb. 23.3 zeigt diesbezüglich die grundsätzlichen Möglichkeiten. Böttger wandte 1957 Kunststoffschienen zur Therapie von Arthropathia deformans des Kiefergelenks an [743]. Ihm folgen Riedel [734] und Menke [733]. Die Autoren versuchten über eine Bisserhöhung die als „Überlastungsarthropathien" bezeichneten Beschwerden zu lindern.

Weit bekannt geworden sind die Pivot-Schienen zur Therapie des Kiefergelenks nach Sears [744], [745]. Durch ein Hypomochlion im Molarenbereich versuchte Sears das Kiefergelenk aus der Gelenkpfanne etwas nach kaudal

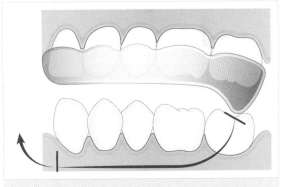

Abb. 23.4 Prinzip einer Pivot-Schiene nach Sears [745].

zu bewegen (► Abb. 23.4). Das Konzept wird bis heute kontrovers diskutiert [746], [747]. Aus mechanischer Sicht ist schwer verständlich, warum ein Hypomochlion, aufgebracht in der Region der zweiten Molaren, den Unterkiefer beim Schießen in eine Rotationsbewegung führen soll, wenn der kräftigste Muskel, der M. masseter, dorsal statt mesial des Hypomochlions ansetzt [748]! Andererseits können wir immer wieder die klinische Erfahrung machen, dass eine geringfügige Erhöhung einer Schiene im Molarenbereich (Betonung liegt auf geringfügig) vielen Patienten mit Osteoarthritiden im Kiefergelenk die Schmerzen reduzieren kann.

23

III

23.3 Aufbissbehelfe mit Okklusionskontakten im Frontzahn- und Prämolarengebiet

Mit der Einführung des Kunststoffs waren der Formgestaltung von Schienen kaum noch Grenzen gesetzt, sodass in den folgenden Jahren sehr verschiedene **Okklusionskonzepte** in der Schienentherapie angewendet wurden. Aufgrund der Beobachtung, dass bspw. eine Bissnahme erleichtert wird, wenn zuvor der Patient mit den Frontzähnen auf eine Watterolle für kurze Zeit gebissen hat, führte zu einer ganzen Reihe von Schienen, die isolierte Okklusionskontakte in Frontzahnbereich aufwiesen. Die Schienen erinnerten an den bereits 1919 von Hawley vorgestellten Retainer [749]. Der **Hawley-Retainer** hatte ein Plateau für die Front- und Eckzähne, an denen er über Klammern fixiert wurde. Die Prämolaren und Molaren waren okklusal nicht abgestützt. Hawley nutze als Kieferorthopäde diese Apparatur zur Einstellung der Frontzähne. Ab den 1960er-Jahren tauchten vermehrt **Schienen mit frontalem Aufbiss** auf. Die nach Dessner benannte Schienenform (▶ Abb. 23.5) hatte ein Frontzahnplateau [54], welches von Eckzahn zu Eckzahn reichte. Ähnlich sah auch die Schiene von Posselt aus [751]. In beiden Fällen wurden die Aufbissbehelfe aus Kunststoff hergestellt. Immenkamp [752] und Schulte [753] modifizierten 1966 die Schienenform weiter. Immenkamp reduzierte den Aufbiss auf eine kleine Fläche lingual der oberen Eckzähne (▶ Abb. 23.6), Schulte sperrte den Biss durch einen Klammerüberwurf im Bereich des Approximalkontakts der Oberkiefer-Prämolaren. Anfangs war der Aufbiss im Prämolarenbereich mit einer handgebogenen Klammer ausgeführt. Ab etwa 1967 konstruierte Schulte seinen „Interzeptor" (▶ Abb. 23.7) als Modellguss in der Form von 2 Bonwillklammern, welche in Regio 14/15 und 24/25 angebracht wurden und mit einem schmalen Palatinalbügel verbunden waren [754], [755]. Immenkamp und Schulte betonten, durch den Aufbissbehelf die Ruheschwebe nicht zu tangieren.

Teilbezahnte Patienten mit beidseitigen Freiendlücken benötigen häufig eine Neueinstellung der Bisslage. Shore stellte für diese Patienten eine Schiene mit Frontzahnplateau her [756], [757]. Im Seitenzahnbereich wies die Schiene links und rechts einen Bisswall auf, welcher aber zu Behandlungsbeginn noch nicht in Okklusion gebracht wurde (▶ Abb. 23.8). Die Schiene mit dem Frontzahn-Jig wurde wenige Tage getragen, um die Muskulatur zu deprogrammieren. Danach ergänzte Shore die Bisswälle mit einem ausformbaren Komposit und stützte so die Zahnreihen ab.

Die jüngste Variante der frontalen Aufbissbehelfe stellt das **NTI-tss-System** dar, welches 1998 vorgestellt wurde [758]. Der Aufbissbehelf besteht aus vorgefertigten kleinen Kunststoffblöcken aus Acrylat, welche auf die oberen und unteren mittleren Schneidezähne aufgesteckt und mit Kaltpolymerisat an die Zahnform adaptiert werden (▶ Abb. 23.9). Dem Aufbissbehelf werden vom Hersteller sehr umfangreiche therapeutische Wirkungen nachgesagt (bei Bruxismus, Gelenkbeschwerden bis hin zu verschiedenen Kopfschmerzen, u. a. Migräne). Aufgrund zahlreicher berichteter Nebenwirkungen ist der NTI-tss-Aufbissbehelf umstritten (Kap. 25), [759], [760]. Alle Schienen mit kleinflächiger Fassung oder Unterstützung der Okklu-

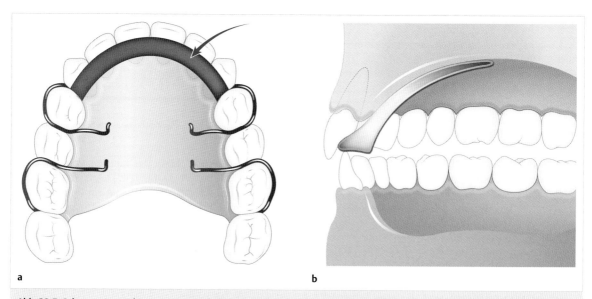

a   b

Abb. 23.5 Schema einer Schiene mit Frontzahnplateau (z. B. Schiene nach Dessner) [750].
a Ansicht okklusal, Aufbiss Pfeil.
b Seitliche Ansicht im Schnitt.

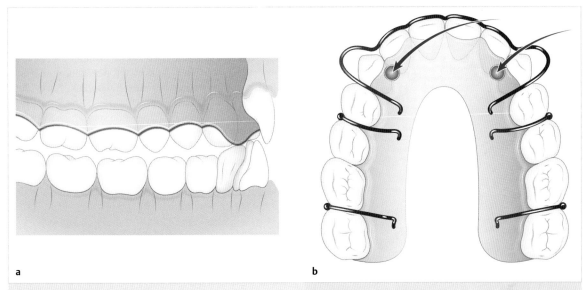

a

b

Abb. 23.6 Prinzip der Schiene nach Immenkamp [752].
a Seitliche Ansicht im Schnitt.
b Ansicht okklusal, Aufbiss Pfeil.

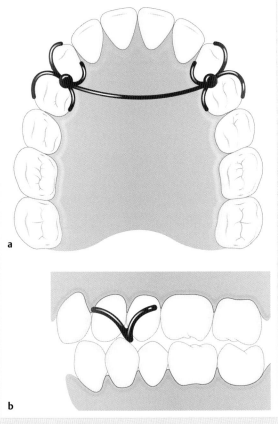

a

b

Abb. 23.7 Interceptor nach Schulte [755].
a Okklusale Ansicht des Interceptors.
b Seitliche Ansicht des Interceptors.

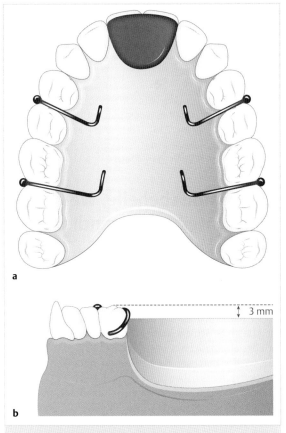

a

3 mm

b

Abb. 23.8 Shore-Platte nach Shore [736].
a Aufsicht auf eine Shore-Platte. Bezahnte Patientin.
b Seitliche Ansicht einer Shore-Platte. Teilbezahnter Patient.

23

III

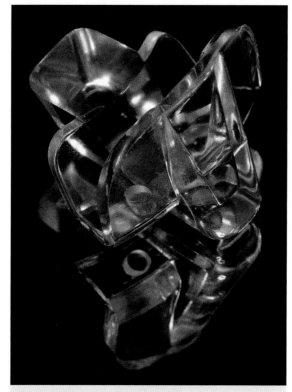

Abb. 23.9 Beispiel für einen NTI-tss-Aufbissbehelf. Ansicht des Einbisses für die oberen mittleren Schneidezähne.

sion führen zu unerwünschten Zahnwanderungen (▸ Abb. 23.10) und sollten daher nur zeitlich begrenzt zur Anwendung kommen [754], [760], [761]; eine Erkenntnis, die bereits 1919 Hawley mit seiner nach ihn benannten Hawley-Platte gemacht hatte [749].

23.4 Aufbissbehelfe, welche die Zahnreihe vollständig okklusal abstützen

Im Gegensatz zu Schienen mit anterioren oder posterioren okklusalen Kontakten wurden schon immer Schienen mit vollständiger Fassung und **okklusaler Abstützung aller vorhandenen Zähne** propagiert [762], [763], [764]. Die klassische Schienenform, die sich bis heute ungeachtet aller alternativen Schienenformen (▸ Abb. 23.11) immer wieder durchgesetzt hat, ist die **Michigan-Schiene**. Bei Kieferschluss haben die tragenden Höcker – Unterkiefer bukkal, Oberkiefer palatinal – einen kleinflächigen okklusalen Kontaktpunkt. Schwenkt der Unterkiefer in Laterotrusion zur Seite, so entkoppelt eine Front-/Eckzahnführung die Seitenzähne. Während Ramfjord und Ash [762], [763] die Schiene im Oberkiefer eingliederten, schlug Tanner [765] vor, das Konzept der Michigan-Schiene auf den Unterkiefer zu übertragen, da Schienen im Un-

terkiefer für den Patienten zumeist angenehmer zu tragen sind. Die Patienten können dann die Schiene leichter tagsüber tragen. Wir schlucken ca. 1500–2000-mal/d. Dabei kommen die Zahnreihen kurz in Kontakt. Möglicherweise wird über den Schluckakt der neuromuskuläre Ruhetonus (Ruheschwebe) des Kauorgans einreguliert (▸ Abb. 23.12). Entscheidend für den klinischen Erfolg einer Michigan-Schiene ist aber eine sorgfältige Registrierung der Kieferrelation (adjustierte Michigan-Schiene). Wir bevorzugen die zentrische Relation. Entsprechend ist die Anfertigung der Schiene in einem Artikulator nach Zentrikregistrat (bspw. nach Gerber oder nach Lauritzen) und der Schädel bezogene Einbau des Oberkiefers in den Artikulator ein Muss (Kap. 24).

Dem entgegen steht ein sehr häufig ausgeführter und einfach herzustellender Aufbissbehelf, der alle Zähne eines Kiefers umfasst. Es ist die **tiefgezogene Miniplast-Schiene** (▸ Abb. 23.13) nach Drum [766]. Der Autor Drum war der Ansicht, dass die meisten Schienen zu voluminös gestaltet und daher von den Patienten nicht getragen werden. Eine dünne, optisch kaum auffallende Schiene sollte mit ihrer geringgradigen Bisserhöhung Parafunktionen wie Pressen und Knirschen therapieren. Diese wird zumeist nicht adjustiert und allenfalls im Mittelwertartikulator hergestellt. Eine nicht adjustierte Schiene ist aber nach unserer Ansicht klinisch nicht sinnvoll. In ihrer ursprünglichen Form wurde sie parodontalen Erkrankungen zum Schutz vor Parafunktionen empfohlen. Die Drum-Miniplast-Schiene wird aber häufig als Grundkörper für verschiedene Schienenformen wie Positionierungs-, Protrusions- oder Repositionsschienen hergenommen und mit kalt zu verarbeitenden Kunststoffen okklusal modifiziert [756].

In den 1980er-Jahren intensivierten sich die Forschungen über CMD. Die diagnostischen Verfahren zur Bildgebung und zur Analyse von kinetischen Bewegungsabläufen des Kiefergelenks wurden verbessert. Computergestützte Axiografien und die MRT erlaubten die Diagnose von **intraartikulären Dysfunktionen**, bspw. der Diskusverlagerung. Auch Funktionsstörungen der Muskulatur wurden unter neuen Ansätzen, wie der Manualtherapie (Kap. 29), betrachtet und neue Therapieformen entwickelt.

So verfolgte Jankelson das Konzept, nach Entspannung der **Muskulatur** oder therapeutischer Positionierung der **Kondylen** einen **Schienengrundkörper** funktionell auszuformen [767], [768]. Dazu nutzte er den von ihm konstruierten **Myo-Monitor** zur Detonisierung der Muskulatur (▸ Abb. 23.14). Elektroden wurden dem Patienten beiderseits im Bereich von Wangenmuskulatur und im Bereich der Nackenmuskulatur auf die Haut geklebt. Ein schwacher Stromimpuls ließ die Muskulatur rhythmisch kontrahieren und sollte zur Detonisierung beitragen. Nach Anwendung oder teilweise auch unter Anwendung des Myo-Monitors wurden die Kauflächen einer Schiene in noch formbarem Methacrylat ausgestaltet.

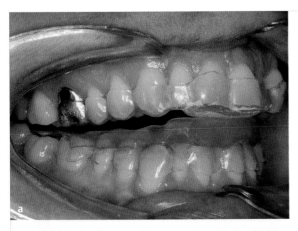

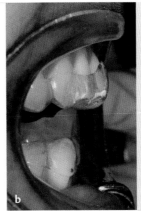

**Abb. 23.10 Potenzielle Neben-
wirkungen einer Jig-Schiene,
welche die Patientin 2 Jahre
lang trug.** Zu sehen ist eine
massive Bissöffnung. Bei Kieferschluss ohne Schiene hat die
Patientin nur noch Kontakt auf
den letzten Molaren.
a Ansicht mit eingesetzten
    Schienen.
b Seitliche Ansicht der Front-
    zähne mit Bisssperre.
c Situation ohne Schienen.
    Die Schienen wurden vom
    Patienten wechselseitig
    getragen.

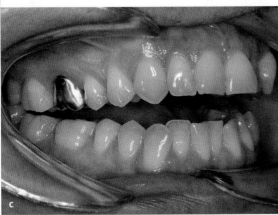

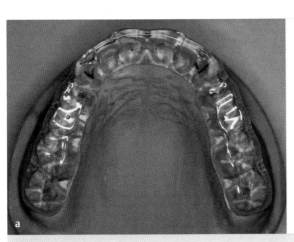

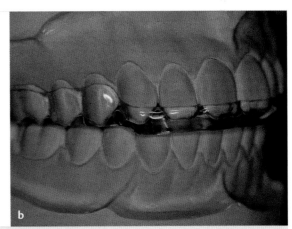

Abb. 23.11 Michigan-Schiene.
a Ansicht von okklusal.
b Ansicht von frontolateral.

Weitere Schienenformen wurden vorgestellt, welche letztendlich alle Modifikationen der Michigan-Schiene darstellen [756], [769], [770]. Diese Schienen besitzen speziell ausgeformte Front- oder Seitenzahnführungen. Beispiele dafür sind:

- der Kaumuskelsynchronisator nach Graber (KMS-Schiene; [771]; durch eine sog. Dysfunktionssperre lassen sich Kontakte in frontolateraler Bruxierstellung blockieren)
- die Okklusionsschiene nach Schöttl [772]

III

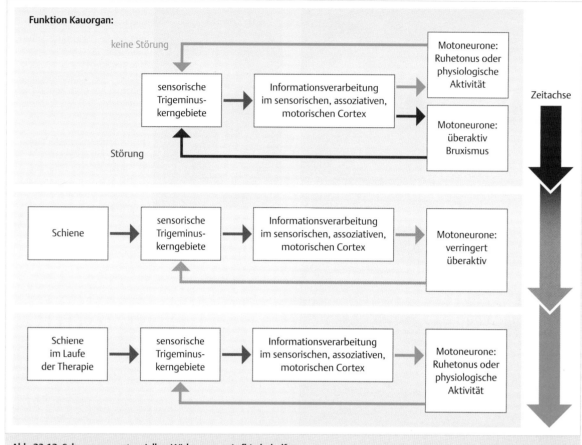

Funktion Kauorgan:

keine Störung

sensorische Trigeminus-kerngebiete → Informationsverarbeitung im sensorischen, assoziativen, motorischen Cortex → Motoneurone: Ruhetonus oder physiologische Aktivität

Störung → Motoneurone: überaktiv Bruxismus

Zeitachse

Schiene → sensorische Trigeminus-kerngebiete → Informationsverarbeitung im sensorischen, assoziativen, motorischen Cortex → Motoneurone: verringert überaktiv

Schiene im Laufe der Therapie → sensorische Trigeminus-kerngebiete → Informationsverarbeitung im sensorischen, assoziativen, motorischen Cortex → Motoneurone: Ruhetonus oder physiologische Aktivität

Abb. 23.12 Schema zur potenziellen Wirkung von Aufbissbehelfen.

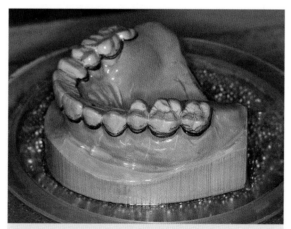

Abb. 23.13 Tiefgezogene Miniplast-Schiene nach Drum [766] vor der Ausarbeitung.

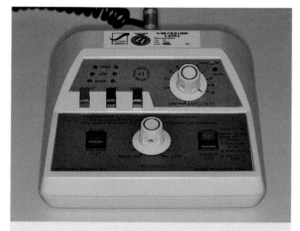

Abb. 23.14 Steuergerät des Myo-Monitors nach Jankelson [767].

- die programmierte Funktionsschiene nach Gausch [773]
- die Okklusionsschiene mit CCF-geformter Frontführung (CCF: Kontur-Kurven-Former) [756]

Zur Behandlung von **Arthro- und Diskopathien** werden spezielle Schienenformen vorgeschlagen [774]. Besondere Beachtung fand eine **Protrusionsschiene** (auch Repositionierungsschiene genannt), welche Farrar 1971 vorstellte [775]. Die Farrar-Schiene (▶ Abb. 23.15) besitzt im Mola-

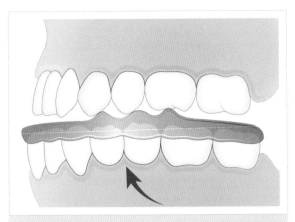

Abb. 23.15 Prinzip der Protrusionsschiene nach Farrar [775].

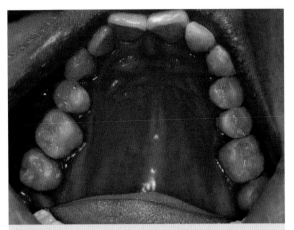

Abb. 23.16 Aufgeklebte Molarenkauflächen zum vertikalen Ausgleich der Okklusion nach Tragen einer Protrusionsschiene.

ren- (6er) und Prämolarenbereich eingeschliffene Protrusionsbahnen. Dadurch gleitet bei Kieferschluss der Unterkiefer nach anterior. Bei einer anterioren Diskusverlagerung wird die Schiene so weit anterior eingestellt, dass bei Kieferschluss Diskus und Kondylus bereits reponiert sind. So verschwindet das Knackgeräusch. Durch die Repositionierung sollte sich die physiologische Relation von Kondylus und Diskus wieder einstellen. Das Konzept sah vor, die Schiene im Verlaufe der Therapie immer weiter zurück zu schleifen, sodass die Vorverlagerung wieder Stück für Stück beseitigt werden sollte. In der Praxis erwies sich die Rückführung als illusorisch. Wurde der Unterkiefer ein wenig weiter zurück nach dorsal positioniert, trat zumeist das Knackgeräusch wieder auf. Es gibt auch keinen Grund anzunehmen, dass ein durch mechanische Krafteinwirkung teilweise beschädigter Discus articularis (Einrisse, Perforation) mitsamt seinen ehemals stabilisierenden Bandstrukturen (Kap. 4), (Kap. 9), sich durch die Positionierungsschiene so regenerieren würden, dass sich dauerhaft ohne Schiene die ursprüngliche Lagebeziehung und Funktion von Diskus und Kondylus wieder einstellen würde. Limitierend für das Therapiekonzept ist auch die Tatsache, dass der Unterkiefer nicht beliebig weit nach anterior geführt werden kann. Als Faustregel galt damals: Nicht über die Kopfbiss-Position hinausgehen. Typischerweise finden wir Diskusverlagerungen bei Patienten mit großem Overbite. Protrudieren diese Patienten ihren Unterkiefer, so klaffen die Molarenkauflächen weit auseinander (▶ Abb. 23.16). Möchte der Patient seine Schiene nicht mehr tragen und wünscht eine Umsetzung der Unterkieferposition gemäß der Position der Repositionsschiene, so müssen wir im Molarenbereich teilweise mehrere Millimeter Distanz überbrücken. Wie ▶ Abb. 23.16 zeigt, führt dieser Sachverhalt zu unphysiologischen Zahnformen und statisch ungünstigen Hebelarmen. Besonders kritisch ist die häufige Beobachtung, dass auch ein protrudierter umgebauter Biss nicht davor schützen kann, dass erneut Diskusverlagerungen mit Knackgeräuschen und Beschwerden auftreten. Das

Therapiekonzept der **Protrusions- oder Positionierungsschienen** nach Farrar [775] ist daher bei Diskusverlagerungen mit größter Zurückhaltung anzuwenden [776], [777].

23.5 Harte oder weiche Kunststoffe als Schienenmaterialien

Bereits in der Ära der Kautschuk-Schienen wurde diskutiert, ob die Okklusalflächen der Aufbissbehelfe hart oder nachgiebig und elastisch sein sollten [721]. Weiche Schienen sollen den Kaudruck abfedern und Patienten, die stark pressen und knirschen, Erleichterung verschaffen. Initial können konfektionierte Schienen wie der **Aqualizer** Beschwerden reduzieren helfen. Der Aqualizer (▶ Abb. 23.17) hat bspw. beidseits im Molarenbereich mit Flüssigkeit gefüllte kissenartige Polster, auf welche der Patient aufbeißt. Über einen Verbindungsschlauch, der über die Frontzahnregion verläuft, kann das Wasser zwischen linker und rechter Kammer hin und her fließen. Beißt der Patient bspw. links stärker auf, fließt das Wasser in die rechte Kammer. So sollen unterschiedliche Kaukräfte aufgefangen und normalisiert werden. In der Praxis sieht es zumeist anders aus. Die Patienten beißen die Kissen durch, die Flüssigkeit läuft aus und die Pufferwirkung ist aufgehoben. Manche Patienten scheinen durch nachgiebige Schienen erst recht zum Pressen und Knirschen angeregt zu werden. In der Literatur werden zwar Erfolge mit Schienen aus weichen, elastischen Kunststoffen beschrieben, es überwiegt aber die Ansicht, dass Schienen aus hartem Acrylat besser geeignet sind, Parafunktionen zu therapieren [778], [779], [780]. Ramfjord und Ash vertraten die Auffassung, dass Parafunktionen mit Softschienen erst recht getriggert werden [763]. Sie monierten die mangelhafte Möglichkeit, weiche Schienen okklusal zu adaptieren. Einschleifen oder auch Auftragen

23

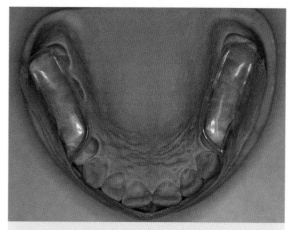

Abb. 23.17 Provisorischer Aufbissbehelf Aqualizer (Jumar Corp., USA).

von Material ist nicht möglich. Auch treten nach kurzer Tragedauer Perforationen auf, welche nicht geschlossen werden können. Al-Quran und Lyons [781] zeigten mittels elektromyografischer Untersuchung, dass **harte** Schienen effizienter muskuläre Hyperaktivität reduzieren können als **weiche elastische** Schienen. Verschiedene Autoren wie Ingerslev [782] oder Zarinnia [783] berichteten nach anfänglichen Erfolgen mit Softschienen, dass ein Wechsel zu Hartschienen während der Behandlung notwendig war, da Zahnlockerungen, ständige Perforationen und unbefriedigende Hygienefähigkeit der Softschienen einen Wechsel unausweichlich machten. Als Ausweg für Verfechter der Softschienen bietet sich der Vorschlag von Harkins [784] an. Der Autor behandelt die Patienten kurzzeitig mit einer Softschiene vor und steigt danach zur weiteren Therapie auf harte Schienenmaterialien um.

23.6 Konsequenzen für die zahnmedizinische Therapie

Im Verlaufe von Jahrzehnten sind sehr kontroverse Konzepte zur Behandlung von CMD entwickelt und propagiert worden (▶ Tab. 23.1). Den Nachweis einer **Effizienz** bleiben aber die meisten Vorschläge schuldig. Wir müssen uns deshalb kritisch die Frage stellen, was von den beobachteten Veränderungen und Verbesserungen nach Eingliederung eines Aufbissbehelfs kurative Effekte, Placebo-Effekte oder Ergebnisse der Selbstheilung des Kauorgans sind! In diesem Zusammenhang ist die Studie von Kurita et al. aufschlussreich [785]. Die Autoren beobachteten über 2,5 Jahre 40 Patienten mit CMD. Eine Therapie wurde nicht eingeleitet. Bei 2 Drittel der Patienten reduzierten sich bzw. verschwanden die Schmerzsymptome auch ohne Therapie. Wir fanden in unserem Patientengut in einer retrospektiven Nachuntersuchung von CMD-Patienten nach 5 und 13 Jahren auffallend ähnliche Ergebnisse [776], wie sie Kurita et al. beschrieben haben:

2 Drittel der Patienten waren schmerzfrei, jedoch viele Symptome wie Gelenkgeräusche oder Mundöffnungsbehinderungen wurden wieder festgestellt. Viele Studien zur Effizienz der Schienentherapie haben 2 Schwachpunkte [758], [759], [786], [787], [788]: Ihre Beobachtungszeit ist kurz; zumeist nur Monate, und es fehlt eine unbehandelte Kontrollgruppe (was ethisch i.d.R. nicht durchführbar ist).

Tab. 23.1 Übersicht über mögliche Indikationen und Aufgaben für Schienen.

Schienen	Indikationen/Aufgaben
für temporomandibuläre Dysfunktionen	• myofasziale Schmerzen • Diskusverlängerungen • Arthritiden
für Schmerzzustände im Kopfbereich	• Migräne • Spannungskopfschmerzen • andere Kopfschmerzen
für Schlafstörungen	• nächtlicher Bruxismus • Schlafapnoe
für motorische Störungen	• Parkinson • orale Dyskinesien
zur okklusalen Rekonstruktion	• funktionskieferorthopädische Geräte • Schienung (auch prophylaktisch) parodontal geschädigter Zähne • prothetische Rekonstruktion von Kauebene/vertikale Dimension der Okklusion
zur Prävention von Traumata	• Bruxismus mit Zahnhartsubstanzverlust • Zahnschutzschienen für bestimmte Sportarten • Schienen zum Schutz vor Parafunktionen wie Nägelbeißen, Wangenkauen • Sinusitis

Dennoch werden nahezu alle Kliniker übereinstimmen, dass Schienen grundsätzlich vielen Patienten bei der **Bewältigung myofaszialer oder auch arthrogener Schmerzzustände helfen** können. Dao und Lavigne äußerten sich folgendermaßen: „*... oral splints do not cure, but they may contribute to the patient's well-being just like crutches, which are useful as a nonspecific healing aid.*"(Schienen sind die „Krücken" in der Behandlung von CMD und bei Bruxismus) [786].

Merke

Angesichts der ungesicherten Effizienz vieler Schienenkonzepte ist es ratsam, nur solche Konzepte zu verwenden, welche **keine nachhaltigen Veränderungen** der oralen Strukturen wie Vorverlagerungen des Unterkiefers oder Zahnwanderungen provozieren.

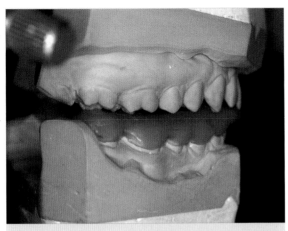

Abb. 23.18 Modellation einer adjustierten Schiene in Wachs.

Ergeben sich im sensorischen Kortex beim Informationsabgleich Unstimmigkeiten, reagiert das Kauorgan unter Umständen mit Parafunktionen. Sinn einer Therapie mit adjustierten Schienen ist es daher, für die o. g. sensorischen Systeme den Unterkiefer besser zu positionieren, sodass langfristig durch **Umprogrammierung** eine Dysfunktion behoben werden kann.

Inwieweit Schienen auch eine **nachhaltige kurative Wirkung entfalten** können, ist derzeit Gegenstand intensiver Forschung [789], [790]. Die Wirkung von Schienen könnte darin bestehen, dass neue neurologische Muster und Muskelfunktionen aufgrund der Hirnplastizität mit Hilfe von Schienen „erlernt" werden können. Daher sehen wir es als sinnvoll an, **adjustierte Schienen** vom Michigan-Typ einzugliedern und sorgfältig nachzujustieren (▶ Abb. 23.18). Entscheidend ist auch, dass die Patienten die Schiene tagsüber (außer zu den Mahlzeiten) tragen, da jedes Mal beim unbewussten Schlucken mehr als 1000-mal/d über kurze Okklusionskontakte aller Zähne (!) eine Rückkopplung über die Parodontien das Kauorgan in die entspannte Position der Ruheschwebe herunterreguliert, und so Parafunktionen entgegen wirkt (▶ Abb. 23.12), (Kap. 12). Diese These wird gestützt durch die klinische Beobachtung, dass Patienten mit bspw. frontoffenem Biss, gemischt Zahn und Implantat versorgten Gebissen häufiger Parafunktionen entwickeln. Bei Implantatversorgungen (es waren auch noch Parodontien vorhanden, aber zahlenmäßig deutlich reduziert) finden wir 3-mal so viele Patienten, die als Bruxer eingestuft wurden (13 %) gegenüber Patienten, welche keine Implantatversorgungen hatten (4,6 %).

Zusatzinfo

Es gibt Hinweise, dass über eine Rückkopplung verschiedener sensibler Endorgane Folgendes ständig geprüft wird (Kap. 6), (Kap. 11):

• der Zustand der Parodontien
• die Lage des Unterkiefers im Raum
• die Stellung der Kiefergelenke
• der Zustand der Kaumuskulatur
• der Zustand der Zungenmuskulatur
• die Halswirbelsäule und ihre zugehörige Muskulatur
• die supra- und infrahyalen Mundbodenmuskulatur

23.7 Literatur

[697] Du Pont JS, Brown CE. Occlusal splints from the beginning to the present. J Craniomandib Prac 2008; 24: 141–145

[698] Covey EN. The Interdental Splint. Richmond Medical Journal. The Richmond Med J 1866; 81–91

[699] Bean JB. Plaster and its manipulations. Southern Dent Examiner 1862; 11: 53–57; 69–76; 89–96

[700] Ritter. Heilung eines hysterischen Kaumuskel-Krampfes durch Anwendung einer Kautschukpiece. Dtsch Mschr Zhlk 1884; 2: 530–532

[701] Karolyi M. Beobachtungen über Pyorrhea alveolaris. Österreich-Ungarische Vierteljahresschr Zahnhlkd 1901; 17: 179

[702] Groß E. Aufbißschienen und Bißerhöhungen. Zahnärztl Rundschau 1933; 27: 1202–1207

[703] Thielemann E. Erfahrungen mit Aufbißschienen. Zahnärztl Welt 1952; 15: 120–121

[704] Peter J. Bedeutung und Folgen der Artikulationsstörung. Österreichische Z Stomatol 1904; 11

[705] Szabó J. Bericht der von der Section für Stomatologie des königl. Vereins der Aerzte in Budapest in der Sitzung vom 8. Februar 1905 exmittierten Kommission zwecks kritischer Prüfung der Verhandlungen über den Wert der Karolyischen Desartikulation. Österreich-Ungarische Vierteljahresschr Zahnhlkd 1905; 3: 381–390

[706] Berten J. Über Alveolarpyorrhoe. Dtsch Zahnärztl Wochenschr 1905; 7: 133–139

[707] Spiess WF. Pyorrhea, its cause and treatment. Dental Cosmos 1912; 54: 987–997

[708] Spiess WF. The use of splints in the treatment of pyorrhea. Dental Summary 1912; 32: 559–566

[709] Beldon HE. Porcelain splints in pyorrhea alveolaris. Dental Cosmos 1908; 50: 703–709

[710] Benson CW. Construction of pyorrhea splint for lower incisor teeth. Dental Brief 1913; 18: 94–98

[711] Eustermann MF. New and old conceptions of pyorrhea. Dental Cosmos 1924; 66: 396–397

[712] Stillman PR. What is traumatic occlusion and how can it be diagnosed and corrected? Am Dent Assn J 1925; 12: 1330–1338

[713] Hatton EH. A discussion of some phases of the content of the current foreign dental literature. Dental Cosmos 1925; 67: 1049–1052

[714] Prinz H. A few aphorisms concerning pyorrhea alveolaris. Dent Cosmos 1924; 66: 127–131

[715] Prinz H. The etiology of pyorrhea alveolaris. Dent Cosmos 1926; 68: 1–9

[716] Withycombe Morse R. Traumatic occlusion the etiologic factor in pyorrhea. Am Dent Assn J 1931; 18: 2201–2204

[717] Merrit AH. Occlusal traumatosis: Cause, effect and treatment. Dent Cosmos 1930; 76: 524–530

[718] Sachs H. Die mechanische Befestigung durch Alveolar Pyorrhoe stark gelockerter Zähne. Österreich-Ungarische Vierteljahresschr Zahnhlkd 1906; 22: 41–22

[719] Sachs H. Unsere Kenntnisse vom Wesen der Pyorrhea alveolaris und ihre erfolgreiche Behandlung. Österreich-Ungarische Vierteljahresschr Zahnhlkd 1910; 26: 520–538

[720] Senn A. Über AlveolarPyorrhoe. Dt Monatschr Zahnhlkd 1906; 24: 187–196

[721] Gottlieb B. Schmutzpyrrhoe, Paradentalpyrrhoe und Alveolaratrophie. Berlin, Wien: Urban & Schwarenzberg, 1925

23

[722] Landgraf L. Kritik der mechanischen Erklärungshypothesen in der Alveolarpyorrhöe mit besonderer Berücksichtigung der Karoly'schen Artikulationstheorie. Österreich-Ungarische Vierteljahresschr Zahnhlkd 1905; 21: 536–552

[723] Landgraf L. Kritische Betrachtungen über alveolaris. Dtsch Monatschr Zahnhlkd 1906; 9: 536–542

[724] Barclay R. Dental irritation as a factor in diseases of the ear, nose and throat. Dental Brief Philadelphia 1906; 11: 233

[725] Goodfriend DJ. Symptomatology and treatment of abnormities of the mandibular articulation. Dental Cosmos 1933; 75: 844–852; 1106–1111

[726] Crawford WH. Etiological and clinical types of so-called nerve deadness; malocclusion and its relation to ear and temporomandibular disorders. Laryngoscope 1937; 47: 532–537

[727] Markowitz HA GRG. Temporomandibular joint disease. Oral Surg Oral Med Oral Path 1949; 2: 1309–1337

[728] Monson GS. Impaired function as a result of closed bite. Nat Dent Ass J 1921; 8: 833–839

[729] Costen JB. A syndrome of ear and sinus symptoms dependent upon function of the temporomandibular joint. Ann Otol Rhinol Laryngol 1934; 43: 1–15

[730] Costen JB. Neuralgias and ear symptoms associated with disturbed function of temporomandibular joint. JAMA 1936; 107: 252–255

[731] Costen JB. Mechanism of trismus and its occurrence in mandibular joint dysfunction. Ann Otol Rhin & Laryng 1939; 48: 499–514

[732] Sicher H. Temporomandibular articulation in mandibular overclosure. J Am Dent A 1948; 36: 131–139

[733] Menke E. Erfahrungen bei der Behandlung der Fehl- und Überbelastungsarthropathien der Kiefergelenke mittels Bißerhöhung. Dtsch Zahnärztl Z 1960; 15: 486–490

[734] Riedel H. Die prothetische Behandlung des tiefen Biß. Dtsch Zahnärztl Z 1958; 13: 1128–1140

[735] Christiansen J. Effect of occlusion raising procedures on the chewing system. Dent Prac 1970; 20: 233–238

[736] Shore NA. Temporomandibular joint dysfunction and occlusal equilibration. Philadelphia: Lippincott, 1959

[737] Gelb H, Calderone JP, Gross SM et al. The role of the dentist and the otolaryngologist in evaluating temporomandibular joint syndromes. J Prosthet Dent 1967; 18: 497–503

[738] Gelb H (ed.). Clinical management of head, neck and tmj pain and dysfunction. A multi disciplinary approach to diagnosis and treatment. Philadelphia: Saunders, 1977a

[739] Gelb H. Effective management and treatment of the craniomandibular syndrome. In: Gelb H (ed.). Clinical management of head, neck and tmj pain and dysfunction. A multi disciplinary approach to diagnosis and treatment. Philadelphia: Saunders, 1977b, 288–369

[740] Gelb H. The optimum temporomandibular joint condyle position in clinical practice. Int J Perio Restor Dent 1985; 5: 35–61

[741] Weiss MH. The Weiss neuromuscular removable mandibular repositioner. In: Morgan DH, House LR, Hall WP et al. (Ed.). Diseases of the temporomandibular apparatus. A multidisciplinary approach. St. Louis: Mosby, 1982, 273–277

[742] Hupfauf L. Die Entlastungsbehandlung der Kiefergelenke. Dtsch Zahnärztl Z 1963; 18: 468–475

[743] Böttger H. Die prothetische Behandlung der Arthropathia deformans des Kiefergelenks. Dtsch Zahnärztl Z 1957; 12: 1504–1507

[744] Sears VH. Mandibular condyle migrations as influenced by tooth occlusions. J Am Dent Assoc 1952; 45: 179–192

[745] Sears VH. Occlusal pivots. J Pros Dent 1956; 6: 332–338

[746] Seedorf H, Scholz A, Kirsch I et al. Pivot appliances – is there a distractive effect on the temporomandibular joint? J Oral Rehabil 2007; 34: 34–40

[747] Linsen SS, Stark H, Matthias A. Changes in condylar position using different types of splints with and without a chinstrap: a case-control study. Cranio 2012; 30: 25–31

[748] Dawson PE. Functional occlusion. From bite to smile design. St. Louis: Mosby-Elsevier, 2007

[749] Hawley CA. A removal retainer. Internat J Orthodont 1919; 5: 291–230

[750] Berlin R DL. Bruxismus und chronische Kopfschmerzen. Quintessenz 1960; 11 (Ref 1524): 51–54

[751] Posselt U, Wolff JB. Treatment of Bruxism by Bite Guards and Bite plates. J Canad Dent Assoc 1963; 29: 773–778

[752] Immenkamp A. Die Entlastungsplatte. Dtsch Zahnärztl Z 1966; 21: 1470–1473

[753] Schulte W. Knirschen und Pressen im vollbezahnten Gebiß – zugleich ein Beitrag zur Therapie der parafunktionell bedingten Kiefergelenkserkrankungen und zur Messung der Kaumuskeltätigkeit. Dtsch Zahnärztl Z 1966; 21: 112–117

[754] Bollinger K. Zur Indikation der Aufbißbehelfe bei der Therapie der Myoarthropathien. Dtsch Zahnärztl Z 1972; 27: 816–821

[755] Schulte W. Die Muskelentspannung zur Therapie der Arthropathien des Kiefergelenks – zugleich ein Beitrag zur Steuerung des muskulomandibulären Bewegungssystems. Dtsch Zahnärztl Z 1967; 22: 858–873

[756] Lotzmann U. Okklusionsschienen und andere Aufbißbehelfe. 3. Aufl. München: Neuer Merkur, 1992

[757] Shore NA. Temporomandibular joint dysfunction syndrome. Alpha Omega 1980; 73: 67–69

[758] Türp JC, Komine F, Hugger A. Efficacy of stabilization splints for the management of patients with masticatory muscle pain: a qualitative systematic review. Clin Oral Investig 2004; 8: 179–195

[759] Türp JC, Schindler H. The dental occlusion as a suspected cause for TMDs: epidemiological and etiological considerations. J Oral Rehabil 2010; 39: 502–512

[760] Behr M, Fanghänel J, Gosau M et al. Aufbissbehelfe mit anteriorem okklusalen Stopp/Jig-Schienen. Dtsch Zahnärztl Z 2013; 68: 172–175

[761] Clark GT, Adler RC. A critical evaluation of occlusal therapy: occlusal adjustment procedures. J Am Dent Assoc 1985; 110: 743–750

[762] Geering AH, Lang NP. Die Michigan-Schiene, ein diagnostisches und therapeutisches Hilfsmittel bei Funktionsstörungen im Kausystem. I. Herstellung im Artikulator und Eingliederung am Patienten. Schweiz Monatsschr Zahnheilkd 1978; 88: 32–38

[763] Ramfjord SP, Ash MM. Reflections on the Michigan occlusal splint. J Oral Rehabil 1994; 21: 491–500

[764] Voß R. Die Behandlung von Beschwerden des Kiefergelenks mit Aufbißplatten. Dtsch Zahnärztl Z 1964; 19: 545–549

[765] Tanner H. The Tanner mandibular appliance. Continuum (N Y) 1980: 23–34

[766] Drum W. Die Drum-Miniplast-Schiene. Dtsch Zahnärztl Z 1966; 21: 109–111

[767] Jankelson B, Radke JC. The myo-monitor: its use and abuse (I). Quintessence Int Dent Dig 1978a; 9: 47–52

[768] Jankelson B, Radke JC. The Myo-monitor: its use and abuse (II). Quintessence Int Dent Dig 1978b; 9: 35–39

[769] Bratschko RO MF. Die Therapie des funktionsgestörten Kiefergelenkes mit Aufbissplatten und Okklusionsschienen. Dtsch Zahnärztl Z 1980; 35: 670–672

[770] Schulz-Bongert J. Konzept der restaurativen Zahnheilkunde. Berlin: Klages, 1985

[771] Graber G. Psychomotorik und fronto-lateraler Bruxismus. Myofunktionelle Aspekte der Therapie KMS-Schiene (Kaumuskelsynchronisator). Dtsch Zahnärztl Z 1980; 35: 592–594

[772] Schöttl W. Gezielte und kontrollierte Vorbehandlung bei Myoarthropathien. Dtsch Zahnärztl Z 1980; 35: 666–669

[773] Gausch K. Schmerzpatient, Schmerzprojektion und initiale Funktionstherapie. Dtsch Zahnärztl Z 1980; 35: 587–591

[774] Slavicek R, Mack E. Messung der Auswirkung von unterschiedlichen Okklusionsbeziehungen auf die Kiefergelenke. Schweiz Monatschr Zahnheilk 1979; 89: 925–930

[775] Farrar WB. Diagnosis and treatment of anterior dislocation of the articular disc. N Y J Dent 1971; 41: 348–351

[776] Behr M, Stebner K, Kolbeck C et al. Outcomes of temporomandibular joint disorder therapy: observations over 13 years. Acta Odontol Scand 2007; 65: 249–253

[777] Dao TT, Lavigne GJ. Oral splints: the crutches for temporomandibular disorders and bruxism? Crit Rev Oral Biol Med 1998; 9: 345–361

[778] Matthews EA. Treatment for teeth-grinding habit. Dent Record 1942; 62: 154–155

[779] Myrhaug H. Temporomandibular Joint Syndrom. Tidsskr norske laegefor 1949; 69: 50–54

[780] Okeson JP. The effects of hard and soft occlusal splints on nocturnal bruxism. J Am Dent Assoc 1987; 114: 788–791

[781] al-Quran FA, Lyons MF. The immediate effect of hard and soft splints on the EMG activity of the masseter and temporalis muscles. J Oral Rehabil 1999; 26: 559–563

[782] Ingersoll WB, Kerens EG. A treatment for excessive occlusal trauma of bruxism. J Am Dent Assoc 1952; 44: 22–27

[783] Zarrinnia K, Lang KS. A therapeutic method for selected TMJ dysfunction patients. J Clin Orthod 1984; 18: 35–37

[784] Harkins S, Marteney JL, Cueva O et al. Application of soft occlusal splints in patients suffering from clicking temporomandibular joints. Cranio 1988; 6: 71–76

[785] Kurita K, Westesson PL, Yuasa H et al. Natural course of untreated symptomatic temporomandibular joint disc displacement without reduction. J Dent Res 1998; 77: 361–365

[786] Dao TT, Lavigne GJ, Charbonneau A et al. The efficacy of oral splints in the treatment of myofascial pain of the jaw muscles: a controlled clinical trial. Pain 1994; 56: 85–94

[787] Fricton J, Look JO, Wright E et al. Systematic review and meta-analysis of randomized controlled trials evaluating intraoral orthopedic appliances for temporomandibular disorders. J Orofac Pain 2010; 24: 237–254

[788] Major P, Nebbe B. Use and effectiveness of splint appliance therapy: a review of the litrerature. J Craniomandib Pract 1997; 15: 159–166

[789] Kordaß B, Lickteig R, Ruge S et al. Zur Wirkungsweise okklusaler Aufbissbehelfe-Untersuchungen mit kinematographischen und elektromyographischen Verfahren sowie funktionellem MRT (fMRT). In: Fanghänel J, Behr M, Proff P (Hrsg.). Teratologie heute. 1. Aufl. Greifswald: Kibu Druck, 2014,155–163

[790] Pimenidis MZ. The neurobiology of orthodontics treatment of malocclusion through neuroplasticity. Berlin, Heidelberg: Springer, 2009

23

24 Wie sollte eine Michigan-Schiene gestaltet werden?

M. Behr

Steckbrief

Die Michigan-Schiene ist die Schienenform, welche in klinischen Studien bislang **am intensivsten untersucht** worden ist. Viele Autoren halten sie für den Goldstandard in der Therapie mit Aufbissbehelfen. Sie wird in zentrischer Relation mit Eckzahnführung im Oberkiefer aber auch im Unterkiefer eingegliedert. Die Schiene ist universell nahezu **bei allen Arten von CMD einsetzbar.**

24.1 Einleitung

Die Michigan-Schiene hat sich als vielseitiges und effizientes Instrument etabliert [791], [792], (▶ Abb. 24.1). Das Behandlungsziel einer Michigan-Schiene besteht darin, alle potenziell störenden statischen wie dynamischen **okklusalen Kontakte** der Zahnreihen aufzuheben [793]. Dadurch, dass die störenden Kontaktbeziehungen beseitigt werden, kann sich das mastikatorische System wieder in seinen physiologischen Funktionsmustern bewegen. Langfristig werden so **Dysfunktionen des Kauorgans eliminiert**. Diese Vorstellung unterstellt der Gestaltung der statischen sowie dynamischer Okklusion eine entscheidende Rolle bei der Entstehung von CMD, was gegenwärtig umstritten ist [794]. Die ▶ Abb. 12.2 zeigt aber, dass die Okklusion unserer Zähne in ein komplexes System zur Steuerung unserer Kopfhaltung eingebunden ist. Die wesentliche Eingriffsmöglichkeit in dieses System besteht für den Zahnmediziner darin, die Okklusion zu gestalten. In Zusammenarbeit mit anderen Fachdisziplinen (Kap. 15), (Kap. 21), (Kap. 28), (Kap. 29), (Kap. 30) wird so Stück für Stück – jeder in seinem Fachgebiet – ein Therapiebaustein nach dem anderen zusammengetragen, um eine CMD zu beseitigen.

24.2 Grundsätze der Schienengestaltung

Der zahnmedizinische Beitrag zur Therapie einer CMD kann also darin bestehen, die **Okklusion neu zu gestalten**. Voraussetzung dazu ist es, einen Aufbissbehelf zu konstruieren [795], welcher

- bei jeglichen statischen wie dynamischen okklusalen Kontakten der Zahnreihen frei ist von Frühkontakten oder Zwangsführungen
- bei Kieferschluss eine definierte, zwangsfrei einzunehmende Schlussbissposition erlaubt
- die Einnahme der Ruheschwebe nicht behindert
- den Lippenschluss nicht behindert
- Schlucken und Sprechen nicht beeinträchtigt
- die bukkale wie linguale Mucosa nicht irritiert
- das Aussehen des Patienten beim Tragen der Schiene nicht nachteilig verändert

Nicht alle Anforderungen lassen sich immer mit Schienen umsetzen. Die von Ash und Ramford [796] vorgeschlagene Michigan-Schiene erfüllt aber die häufigsten Forderungen. Klassischerweise wird die Schiene **im Oberkiefer eingegliedert**. Als Begründung weisen Ash und Ramford [795] daraufhin, dass

- die Unterschnitte der bukkalen Flächen der Oberkieferzähne zumeist ausgeprägter seien, wodurch sich die

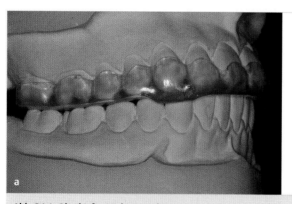
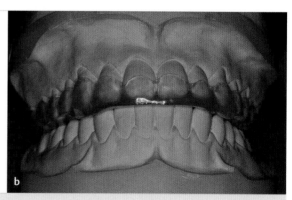

Abb. 24.1 Oberkiefer-Michigan-Schiene.
a Ansicht von bukkal.
b Ansicht von frontal.

Schiene besser verankern lässt; zusätzlich ist eine Stabilisierung über einen transversalen, am Gaumen anliegenden Verbinder, möglich

- sich die Schienen mit geringer horizontaler Überlappung der Gegenbezahnung, vor allem im Frontzahngebiet, anfertigen lassen
- die Oberlippe weniger irritiert wird
- Schlucken und Sprechen wenig behindert werden

24.2.1 Umsetzung in der Praxis

Gerade der zuletzt genannte Sachverhalt ist umstritten. Unsere Erfahrung zeigt, dass Patienten mit einer Unterkieferschiene zumeist besser im Alltag zurechtkommen. Bezogen auf die Gestaltung der statischen wie dynamischen Okklusion lässt sich das Prinzip der Michigan-Schiene im Ober- wie im Unterkiefer umsetzen. Für die **Unterkieferschiene** spricht, dass

- die Patienten besser und schneller lernen, mit Schiene „normal" zu sprechen
- die von osteopathischer Seite immer wieder bemängelte Verblockung der Suturen der Maxilla und benachbarter Knochenstrukturen durch eine Unterkieferschiene weniger ins Gewicht fällt
- sich die Schienen, außer bei frontoffenen Bissen, zierlich gestalten lassen

Der Autor bevorzugt die Anfertigung der Michigan-Schiene im Unterkiefer, auch **Tanner-Schiene** genannt [797]. Entscheidend ist es, dass der Patient seine Schiene tagsüber, außer zu den Mahlzeiten, trägt und nicht nur nachts. Bei jedem Schluckakt kommen die Zahnreihen kurz aufeinander. Das erfolgt ca. 1000–2000-mal/d. Über die Rezeptoren im Zahnhalteapparat, im Kiefergelenk und den Rezeptoren in angrenzenden Muskeln, Bindegewebe und Faszien, wird dann, aufgrund der Verbesserung der Okklusion durch die Schiene, an den somatosensiblen Kortex (Körperfühlsphäre, Kap. 6) die Information weitergegeben, dass die Störung beseitigt worden ist (▶ Abb. 12.2).

> **Merke**
>
> Ist es das Ziel einer Schienentherapie durch eine „optimierte Okklusion" in zentrischer Relation, das mastikatorische System wieder in physiologische Bahnen zu lenken, muss der Aufbissbehelf auch tagsüber regelmäßig getragen werden.

Langfristig kann sich das mastikatorische System wieder „einregulieren". Dies ist natürlich nur möglich, wenn den Rezeptoren konstant eine verbesserte Okklusion präsentiert wird (▶ Abb. 24.2). Daher ist es wichtig, die Schiene auch **tagsüber** zu tragen. Wir können diese Forderung aber nur von unseren Patienten verlangen, wenn wir Schienen eingliedern, die den Patienten im Alltag gering belasten. Hier ist die zierlichere Michigan-Schiene im Unterkiefer von Vorteil. Auch wenn es Argumente für eine stabilere Oberkieferschiene gibt, legt unsere Erfahrung nahe, dass Oberkieferschienen häufig nicht getragen werden. Eine nicht oder wenig getragene Schiene wird aber immer ineffizient bleiben. Viele Schienen werden auch deswegen im Alltag nicht getragen, weil sie mit wenig Sorgfalt angefertigt und eingegliedert wurden (▶ Abb. 24.3). Zur **sorgfältigen Anfertigung** zählen:

- vollständige, blasenfreie Abformung von Unter- und Oberkiefer
- Verwendung eines Gesichtsbogens zum gelenkbezogenen Einrichten des Oberkiefermodells in den Artikulator
- Zentrikregistrat zur Montage des Unterkiefers bspw. nach Lauritzen [798] oder Stützstiftregistrierung nach Gerber [799]

> **Merke**
>
> Nur adjustierte Schienen können die Funktionskreise des mastikatorischen Systems wieder einregulieren. Es reicht nicht, nur Ober- und Unterkiefer abzuformen. Gesichtsbogen und Registrat gehören zu jeder Schienentherapie.

Die Schiene wird zunächst im Artikulator in Wachs modelliert und die statische und dynamische Okklusion eingestellt. Dann pressen wir die Schiene in Kunststoff oder fräsen bzw. „printen" sie alternativ im CAD/CAM-Verfahren (▶ Abb. 24.4). Wird als Basis der Schiene eine tiefgezogene Folie verwendet, welche dann mit PMMA-Kunststoff adjustiert wird, empfiehlt es sich, doppelte Tiefziehfolien mit weicherer Innenfolie (am Zahn direkt anliegend) und harter Außenfolie, bspw. ERKOLOC-Pro (Erkodent, Pfalzgrafenweiler), zu verwenden.

Die Grundsätze bei der **Gestaltung** einer Michigan-Schiene lauten [795]:

- Nur die tragenden Höcker haben in statischer Okklusion Kontakt (▶ Abb. 24.5).
- Das Konzept Freedom-in-Centric-Konzept kann integriert werden.
- Die Impressionen für die tragenden Höcker sind kleinflächig (0,05 × 0,5 mm).
- Außer minimaler Höckerimpressionen sind die okklusalen Schienenflächen glatt und eben (▶ Abb. 24.6).
- Bei Laterotrusion führen nur die Eckzähne, alle anderen Zähne haben keinen Kontakt (▶ Abb. 24.7).

24

III

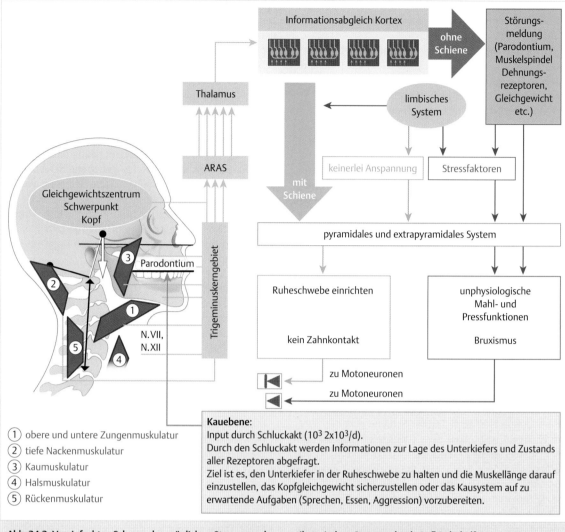

Informationsabgleich Kortex

ohne Schiene

Störungs-meldung (Parodontium, Muskelspindel Dehnungs-rezeptoren, Gleichgewicht etc.)

Thalamus

limbisches System

ARAS

keinerlei Anspannung

Stressfaktoren

Gleichgewichtszentrum Schwerpunkt Kopf

mit Schiene

pyramidales und extrapyramidales System

Parodontium

Trigeminuskerngebiet

Ruheschwebe einrichten

kein Zahnkontakt

unphysiologische Mahl- und Pressfunktionen

Bruxismus

N.VII, N.XII

zu Motoneuronen

zu Motoneuronen

① obere und untere Zungenmuskulatur
② tiefe Nackenmuskulatur
③ Kaumuskulatur
④ Halsmuskulatur
⑤ Rückenmuskulatur

Kauebene:
Input durch Schluckakt (10^3 2×10^3/d).
Durch den Schluckakt werden Informationen zur Lage des Unterkiefers und Zustands aller Rezeptoren abgefragt.
Ziel ist es, den Unterkiefer in der Ruheschwebe zu halten und die Muskellänge darauf einzustellen, das Kopfgleichgewicht sicherzustellen oder das Kausystem auf zu erwartende Aufgaben (Sprechen, Essen, Aggression) vorzubereiten.

Abb. 24.2 Vereinfachtes Schema der möglichen Steuerung des mastikatorischen Systems durch Aufbissbehelfe.

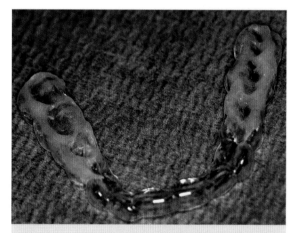

Abb. 24.3 Beispiel einer unzureichend gestalteten und aus-gearbeiteten Schiene. Man beachte die rauen und unpolierten Flächen.

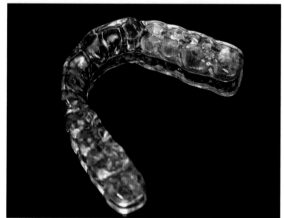

Abb. 24.4 Beispiel für eine im CAD/CAM-Verfahren hergestellte Schiene.

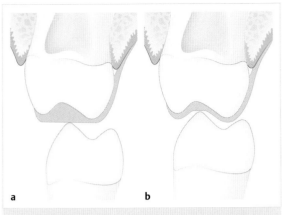

Abb. 24.5 Gestaltung der okklusalen Fläche im Seitenzahngebiet (nach [807]).
a Für die tragenden Höcker des Gegenkiefers werden nur minimale Impressionen gestaltet.
b Gestaltung der Schiene bei reduzierten okklusalen Platzverhältnissen.

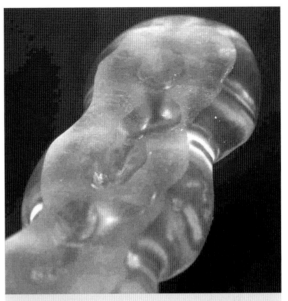

Abb. 24.6 Beispiel für die Gestaltung der weitgehend planen Okklusalfläche.

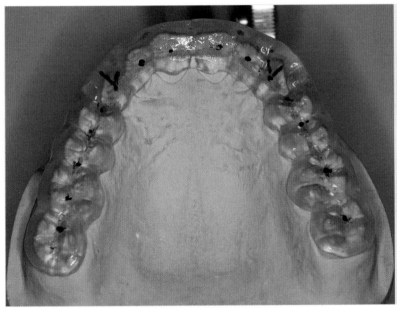

Abb. 24.7 Oberkiefer-Michigan-Schiene mit statischer Okklusion (schwarz) und dynamischer Okklusion (rot). Man beachte: keine Führung über die Schneidezähne bei Protrusion.

24

- Bei Protrusion führen nur die Eckzähne, die Frontzähne führen nicht (▶ Abb. 24.8).
- Die Eckzahnführung setzt nicht unmittelbar, sondern nach durchgleiten eines ca. 0,5 mm weiten Okklusionsfelds ein (▶ Abb. 24.8).
- Die Erhöhung der vertikalen Dimension wird nur so weit vorgenommen, wie es die Konstruktion der Schiene aus Stabilitätsgründen notwendig macht.
  In der Regel werden Materialstärken im Kunststoff von 1–2 mm benötigt. Die Ruheschwebe sollte nicht tangiert werden.

Bei der **Einprobe** und beim **Einschleifen** sind die o. g. Grundsätze zu berücksichtigen. Müssen Korrekturen vorgenommen werden, so ist die Schiene wieder sorgfältig zu polieren. Sitzt die Schiene spannungsfrei und ist die Oberfläche glatt und angenehm für die Weichteile, wie Zunge und Wangen, steigt die Compliance des Patienten. Um eine „neue" zentrische Relation einzustellen, empfehlen Ramfjord und Ash [796], die Schiene alle 2–3 Wochen zu inspizieren und gegebenenfalls nachzujustieren. Es dauert mehrere Monate, bis sich stabile okklusale Verhältnisse eingestellt haben.

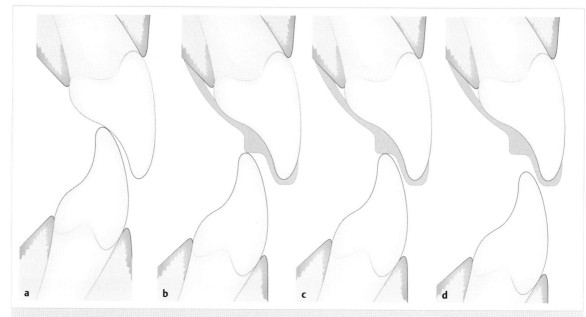

Abb. 24.8 Gestaltung des Frontzahnführungstellers unter Berücksichtigung des Freedom-in Centric-Prinzips (nach [793]).
a Kontaktpunkt ohne Schiene in Zentrik.
b Kontaktpunkt mit Schiene in Zentrik.
c Kontaktpunkt mit Schiene in habitueller Interkuspitation.
d Führungsflächen bei initialer Kieferöffnung.

24.2.2 Indikation

Die **Indikationsstellung** der Michigan-Schiene ist weitreichend. Sie lässt sich nahezu universell anwenden. Wir setzen die Michigan-Schiene ein bei:
- myofaszialen Schmerzsyndromen unterschiedlicher Genese
- Osteoarthritiden des Kiefergelenks
- Bruxismus (Schutz für die Zahnhartsubstanz)
- Neueinstellung einer Bisslage in zentrischer Relation
- als differenzialdiagnostisches Hilfsmittel zu Feststellung/Ausschluss einer kraniomandibulären Dysfunktion.

24.2.3 Modifikationen

Mit einer kleinen Modifikation lässt sich die Schiene auch bei **Diskusverlagerungen** (in manchen Fällen) gewinnbringend einsetzen. Bei vollbezahnten Patienten bringen wir, so weit dorsal wie möglich, ein dezentes Hypomochlion auf, sodass ein minimaler Frühkontakt bei Kieferschluss entsteht. Der Kontakt ist aber nur so gering, dass im Bereich des Hypomochlions eine Okklusionsfolie fest gehalten wird: Setzen wir aber die Okklusionsfolie unmittelbar mesial vor dem Hypomochlion ein, so lässt sich die Folie bei leichtem Kieferschluss geradeso noch zwischen den Zahnreihen herausziehen. Der Frühkontakt muss so dezent ausgeführt werden, dass der Patient die Frontzähne, mit ein wenig Mühe, in Kontakt bringen kann. Bei je-

dem Schlucken wird jetzt der Gelenkkopf in der Gelenkgrube ein wenig verlagert. Manche Autoren gehen gar von einer Distraktion aus [800], was aber umstritten ist [801]. Auf jeden Fall wird aber die **Synovialflüssigkeit** im Kiefergelenk besser verteilt oder eine vermehrte Sekretion angeregt. Dieser Sachverhalt verbessert die Gleitfähigkeit des Gelenks. In manchen Fällen reduzieren sich dadurch Gelenkgeräusche. Auch inflammatorische Prozesse im Gelenk können positiv beeinflusst werden. Ob es Sinn macht, ein dezentes **Hypomochlion** aufzutragen, können wir mittels einer 0,3 mm dicken Zinnfolie vorher ausprobieren. Wir legen die Zinnfolie kleinflächig okklusal auf die Stelle, in deren Bereich wir das Hypomochlion planen. Werden mit der aufgebrachten Zinnfolie die Gelenkgeräusche geringer, oder reduzieren sich die Beschwerden im Bereich des Gelenks bei Osteoarthritis, ist für 2–3 Wochen ein Hypomochlion sinnvoll. Danach wird das Hypomochlion wieder entfernt, um Zahnwanderung oder Aufbissempfindlichkeit zu vermeiden. Kontraproduktiv ist es, das Hypomochlion zu überhöhen (> 0,3 mm). Die Folgen sind dann parodontale Überlastung und Triggern von Parafunktionen, welche zu Gelenk- und Muskelbeschwerden führen.

24.3 Literatur

[791] Dao TT, Lavigne GJ. Oral splints: the crutches for temporomandibular disorders and bruxism? Crit Rev Oral Biol Med 1998; 9: 345–361

[792] Türp JC, Komine F, Hugger A. Efficacy of stabilization splints for the management of patients with masticatory muscle pain: a qualitative systematic review. Clin Oral Investig 2004; 8: 179–195

[793] Ash MM, Ramfjord SP. Reflections on the Michigan splint and other intraocclusal devices. J Mich Dent Assoc 1998; 80: 32–35, 41–46

[794] Clark GT. A critical evaluation of orthopedic interocclusal appliance therapy: design, theory, and overall effectiveness. J Am Dent Assoc 1984; 108: 359–364

[795] Ash MM, Ramfjord SP. An introduction to functional occlusion. Philadelphia: WB Saunders; 1982

[796] Ramfjord SP, Ash MM. Reflections on the Michigan occlusal splint. J Oral Rehabil 1994; 21: 491–500

[797] Tanner H. The Tanner mandibular appliance. Continuum (NY) 1980: 23–34

[798] Horn VR, Vetter A. Untersuchungen zur Reproduzierbarkeit zentraler Registrate nach Lauritzen. Dtsch Zahnärztl Z 1976; 31: 721–724

[799] Gerber A. Orale Rehabilitation und Kiefergelenk. Schweiz Monatschr Zahnheilk 1964; 74: 930–932

[800] Linsen SS, Stark H, Matthias A. Changes in condylar position using different types of splints with and without a chinstrap: a case-control study. Cranio 2012; 30: 25–31

[801] Seedorf H, Scholz A, Kirsch I et al. Pivot appliances – is there a distractive effect on the temporomandibular joint? J Oral Rehabil 2007; 34: 34–40

24

25 Welche klinischen Risiken sind mit der Anwendung von Schienen verbunden?

M. Behr

III

Steckbrief

Auch Aufbissbehelfe können unerwünschte Nebenwirkungen haben. Schienen sollten daher eine **Mindestgröße** haben, sodass sie nicht verschluckt oder gar aspiriert werden können. Bei Schienenkonzepten, welche nur einen Teil der Zahnreihe bei Kieferschluss in Okklusion bringen, sind **unerwünschte orthodontische Zahnbewegungen** zu berücksichtigen. Es empfiehlt sich, derartige Konzepte zeitlich begrenzt einzusetzen. Positionieren Schienen den Unterkiefer (bspw. zur Reposition eines verlagerten Diskus weit anterior) ist die Auswirkung auf die Körperhaltung (speziell der Halswirbelsäule) zu prüfen. Positionierungsschienen können auch zu beträchtlichen Bissöffnungen führen. Es muss vor der Therapie ein klares Konzept vorliegen, wie später, nach der Schienentherapie, die Bissöffnung geschlossen werden soll.

25.1 Einleitung

Mit Hilfe von Aufbissbehelfen können wir sowohl die Okklusion als auch die Unterkieferposition in einer neuen therapeutischen Zuordnung erproben, ohne definitive Änderungen an den Zahngeweben vorzunehmen. Dieser Sachverhalt bedeutet aber nicht, dass Schienen keine **Nebenwirkungen** haben können. Neben einer Unverträglichkeit des verwendeten Werksstoffs der Schiene oder mechanischen Irritationen können/kann:

• unerwünschte orthodontische Zahnbewegungen auftreten
• Schmerzsymptome verstärkt werden
• Schienen/Schienenteile verschluckt oder gar aspiriert werden
• die Kopfhaltung unphysiologisch verändert werden

25.2 Neuromuskuläre Steuerung

Die Position eines Zahnes im Kiefer wird durch die Nachbarzähne, die Antagonisten und den Druck bestimmt, welche Weichteile wie Zunge, Lippe oder Wange auf den Zahn ausüben. Die Fähigkeit zur **Zahnbewegung im Sinne einer Adaptation** bleibt ein Leben lang erhalten [802]. Sie dient unter andern dazu, den natürlichen Verschleiß von Zahnhartsubstanz permanent auszugleichen und die Zahnreihe geschlossen zu halten. Jedes Mal beim Schlu-

cken kommen die Zähne kurz in Kontakt, was 1000–2000-mal/d unbewusst passiert.

Merke

Zwischen 1000–2000-mal/d kommen die Zahnreihen beim Schlucken kurz in Kontakt.

Dadurch geben die **Rezeptoren** im Parodontium zusammen mit den Rezeptoren im Kiefergelenk, den Muskeln und Weichteilen eine Information über die Position des Unterkiefers an **zentrale Hirnareale** weiter. Diese Hirnareale steuern das Körpergleichgewicht, regulieren die Kopfhaltung (Augen waagerecht und Kopf lotrecht, Aktivierung des Gleichgewichtsorgans) und lassen die Kaumuskulatur die Ruheschwebe einnehmen (▶ Abb. 12.2). Auch Okklusionsstörungen werden über das eben beschriebene System der Rezeptoren an zentrale Hirnareale weitergeleitet. Deren „Registrierung" lösen „Gegenmaßnahmen" aus, um die vermeintliche Störung auszugleichen, was bis zu einem gewissen Grad unbemerkt funktioniert. So ist verständlich, dass auch eine vermeintlich desolate Okklusion, nicht zwingend in einer CMD enden muss. Weitere Ausführung über neuromuskuläre Steuerung siehe Kap. 6.

25.3 Potenzielle Wirkung von Schienen

Es spricht also vieles dafür, dass ein **Steuerkreislauf** existiert, der über parodontale Rezeptoren, Schluckakt und sensorischem wie motorischem Kortex, den Funktionszustand der Kaumuskulatur reguliert (▶ Abb. 12.2). Hier könnte der Angriffspunkt für Schienen liegen. Eine Schiene mit statisch gleichmäßig verteilten Okklusionspunkten über die gesamte Zahnreihe in zentrischer Relation, bewirkt beim kurzen Schließen durch den Schluckakt, dass alle Rezeptoren des Parodontiums, aber auch der Gelenk- und Muskelrezeptoren, an den sensorischen Kortex die Information einer physiologischen Lage des Unterkiefers (bezogen auf das Körpergleichgewicht) vermitteln. Melden einige parodontale Rezeptoren bspw. einen Frühkontakt, so wird das System angeregt, die Störung zu beseitigen oder zu kompensieren. Dies kann in einer erhöhten Muskelaktivität münden oder in einer Fehlhaltung des Unterkiefers und des Kopfes.

Unter dieser Prämisse sind alle Schienentypen kritisch zu sehen, die versuchen den Unterkiefer aus der Zentrik heraus in eine bspw. anteriore Position zu bringen, um einen Diskus zu reponieren. Auch Schienen mit isolierten frontalen (Jig-Schienen) wie posterioren Aufbiss (Pivot-Schienen) stören bei längerfristigem Einsatz den o. g. Regelkreislauf. Kurzfristig (< 1 Woche) können derartige Schienen mit reduzierten okklusalen Aufbissbeschwerden lindern, da sich, neben dem Placebo-Effekt, durch die „neue" Okklusion der Input der Rezeptoren in den sensorischen Kortex ändert und der Regelkreislauf andere Muskelgruppen ansteuert. So werden bisher überlastete schmerzhafte Strukturen kurzfristig **entlastet**. Da Schienen mit anterioren oder posterioren Aufbiss bei jedem Schluckakt den Rezeptoren eine „fehlerhafte Okklusion" signalisieren, treten die Beschwerden bei längerer Tragedauer erneut wieder auf, was die klinische Praxis immer wieder zeigt [803].

25.3.1 Unerwünschte orthodontische Zahnbewegungen

Eine **längere Tragdauer** birgt noch weitere Risiken. Da nur ein Teil der Zähne durch die Schiene okklusal abgestützt ist, können die nicht unterstützten Zähne elongieren. Nicht nur die ▶ Abb. 25.1 und ▶ Abb. 25.2 zeigen derartige Fälle. Auch in der Literatur wird seit Jahrzehnten das Problem immer wieder beschrieben [803], [804], [805], [806]. Die Rückführung elongierter Zähne ist schwierig, zumal parallel zur Elongation häufig auch noch myofasziale und arthrogen Schmerzen hinzutreten, die zunächst therapiert werden müssen. Die Rückführung dauert nach unseren Erfahrungen meist mehr als 9 Monate.

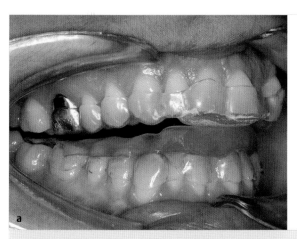
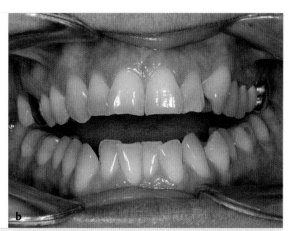

Abb. 25.1 Jig-Schienen. Die Schienen werden alternierend getragen.
a Jig-Schienen in situ.
b Frontoffener Biss als Auswirkung einer Jig-Schiene, welche 2 Jahre unter zahnärztlicher Kontrolle (!) getragen wurde.

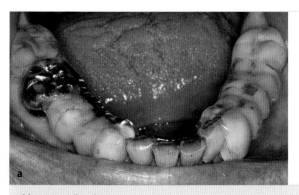
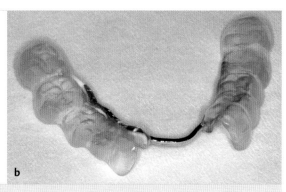

Abb. 25.2 Gelb-Schiene.
a Untere Zahnreihe mit Gelb-Schiene.
b Beispiel einer Gelb-Schiene (isoliert).

25

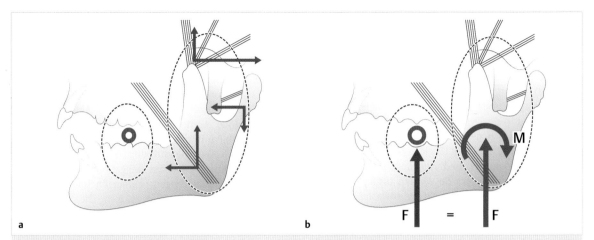

Abb. 25.3 Schema der beteiligten Muskelgruppen, welche ein Drehmoment aufbauen, welches beim Zerkleinern der Nahrung aufgebaut wird, um das Kiefergelenk vor Kompression zu schützen. Speise zwischen den Zahnreihen (Kreis); während die Kaukraft (rot) aufgebaut wird, bauen andere Muskelgruppen eine Gegenkraft (blau) auf, welche das Kiefergelenk beim Kauen schützt.

a Horizontale und vertikale Richtung der Kraftvektoren (blaue Pfeile) der Kaumuskeln beim Zerbeißen von Nahrung zwischen den Zahnreihen. (Quelle: nach Prof. Dr. Dietmar Kubein-Meesenburg, Göttingen)

b Aufgrund der verschiedenen Richtungen der Kraftvektoren beim Zerbeißen der Nahrung verspannt die Muskulatur den Unterkieferkörper in horizontaler Richtung (Aufbau eines Drehmomentes, blauer halbrunder Pfeil). Dadurch wird die Kaukraft in den Speisebolus geleitet, ohne dass das Kiefergelenk eine nach kranial gerichtete Krafteinwirkung erfährt. Das Kiefergelenk arbeitet weitgehend lastfrei. (Quelle: nach Prof. Dr. Dietmar Kubein-Meesenburg, Göttingen)

Merke

Schienen, die nur teilweise die Antagonisten bei Zahnkontakt abstützen, sollten wegen drohender Elongation der Zähne nur **kurzfristig** (< 1 Woche) eingesetzt werden.

Die immer wieder beobachteten **arthrogenen Beschwerden** bei Jig-Schienen [803], [805], [806] erklären sich folgendermaßen: Normalerweise bauen die Muskelgruppen, die rund um den Kondylus gruppiert sind, ein Drehmoment auf (► Abb. 25.3), (► Abb. 25.4), welches beim Abbeißen oder Zerkauen der Nahrung das Kiefergelenk vor komprimierenden Kräften weitgehend schützt [807]. Im Kap. 4 ist der Mechanismus näher beschrieben worden. Das Kiefergelenk arbeitet mehr wie ein Nadellager und nicht wie ein Wälzlager [808]. Wird nun der Unterkiefer protrudiert gehalten oder es liegt nur ein anteriorer Aufbiss vor, so ermüdet auf Dauer die Muskulatur, die den Unterkiefer versucht, im statischen Gleichgewicht des Körpers zu halten. Mit zunehmender Ermüdung versagt der schützende Drehmomentaufbau, sodass die Gelenkflächen belastet werden. Die Knorpelflächen des Gelenkes benötigen aber zu ihrer Ernährung einen ständigen Wechsel von Be- und Entlastung. Die Ernährung des Gelenkknorpels erfolgt weitgehend über Diffusion der Synovialflüssigkeit. Nur durch Be- und Entlastung im ständigen Wechsel kann der Stoffaustausch stattfinden. Ist dieser Vorgang gestört, erhöht sich die Reibung im Gelenk. Der Knorpel wird spröder und es entstehen ent-

zündliche Veränderungen im Knorpel sowie in der Membrana synovialis.

25.3.2 Mindestgröße einer Schiene

Eine seltene aber ernst zu nehmende Nebenwirkung bei Schienen liegt vor, wenn **Werkstoffe** sehr spröde sind, sodass kleine Teile abbrechen oder wenn Schienen, wie die NTI-tss-Schienen, so kleinteilig sind, dass sie nachts **verschluckt** [809] oder gar aspiriert werden können [810], (► Abb. 25.5a). Daher sollte eine Schiene immer so **voluminös** sein, dass Verschlucken oder Aspirieren unmöglich ist [805], (► Abb. 25.5b).

25.3.3 Auswirkung von Positionierungsschienen

Die ► Abb. 25.6 zeigt, dass der Unterkiefer und die Okklusion nicht isoliert betrachtet werden dürfen. Die Stellung des Unterkiefers im Raum bestimmt auch die Stellung der Halswirbelsäule und damit die **Haltung des Kopfes**. Ein protrudierter Unterkiefer erschwert die lotrechte Kopfhaltung. Die tiefen und oberflächlichen dorsalen Halsmuskeln müssen Schwerstarbeit leisten, um den Kopf bei nicht zentrischer Unterkieferposition zu fixieren. Eine wesentliche Steuerung der Kopfhaltung übernehmen das Gleichgewichtsorgan und die Augenmuskeln. Für eine Orientierung im Raum ist es notwendig, die Augen stets horizontal auszurichten. Erzwungene Änderungen der Kopfhaltung führen zu **Gegenregulationen**, welche die

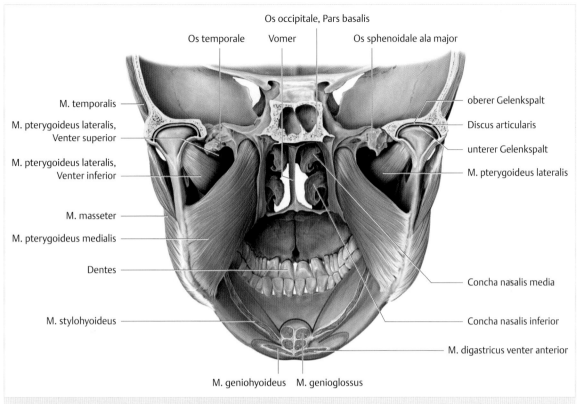

Abb. 25.4 **Blick von dorsal auf die Muskelgruppen, die das Kiefergelenk führen und stützen.** (Quelle: Schünke M, Schulte E, Schumacher U. Prometheus – Kopf, Hals und Neuroanatomie. Illustrationen von M. Voll und K. Wesker. 5. Aufl. Stuttgart: Thieme; 2018.)

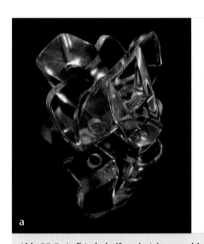
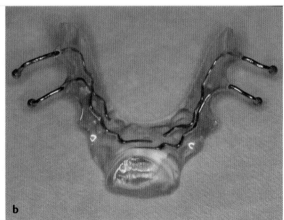

Abb. 25.5 **Aufbissbehelf und nicht verschluckbare Schiene.**
a Beispiel für einen NTI-tss-Aufbissbehelf.
b Großflächige Jig-Schiene, die nicht verschluckt oder aspiriert werden kann.

horizontale Ausrichtung der Augen wieder ermöglichen sollen. Dauerhafte Fehlhaltung des Unterkiefers und/oder der Wirbelsäule führt durch permanente Gegenregulation zu einer **Überlastung** von Muskulatur und Gelenkstrukturen, was sich in Schmerzen äußert. Vor diesem Hintergrund ist zu prüfen, inwieweit eine Schiene die Kopfhaltung evtl. beeinflusst. Schienen, die den Unterkiefer bewusst in eine anteriore Position führen (Repositionsschienen für den Diskus), bewirken häufig auch eine Vorverlagerung des Kopfes mit den oben geschilderten Auswirkungen auf die gesamte Statik der Körperhaltung.

25

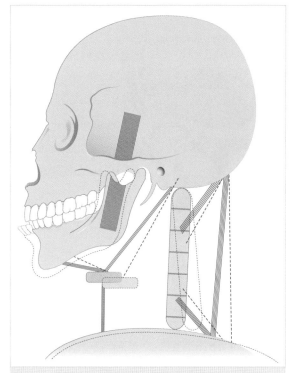

Abb. 25.6 Zusammenspiel von Kiefergelenk, Kaumuskulatur, infra- und suprahyaler Muskulatur sowie der Muskulatur der Halswirbelsäule. 1 = M. masseter, 2 = tiefe Nackenmuskulatur, 3 = oberflächliche Nackenmuskulatur, 4 = infrahyale Muskulatur, 5 = suprahyale Mundbodenmuskulatur, 6 = Zungenbein, 7 = Halswirbelsäule, 8 = Schultergürtel, 9 = M. stylohyoideus, 10 = M. sternocleidomastoideus.

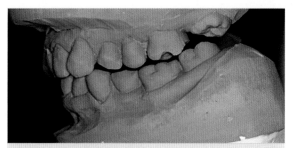

Abb. 25.7 Bissöffnung im Molarenbereich nach 6-monatigem Tragen einer anterioren Positionierungsschiene zur Reposition eines anterior verlagerten Discus articularis.

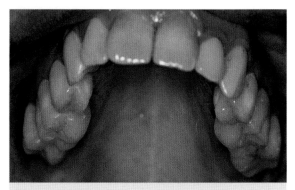

Abb. 25.8 Rekonstruktion eines posterior geöffneten Bisses mit geklebten Kompositkauflächen. Zustand nach Tragen einer anterioren Positionierungsschiene.

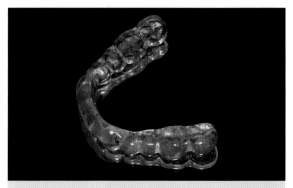

Abb. 25.9 Klassische Michigan-Schiene.

Als weiteres potenzielles Problem führen anteriore Repositionierungsschienen zu einer posterioren Bissöffnung (▶ Abb. 25.7). Viele Patienten mit Diskusverlagerung (Kap. 9) haben einen großen Überbiss (Overbite). Schieben diese Patienten den Unterkiefer in Frontzahnkontakt nach anterior, kommen die Molaren außer Okklusion. Je nach Ausmaß des Overbites klaffen die Okklusalflächen der Molaren bis zu 10 mm auseinander. Zunächst gleicht die Schiene diese Diskrepanz aus. Eine Rückführung des Unterkiefers in Richtung zentrischer Relation unter Beibehaltung der korrekten Diskus-Kondylus-Relation wird immer wieder beschrieben, ist aber nur in sehr wenigen Fällen erfolgreich durchführbar. Zumeist funktioniert die **„Repositionierung eines Diskus"** nur, wenn der Unterkiefer dauerhaft in protrudierter Stellung verbleibt. Möchte der Patient die Positionierungsschiene nicht mehr tragen, benötigen wir ein Konzept, um den offenen Biss bei den Molaren zu schließen. Dieser Sachverhalt ist bei Diskrepanzen von bis zu 1–2 mm (Höhe) noch prothetisch lösbar, bei größeren Abständen der Zahnreihen aber nicht mehr. Die Beispiele zeigen Versuche, den Biss mit geklebten Kauflächen zu stabilisieren (▶ Abb. 25.8), (▶ Abb. 25.9). Fatalerweise treten auch bei derartig auf-

wendig rekonstruierten Okklusionsebenen bei vielen Patienten nach kurzer Zeit erneut Knackphänomene auf, sodass das Konzept der Diskusreposition durch anteriore Schienen nur eingeschränkt empfohlen werden kann.

Viele der beschriebenen Nebenwirkungen lassen sich vermeiden, wenn Schienen wie die Michigan-Schiene bei CMD angewendet werden. Gelenkgeräusche, die durch eine anteriore Diskusverlagerung bedingt sind, lassen sich mit dieser Schiene allerdings nicht direkt therapieren. Die Wirkung liegt aber darin, dass durch das Angebot von gleichmäßigen okklusalen Kontakten über die gesamte Zahnreihe in zentrischer Relation, jedes Mal beim Schlucken, das Kauorgan eine Rezeptorenantwort an den sensorischen Kortex weitergegeben wird, die physiologischen Mustern entspricht. Dadurch kann langfristig, auch durch hirnplastische Prozesse [811] der **Regelkreislauf** zwischen Kauorgan, Wirbelsäule, Schultergürtel, Kauzentrum und sensorischem sowie motorischem Kortex normalisiert werden. Somit reduzieren sich Beschwerden nachhaltig und es reduzieren sich auch oft Gelenkgeräusche. Nebenwirkungen müssen bei der Michigan-Schiene nicht befürchtet werden.

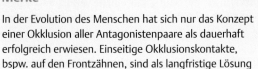

Merke

In der Evolution des Menschen hat sich nur das Konzept einer Okklusion aller Antagonistenpaare als dauerhaft erfolgreich erwiesen. Einseitige Okklusionskontakte, bspw. auf den Frontzähnen, sind als langfristige Lösung **unphysiologisch**.

Gegen Schienenkonzepte mit **teilweiser okklusalem Aufbiss** spricht auch folgende Überlegung: Wenn, wie bei Jig-Schienen argumentiert wird, der frontale isolierte Aufbiss zu einer Entspannung der Muskulatur führt (was kurzfristig in der Tat auftritt), warum hat sich dann im Verlaufe der menschlichen Evolution (in den letzten Jahrmillionen) nicht eine Okklusion und Zahnstellung etabliert, bei der wir automatisch einen Frontzahn-Jig vorliegen haben? Wenn ein Frontzahn-Jig langfristig und effizient eine gestresste Kaumuskulatur herunterregeln kann, wa-

rum sind dann unsere mittleren Schneidezähne nicht von Natur aus „elongiert"? Offensichtlich sind Okklusionskonzepte mit partiellem Aufbiss in der Evolution nicht erfolgreich gewesen. Diesen Sachverhalt sollten wir uns bei der Schienentherapie immer vor Augen halten!

25.4 Literatur

[802] Dawson PE. Functional occlusion. From bite to smile design. St. Louis: Mosby-Elsevier, 2007

[803] Conti PC, Miranda JE, Conti AC et al. Partial time use of anterior repositioning splints in the management of TMJ pain and dysfunction: a one-year controlled study. J Appl Oral Sci 2005; 13 (4): 345–350

[804] Bollinger K. Zur Indikation der Aufbißhelfe bei der Therapie der Myoarthropathien. Dtsch Zahnärztl Z 1972; 27: 816–821

[805] Behr M, Fanghänel J, Gosau M et al. Aufbissbehelfe mit anteriorem okklusalen Stopp/Jig-Schienen. Dtsch Zahnärztl Z 2013; 68: 172–175

[806] Stapelmann H, Türp JC. The NTI-tss device for the therapy of bruxism, temporomandibular disorders, and headache-Where do we stand? A qualitative systematic review of the literature. BMC Oral Health 2008; 8: 22–23

[807] Kubein-Meesenburg D, Weber S, Hansen C et al. Bewegungsstruktur der Mandibula und morphologische Anordnung: Norm-Teratologie. In: Fanghänel J, Behr M, Proff P (Hrsg.). Teratologie heute. Greifswald: Kiebu-Druck, 2014, 71–78

[808] Puff A. Funktionelle Anatomie des Kiefergelenks. Dtsch Zahnärztl Z 1963; 20: 1385–1392

[809] Fleten AGN. Accidental swallowing of an incisal splint. Nor Tannlegeforen Tid 2004; 114: 638–639

[810] Wright EF, Jundt JS. The NTI appliance for TMD and headache therapy. Tex Dent J 2006; 123 (12): 1118–1124

[811] Bleiker RF. Temporomandibular joint disorders. Am J Orthodontics 1939; 25: 732–744

[812] Radlanski RJ Wesker KH. Das Gesicht. 2. Aufl. Berlin, New York: Quintessenz, 2012

25

26 Wie lässt sich ein abradiertes Gebiss mit Komposit wieder rekonstruieren?

T. T. Tauböck, T. Attin

Steckbrief

Stark geschädigte Erosions- und Abrasionsgebisse können mit direkten adhäsiven **Kompositrestaurationen** erfolgreich versorgt werden. Voraussetzung hierfür ist, neben der konsequenten Umsetzung der Adhäsivtechnik, die korrekte Handhabung der verwendeten Kompositmaterialien, einschließlich der Durchführung einer optimalen Lichtpolymerisation. Vorteile der direkten adhäsiven Kompositversorgungen gegenüber klassischen indirekten Restaurationsformen liegen in der maximalen Schonung der noch verbliebenen Zahnhartsubstanz, ihrer guten Reparaturmöglichkeit sowie den verhältnismäßig geringen Behandlungskosten für den Patienten.

26.1 Einleitung

Wissenschaftliche Studien sowie Beobachtungen aus der täglichen Praxis zeigen, dass die **Prävalenz nicht kariöser Zahnhartsubstanzdefekte** stetig zunimmt [813]. Neben der mechanischen Abnutzung von Zähnen durch Fremdstoffe (**Abrasion**) bzw. direkten Zahn-zu-Zahn-Kontakt (**Attrition**) sind hierfür vor allem chemische, säureinduzierte Angriffe auf die Zahnhartsubstanz (**Erosionen**) verantwortlich. Dentale Erosionen entstehen ohne bakterielle Beteiligung durch das Einwirken endogener oder exogener Säuren auf Zähne. Erosiv veränderte, demineralisierte Schmelz- bzw. Dentinoberflächen sind besonders anfällig auf mechanische Beanspruchung, sodass der Substanzabtrag auf diesen Oberflächen verstärkt und das Voranschreiten der Läsionen beschleunigt wird.

26.2 Restaurative Therapie

Merke

Restaurative Maßnahmen sind dann indiziert, wenn große **Dentinbereiche freiliegen** und/oder eine Schmerzhaftigkeit der Zähne vorliegt. Darüber hinaus ist ein restauratives Vorgehen angezeigt, wenn die Integrität des Zahnes oder der Pulpa gefährdet ist und wenn das ästhetische Erscheinungsbild des Patienten nachhaltig beeinträchtigt ist [814].

Je nach Ausmaß der Zahndestruktion stehen dem Behandler unterschiedliche **Restaurationsoptionen** zur Verfügung. Diese erstrecken sich von der Abdeckung exponierter Dentinoberflächen mit Versieglern über direkte Kompositversorgungen bis hin zu umfangreichen indirekten Restaurationen [815], [816], [817], [818], [819], [820], [821]. Insbesondere fortgeschrittene Zahnhartsubstanzverluste, die häufig mit einem Verlust an vertikaler Bisshöhe einhergehen, stellen eine schwierige restaurative Aufgabe dar. In verschiedenen Kapiteln wird erläutert, in welchen klinischen Fällen bei der okklusalen Rehabilitation durchaus Zurückhaltung empfehlenswert sein kann (Kap. 10), (Kap. 12), (Kap. 14), (Kap. 15), (Kap. 20).

26.3 Klassisches Vorgehen

Zur **Rekonstruktion der okklusalen vertikalen Dimension** werden klassischerweise indirekte Restaurationen verwendet. Trotz guter Überlebensraten von Kronen bei der Versorgung von fortgeschrittenem generalisierten Zahnhartsubstanzverlust [822], widerspricht die massive Opferung von noch verbliebener, gesunder Zahnhartsubstanz im Zuge der Kronenpräparation zahnerhaltenden Behandlungsgrundsätzen. Dank der Fortschritte in der **Adhäsivtechnologie** können gegenwärtig auch weniger invasive Versorgungen wie vollkeramische Tabletops im Seitenzahngebiet und Veneers in der Front eingesetzt werden [823]. Allerdings handelt es sich auch bei diesen Restaurationen um indirekt hergestellte Werkstücke, welche üblicherweise eine Präparation am Zahn erfordern. Des Weiteren sind die hohen **Behandlungskosten** bei indirekten Restaurationsformen zu berücksichtigen, insbesondere vor dem Hintergrund, dass für Bisshöhenrekonstruktionen in der Regel alle Zähne zumindest eines Kiefers versorgt werden müssen.

26.4 Direkte adhäsive Kompositrestaurationen

Im Unterschied zu anderen Dentalmaterialien ermöglicht **Komposit** eine rein defektorientierte Vorgehensweise, bei der ausschließlich die verloren gegangene Zahnstruktur wieder aufgebaut wird, ohne dass Präparationsmaßnahmen an gesunder Zahnhartsubstanz nötig sind. Verbesserungen dentaler Kompositmaterialien sowie der Wunsch der Patienten nach substanzschonenden und finanziell erschwinglichen Therapieformen führen dazu, dass das Indikationsspektrum direkter Kompositrestaurationen **stetig erweitert** wird. Mit der Etablierung von Nanohybridkomposits und reinen Nanofüllerkomposits werden diese Materialien gegenwärtig zunehmend in Fällen eingesetzt, die früher ausschließlich mit indirekten Restaurationen gelöst wurden. Insbesondere der relativ **geringe okklusale Verschleiß** dieser Komposits [824] sowie ihre guten physikomechanischen Eigenschaften [825] haben zu dieser Entwicklung beigetragen. In einer Studie konnte zudem gezeigt werden, dass unter Erosionsbedingungen der **Schmelzverlust** nach Kaubelastung signifikant verringert ist, wenn der Gegenzahn mit einem Nanofüllerkomposit versorgt wurde und nicht mit einem konventionellen Hybridkomposit oder einem keramischen Werkstück [826]. Dennoch ist der Einsatz von direkten Kompositrestaurationen zur Bisshebung bislang nur wenig verbreitet, was unter anderem mit dem hohen Zeitaufwand und der Schwierigkeit der Gestaltung einer exakten okklusalen Morphologie bei freihändigem Aufbau der Zähne erklärt werden kann. Um die Probleme der **Freihandtechnik** zu umgehen und die Neueinstellung der vertikalen Dimension zu vereinfachen, wurden verschiedene Methoden entwickelt, mit denen unter Zuhilfenahme von **Übertragungsschienen** [827], [828] oder **Silikonstempeln** (Stempeltechnik) [829] eine zunächst im zahntechnischen Labor individuell aufgewachste Idealokklusion in den Mund des Patienten übertragen werden können.

26.5 Bisshebung mit Komposit

Eine Fall-Kontroll-Studie ergab, dass direkte adhäsive Kompositaufbauten, die zur **Bisshöhenrekonstruktion** eingesetzt wurden, nach einer mittleren Beobachtungszeit von 5,5 Jahren gute klinische Ergebnisse zeigen [830]. Bislang noch unveröffentlichte Daten zeigen darüber hinaus, dass diese Kompositaufbauten auch nach bis zu 11 Jahren in situ klinisch stabil sind. Neben dem guten klinischen Abschneiden äußerten die behandelten Patienten auch eine sehr hohe Zufriedenheit sowohl bezüglich der Funktion als auch der Ästhetik der Restaurationen [831]. Eine Befragung von niedergelassenen Zahnärzten, die in ihren Praxen bereits direkte Bisshöhenrekonstruktionen mit Komposit durchgeführt haben, ergab zudem, dass die technische Umsetzung auch unter Praxisbedingungen gut funktioniert [832].

26.6 Fallpräsentation

Im Folgenden wird die Technik der **direkten Bisshöhenrekonstruktion mit Komposit** unter Zuhilfenahme von Übertragungsschienen anhand eines Patientenfalles step-by-step erläutert.

26.6.1 Ausgangssituation

Der zum Zeitpunkt der Erstuntersuchung 31 Jahre alte Patient gab an, dass er im Jugendalter an Bulimie erkrankt gewesen war. Des Weiteren berichtete er von einem starken Konsum von Energydrinks (3–4-mal/d) in der Vergangenheit. Seit ca. 1 Jahr nimmt er nach eigener Auskunft keine Energydrinks mehr zu sich. Wie aus ▶ Abb. 26.1 hervorgeht, wies der Patient an allen Zähnen fortgeschrittene erosive Defekte mit Dentinbeteiligung auf. Im Seitenzahngebiet waren vor allem die Okklusal- und Bukkalflächen betroffen, im Frontzahngebiet die Bukkal- und Palatinalflächen. Insbesondere die Oberkiefer-Frontzähne zeigten deutlich verkürzte Zahnkronen. Den Patienten störten vor allem das Erscheinungsbild seiner Oberkiefer-Frontzähne und die Lücken in der Ober- und Unterkieferfront. Er wurde ausführlich über verschiedene Therapiemöglichkeiten aufgeklärt und entschied sich für eine Versorgung mit direkten adhäsiven Kompositrestaurationen, da er ein möglichst zahnschonendes Vorgehen wünschte.

26.6.2 Vorarbeiten

Nach Versorgung vorhandener approximaler Kariesläsionen wurden zunächst sämtliche bukkalen Erosionsschäden im Seitenzahngebiet des Ober- und Unterkiefers mit Komposit restauriert. Anschließend wurden die zerviko-palatinalen Substanzverluste der Oberkiefer-Frontzähne aufgebaut (▶ Abb. 26.2) und die Lücken in der Unterkieferfront durch adhäsive Zahnverbreiterungen geschlossen (▶ Abb. 26.3). Für alle Restaurationen wurde das Nanofüllerkomposit Filtek Supreme XTE (3 M Espe, Farbe A3B) in Kombination mit dem 3-Schritt-Etch-and-rinse-Adhäsiv Optibond FL (Kerr) verwendet. Die vorausgehende Versorgung der bukkalen und zervikopalatinalen Erosionsschäden wurde durchgeführt, um später für die Herstellung der direkten Kompositaufbauten Kofferdam legen zu können. Ebenso wurde mit den vorausgehend durchgeführten Zahnverbreiterungen eine erste Formvereinfachung erreicht, welche den späteren Aufbau der Inzisalkanten erleichterte.

26.6.3 Übertragungsschienen

Nach Abschluss dieser Vorarbeiten wurden zunächst Alginatabformungen des Ober- und Unterkiefers genommen sowie eine Bissregistrierung durchgeführt. Anschließend wurde im zahntechnischen Labor die Idealokklusion bei einer Sperrung der Frontzähne um ca. 2 mm aufgewachst. Bei der Herstellung der Wax-up-Modelle wurden jeweils die distalen Bereiche der Eckzähne und der endständigen Molaren nicht aufgebaut (▶ Abb. 26.4). Auf diesen Modellen wurden für den Ober- und Unterkiefer je 2 lichtdurchlässige Übertragungsschienen aus transparentem Kunststoff hergestellt, die mit einem transparenten Biss-

26

III

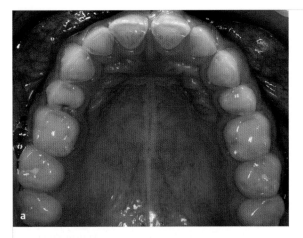

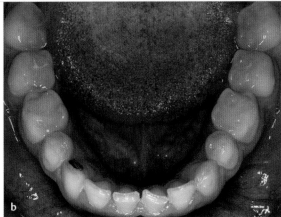

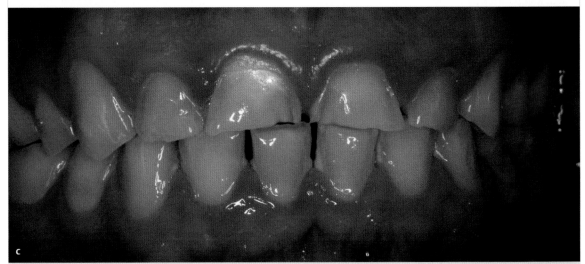

Abb. 26.1 Ausgangsbilder vor Behandlung.
a Oberkiefer.
b Unterkiefer.
c Frontzahnsituation.

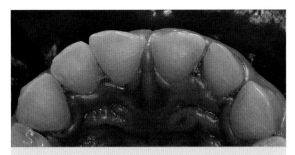

Abb. 26.2 Aufgebaute Palatinalflächen (zervikaler Bereich) der Frontzähne im Oberkiefer.

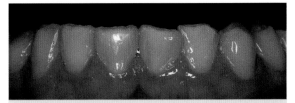

Abb. 26.3 Lückenschluss in der Unterkieferfront durch adhäsive Zahnverbreiterungen.

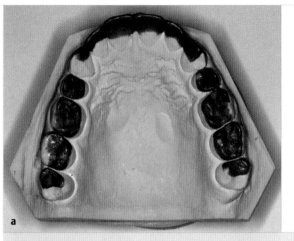
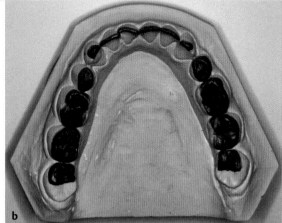

Abb. 26.4 Wax-up der Okklusalflächen und Inzisalkanten.
a Oberkiefermodell.
b Unterkiefermodell.

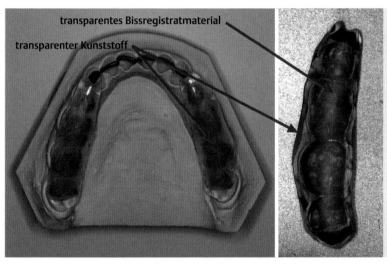

transparentes Bissregistratmaterial

transparenter Kunststoff

Abb. 26.5 Auf dem Wax-up-Modell angefertigte Übertragungsschienen zur direkten Erstellung der okklusalen Kompositaufbauten im Seitenzahnbereich.

26

registratmaterial unterfüttert waren (▶ Abb. 26.5). Die nicht aufgewachsten Bereiche ermöglichten später eine stabile Abstützung der Schienen im Mund des Patienten.

26.6.4 Isolierung der Nachbarzähne und adhäsive Vorbehandlung

Nach Legen von Kofferdam wurden die Nachbarzähne der zunächst zu restaurierenden Zähne mit Teflonband isoliert, um ein interdentales Verlocken zu vermeiden (▶ Abb. 26.6). Vorhandene Kompositoberflächen der Zähne wurden entsprechend des Vorgehens bei Reparaturfüllungen mit einem intraoralen Sandstrahler mit 30 μm Siliziumdioxid-Pulver (CoJet Sand, 3 M Espe) angeraut und silanisiert. Erodierte bzw. sklerosierte Dentinoberflächen wurden vor Applikation des Etch-and-rinse-Adhäsivsystems mit einem Diamantschleifer angefrischt. In Studien

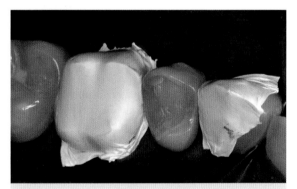

Abb. 26.6 Isolation der Nachbarzähne der zunächst zu restaurierenden Zähne mit Teflonband zur Vermeidung eines interdentalen Verblockens.

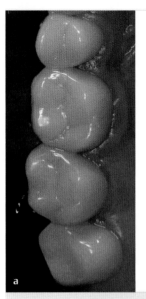
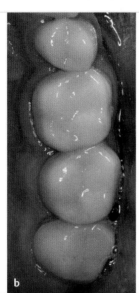
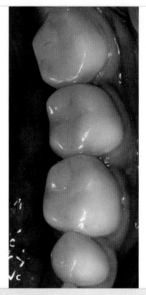
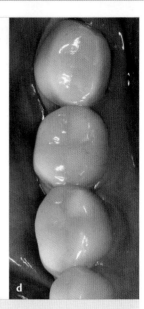

Abb. 26.7 Fertiggestellte Kompositaufbauten im Seitenzahngebiet.
a Erster Quadrant.
b Zweiter Quadrant.
c Dritter Quadrant.
d Vierter Quadrant.

konnte nachgewiesen wurden, dass eine solche Vorbehandlung die Haftkräfte an erosiv bzw. sklerotisch verändertem Dentin signifikant verbessert [833], [834].

26.6.5 Bisshebung im Seitenzahngebiet

Unter Zuhilfenahme der Übertragungsschienen erfolgte im Seitenzahnbereich die Bisshebung mit direkten okklusalen Kompositaufbauten (Tabletops). Das Kompositmaterial (Filtek Supreme XTE, 3 M Espe, Farbe A3B) wurde in einer der fehlenden Zahnhartsubstanz entsprechenden Menge in die Schiene gefüllt und auf einer Wärmeplatte (Calset, AdDent) für 5 min unter Lichtschutz auf 68 °C erwärmt. Durch das Erwärmen wird die Viskosität des Kompositmaterials verringert, sodass die Platzierung der Schiene auf die Zahnreihe erleichtert wird. Laboruntersuchungen haben gezeigt, dass durch die Erwärmung des Komposits die Materialeigenschaften nicht beeinträchtigt werden [835]. Die kurze vertikale Gestaltung der Schienen ermöglicht es, dass überschüssiges Material beim Aufsetzen der Schiene gut abfließen und bereits vor der Polymerisation größtenteils entfernt werden kann. Auch lässt sich somit interdental herausquellendes Komposit gut entfernen, wobei Interdentalbürstchen eine nützliche Hilfe sind.

Nach Entfernung der zugänglichen Überschüsse wurde das Kompositmaterial durch die transparente Schiene hindurch lichtpolymerisiert. Die Lichtpolymerisation erfolgte dabei zunächst nur kurz für ca. 3–5 s, sodass nach Abnahme der Schiene noch vorhandene Überschüsse des noch nicht vollständig ausgehärteten Komposits leicht mit einem Skalpell entfernt werden konnten. Anschließend wurde eine zweite (lange) Lichtpolymerisation für 60 s durchgeführt. Aktuelle Forschungsergebnisse zeigen, dass durch eine solche 2-phasige, sog. Pulse-Delay-Polymerisation, die Schrumpfungskraftentwicklung von Komposits signifikant verringert wird, ohne dass die Aushärtung der Materialien im Vergleich zu einer kontinuierlichen (Standard-)Polymerisation negativ beeinflusst wird [836].

Die schwer zugänglichen Approximalflächen der Kompositaufbauten wurden mit 1-seitig diamantierten Feilen in einem Hubwinkelstück (Swingle, Intensiv) ausgearbeitet. Anschließend wurden die versorgten Zähne mit Teflonband isoliert und die übrigen Seitenzähne – wie oben beschrieben – aufgebaut und abschließend poliert (▸ Abb. 26.7). Die im Wax-up und in der Schiene nicht berücksichtigten Bereiche wurden dabei freihändig mit Komposit modelliert. Mit der Bisshebung im Seitenzahngebiet wurden optimale Platzverhältnisse für die nachfolgende Rekonstruktion der Frontzähne geschaffen (▸ Abb. 26.8).

26.6.6 Frontzahnrekonstruktionen

Die Rekonstruktion der Frontzähne im Ober- und Unterkiefer erfolgte ebenfalls mit direkten adhäsiven Kompositaufbauten unter Verwendung des oben genannten Komposits und Adhäsivsystems. Hierfür wurden anhand

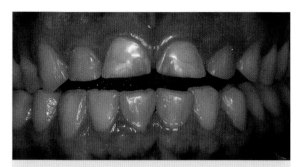

Abb. 26.8 Die Frontalaufnahme nach Bisshebung im Seitenzahngebiet zeigt optimale Platzverhältnisse für die Rekonstruktion der Frontzähne.

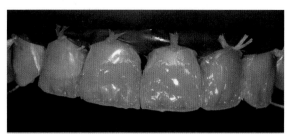

Abb. 26.11 Eingebrachte Dentinmasse in angelegte Umrissform der Zähne.

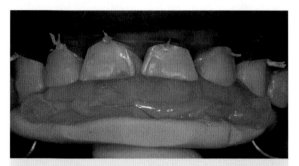

Abb. 26.9 Überprüfung der Passung des mit transparentem
Bissregistratmaterial ausgekleideten Silikonschlüssels.

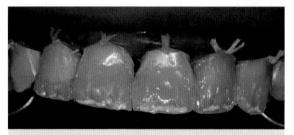

Abb. 26.12 Charakterisierung der Zähne mit weißer Malfarbe.

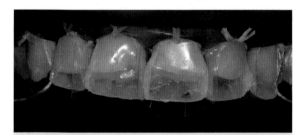

Abb. 26.10 Fertiggestellte Rückwände und approximale
Randleisten aus Schmelzmasse.

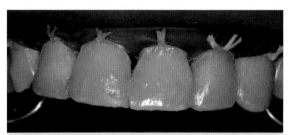

Abb. 26.13 Überschichtung der Dentinmasse mit Bodymasse
(zervikal) und Schmelzmasse (inzisal).

26

der Wax-up-Modelle Silikonschlüssel angefertigt, die zur
Vereinfachung der Lichtpolymerisation im palatinalen Bereich mit transparentem Bissregistratmaterial ausgeklei-
det waren. Nach Kofferdamapplikation und Überprüfung
der Passung des Silikonschlüssels (▶ Abb. 26.9) wurden
die palatinalen Rückwände der Zähne 12–23 mithilfe des
Silikonschlüssels mit Komposit-Schmelzmasse (Farbe
A3E) gleichzeitig aufgebaut (Zahn 13 wurde aufgrund des
geringen Substanzverlusts zu einem späteren Zeitpunkt
freihändig modelliert). Anschließend wurden Trans-
parent-Matrizen gelegt und die approximalen Randleisten ebenfalls mit Schmelzmasse A3E modelliert
(▶ Abb. 26.10). Nach Entfernung der Matrizen wurden in
die angelegte Umrissform der Zähne Komposit-Dentin-
masse (Farbe A4D) zum Aufbau des Dentinkerns

(▶ Abb. 26.11) und weiße Malfarbe zur Charakterisierung
appliziert (▶ Abb. 26.12). Im zervikalen Bereich der Zähne
wurde die Dentinmasse mit Bodymasse (Farbe A3B), im
inzisalen Bereich mit einer dünnen Schicht Schmelzmasse
(Farbe A3E) überschichtet (▶ Abb. 26.13), sodass sich ein
polychromatischer Farbverlauf ergab. Die ▶ Abb. 26.14
zeigt die fertiggestellten Frontzahnrekonstruktionen im
Oberkiefer nach Ausarbeitung und Politur.

Der Inzisalkantenaufbau der bereits zuvor verbrei-
terten Frontzähne im Unterkiefer erfolgte ebenfalls
mithilfe eines auf dem Wax-up-Modell hergestellten Silikonschlüssels. Für die Rekonstruktion der Unterkieferfront wurde ausschließlich die Bodymasse (Farbe A3B)
des oben genannten Kompositmaterials verwendet
(▶ Abb. 26.15).

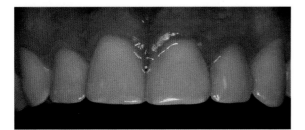

Abb. 26.14 Fertiggestellte Frontzahnrestaurationen im Oberkiefer nach Ausarbeitung und Politur.

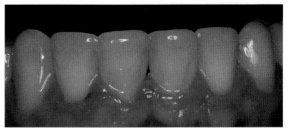

Abb. 26.15 Fertiggestellte Frontzahnrestaurationen im Unterkiefer nach Ausarbeitung und Politur.

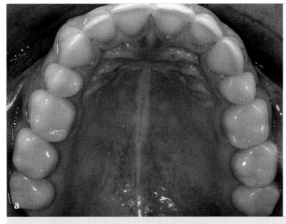
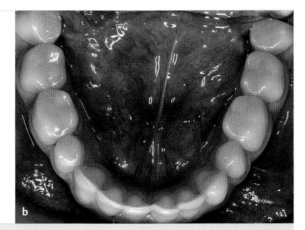

Abb. 26.16 Abschlussbilder nach Restauration.
a Oberkiefer.
b Unterkiefer.

Das **Behandlungsergebnis** (▶Abb. 26.16) stellte den Patienten sowohl aus funktionellen als auch ästhetischen Gesichtspunkten völlig zufrieden. Nach Abschluss der restaurativen Therapie erhielt der Patient eine weiche Tiefziehschiene und wurde aufgeklärt, diese insbesondere nachts zum Schutz der Restaurationen zu tragen.

Hinweis: Der vorliegende Beitrag orientiert sich an früheren Publikationen der Autoren zur selben Thematik [837], [838], [839], [840].

26.7 Literatur

[813] Jaeggi T, Lussi A. Prevalence, incidence and distribution of erosion. Monogr Oral Sci 2014; 25: 55–73

[814] Lambrechts P, Van Meerbeek B, Perdigao J et al. Restorative therapy for erosive lesions. Eur J Oral Sci 1996; 104: 229–240

[815] Bartlett D, Sundaram G, Moazzez R. Trial of protective effect of fissure sealants, in vivo, on the palatal surfaces of anterior teeth, in patients suffering from erosion. J Dent 2011; 39: 26–29

[816] Edelhoff D, Beuer F, Schweiger J et al. CAD/CAM-generated high-density polymer restorations for the pretreatment of complex cases: a case report. Quintessence Int 2012; 43: 457–467

[817] Hamburger JT, Opdam NJ, Bronkhorst EM et al. Clinical performance of direct composite restorations for treatment of severe tooth wear. J Adhes Dent 2011; 13: 585–593

[818] Loomans B, Opdam N, Attin T et al. Severe tooth wear: European consensus statement on management guidelines. J Adhes Dent 2017; 19: 111–119

[819] Ramseyer ST, Helbling C, Lussi A. Posterior vertical bite reconstructions of erosively worn dentitions and the „stamp technique" – a case series with a mean observation time of 40 months. J Adhes Dent 2015; 17: 283–289

[820] Schwarz S, Kreuter A, Rammelsberg P. Efficient prosthodontic treatment in a young patient with long-standing bulimia nervosa: A clinical report. J Prosthet Dent 2011; 106: 6–11

[821] Wegehaupt FJ, Tauböck TT, Sener B et al. Long-term protective effect of surface sealants against erosive wear by intrinsic and extrinsic acids. J Dent 2012; 40: 416–422

[822] Smales RJ, Berekally TL. Long-term survival of direct and indirect restorations placed for the treatment of advanced tooth wear. Eur J Prosthodont Restor Dent 2007; 15: 2–6

[823] Hastings JH. Conservative restoration of function and aesthetics in a bulimic patient: a case report. Pract Periodontics Aesthet Dent 1996; 8: 729–736; quiz 738

[824] Palaniappan S, Elsen L, Lijnen I et al. Nanohybrid and microfilled hybrid versus conventional hybrid composite restorations: 5-year clinical wear performance. Clin Oral Investig 2012; 16: 181–190

[825] Ilie N, Rencz A, Hickel R. Investigations towards nano-hybrid resin-based composites. Clin Oral Investig 2013; 17: 185–193

[826] Wiegand A, Credé A, Tschammler C et al. Enamel wear by antagonistic restorative materials under erosive conditions. Clin Oral Investig 2017; 21: 2689–2693

[827] Schmidlin PR, Schicht OO, Attin T. Die direkte schienenunterstützte Bisshöhenrekonstruktion – eine minimalinvasive Restaurationstechnik mit Komposit. Quintessenz 2009; 60: 909–919

[828] Tepper SA, Schmidlin PR. Technik der direkten Bisshöhenrekonstruktion mit Komposit und einer Schiene als Formhilfe. Schweiz Monatsschr Zahnmed 2005; 115: 35–42

[829] Perrin P, Zimmerli B, Jacky D et al. Die Stempeltechnik für direkte Kompositversorgungen. Schweiz Monatsschr Zahnmed 2013; 123: 111–120

[830] Attin T, Filli T, Imfeld C et al. Composite vertical bite reconstructions in eroded dentitions after 5.5 years: a case series. J Oral Rehabil 2012; 39: 73–79

[831] Schmidlin PR, Filli T, Imfeld C et al. Three-year evaluation of posterior vertical bite reconstruction using direct resin composite – a case series. Oper Dent 2009; 34: 102–108

[832] Tauböck TT, Attin T, Schmidlin PR. Implementation and experience of a new method for posterior vertical bite reconstruction using direct resin composite restorations in the private practice – A survey. Acta Odontol Scand 2012; 70: 309–317

[833] Camargo MA, Roda MI, Marques MM et al. Micro-tensile bond strength to bovine sclerotic dentine: influence of surface treatment. J Dent 2008; 36: 922–927

[834] Deari S, Wegehaupt FJ, Tauböck TT et al. Influence of different pre-treatments on the microtensile bond strength to eroded dentin. J Adhes Dent 2017; 19: 147–155

[835] Tauböck TT, Tarle Z, Marovic D et al. Pre-heating of high-viscosity bulk-fill resin composites: Effects on shrinkage force and monomer conversion. J Dent 2015; 43: 1358–1364

[836] Tauböck TT, Feilzer AJ, Buchalla W et al. Effect of modulated photo-activation on polymerization shrinkage behavior of dental restorative resin composites. Eur J Oral Sci 2014; 122: 293–302

[837] Attin T, Tauböck TT. Dentale Rehabilitation mit Komposit: Direkte adhäsive Kompositrestaurationen zur Rekonstruktion erosiver Zahnhartsubstanzdefekte. Bayerisches Zahnärzteblatt 2016; 53: 58–63

[838] Attin T, Tauböck TT. Direkte adhäsive Kompositrestaurationen zur Rekonstruktion erosiver Zahnhartsubstanzdefekte. Swiss Dent J 2017; 127: 131–137

[839] Tauböck TT, Attin T. Restauration fortgeschrittener Zahnhartsubstanzverluste mit Komposit. Zahnärztl Mitt 2016; 106: 48–55

[840] Tauböck TT, Schmidlin PR, Attin T. Bisshebung mit Komposit im Erosionsgebiss. Wissen kompakt 2011; 5: 23–30

26

27 Wie lässt sich ein Abrasionsgebiss mit Keramik rekonstruieren?

J.-F. Güth, D. Edelhoff

Steckbrief

Grundvoraussetzungen für die Versorgung eines abrasiv veränderten Gebisses mit vollkeramischen Restaurationen sind die abgeschlossene funktionelle und konservierende Vorbehandlung sowie die Erreichung der **Beschwerdefreiheit des Patienten**. Entscheidende Schritte dabei sind dann die Materialauswahl, die daraufhin ausgerichtete Präparation, die Wahl eines geeigneten zahntechnischen Herstellungsverfahrens sowie die adäquate Befestigung der Restaurationen.

27.1 Einleitung

Merke

Die Behandlung eines abrasiv veränderten Gebisses mithilfe keramischer Werkstoffe stellt meist den letzten Behandlungsschritt einer Reihe an vorhergegangenen, abgeschlossenen Therapieschritten dar und bedarf einer strukturierten Herangehensweise [841].

Zuvor ist die Ätiologie der Gebissveränderung zu klären. In Kap. 12, Kap. 14, Kap. 15 und Kap. 22 wird erläutert, in welchen klinischen Fällen bei der okklusalen Rehabilitation Zurückhaltung empfehlenswert sein kann. Somit kommt es maßgeblich darauf an, die zuvor erarbeitete therapeutische Situation exakt umzusetzen und durch die Auswahl geeigneter Materialien den langfristigen Erhalt der klinischen Situation zu erreichen. Hierbei stellt neben dem klinischen Langzeiterfolg, der maximale Erhalt der noch vorhandenen Zahnhartsubstanz das oberste Ziel dar. Somit stellt die konservierende Behandlung (▶ Abb. 27.1) den ersten Schritt als Grundlage für das weitere Vorgehen dar.

27.2 Vorbehandlung

Anschließend wird in den meisten Fällen zunächst eine **Schienentherapie** (Kap. 23), (Kap. 24) zur Behebung **funktioneller Beschwerden** und nicht invasiven klinischen Testung der neu definierten vertikalen und/oder horizontalen Dimension der Okklusion durchgeführt. Je nach Komplexität der Situation erfolgt anschließend die Umsetzung der erarbeiteten Schienenposition in langzeitprovisorische nicht invasive oder lediglich minimalinva-

sive Restaurationen (▶ Abb. 27.1c). Hierzu sind bereits verschiedene Behandlungskonzepte unter Verwendung sog. Hochleistungspolymere beschrieben [842], [843]. Diese mittels CAD/CAM-Technologie subtraktiv bearbeitbaren und unter industriellen Standards polymerisierten Hochleistungspolymere weisen gegenüber solchen aus direkter Herstellung überlegene Materialeigenschaften auf, durch die zahlreiche neue Behandlungsmöglichkeiten eröffnet werden [844], [845], [846]. Aufgrund Ihrer guten Fräseigenschaften können diese zumeist sogar ohne Präparation rein additiv eingesetzt werden. Diese Umsetzung der Schienenposition in festsitzende provisorische Restaurationen führt zu einer höheren Vorhersagbarkeit des Behandlungsergebnisses und beschleunigt die Adaptation des Patienten an die neue, noch ungewohnte orale Situation [847]. Als langzeitprovisorische Versorgungen können aus Polymethylmethacrylat (PMMA) hergestellte Restaurationen aktuell während ausgedehnter Vorbehandlungsphasen bis zu 2 Jahren eingesetzt werden, bis sie schließlich durch definitive metallbasierte oder vollkeramische Restaurationen ersetzt werden [848].

27.2.1 Neue Ansätze bei der Umsetzung der Vorbehandlung

Merke

Ein aktueller, innovativer Ansatz beschreibt die Vorbehandlung durch **2 antagonistisch eingesetzte Polykarbonatschienen** in Zahnfarbe und Zahnform [849], [850], [851] (▶ Abb. 27.2). Dieser Sachverhalt erhöht die Compliance der Patienten gegenüber herkömmlichen Schienen erheblich und ersetzt in einigen Fällen eine langzeitprovisorische Versorgung durch festsitzende Restaurationen, da die Okklusionsebene und die Außenform der bimaxillären Schienen bereits annähernd denen der definitiven Restaurationen entsprechen (▶ Abb. 27.2).

Durch diese ausgedehnte Vorbehandlungsphase mittels Schienen und/oder langzeitprovisorischen Restaurationen kann die **Geometrie des Restaurationsentwurfs** vor der Versorgung des Patienten mit definitivem Zahnersatz, klinisch unter Realbedingungen durch Patient und Zahnarzt evaluiert werden.

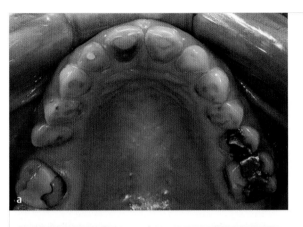
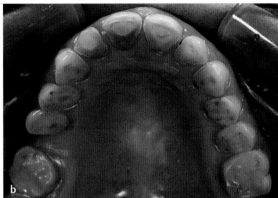
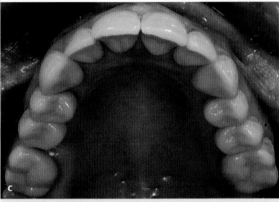

Abb. 27.1 Falldokumentation.
a Ausgangsbefund eines stark „biokorrosiv" veränderten Oberkiefers.
b Zustand nach professioneller Zahnreinigung sowie konservierender Therapie durch direkte Kompositfüllungen.
c Nach Abschluss der Schienentherapie eingegliedertes, additives (ohne jedwede Präparation) gefrästes Langzeitprovisorium.
   Es dient zur Hebung und klinischen Austestung der neu definierten horizontalen und vertikalen Dimension der Okklusion.

27.2.2 Stabilisierungsphase

Die Stabilisierung und Versorgung anhand festsitzender langzeitprovisorischer Restaurationen ermöglicht anschließend die Versorgung durch definitive vollkeramische Restaurationen in **Einzelschritten** – bspw. **quadrantenweise** – durchzuführen. Dies erleichtert das klinische und zahntechnische Vorgehen, entspannt die physische und finanzielle Belastung des Patienten und erhöht die Vorhersagbarkeit des Endergebnisses.

Zudem ermöglichen die vergleichsweise weichen Polymermaterialien ein „Einschleifen" der individuellen Kau- und Bewegungsmuster durch den Patienten in das okklusale Relief. Diese individuellen Okklusionsmuster können anschließend unter Verwendung von CAD/CAM-Technik für die definitiven Restaurationen übernommen werden. Hierzu wird das individuelle Okklusionsrelief digital oder analog abgeformt und anschließend in der CAD-Software mit dem digitalisierten Meistermodell nach der Präparation überlagert. Nun können die definitiven Restaurationen entsprechend den durch den Patienten im „Langzeittest" individualisierten **Kauflächen digital konstruiert**

werden (▸ Abb. 27.3). Diese Möglichkeit stellt einen eindeutigen Vorteil gegenüber der konventionellen Herstellung zahntechnischer Restaurationen (z.B. im Pressverfahren) dar.

27.3 Umsetzung der definitiven Restauration

Eine Grundvoraussetzung für die Versorgung abrasiv veränderter Gebisse – ganz gleich ob analog oder digital gearbeitet wird – ist die vorherige **funktionelle Beschwerdefreiheit** des Patienten. Deshalb muss vor der Behandlung durch definitive keramische Restaurationen die Ausschaltung **biokorrosionsfördernder Einflüsse** sichergestellt, funktionelle Vorbehandlung abgeschlossen sein und das Ergebnis evaluiert werden. Als entscheidende weitere Schritte der definitiven Versorgung durch keramische Restaurationen sind die Materialauswahl, die darauf ausgerichtete Zahnpräparationen, die Wahl der zahntechnischen Herstellungsmethode, sowie die adäquate Befestigung der Restaurationen, zu nennen.

27

III

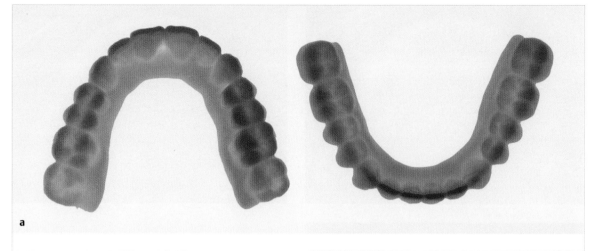

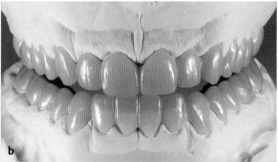

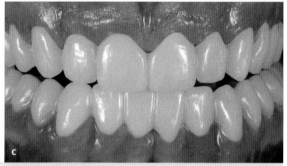

Abb. 27.2 Zahnfarbene bimaxilläre Schienen.
a Antagonistische (CAD/CAM-gefertigte) Schienen aus zahnfarbenen Polykarbonat.
b Polykarbonatschienen zur Austestung der neu definierten Okklusionsdimension auf dem Modell.
c Polykarbonatschienen zur Austestung der neu definierten dynamischen wie statischen Okklusion intraoral.

27.3.1 Materialauswahl

Merke M!

Bei der Materialauswahl für vollkeramische Versorgungen spielen verschiedene Faktoren eine entscheidende Rolle, welche individuell fallbezogen gegeneinander abgewogen werden müssen.

Folgende klinische Parameter sollten in die Wahl des **Restaurationsmaterials** einfließen (▶ Tab. 27.1):
- die Ausdehnung des Zahnhartsubstanzdefekts
- das Ausmaß der Invasivität einer notwendigen Präparation
- die Randstabilität und Mindestschichtstärke des Materials
- die anzuwendende Befestigungstechnik
- mögliche Feuchtigkeitskontrolle
- die Antagonistenfreundlichkeit
- der funktionelle Status des Patienten
- das angestrebte Okklusionskonzept
- das ästhetische Potenzial

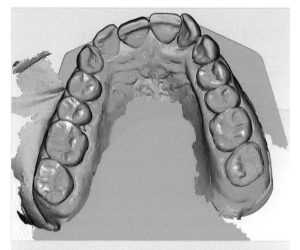

Abb. 27.3 CAD-Design der Okklusal- und Außenfläche der definitiven keramischen Teilrestaurationen in Analogie der Geometrie der Langzeitprovisorien nach klinischem Einsatz.

Tab. 27.1 Parameter zur Materialauswahl, die fallbezogen individuell gegeneinander abgewogen werden müssen.

	Parameter	Erklärung
1	Defektausdehnung	Wie groß ist der vorhandene Defekt? Bei einem wurzelbehandelten Zahn: Ist der Zahn endodontisch behandelt? Muss nur Schmelz oder auch Dentin ersetzt werden?
2	Invasivität der notwendigen Präparation	Wie kann bei maximaler Schonung der Zahnhartsubstanz trotzdem die Mindestschichtstärke der Restauration erreicht werden?
3	Randstabilität und notwendige Mindestschichtstärke	Wie viel Zahnhartsubstanz muss abgetragen werden, um die Mindestschichtstärke des Materials gewährleisten zu können?
4	Befestigungstechnik	Kann bei notwendiger adhäsiver Befestigung eine gute Feuchtigkeitskontrolle sichergestellt werden?
5	Antagonistenfreundlichkeit	Natürliche Zahnhartsubstanz oder Restaurationsmaterial am Antagonisten?
6	Funktion	Besteht funktionelle Beschwerdefreiheit, Bruxismus oder Front-Eckzahn geschützte dynamische Okklusion?
7	ästhetisches Potenzial	Anspruch des Patienten, Verfärbungen der Zahnhartsubstanz vorhanden?

Erst die Kombination und Beachtung aller dieser Parameter ermöglicht es, die Restauration auf den Patienten und die klinische Situation individuell maßzuschneidern.

Merke

Bei der Materialauswahl sollte die funktionelle **Langzeitstabilität** und der **maximale Erhalt** natürlicher Zahnhartsubstanz im Zentrum der Überlegungen stehen.

Bis heute erfüllt leider noch kein Material alle diese Erwartungen. Allerdings scheinen **keramische Restaurationen** den weit gefächerten Anforderungen aktuell am besten zu entsprechen. Jedoch hängt der klinische Langzeiterfolg, trotz der Weiterentwicklung der keramischen Materialien, insbesondere im CAD/CAM-Bereich neben der korrekten Indikationsstellung und der Materialauswahl maßgeblich vom Grad der Kenntnisse und Erfahrungen des Behandlers und des Zahntechnikers sowie einem adäquaten Okklusionskonzept ab.

Merke

Ebenso richtet sich die Materialwahl nach der Art und Menge der zu ersetzenden Zahnhartsubstanz. So scheinen **silikatkeramische Materialien** aufgrund ihrer guten ästhetischen und mechanischen Eigenschaften gut geeignet, um Zahnschmelz im Frontzahnbereich wie auch als Teilrestaurationen im Seitenzahnbereich zu ersetzen [852], [853], [854].

Ausgedehnte silikatkeramische Onlays zeigten in In-vitro-Untersuchungen eine überwiegend gute Stressverteilung, mit einer für Keramiken günstigen Kompression im Bereich der Grenzflächen [855]. Ebenso zeigten silikatkeramische Onlays unter klinischen Bedingungen über 12 Jahre **zufriedenstellende Langzeitergebnisse** und können demzufolge auch bei ausgedehnten Zahnhartsub-

stanzdefekten eingesetzt werden [853]. In einer weiteren klinischen Studie mit Teilrestaurationen aus leuzitverstärkter Glaskeramik wurde nach einer Beobachtungsdauer von 12,6 Jahren an pulpavitalen Zähnen eine Misserfolgsquote von 20,9 % beobachtet. Jedoch stieg an wurzelkanalbehandelten Pfeilerzähnen die Misserfolgsrate auf 39 % [854]. Allerdings muss die Bewertung dieser Ergebnisse vor dem Hintergrund erfolgen, dass Restaurationen aus leuzitverstärkter Glaskeramik beobachtet wurden, welche heutigen Materialien bspw. auf Basis von Lithium-Disilikat-Keramik (▸ Abb. 27.4) in puncto Festigkeit deutlich unterlegen sind [856]. Grundsätzlich scheinen glaskeramische Onlay-Schalen jedoch aufgrund ihrer schmelzähnlichen Eigenschaften und des optimalen Grenzflächenverhaltens gegenwärtig sehr gut geeignet, um abradierte und biokorrodierte einzelne Seitenzähne zu rekonstruieren (▸ Abb. 27.4), [855].

Merke

Glaskeramische Onlay-Schalen scheinen aufgrund ihrer schmelzähnlichen Eigenschaften und des optimalen Grenzflächenverhaltens nach heutigem Stand sehr gut geeignet, um abradierte und biokorrodierte einzelne Seitenzähne zu rekonstruieren.

27

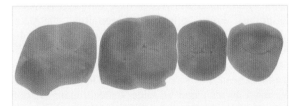

Abb. 27.4 Okklusale Teilrestaurationen (Onlay-Schalen) aus Lithium-Disilikat-Keramik. Im Durchlicht ist die geringe Schichtstärke der Restaurationen erkennbar.

III

Mit der Einführung von **Lithium-Disilikat-Keramik** (IPS e.max Press oder CAD), die gegenüber klassischen Silikatkeramiken eine höhere Biegefestigkeit und Risszähigkeit aufweist, konnten notwendige Abtragsraten für vollkeramische Onlays und Teilrestaurationen erheblich reduziert werden (Kap. 27.3.2), [857].

Falls der Ersatz eines Einzelzahns oder mehrerer Zähne notwendig wird, muss die Materialauswahl neu überdacht und auf stabilere Materialien zurückgegriffen werden. Während im Frontzahnbereich vollkeramische Brücken bei korrekter Materialauswahl als wissenschaftlich abgesichert gelten, stellen sie im Seitenzahnbereich nur teilweise eine wissenschaftlich fundierte und zuverlässige Alternative zu metallkeramischen Brücken dar. 3-gliedrige Brücken aus monolithischer Lithium-Disilikat-Keramik bspw. sollten nur bis hin zum Ersatz des ersten Prämolaren eingesetzt werden, nicht jedoch weiter posterior [858], [859]. Für 3-gliedrige Brücken aus zirkoniumoxidverstärkter Aluminiumoxid-Keramik mit Verblendung werden Überlebensraten zwischen 90–96,8 % nach einer Beobachtungsdauer von 5 Jahren beschrieben [860], [861]. Ähnliche Resultate sind für 3-gliedrige Brücken aus Zirkoniumoxid-Keramik mit Verblendung verfügbar [862], [863], [864], [865], [866], [867]. Für Brücken mit größerer Spanne besteht laut S 3-Leitlinie für vollkeramische Kronen und Brücken bis heute noch nicht ausreichend wissenschaftliche Evidenz [868].

Merke

Monolithische 3-gliedrige Brücken aus Lithium-Disilikat-Keramik können aus Stabilitätsgründen nur maximal einen Prämolaren ersetzen.

27.3.2 Präparation

Die Präparation sollte auf die grundsätzlichen **Materialeigenschaften** keramischer Werkstoffe abgestimmt erfolgen. Keramiken tolerieren **Druckbelastungen** sehr gut, reagieren allerdings sehr sensibel auf Zugspannungen. Diese können, zumeist von Fehlstellen in der Restauration ausgehend, Risse innerhalb der Keramik initiieren und/oder vorantreiben. Das Wissen über diese Eigenschaften beeinflusst direkt die Präparationsgestaltung, die Materialauswahl beim Aufbau des Pfeilerzahns, sowie auch die **Gestaltung** der inneren Passung und des Okklusionskonzepts. Grundsätzlich sollten Präparationen für vollkeramischen Zahnersatz an den Innenflächen abgerundet gestaltet werden und es sollte keine primäre Friktion oder Retentionsform (aktive Passform) im Sinne einer zu engen Passung vorliegen, um (Zug-) Spannungskonzentrationen auf der Innenseite der Restauration zu vermeiden (passive Passform) (▶ Abb. 27.5).

Gleichzeitig gilt bei der Überlegung über die geeignete Präparationsform der Grundsatz „soviel wie nötig – jedoch so wenig wie möglich". Steht doch der **maximale Zahnhartsubstanzerhalt** als oberstes Ziel fest; erst recht, wenn biokorrosive Faktoren bereits zu einem ausgedehnten Zahnhartsubstanzverlust geführt haben. So zeigen verschiedene In-vitro-Untersuchungen, dass eine zunehmende Menge an verbleibender Zahnhartsubstanz bei endodontisch behandelten Zähnen, unabhängig vom Zahntyp, zu einer gesteigerten Bruchfestigkeit führt [869], [870]. Ebenso können bei einem endodontisch behandelten Molaren, durch die Therapieentscheidung eine Teilkrone anstelle einer Vollkrone einzusetzen, bis zu 45 % zusätzliche Zahnhartsubstanz erhalten werden [871].

Zudem zeigen Messungen des Substanzabtrags verschiedener Präparationsgeometrien, dass durch Vollkronenpräparation sowohl im Front- als auch im Seitenzahnbereich bis zu 70 % der Zahnhartsubstanz der klinischen Krone abgetragen werden [872], [873], [874], (▶ Abb. 27.6). Diese Werte beeinflussen zunehmend die Therapieauswahl und es zeigt sich ein klarer Trend bis hin zu weniger invasiven, defektorientierten Teilrestaurationen [871]. Klinische Studien zum Langzeitverhalten vollkeramischer Veneers und Teilrestaurationen über eine Beobachtungsdauer von bis zu 12 Jahren belegen zudem, dass keine, oder im Vergleich zu Studien mit metallkeramischen Vollkronen – eine extrem geringe Devitalisierungsrate der Pulpa auftrat [854], [864]. Somit scheint sich eine geringe Invasivität der Präparation und Restauration vorteilhaft auf den Vitalitätserhalt restaurierter Pfeilerzähne auszuwirken. Vor diesem Hintergrund vollzieht sich in der festsitzenden Prothetik in den letzten Jahren ein Trend hin zu weniger invasiven Präparationen und Therapiekonzepten [876], [877], [878], [879], [880].

Durch eine **defektorientierte Präparation** und die Möglichkeit der Umgehung retentiver Präparationsgeometrien bieten vollkeramische Onlays einen sinnvollen Weg zur Vermeidung Zahnhartsubstanz fordernder tradi-

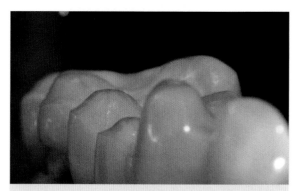

Abb. 27.5 Präparationen für vollkeramische Onlay-Schalen. Neben gut definierten Präparationsgrenzen sollen alle Innenkonturen weich und abgerundet sein, um ungünstige Spannungsverteilungen in der späteren keramischen Versorgung zu vermeiden.

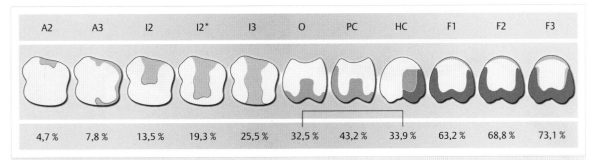

A2	A3	I2	I2*	I3	O	PC	HC	F1	F2	F3
4,7 %	7,8 %	13,5 %	19,3 %	25,5 %	32,5 %	43,2 %	33,9 %	63,2 %	68,8 %	73,1 %

Abb. 27.6 Prozentualer Substanzabtrag von Zahnhartgewebe in Abhängigkeit der erforderlichen Präparationsgeometrie, hier am Beispiel eines oberen Molaren aufgezeigt. [874]

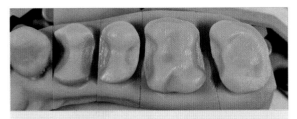

Abb. 27.7 Defektorientierte Präparationen nach Intraoralscan. Im Modell zeigt sich die möglichst oberhalb des Zahnäquators verlaufende Präparationsgrenze.

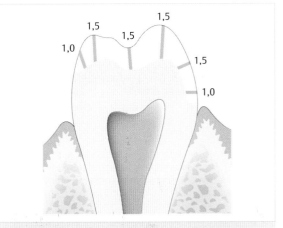

Abb. 27.8 Unterschied zwischen einem okklusalen Onlay (links) und einem sog. Onlay-Veneer (rechts) mit (in mm) angegebenen Substanzabtrag von Zahnhartgewebe.

tioneller prothetischer Maßnahmen [885]. Diese sind besonders zahnhartsubstanzschonend, solange vermieden wird, über den Äquator hinaus in die Infrawölbung des Zahnes zu präparieren (▶ Abb. 27.7), [877].

Grundsätzlich ergibt es Sinn, zwischen Onlays (rein okklusale Ausdehnung) und Onlay-Veneers (Einbeziehung der vestibulären Fläche) zu unterscheiden. Letztere wären indiziert, wenn eine umfangreiche Form- und Farbänderung in der ästhetischen Zone (bspw. im Prämolarenbereich) erwünscht ist. Für okklusale Onlays aus Lithium-Disilikatkeramik gelten heute Mindestschichtstärken von 1,0 mm für monolithische Restaurationen (Maltechnik).

Eine weitere Reduzierung dieser Schichtstärke wird derzeit bei entsprechender Unterstützung durch Zahnschmelz diskutiert [882], [883], [884]. Zur klinischen Kontrolle der Präparationstiefe kann entweder ein „Mockup" oder ein zuvor anhand des Langzeitprovisoriums oder „Waxups" angefertigter Präparationsschlüssel dienen.

Zur Umsetzung dieser nur gering invasiven Präparationsformen lassen sich neue Präparationsinstrumente empfehlen, welche in Ihrer Geometrie den späteren Restaurationsformen nachgeformt, sowie in Ihrer Dimensionierung den Mindestschichtstärken der Materialien nachempfunden sind. Zum anderen sollten sie die Schonung angrenzender anatomischer Strukturen und Nachbarzähne ermöglichen. Somit eignen sich neben rotierenden Instrumenten **1-seitig diamantbesetzte, oszillierende Präparationsinstrumente** zur Umsetzung der aktuellen, minimalinvasiven Präparationsgeometrien (▶ Abb. 27.8), (▶ Abb. 27.9), (▶ Abb. 27.10).

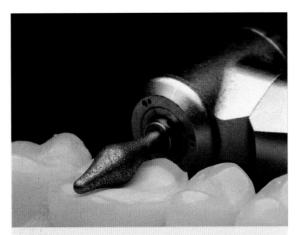

Abb. 27.9 Okklusale Gestaltung einer Onlay-Präparation mit einem speziell entwickelten Okklusalschleifer in seiner Funktion als Finierer (hier OccluShaper 8370.314.035 der Fa. Komet, Lemgo).

27

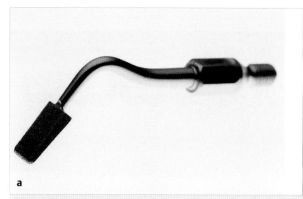
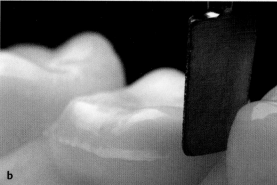

a

b

Abb. 27.10 Zum Finieren der Approximalräume sind speziell entwickelte (1-seitig diamantierte) Schallfeilen verfügbar.
a Schallfeile SFM6 für mesiale Approximalräume der Fa. Komet, Lemgo.
b Approximale Präparation mit Schallfeile.

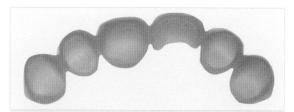

Abb. 27.11 Ein anatomisch korrekt gestaltetes Provisorium ist Voraussetzung für eine reizfreie Gingiva während der Abformung.

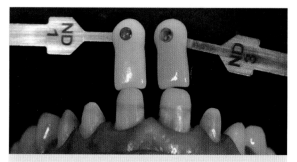

Abb. 27.13 Die Weitergabe der Stumpffarbe an den Zahntechniker ermöglicht die Anpassung der Transzluzenz der Restauration an die klinischen Gegebenheiten. So erhält man später ein möglichst farblich homogenes Erscheinungsbild der Versorgung.

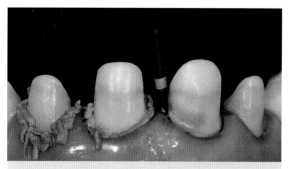

Abb. 27.12 Die Kombination von Fadentechnik und Retraktionspaste ermöglicht die Darstellung der Präparationsgrenze während der Abformung.

27.3.3 Abformung

Die exakte Übertragung der klinischen Situation durch die **Abformung** in das Dentallabor ist ein entscheidender Schritt für die Herstellung indirekter Restaurationen. Neben den konventionellen Abformmassen setzen sich zunehmend Intraoralscanner am Markt durch. Gegenwärtig sind die meisten am Mark erhältlichen **Intraoralscanner** in der Lage, einen Quadranten in ausreichender Genauigkeit, Auflösung und Qualität darzustellen und die entsprechenden Workflows sind konsistent [885]. Bei der intraoralen Digitalisierung gesamter Kiefer bestehen al-

lerdings noch Fragen hinsichtlich eines möglichen optischen Verzugs der Scans, der Positionierung der Daten im virtuellen oder digitalen Artikulator und der Praktikabilität entsprechender Workflows [886]. Sicherlich ist hier in naher Zukunft eine schnelle Weiterentwicklung zu erwarten. Die Grundforderung nach einem präzisen Gingiva-Management und einer guten Vorbereitung der klinischen Situation zur optimalen Darstellung der Präparationsgrenze bleibt allerdings bestehen, egal ob die Abformung digital oder analog erfolgt. Neben einem gut sitzenden und parodontal günstig gestalteten Provisorium (▸ Abb. 27.11) erfolgt das **Gingiva-Management** meist mittels Retraktionsfäden und Retraktionspasten (▸ Abb. 27.12).

Neben der Abformung, der Kieferrelationsbestimmung sowie einer Gesichtsbogenübertragung sollte bei vollkeramischem Zahnersatz ebenso die **Farbe** der aufnehmenden Zahnstümpfe nach Präparation an den Zahntechniker weitergegeben werden, um durch korrekte Materialauswahl und Transluenzanpassung der Restaurationsmaterialien ein möglichst farblich homogenes Erscheinungsbild zu erhalten (▸ Abb. 27.13).

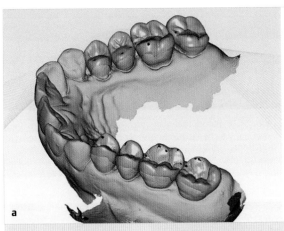
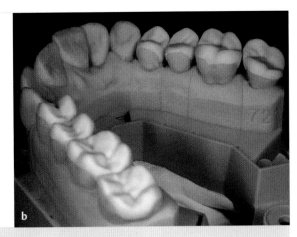

Abb. 27.14 Herstellung im digitalen Workflow nach Intraoralscan.

a Zahntechnische Herstellung mittels CAD/CAM-Verfahren. Der Designprozess der definitiven Restaurationen erfolgt in Analogie zur äußeren Form der zuvor klinisch getesteten Langzeitprovisorien.

b Im CAD/CAM-Verfahren geschliffene Restaurationen aus einer Lithium-Disilikat-Keramik unmittelbar vor dem Kristallisierungsprozess auf einem additiv (stereolithografisch) gefertigten Modell.

27.3.4 Zahntechnische Herstellungsmöglichkeiten der Restaurationen

Grundsätzlich können CAD/CAM-gefertigte Restaurationen von herkömmlich hergestellten (geschichteten/gepressten) Restaurationen unterschieden werden [887]. Während sich bspw. Restaurationen aus Lithium-Disilikat herkömmlich oder digital herstellen lassen, können Oxidkeramiken nur durch den Einsatz von CAD/CAM-Technologien bearbeitet werden. Ein wesentlicher Vorteil der **digitalen Vorgehensweise** bei der Versorgung abrasiver Gebisse stellt die Möglichkeit dar, die während der Vorbehandlungsphase erarbeitete Form der Langzeitprovisorien, bei Beschwerdefreiheit ohne größeren Aufwand exakt in den definitiven keramischen Zahnersatz zu überführen (▶ Abb. 27.3). Hierzu erfolgt eine analoge oder digitale Abformung der Langzeitprovisorien, welche anschließend als Datensatz mit der Abformung der Präparationen überlagert wird. So können die entsprechenden Restaurationen in die „Außenform" hineingerechnet werden ▶ Abb. 27.14.

Neue **additive Ansätze** (3-D-Druckverfahren) zur zahntechnischen Herstellung von definitivem keramischem Zahnersatz sind derzeit in der Entwicklung und versprechen in Zukunft die Herstellung noch effizienter und ökonomischer zu gestalten. Allerdings müssen sich diese Verfahren und resultierenden Restaurationen zunächst mit den heutigen hochwertigen subtraktiven Verfahren als mindestens ebenbürtig hinsichtlich ihrer Materialqualität, Ästhetik und Ökonomie erweisen.

Unabhängig vom Herstellungsweg sollte Wert auf ein **ausgewogenes Okklusionskonzept** gelegt werden.

Merke

Eine Front-Eckzahn-geschützte dynamische Okklusion reduziert Scherbelastungen (Zugspannungen) innerhalb der vollkeramischen Seitenzahn-Kauflächen und erhöht damit deren langfristige klinische Erfolgsaussichten.

27.3.5 Eingliederung

Die Wahl der **Befestigungsalternative** hängt maßgeblich von der Präparationsform ab. Die passive Passform vollkeramischer Restaurationen führt in den meisten Fällen dazu, dass die Präparation keine primäre Retention, sprich Friktion aufweist und somit ein adhäsives Eingliedern notwendig macht (▶ Abb. 27.15), [888]. Vor diesem Hintergrund sollte auch ein „Probetragen" von vollkeramischen Restaurationen generell **vermieden** werden.

Ebenso zeigt die Literatur, dass in der täglichen Praxis selbst Präparationen für Einzelkronen einen durchschnittlichen Konvergenzwinkel von über 25° aufweisen [889]. Somit ist in den meisten Fällen eine adhäsive Befestigung gefordert, um vorzeitige Retentionsverluste zu vermeiden. Dabei ist, neben dem exakten klinischen Vorgehen, auf eine **reizfreie Gingivasituation** (▶ Abb. 27.16) zu achten. Ebenfalls sollte insbesondere auf die Möglichkeit zur Umsetzung einer effektiven Feuchtigkeitskontrolle bspw. durch Anwendung von Kofferdam (▶ Abb. 27.17) und auf strikte Einhaltung des Vorgehens analog den Herstellerempfehlungen geachtet werden, um einen möglichst langlebigen Verbund zwischen Zahnhartsubstanz und Restauration zu erzielen. Die ▶ Tab. 27.2 zeigt die Vorbehandlung verschiedener keramischer Restaurationsmaterialien.

27

III

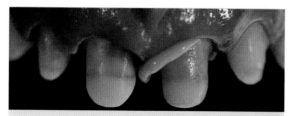

Abb. 27.15 Die Passform und der Randschluss der Restaurationen werden vor der Befestigung durch Innenabformungen („Softprobe") mit dünn fließendem Silikon kontrolliert.

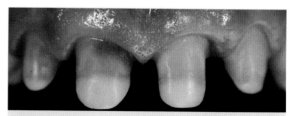

Abb. 27.16 Parodontal-hygienisch günstig gestaltete Provisorien, welche entzündungsfreie gingivale Verhältnisse herstellen, erleichtern das adhäsive Befestigen einer Restauration.

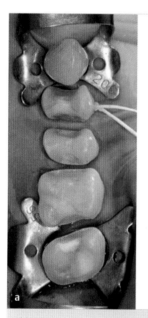
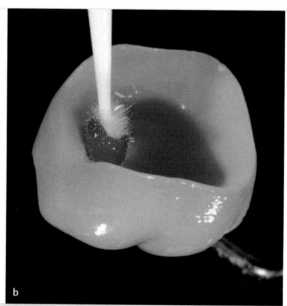
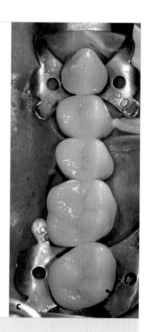

Abb. 27.17 Klinisches Vorgehen.
a Eine effektive Feuchtigkeitskontrolle ermöglicht die Anwendung von Kofferdam.
b Eingegliederte Restaurationen vor der Entfernung des Kofferdams.
c Konditionierung der Lithium-Disilikat-Restauration durch Ätzen mit Fluorwasserstoffsäure für 20 s.

Tab. 27.2 Vorbehandlung keramischer Materialien vor adhäsiver Eingliederung in den Mund des Patienten.

Restaurationsmaterial	Konditionierung, Restauration	Haftvermittler
Glas-/Feldspat-Keramiken	60–90 s ätzen mit 5 %iger Fluorwasserstoffsäure (HF)	Silan
Lithium-Disilikat-Keramik	20 s ätzen mit 5 %iger Fluorwasserstoffsäure (HF)	Silan
Zirkoniumdioxid-Keramik	Korundstrahlen (50 µm Korngröße, 10 mm Abstand, 1 bar Druck)	MDP*-haltiger Haftvermittler

* 10-Methacryloyloxydecyl-Dihydrogen-Phosphat.

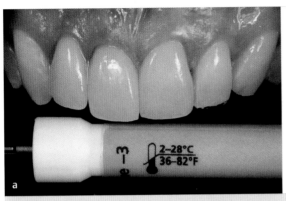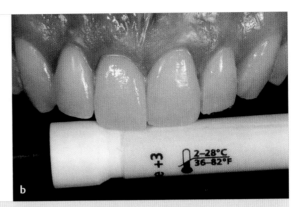

Abb. 27.18 Austestung der Farbwirkung der vollkeramischen Restaurationen an 12, 11, und 21 im Vergleich zum natürlichen Zahn 22 durch unterschiedliche Try-in-Pasten, welche farblich auf das Befestigungskomposit abgestimmt sind.
a Einfluss einer Try-in-Paste mit „warmer" Farbgebung auf das optische Erscheinungsbild der vollkeramischen Restauration.
b Einfluss einer Try-in-Paste mit „kühler" Farbgebung auf das optische Erscheinungsbild der vollkeramischen Restauration.

Im Frontzahnbereich kann zur besseren Einschätzung des ästhetischen Erscheinungsbilds und der Farbwirkung eine Einprobe mit auf das Befestigungskomposit abgestimmten Try-in-Pasten erfolgen. (▶ Abb. 27.18) Die Eingliederung sollte für Teilrestaurationen volladhäsiv in der Total-Etch- oder Selective-Etch-Technik erfolgen. Abhängig vom Transluenzgrad und der Schichtstärke der Keramik kann der Einsatz von rein lichthärtenden oder dual härtenden Befestigungskomposits empfehlenswert sein [890].

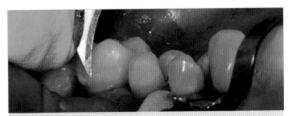

Abb. 27.19 Überschussentfernung von bspw. Bondingfahnen nach Polymerisation des Befestigungskomposits mittels gebogenem Skalpell.

27.3.6 Entfernen von Zementüberschüssen

Zur Entfernung von **Überschüssen** des Befestigungskomposits nach der Aushärtung kann neben **Zahnseide, Sonde** und **Kunststoffpellets** auch der Einsatz eines gebogenen **Skalpells** in Erwägung gezogen werden. Hierbei sollte darauf geachtet werden, nur parallel zur Klebefuge zu arbeiten, um einen möglichst homogenen Übergang zwischen Zahn und Restauration zu schaffen (▶ Abb. 27.19). Nur bei vollständiger Überschussentfernung können im weiteren Verlauf reizfreie gingivale Verhältnisse erwartet werden. Die ▶ Abb. 27.20, ▶ Abb. 27.21, ▶ Abb. 27.22, ▶ Abb. 27.23 und ▶ Abb. 27.24 zeigen die Abschlussbilder der vollkeramischen Restaurationen der im Kapitel beschrieben Falldarstellungen zur Versorgung abrasiv veränderter Gebisse.

27.4 Klinische Prognose und Risikominimierung

Merke

Neben der Ausschaltung der abrasions- und biokorrosionsfördernden Einflüsse sind die ästhetische und funktionelle Rehabilitation sowie die langzeitstabile Rekonstruktion der Biomechanik betroffener Zähne das Ziel der definitiven Versorgung abrasiv veränderter Gebisse.

Zudem soll durch die restaurativen Maßnahmen einem weiteren pathologischen Verschleiß dauerhaft entgegengewirkt werden. Insbesondere junge Patienten mit ausgeprägten abrasiven oder/und biokorrosiven Veränderungen an den Zähnen lassen den Wunsch nach einer langlebigen, wenig invasiven und gleichzeitig abrasionsstabilen Versorgungsform aufkommen. Gegenwärtig erfüllt noch kein Restaurationsmaterial alle gestellten Anforderungen, allerdings scheinen aktuell keramikbasierte Restaurationen den Erwartungen am ehesten gerecht zu werden. Aktuell vollzieht sich vor diesem Hintergrund in der festsitzenden Prothetik ein Paradigmenwechsel hin

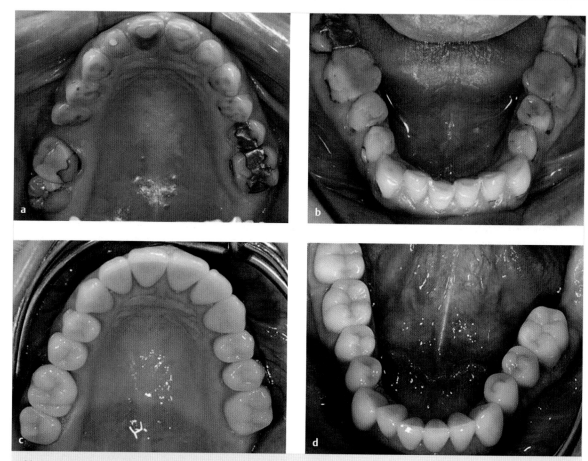

Abb. 27.20 Klinisches Fallbeispiel.
a Ausgangsbefund Oberkiefer.
b Befund 2 Jahre nach vollkeramischer Restauration.
c Ausgangsbefund Unterkiefer.
d Befund 2 Jahre nach vollkeramischer Restauration.

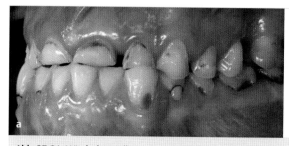
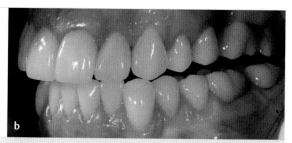

Abb. 27.21 Wiederherstellung der Front-Eckzahnführung nach vollkeramischer Restauration.
a Ausgangsbefund von lateral.
b Finale Restaurationen von lateral.

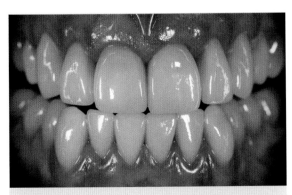

Abb. 27.22 Abschlussbefund 2 Jahre nach vollkeramischer Versorgung eines abrasiv-erosiv veränderten Gebisses durch vollkeramische Restaurationen aus Lithium-Disilikat-Keramik (IPS e.max press Multi).

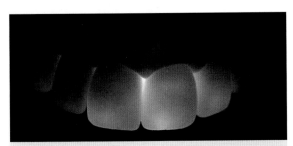

Abb. 27.23 Die Aufnahme im Durchlicht nach definitiver Eingliederung zeigt einen dem natürlichen Zahn nachempfundenen Lichtfluss durch die vollkeramischen Restaurationen.

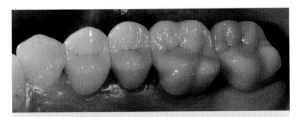

Abb. 27.24 Teilrestaurationen aus Lithium-Disilikat-Keramik 1 Jahr nach definitiver Eingliederung.

zu weniger invasiven Präparationen und Therapiekonzepten. Hierbei geht die Entwicklung entsprechender Materialien und Technologien Hand in Hand. Um mit den heute verfügbaren Möglichkeiten das Optimum zu erreichen, sollten insbesondere folgende **Risikofaktoren** vermieden werden:

- **Zu invasive Präparation:** Diese Gefahr besteht vor allem, wenn bei Teilrestaurationen der Äquator mit gefasst wird. Dieses Vorgehen führt darüber hinaus dazu, dass für den adhäsiven Verbund wichtige marginale Schmelzanteile der Präparation zum Opfer fallen.

- **Probetragen:** Dieser Sachverhalt führt meist zur Zerstörung der vollkeramischen Restaurationen bereits während des Probetragens oder später bei deren Entfernung der Restauration vor dem definitiven Einsetzen!

- **Verschleißverhalten** am Antagonisten bedenken: Um den langfristigen klinischen Erfolg und den Erhalt der vertikalen Dimension der Okklusion (VDO) zu erreichen, ist die Verschleißfestigkeit der okkludierenden Flächen abzustimmen.

27.5 Literatur

[841] Muts EJ, van Pelt H, Edelhoff D et al. Tooth wear: a systematic review of treatment options. J Prosthet Dent 2014; 112: 752–759

[842] Güth JF, Almeida e Silva JS, Ramberger M et al. Treatment Concept with CAD/CAM-Fabricated High-Density Polymer Temporary Restorations. J Esthet Restor Dent 2012; 24: 310–318

[843] Edelhoff D, Beuer F, Schweiger J et al. CAD/CAM-generated high-density polymer restorations for the pre-treatment of complex cases. Quintessence Int 2012; 43: 457–467

[844] Jakob F, Jungbauer G, Schneider J et al. Biocompatibility of new CAD/CAM-machinable materials for provisional long-term restorations. 45th IADR Meeting, Barcelona 2010, Abstr 134462

[845] Stawarczyk B, Özcan M, Trottmann A et al. Two-body wear rate of CAD/CAM resin blocks and their enamel antagonists. J Prosthet Dent 2013; 109: 325–332

[846] Edelhoff D, Schraml D, Eichberger M et al. Comparison of fracture loads of CAD/CAM and conventionally fabricated temporary fixed dental prostheses after different aging regimens. Int J Comput Dent 2016; 19: 101–112

[847] Moreno-Hay I, Okeson JP. Does altering the occlusal vertical dimension produce temporomandibular disorders? A literature review. J Oral Rehabil. 2015; 42: 875–882

[848] Edelhoff D, Liebermann A, Beuer F et al. Minimally invasive treatment options in fixed prosthodontics. Quintessence Int 2016; 47: 207–216

[849] Edelhoff D, Schweiger J, Prandtner O et al. CAD/CAM splints for the functional and esthetic evaluation of newly defined occlusal dimensions. Quintessence Int 2017; 48: 181–191

[850] Edelhoff D. Innovative treatment concepts in the rehabilitation of the worn dentition – clinical strategies outside the box. Int J Esthet Dent 2017; 12: 272–273

[851] Güth JF. Potential of innovative digital technologies and CAD/CAM composites in complex cases with change in the VDO. Int J Esthet Dent 2017; 12: 274–285

[852] Magne P, Douglas WH. Additive contour of porcelain veneers: a key element in enamel preservation, adhesion, and esthetics for aging dentition. J Adhes Dent 1999; 1: 81–92

[853] Frankenberger R, Taschner M, Garcia-Godoy F et al. Leucite-reinforced glass ceramic inlays and onlays after 12 years. J Adhes Dent 2008; 10: 393–398

[854] Van Dijken JW, Hasselrot L. A prospective 15-year evaluation of extensive dentin-enamel-bonded pressed ceramic coverages. Dent Mater 2010; 26: 929–939

[855] Magne P, Belser U. Porcelain versus compositeinlays/onlays: effect of mechanical loads on stress distribution, adhesion, and crown flexure. Int J Periodontics Restorative Dent 2003; 23: 543–555

[856] Guess PC, Selz CF, Steinhart YN et al. Prospective clinical split-mouth study of pressed and CAD/CAM all-ceramic partial-coverage restorations: 7-year results. Int J Prosthodont 2013; 26: 21–25

[857] Fradeani M, Barducci G, Bacherini L et al. Esthetic rehabilitation of a severely worn dentition with minimally invasive prosthetic procedures (MIPP). Int J Periodontics Restorative Dent 2012; 32: 135–147

27

[858] Kern M, Sasse M, Wolfart S. Ten-year outcome of three-unit fixed dental prostheses made from monolithic lithium disilicate ceramic. J Am Dent Assoc 2012; 143: 234–240

[859] Makarouna M, Ullmann K, Lazarek K et al. Six-year clinical performance of lithium disilicate fixed partial dentures. Int J Prosthodont 2011; 24: 204–206

[860] Eschbach S, Wolfart S, Bohlsen F et al. Clinical evaluation of all-ceramic posterior three-unit FDPs made of In-Ceram Zirconia. Int J Prosthodont 2009; 22: 490–492

[861] Kern T, Tinschert J, Schley JS et al. Five-year clinical evaluation of all-ceramic posterior FDPs made of In-Ceram Zirconia. Int J Prosthodont 2012; 25: 622–624

[862] Wolleb K, Sailer I, Thoma, A et al. Clinical and radiographic evaluation of patients receiving both tooth- and implant-supported prosthodontic treatment after 5 years of function. Int J Prosthodont 2012; 25: 252–259

[863] Kerschbaum T, Faber FJ, Noll FJ et al. Komplikationen von Cercon-Restaurationen in den ersten fünf Jahren. Dtsch Zahnärztl Z 2009; 64: 81–89

[864] Pjetursson BE, Tan WC, Tan K et al. A systematic review of the survival and complication rates of resin-bonded bridges after an observation period of at least 5 years. Clin Oral Implants Res 2008; 19: 131–141

[865] Raigrodski AJ, Yu A, Chiche GJ et al. Clinical efficacy of veneered zirconium dioxide-based posterior partial fixed dental prostheses: five year results. J Prosthet Dent 2012; 108, 214–222

[866] Schmitt J, Goellner M, Lohbauer U et al. Zirconia posterior fixed partial dentures: 5-year clinical results of a prospective clinical trial. Int J Prosthodont 2012;2 5: 585–589

[867] Sorrentino R, De Simone G, Tete S et al. Five-year prospective clinical study of posterior three-unit zirconia-based fixed dental prostheses. Clin Oral Investig 2012; 16. 977–985

[868] Meyer G, Kern M. Vollkeramische Kronen und Brücken. S 3 Leitlinie 2015 AWMF Registernummer 083–012

[869] Chun YH, Raffelt C, Pfeiffer H et al. Restoring strength of incisors with veneers and full ceramic crowns. J Adhes Dent 2010; 12: 45–54

[870] Soares PV, Santos-Filho PC, Martins LR et al. Influence of restorative technique on the biomechanical behavior of endodontically treated maxillary premolars. Part I: fracture resistance and fracture mode. J Prosthet Dent 2008; 99: 30–37

[871] Murphy F, McDonald A, Petrie A et al. Coronal tooth structure in root-treated teeth prepared for complete and partial coverage restorations. J Oral Rehabil 2009; 36: 451–461

[872] Al-Fouzan AF, Tashkandi EA. Volumetric measurements of removed tooth structure associated with various preparation designs. Int J Prosthodont 2013; 26: 545–548

[873] Edelhoff D, Sorensen JA. Tooth structure removal associated with various preparation designs for anterior teeth. J Prosthet Dent 2002; 87: 503–509

[874] Edelhoff D, Sorensen JA. Tooth structure removal associated with various preparation designs for posterior teeth. Int J Periodont Restorative Dent 2002; 22: 241–249

[875] Van Dijken JW, Hasselrot L. A prospective 15-year evaluation of extensive dentin-enamel-bonded pressed ceramic coverages. Dent Mater 2010; 26: 929–939

[876] Cortellini D, Canale A. Bonding lithium disilicate ceramic to featheredge tooth preparations: a minimally invasive treatment concept. J Adhes Dent 2012; 14: 7–10

[877] Fradeani M, Barducci G, Bacherini L et al. M.Esthetic rehabilitation of a severely worn dentition with minimally invasive prosthetic procedures (MIPP). Int J Periodontics Restorative Dent 2012; 32: 135–147

[878] Kern M. Einflügelige Adhäsivbrücken und Adhäsivattachments – Innovation mit Bewährung. Zahnärztliche Mitteilungen 2005; 95: 54–60, 2878–2884

[879] Vailati F, Belser UC. Full-mouth adhesive rehabilitation of a severely eroded dentition: the three-step technique. Part 1–3. Eur J Esthet Dent 2008; 3: 30–44, 128–146, 236–257

[880] Walls AW. The use of adhesively retained all-porcelain veneers during the management of fractured and worn anterior teeth: Part 2: Clinical results after 5 years of follow up. Br Dent J 1995; 178: 337–340

[881] Edelhoff D, Sorensen JA. Tooth structure removal associated with various preparation designs for posterior teeth. Int J Periodont Restorative Dent 2002; 22: 241–249

[882] Guess PC, Selz CF, Steinhart YN et al. Prospective clinical split-mouth study of pressed and CAD/CAM all-ceramic partial-coverage restorations: 7-year results. Int J Prosthodont 2013; 26: 21–25

[883] Ma L, Guess PC, Zhang Y. Load-bearing properties of minimal-invasive monolithic lithium disilicate and zirconia occlusal onlays: finite element and theoretical analyses. Dent Mater 2013; 29: 742–751

[884] Schlichting LH, Maia HP, Baratieri LN et al. Novel-design ultra-thin CAD/CAM composite resin and ceramic occlusal veneers for the treatment of severe dental erosion. J Prosthet Dent 2011; 105: 217–226

[885] Güth JF, Runkel C, Beuer F et al. Accuracy of five intraoral scanners compared to indirect digitalization. Clin Oral Investig 2017; 21: 1445–1455

[886] Güth JF, Edelhoff D, Schweiger J et al. A new method fort the evaluation oft the accuracy of full-arch digital impresions in vitro. Clin Oral Investig 2016; 20: 1487–1494

[887] Beuer F, Schweiger J, Edelhoff D. Digital dentistry: an overview of recent developments for CAD/CAM generated restorations. Br Dent J 2008; 204: 505–511

[888] Edelhoff D, Ozcan M. To what extent does the longevity of fixed dental prosthese depend on the function of the cement? Working Group 4 materials: cementation. Clin Oral Implants Res 2007; 18, Suppl 3: 193–204

[889] Güth JF, Wallbach J, Stimmelmayr M et al. Computer-aided evaluation of preparations for CAD/CAM-fabricated all-ceramic crowns. Clin Oral Investig 2013; 17: 1389–1395

[890] Goldberg J, Güth JF, Magne P. Accelerated Fatigue Resistance of Thick CAD/CAM Composite Resin Overlays Bonded with Light- and Dual-polymerizing Luting Resins. J Adhes Dent 2016; 18: 341–348

III

28 Welche Medikamente helfen bei kraniomandibulären Dysfunktionen?

K.-P. Ittner, M. Behr

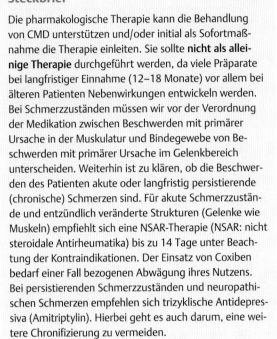

Steckbrief

Die pharmakologische Therapie kann die Behandlung von CMD unterstützen und/oder initial als Sofortmaßnahme die Therapie einleiten. Sie sollte **nicht als alleinige Therapie** durchgeführt werden, da viele Präparate bei langfristiger Einnahme (12–18 Monate) vor allem bei älteren Patienten Nebenwirkungen entwickeln werden. Bei Schmerzzuständen müssen wir vor der Verordnung der Medikation zwischen Beschwerden mit primärer Ursache in der Muskulatur und Bindegewebe von Beschwerden mit primärer Ursache im Gelenkbereich unterscheiden. Weiterhin ist zu klären, ob die Beschwerden des Patienten akute oder langfristig persistierende (chronische) Schmerzen sind. Für akute Schmerzzustände und entzündlich veränderte Strukturen (Gelenke wie Muskeln) empfiehlt sich eine NSAR-Therapie (NSAR: nicht steroidale Antirheumatika) bis zu 14 Tage unter Beachtung der Kontraindikationen. Der Einsatz von Coxiben bedarf einer Fall bezogenen Abwägung ihres Nutzens. Bei persistierenden Schmerzzuständen und neuropathischen Schmerzen empfehlen sich trizyklische Antidepressiva (Amitriptylin). Hierbei geht es auch darum, eine weitere Chronifizierung zu vermeiden.

Bei Muskelspasmen hat das Relaxans Cyclobenzaprin zwar die beste Datenlage, es ist aber in Deutschland nicht zugelassen. Als Alternative kann Orphenadrin mit Einschränkungen auch Tizanidin bzw. Baclofen (Off-Label-Use) in Erwägung gezogen werden.

In sehr seltenen Fällen kann bei massiven Schmerzzuständen der kurzfristige (!) Einsatz von Lorazepam/Opioiden in Zusammenarbeit mit einem Schmerztherapeuten diskutiert werden.

28.1 Einleitung

Bei der Gabe von Pharmaka geht zum einen darum, **Schmerzen** bei entzündlichen **Gelenk-**, **Bindegewebe-** oder **Muskelaffektionen** zu lindern (▶ Abb. 28.1), (Kap. 11), zum anderen, den **Tonus der Muskulatur** herabzusetzen. Voraussetzung für die Auswahl der Medikamente ist also eine diagnostische Differenzierung in **primär arthrogene** oder **primär muskuläre Schmerzursache**. Nicht eingeschlossen in dieser Art der Differenzierung sind neuropathische orofaziale Schmerzen [891]. Darunter fallen sehr verschieden ausgeprägte Schmerzzustände unterschiedlicher Genese. Beispiele sind persistierende Schmerzen nach Nervverletzungen, Traumata,

operativen Eingriffen (Zahnextraktion), atypische Odontalgien, aber auch Missempfindungen wie Mund- und Zungenbrennen. Darüber hinaus zeigen viele Formen von CMD häufig auch eine **psychische Komponente** [892], [893]. Hier kann, gerade bei Allodynie oder Fibromyalgie der Einsatz von angst- und depressionslösenden Medikamenten sinnvoll sein. Der Zahnmediziner ist aber gut beraten, derartige Medikamente immer in enger **Zusammenarbeit** mit entsprechenden Fachärzten zu verabreichen.

Merke

Generell ist die pharmakologische Therapie bei CMD eher als **Ergänzung** oder als **Sofortmaßnahme** zur Linderung von Beschwerden anzusehen [893]. Daher werden in diesem Kapitel schwerpunktmäßig Medikamente besprochen, welche bei konservativer Behandlung von CMD in einer Zahnarztpraxis zur Anwendung kommen könnten.

Für operative Therapiekonzepte (bspw. Gelenklavagen) wird auf die entsprechende Literatur verwiesen, welche sich auch mit der Technik der Applikation auseinandersetzt [893]. Während die Effizienz der intraartikulären Applikation von Glukokortikoiden zur Schmerzreduktion und Wiederherstellung der Funktion gut belegt ist, gilt dies nicht für vermeintlich Knorpel regenerative Maßnahmen mit Hyaluronsäure oder verwandte Präparate [894].

28.2 Therapie bei akuten Schmerzzuständen

28.2.1 Analgetika und Antiphlogistika

Schmerzzustände bei **Osteoarthritis** oder **Synovitis** im Bereich des Kiefergelenks dürften wohl am häufigsten zu behandeln sein, gefolgt von einer **Myositis** im Bereich der Kaumuskulatur. Wichtig ist aber auch die Klärung der Frage, ob es sich um einen eher **akuten** oder **chronischen Schmerzzustand** handelt. Bei akuten Schmerzereignissen sind zunächst die sauren antipyretisch-antiphlogischen Analgetika bzw. die NSAR das Mittel der Wahl.

28

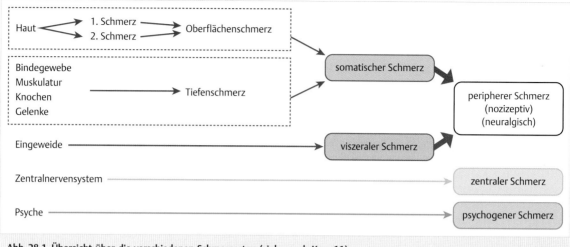

Abb. 28.1 Übersicht über die verschiedenen Schmerzarten (siehe auch Kap. 11).

Sonstiges

Zu diesen Präparaten zählen bspw.:
- Acetylsalicylsäure
- Diclofenac
- Ibuprofen
- Naproxen
- Piroxicam

Saure wie nicht saure antipyretische Analgetika hemmen die Fettsäurecyclooxygenase (COX), welche in 2 Isoformen vorkommt: COX-1 und COX-2 [895]. Aus der Arachidonsäure synthetisieren die Cyclooxygenasen verschiedene Prostaglandine. So entstehen, um 2 Beispiele zu nennen, Prostaglandin E2, welches Entzündungsreaktionen und die Mucinsekretion der gastrointestinalen Mucinzellen fördert, oder Prostaglandin I2. Letzteres hemmt die Thrombozytenaggregation, steigert die Gefäßpermeabilität und relaxiert die glatte Muskulatur. Von den beiden COX-Varianten wird die Hemmung von COX-2 hauptsächlich für die antientzündlichen Effekte verantwortlich gemacht, während die Hemmung von COX-1 verlängerte Blutungszeit und Schleimhautschäden, insbesondere der Magenschleimhaut, verursacht [895], [896].

Um eine antiphlogistisch/antirheumatische Wirkung mit Acetylsalicylsäure zu erzielen, müssen hohe Dosierungen (> 5 g/d) gewählt werden, welche dann zwangsläufig unerwünschte gastrointestinale Nebenwirkungen wie Blutungen und Schmerzen hervorrufen. Die Acetylsalicylsäure empfiehlt sich daher nicht für die Therapie von CMD. Besser geeignet sind Präparate wie Diclofenac (50 mg, 3-mal/d), Ibuprofen (400 mg, 3-mal/d, max 1600 mg/d) oder Naproxen (500 mg, 2-mal/d). Während Diclofenac und Ibuprofen Plasmahalbwertzeiten von ca. 2–3 h haben, wirkt Naproxen mit Plasmahalbwertzeiten von 10–18 h länger [897].

Merke

Bei der längerfristigen Einnahme (> 12–18 Monate) von NSAR treten vor allem bei älteren Patienten unerwünschte Nebenwirkungen wie Magenschleimhautschäden und -blutungen nahezu immer auf.

Magenschleimhautschäden und -blutungen treten bei allen NSAR auf, wenn sie längerfristig eingenommen werden. Insbesondere die sog. Reservepräparate wie Indometacin (50–100 mg/d) oder Piroxicam (10–20 mg/d) zeigen höhere Raten von unerwünschten Nebenwirkungen, welche sich auch in Kopfschmerzen, Übelkeit und Erbrechen äußern können. In der Zahnmedizin sind die **Reservepräparate** in der Regel vermeidbar.

Die Magenschleimhaut kann durch parallele Gabe von Protonenpumpeninhibitoren, H2-Rezeptor-Antagonisten oder Prostaglandin E Analogen wie Misoprostol geschont werden. Manche Präparate kombinieren Misoprostol mit Diclofenac (50 mg 3-mal/d; Arthotec) oder Naproxen mit Esomeprazol (2-mal 500 mg/d/20 mg/d; Vimovo). Allerdings ruft Misoprostol oder Esomeprazol auch Nebenwirkungen wie Diarrhö oder Menstruationsstörungen hervor, und es sollte nicht bei Frauen gegeben werden, welche eine Schwangerschaft planen [898].

Topische Anwendung von nicht steroidalen Antirheumatika

Diclofenac und Ibuprofen sind zusätzlich als **topische Applikation** in Salben und Gelen verfügbar (2–3-mal 1–g/d auftragen; Voltaren Schmerzgel). Nach Resorption durch die Haut gelangt der Wirkstoff in das Blut (anders gelangt der Wirkstoff kaum ins das Zielgebiet) und führt damit langfristig zu den gleichen unerwünschten Wirkungen wie bei einer oralen Gabe. Zusätzlich sind bei längerfristiger Anwendung Hautirritationen zu erwarten [898]. Der in den Werbemedien verbreitete Eindruck einer völlig nebenwirkungsfreien topischen Anwendung ist also irreführend. Die Wirksamkeit der topischen Anwendung wird in klinischen Studien kontrovers diskutiert [899], [900] und kann nicht als gesichert angesehen werden [894].

Selektive COX-2-Inhibitoren

Wir haben bereits darauf hingewiesen, dass COX-2 im Wesentlichen für die **Entzündungsreaktion** verantwortlich gemacht wird. Eine isolierte Hemmung von COX-2 sollte daher die **Entzündung zurückdrängen** und die Nebenwirkungen der Hemmung von COX-1 verhindern [895], [901]. Auf dieser Grundlage wurden selektive COX-2-Hemmstoffe entwickelt. Für die Anwendung bei Osteoarthritis und rheumatoider Arthritis sind „Coxibe" wie Celecoxib (Celebrex) oder Etoricoxib (Arcoxia) vorgesehen. Das Ziel, die Magenschleimhaut zu schonen, erreichen die Coxibe [896]. Langfristig angewendet, zeigen aber klinische Studien bei Anwendung von Coxiben vor allem bei älteren Patienten ein **erhöhtes Risiko** für arterielle Thrombosen und Schlaganfälle. Die Indikation ist bei Patienten mit kardiovaskulären Erkrankungen einzuschränken. Mehrere Coxibe wurden wegen unerwünschter Nebenwirkungen bereits wieder vom Markt genommen [898]. Angesichts der aufgetretenen kardiovaskulären und auch hepatotoxischen Nebenwirkungen ist der Einsatz von Coxiben in der Zahnmedizin zu überdenken, zumal in klinischen Studien keine therapeutische Überlegenheit gegenüber den „Klassikern" wie Diclofenac oder Ibuprofen bisher nachgewiesen werden konnte [894], [902].

28.2.2 Klinische Evidenz der Schmerztherapie

Ein Cochran Review zur **Schmerztherapie bei Osteoarthritis** des Kiefergelenks kam zu dem Schluss, dass es derzeit keinen evidenzbasierten Nachweis für die Wirksamkeit einer rein medikamentenbasierten Therapie gibt [894]. Dennoch konnte in klinischen Studien gezeigt werden, dass Diclofenac [13], Naproxen [902] oder Piroxicam [904] effektiver Schmerzen im Bereich des Kiefergelenks reduzierten als die Anwendung von **Placebos**. Von Bedeutung ist auch der Vergleich von Naproxen mit einem Placebo und einem Celecoxib. Während die Naproxen-Gruppe nach 6 Wochen wesentlich weniger Schmerzen angab, zeigten Celecoxib- und Placebo-Gruppen keine Unterschiede [902]. Keinen Unterschied fanden auch Mejersjö und Wenneberg zwischen einer Therapie allein mit Diclofenac und einer Gruppe mit einer adjustierten Michigan-Schiene. Bei der Schienengruppe traten die Verbesserungen allerdings zeitlich verzögert auf [905].

Merke

Die pharmakologische Therapie kann die Behandlung von CMD **unterstützen**. Sie sollte nicht als alleinige Therapie durchgeführt werden.

28.3 Therapie persistierender chronischer Schmerzzustände mit Antidepressiva

Zur Behandlung chronischer nicht maligner myogener Schmerzzustände werden auch **Antidepressiva** im sog. **Off-Label-Use** (Anwendung außerhalb der vom Hersteller des Medikamentes vorgesehenen Indikation) eingesetzt [906], [907], [908]. Antidepressiva inhibieren die Wiederaufnahme von Monoamin Oxidase (MAO), Serotonin und/oder Norepinephrin. Die Beobachtung zeigt, dass nicht selektive Monoamin-Rückaufnahme-Inhibitoren (NSMRI) wie Amitriptylin effektiver in der Schmerztherapie eingesetzt werden können als die selektiven Serotonin/Noradrenalin-Rückaufnahme-Inhibitoren (SSRI; SNRI, SSNRI); Beispiele sind Fluxoretin (SSRI), Reboxitin (SNRI), Venlafaxin (SSNRI) [909]. Eine Erklärung liegt möglicherweise darin, dass trizyklischen Antidepressiva breitgefächerter, auf zentraler wie peripherer Ebene, endogene Opiate stimulieren, welche die Nozizeption reduzieren [910]. Bei der langfristigen Anwendung von SSRI und SSNRI können dopaminerge Rezeptoren im Bereich der Basalganglien beeinflusst werden. Als Nebenwirkung treten dann vor allem nächtliches Knirschen und Pressen auf. Wir sprechen dann von einem iatrogenen Bruxismus [906], [911].

Merke

Langfristige Gabe von Serotonin/Noradrenalin-Rückaufnahme-Inhibitoren kann zu bruxismusähnlichen Symptomen führen.

28

Trizyklische Antidepressiva wie Amitriptylin weisen bei niedriger Dosierung eine analgetische Wirkung auf [909]. Dagegen werden depressive Zustände in der Regel mit höheren Dosen von 75–150 mg/d therapiert. Bleiben wir unter dieser Dosis, mit bspw. 25 mg/d (empfohlene Dosen: 10–75 mg abends [891]), so überwiegen die analgetischen Effekte. Die Indikation liegt bei chronischen sowie neuropathischen Schmerzzuständen, die nicht auf die klassischen NSAR ansprechen und bei denen depressive Verstimmungen die Schmerzattacke begleiten. Aufgrund der anticholinergen Wirkung reduziert sich die Sekretion der serösen Speicheldrüsen. Es erschlafft der Tonus der Uterus-, Harnblasen- und Darmmuskulatur sowie des M. sphincter pupillae. Dadurch entstehen Mundtrockenheit, Probleme mit der Harnverhaltung, Motilitätsstörungen des Darmes und Beeinträchtigung des Sehvermögens (Unschärfe) [912].

Merke

Trizyklische Antidepressiva, welche niedrig dosiert zur Schmerztherapie verwendet werden, können langfristig auch zu Mundtrockenheit, Sehstörungen und Motilitätsstörungen des Darmes führen.

In einer Übersichtsarbeit wurde aufgezeigt [913], dass es derzeit keine wissenschaftlichen Studien gibt, welche auf Level 1 gemäß der Strength of Recommendation Taxonomy (SORT) Kriterien zeigen, dass die Therapie von chronischen myogenen Schmerzen bei CMD mit Antidepressiva effektiv ist (mit Ausnahme von Level B). Daher gilt der Einsatz von Antidepressiva nicht als erste Wahl zu Beginn einer Therapie.

Merke

Aufgrund der Komplexität von chronischen Schmerzzuständen mit psychischem Hintergrund sollte auch der Zahnmediziner nicht alleine ohne fachärztliche Unterstützung die Behandlung chronischer myogener Schmerzzustände übernehmen.

28.4 Therapie zur Tonusreduzierung der Muskulatur

Spasmen und chronische Kontraktionen der Muskulatur führen zu Schmerzen und Funktionseinschränkungen in der Muskulatur und den angrenzenden Strukturen (Bindegewebe, Knochen). **Spasmolytica** können in Kombination mit physiotherapeutischen Maßnahmen (Kap. 29) zu einer Entspannung des Muskeltonus beitragen. Grundsätzlich müssen wir unterscheiden zwischen **peripher** und **zentral** in die Erregungsübertragung am Muskel eingreifenden Pharmaka [913].

28.4.1 Periphere Muskelrelaxantien

Sie haben überwiegend die glatte Muskulatur zum Angriffsziel und sind daher bei muskuloskelettalen Schmerzzuständen wenig geeignet. Der Einsatz **peripherer Muskelrelaxantien** empfiehlt sich daher in der zahnärztlichen Praxis zur Therapie myofaszialer Beschwerden nicht.

28.4.2 Zentrale Muskelrelaxantien

Der Muskeltonus eines Skelettmuskels wird durch periphere erregende sowie hemmende Impulse aber auch durch zentrale supraspinale Zentren reguliert. Eine pathologische Steigerung des Muskeltonus erfolgt, wenn erregende Einflüsse auf den monosynaptischen Dehnungsreflex überwiegen. Die α-Motoneurone entladen sich tonisch und die Zahl der aktiven Neurone ist erhöht. Bei entzündlich-rheumatischen Prozessen können die Tonussteigerungen in der Peripherie auf lokale mehr oder weniger begrenzte Muskelgruppen begrenzt bleiben.

Zentrale Muskelrelaxantien erschlaffen die Skelettmuskulatur. Sie greifen nicht an der motorischen Endplatte an, sondern an Synapsen des Zentralnervensystems [914]. Es vermindert sich die Aktivität in den segmental-spinalen und in den deszendierenden Bahnen (Kap. 11). Die zentralen Muskelrelaxantien stimulieren die Freisetzung des Transmitters γ-Aminobuttersäure (GABA), welcher die Weiterleitung von Nervenimpulsen an den Synapsen hemmt. Wirkstoffe sind Benzodiazipinderivate wie Chlordiazepoxid (Librium), Chlormezanon (Muskel-Transcopal) oder Diazepam (Valium). Die **sedierende Wirkung** steht bei vielen Präparaten im Vordergrund, weshalb bei der Verordnung Einschränkungen bei Verkehrsteilnehmern sowie im Berufsalltag berücksichtigt werden müssen.

Merke

Unter Einnahme zentraler Muskelrelaxantien können die Patienten in der Regel nicht am Straßenverkehr teilnehmen oder verantwortungsvollen beruflichen Tätigkeiten nachgehen.

Nebenwirkungen betreffen Mundtrockenheit, Schläfrigkeit, die Entwicklung einer Arzneimittelabhängigkeit sowie Unverträglichkeit in Kombination mit Alkohol und Barbituraten [915], [916]. Von allen Präparaten wird Diazepam am häufigsten eingesetzt. Aufgrund seiner ausgeprägten Sedierung und langen Halbwertszeit, welche die Patienten auch am Tage müde und schläfrig macht, ist es für die routinemäßige Anwendung bei Schmerzzustän-

III

den der Kaumuskulatur nur bedingt geeignet. Dies gilt auch für Tizanidin oder Baclofen, bei denen darüber hinaus auch noch beachtet werden muss, dass ihr Einsatz bei CMD ein Off-Label-Use darstellt. Als derzeit vertretbares Medikament mit relativ guter klinischer Datenlage wird Orphenadrin (2-mal 100 mg abends; Norflex) angesehen [891].

In Kombination mit NSAR scheinen **zentrale Muskelrelaxantien bei der Schmerzreduktion** zu helfen [917], [918]. Es gibt aber Hinweise, dass Diazepam nicht besser als eine Placebo-Gabe bei myogenen Schmerzen wirkt [919]. Insgesamt gilt wohl die Abschätzung, dass es derzeit keine ausreichenden wissenschaftlichen Belege dafür gibt, mit zentralen Muskelrelaxantien chronische myogene Schmerzen dauerhaft zu therapieren [894].

28.5 Neuropathische orofaziale Schmerzen

Wir verstehen darunter Schmerzzustände sehr **unterschiedlicher Genese**. Beispiele für neuropathische Schmerzen sind **persistierende Schmerzen** nach Nervverletzungen, Traumata, operativen Eingriffen (Zahnextraktion), atypische Odontalgien, aber auch Missempfindungen wie Mund- und Zungenbrennen. Wichtiges Therapieziel ist es, einer weiteren Chronifizierung des Schmerzgeschehens Einhalt zu bieten. Hierfür eignen sich die unter Kap. 28.3 aufgeführten **trizyklischen Antidepressiva** wie Amitriptylin [891].

Zusatzinfo

Eine Besonderheit liegt beim Mund- und Zungenbrennen (Burning-Mouth-Syndrom) vor. Hier gibt es Erfahrungen mit Antikonvulsiva, bspw. Clonazepam (Rivotril).
Der Patient lutscht alle 8 h eine Tablette (0,5–1 mg) für 3 min, spuckt die Tablette dann aus und spült mit Wasser nach [920]. Während einige Autoren die Anwendung von Antikonvulsiva empfehlen [891], [920], bleiben andere hinsichtlich der Evidenz derartiger Behandlungsstrategien skeptisch [921].

28.6 Literatur

[891] Fussnegger MR, Türp JC. Kraniomandibuläre Dysfunktionen und orofaziale Schmerzen: Pharmakologische Therapie. Dtsch Zahnärztl Z 2016; 71: 354–360

[892] Aktories K, Förstermann U, Hofmann F et al. (Hrsg.). Allgemeine und spezielle Pharmakologie und Toxikologie. 10. Aufl. München: Urban & Fischer, 2009

[893] Scrivan SJ, Mehta NR, Aronson MD. Temporomandibular disorders in adults. Im Internet: www.uptodate.com/contents/temporomandibular-disorders-in-adults?source=search. Topic 5629 Version 26.0, Letzter Zugriff: 23.12.2018

[894] Mujakperuo HR, Watson M, Morrison R et al. Pharmacological interventions for pain in patients with temporomandibular disorders. Cochrane Database Syst Rev 2010; (10): CD004715

[895] Seibert K, Masferrer J, Zhang Y et al. Mediation of inflammation by cyclooxygenase-2. Agents Actions Suppl 1995; 46: 41–50

[896] Hohlfeld T, Schrör K. Derivate des Arachidonsäurestoffwechsels. In: Aktories K, Förstermann U, Hofmann F et al. (Hrsg.). Allgemeine und spezielle Pharmakologie und Toxikologie. 10. Aufl. München: Urban & Fischer, 2009, 343–355

[897] Höllt V, Allgaier C. Analgetika. In: Aktories K, Förstermann U, Hofmann Fet al. Hrsg.). Allgemeine und spezielle Pharmakologie und Toxikologie. 10. Aufl. München: Urban & Fischer, 2009, 219–244

[898] Schild HJ, Förstermann U. Entzündlich-rheumatische Erkrankungen und ihre Pharmakotherapie. In: Aktories K, Förstermann U, Hofmann F et al. (Hrsg.). Allgemeine und spezielle Pharmakologie und Toxikologie. 10. Aufl. München: Urban & Fischer, 2009, 379–394

[899] Senye M, Mir CF, Morton S et al. Topical nonsteroidal anti-inflammatory medications for treatment of temporomandibular joint degenerative pain: a systematic review. J Orofac Pain 2012; 26 (1): 26–32

[900] Di Rienzo Businco L, Di Rienzo Businco A, D'Emilia M et al. Topical versus systemic diclofenac in the treatment of temporo-mandibular joint dysfunction symptoms. Acta Otorhinolaryngol Ital 2004; 24 (5): 279–283

[901] Khan AA, Brahim JS, Rowan JS et al. In vivo selectivity of a selective cyclooxygenase 2 inhibitor in the oral surgery model. Clin Pharmacol Ther 2002; 72 (1): 44–49

[902] Ta LE, Dionne RA. Treatment of painful temporomandibular joints with a cyclooxygenase-2 inhibitor: a randomized placebo-controlled comparison of celecoxib to naproxen. Pain 2004; 111 (1–2): 13–21

[903] Ekberg EC, Kopp S, Akerman S. Diclofenac sodium as an alternative treatment of temporomandibular joint pain. Acta Odontol Scand 1996; 54 (3): 154–159

[904] Roldan OV, Maglione H, Carreira R et al. Piroxicam, diazepam and placebo in the treatment of temporomandibular joint dysfunction. Double blind study. Rev Asoc Odontol Argent 1990; 78 (2): 83–85

[905] Mejersjo C, Wenneberg B. Diclofenac sodium and occlusal splint therapy in TMJ osteoarthritis: a randomized controlled trial. J Oral Rehabil 2008; 35 (10): 729–738

[906] Coper H. Psychopharmaka. Pharmakotherpie von Psychosen und psychoreaktiven Störungen. In: Forth W, Henschler D, Rummel W (Hrsg.). Allgemeine und spezielle Pharmakologie und Toxikologie. 5. Aufl. Mannheim, Wien, Zürich: BI Wissenschaftsverlag, 1987, 547–560

[907] Fishbain D. Evidence-based data on pain relief with antidepressants. Ann Med 2000; 32 (5): 305–316

[908] Rizzatti-Barbosa CM, Nogueira MTP et al. Clinical evaluation of amitriptyline for the control of chronic pain caused by temporomandibular joint disorders. Cranio 2003; 21 (3): 221–225

[909] Onghena P, van Houdenhove B. Antidepressant-induced analgesia in chronic non-malignant pain: a meta-analysis of 39 placebo-controlled studies. Pain 1992; 49 (2): 205–219

[910] Mico JA, Ardid D, Berrocoso E et al. Antidepressants and pain. Trends Pharmacol Sci 2006; 27 (7): 348–354

[911] Forth W, Henschler D, Rummel W (Hrsg.). Allgemeine und spezielle Pharmakologie und Toxikologie. 5. Aufl. Mannheim, Wien: BI Wissenschaftsverlag, 1987

[912] Greeff K, Palm D. Einführung in die Pharmakologie des peripheren autonomen Nerbensystems. In: Forth W, Henschler D, Rummel W (Hrsg.). Allgemeine und Spezielle Pharmakologie und Toxikologie. 5. Aufl. Mannheim, Wien: BI Wissenschaftsverlag, 1987, 98–121

[913] Cascos-Romero J, Vazquez-Delgado E, Vazquez-Rodriguez E et al. The use of tricyclic antidepressants in the treatment of temporomandibular joint disorders: systematic review of the literature of the last 20 years. Med Oral Patol Oral Cir Bucal 2009; 14 (1): E3–7

[914] Jurna I. Zentrale Muskelrelaxantien. In: Forth W, Henschler D, Rummel W (Hrsg.). Allgemeine und spezielle Pharmakologie und Toxikologie. 5. Aufl. Mannheim, Wien: BI Wissenschaftsverlag, 1987, 122–123

28

[915] Rote Liste. Fachinformation. Rote Liste Service GmbH, Frankfurt/Main, 2017

[916] Dym H, Bowler D, Zeidan J. Pharmacologic Treatment for Temporomandibular Disorders. Dent Clin North Am. 2016; 60(2): 367–379

[917] Stanko JR. Review of oral skeletal muscle relaxants for the craniomandibular disorder (CMD) practitioner. Cranio 1990; 8 (3): 234–243

[918] Singer E, Dionne R. A controlled evaluation of ibuprofen and diazepam for chronic orofacial muscle pain. J Orofac Pain 1997; 11 (2): 139–146

[919] Pramod GV, Shambulingappa P, Shashikanth MC et al. Analgesic efficacy of diazepam and placebo in patients with temporomandibular disorders: a double blind randomized clinical trial. Indian J Dent Res 2011; 22 (3): 404–409

[920] Gremeau-Richard C, Woda A, Navez ML et al. Topical clonazepam in stomatodynia: A randomised placebo-controlled study. Pain 2004; 108 (1–2): 51–57

[921] McMillan R, Forssell H, Buchanan JA et al. Interventions for treating burning mouth syndrome. Cochrane Database Syst Rev, 2016; DOI: 10.1002/14651858.CD002779.pub3

III

29 Welche physiotherapeutische Maßnahmen helfen bei kraniomandibulären Dysfunktionen?

K. Behr, J. van de Loo, M. Behr

Steckbrief

Während in der Zahnmedizin das Behandlungsspektrum bei CMD im Wesentlichen auf Aufbissbehelfe und die Verordnung von Medikamenten beschränkt ist, stehen in der Physiotherapie eine **weite Palette von Maßnahmen** zur Verfügung Gelenke, Muskeln, Faszien, Bänder sowie Nerven- und Gefäßbahnen zu beeinflussen. Ein weiterer Vorteil der Physiotherapie liegt auch darin, dass Dysfunktionen nicht nur als lokales Ereignis, sondern in ihren Auswirkungen auf den **gesamten Körper** betrachtet werden. Daher ist bei der Behandlung von CMD die Verordnung physiotherapeutischer Leistung von essenzieller Bedeutung. Dieses Kapitel erläutert die verschiedenen Therapieoptionen der Physiotherapie.

29.1 Einleitung

Dysfunktionen von Gelenken, Bändern, Sehnen, Muskeln, Bindegeweben, Gefäß- und Lymphsystemen sowie Nerven können erfolgreich mittels Physiotherapie behandelt werden [922]. Hier bieten sich verschiedene Konzepte in der Physiotherapie als Erweiterung unseres Behandlungsspektrums an. Verunsicherung bei der Einschätzung physiotherapeutischer Maßnahmen entsteht aber dadurch, dass die Patienten zahlreichen (sehr unterschiedlichen) Therapieformen zugeführt werden. Die Begriffe „Krankengymnastik", „**Physiotherapie**", „Manuelle Medizin", „Manuelle Therapie", „Manualtherapie", und „Osteopathie" werden oft synonym verwendet und lassen sich nur unscharf voneinander abgrenzen. Die Ausbildungswege der Therapeuten variieren erheblich. Es wird daher im folgenden Text nur von „Physiotherapie" gesprochen.

Evidenzbasierte Therapieansätze sind, ähnlich wie in der gesamten Medizin, rar und manche Autoren sehen den Nutzen diverser Therapieformen kritisch [923], [924]. Da viele Erkrankungen auch ohne Therapie ausheilen, Placebo-Effekte und Suggestion des Therapeuten einen Einfluss auf den Heilerfolg haben, gewinnen insbesondere junge Therapeuten leicht den fälschlichen Eindruck, dass die von Patienten berichtete Besserung, allein auf ihre Therapie zurückzuführen sei. Das sind typische Fälle von „Allegiance", in welcher der Therapeut kritiklos von der Überlegenheit seiner Maßnahmen überzeugt ist. Wirklich nachweisen lässt sich die Wirksamkeit einer Therapie oder Methode nur in kontrollierten randomisierten Studien [925].

Dennoch kamen vor kurzem durchgeführte systematische Reviews zur Evidenz von physiotherapeutischen Maßnahmen zur Schmerzbekämpfung bei CMD zu dem Schluss, dass sie erfolgreich **Beschwerden** und **Funktionseinschränkungen reduzieren** können [926], [927], [928], [929].

Die Therapieformen können um physikalische Maßnahmen wie Wärme- (Fango) oder Kälte-Applikation sowie Elektrotherapie [930], [931] ergänzt werden. Sie müssen mit auf dem Rezept angegeben werden (s. u. Verordnung physiotherapeutischer Leistungen) [932].

Merke

Zur zielgerichteten Auswahl physiotherapeutischer Techniken ist die Unterscheidung in eine primär arthrogene, neurogene, myogen-fasziale oder ligamentäre Leitsymptomatik sinnvoll. Hier obliegt dem Zahnmediziner die Aufgabe, eine korrekte Diagnose zu stellen. Zumeist sind aber bei CMD alle Strukturen der Hart- und Weichgewebe wechselseitig betroffen.

Ein besonderes Augenmerk gilt auch der **Kopfhaltung**, der Funktionsprüfung der **Halswirbelsäule** sowie ein Blick auf die gesamte **Körperhaltung** [929], (▶ Abb. 29.1). Während sich zahnmedizinische Therapieformen auf Interventionen in der Mundhöhle beschränken, stehen dem Physiotherapeuten Möglichkeiten zur Verfügung, Funktionsstörungen in **nahezu allen mitbeteiligten Körperregionen zu therapieren** [933].

Die Physiotherapie hat bei CMD das **Ziel** [934]:
- die Mobilität des Kiefergelenks und ggf. der benachbarten HWS wiederherzustellen
- Schmerzen im Kiefergelenk und in begleitender Muskulatur/begleitendem Weichteilgewebe zu lindern
- und die Funktion der Muskulatur und des Faszienapparats zu harmonisieren

sodass präventiv eine korrekte Körperhaltung (primär Unterkiefer, Halswirbelsäule) einer künftigen Dysfunktion vorbeugen kann.

29

III

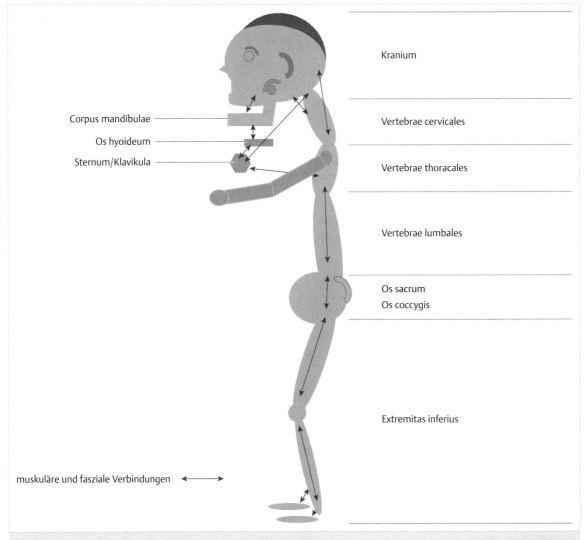

Kranium

Corpus mandibulae

Os hyoideum

Sternum/Klavikula

Vertebrae cervicales

Vertebrae thoracales

Vertebrae lumbales

Os sacrum
Os coccygis

Extremitas inferius

muskuläre und fasziale Verbindungen

Abb. 29.1 Schematische Darstellung eines Patienten mit gekrümmter Wirbelsäule. Zu beachten sind die anteriore Kopfhaltung und die Vorverlagerung des Corpus mandibulae.

Merke

Alle Maßnahmen der Physiotherapie können nur dann erfolgreich Beschwerden und Dysfunktionen eines Patienten therapieren, wenn auch der **Patient selbst** aktiv wird. Die **Aufgaben** des Physiotherapeuten liegen daher in erster Linie in der Anleitung und Kontrolle der richtigen Übungsdurchführung, und darin, den Patienten über Haltungsfehler und unphysiologische Bewegungsabläufe, aufzuklären und Änderungen in den Alltag einzuführen. Es kann nicht erwartet werden, dass eine 20–30 minütige physiotherapeutische Behandlung pro Woche den Durchbruch bei der Therapie bringt. Der Patient ist **selbst gefordert**, zu seiner Genesung beizutragen. Zum verantwortungsvollen Verordnen physiotherapeutischer Maßnahmen gehört auch die Kontrolle, zu prüfen, inwieweit sich der Patient aktiv in den Prozess seiner Genesung einbringt (▸ Abb. 29.2).

29.2 Therapieauswahl

Bei CMD können wir unterscheiden zwischen:
- **primär arthrogenen Beschwerden**
  - Osteoarthritis (Kap. 9)
  - Osteoarthrose (Kap. 9)
  - Diskusverlagerung mit Reposition des Diskus (Kap. 9)
  - Diskusverlagerung ohne Reposition des Diskus (Kap. 9)
  - hypermobilen Gelenken
  - hypomobilen Gelenken
- **primäre Beschwerden in den Weichteilgeweben**
  - Dysfunktion der Kaumuskulatur und des Faszienapparats
  - Dysfunktion der infra- und suprahyalen Muskulatur sowie Faszien
  - Dysfunktion der Muskulatur und Faszien der oberen und unteren Wirbelsäule sowie des Rumpfes

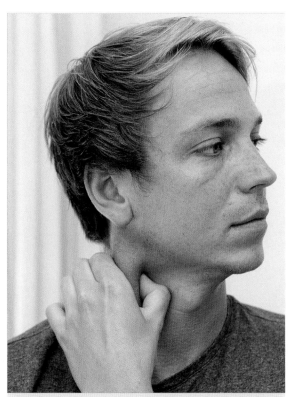

Abb. 29.2 Patient detonisiert selbstständig einen hypertonen M. sternocleidomastoideus. Zu beachten ist die anteriore Kopfhaltung und die Vorverlagerung des Corpus mandibulae.

- **primäre Störungen der neuromuskulären Steuerung**
  - Dysfunktion der motorischen, sensiblen und vegetativen Anteile der Hirnnerven (Kap. 6)
  - Dysfunktion motorischer Hirnareale, bspw. der motorischen Großhirnrinde und der Basalganglien (Kap. 6)
  - Dysfunktion von Reflexbögen
  - lokale Unterbrechung der Weiterleitung von Nervenimpulsen; bspw. nach Traumata (Kap. 11).
  - neuropathische Erkrankungen (periphere Nervenläsionen bspw. nach operativen Eingriffen in der Mundhöhle oder Unfällen)

Myofasziale, arthrogene, ligamentäre wie neurologische Störungen beeinflussen sich **wechselseitig**. Die Therapie (Verordnung von Physiotherapie) richtet sich zunächst nach der Leitsymptomatik. Daher sind Therapieformen für die verschiedenen Ausprägungen einer Dysfunktion bei der Auswahl zu berücksichtigen. So kann bspw. eine Osteoarthrose mit myogenen Schmerzsymptomen einhergehen. Für solche Fälle stellt die Physiotherapie ein breites Spektrum von Behandlungsstrategien zur Verfügung (▶ Abb. 29.3). Beispiele und Hinweise zum Ausfüllen physiotherapeutischer Rezepte finden sich am Ende dieses Kapitels [935].

29.2.1 Osteoarthritis (nicht rheumatischer/ rheumatischer Genese)

Im akut entzündlichen Stadium sind physiotherapeutische Maßnahmen zunächst **kontraindiziert**. Physikalische Maßnahmen wie kühlen (nicht unter 10 °C) der entzündlich veränderten Gelenkregion mindern aber Schmerzen und reduzieren Schwellungen. Danach können behutsame Mobilisationstechniken die Gelenkbeweglichkeit sichern und eine Adhäsion verhindern helfen. Durch **Traktion** – gleichbedeutend mit **Distraktion** im Kiefergelenk – werden die artikulierenden Flächen voneinander separiert. Dieser Sachverhalt mindert den Druck im Gelenk und reduziert die Schmerzhaftigkeit. Auch eine geschrumpfte Gelenkkapsel erhöht durch Narbenzug den Druck auf die entzündeten Strukturen, was durch Traktion vorübergehend vermindert werden kann [936]. Als begleitende Maßnahmen kann **Lymphdrainage** (s. u.) den Lymphabfluss beschleunigen, die Durchblutung fördern, die Schmerzlinderung unterstützen und Regeneration des Gewebes fördern (▶ Abb. 29.4), (Kap. 8).

29.2.2 Osteoarthrose

Klinische Zeichen der Osteoarthrose sind „Krepitatio" und schmerzhafte Mundöffnungseinschränkung. Physiotherapeutische Maßnahmen (z. B. Release-Techniken, s. u.) verringern die komprimierenden Kräfte im Gelenk durch Detonisierung der Kaumuskulatur und verbessern durch behutsames, schmerzfreies „Durchbewegen" mit kleiner Bewegungsamplitude die Gelenkmobilität. Übungsprogramme lassen den Patienten physiologisch korrekte, symmetrisch ablaufende Bewegungsmuster bei der Unterkieferexkursion erlernen.

Merke

Ein wichtiger Aspekt besteht darin, dass der Patient nicht passiv die Physiotherapie „über sich ergehen lässt", sondern lernt, aktiv als „Hausaufgaben" **korrekte Übungen** zur Verbesserung seiner Unterkiefermobilität Tag für Tag selbst durchzuführen.

29.2.3 Diskusverlagerung mit und ohne Reposition des Diskus

Therapeutische Maßnahmen sollten auf eine Tonusreduzierung der Muskulatur und der Faszien abzielen, um Kompressionen von den artikulierenden Flächen und dem Gelenk insgesamt zu nehmen. Dadurch kann sich die Geräuschintensität bei Diskusverlagerung mit Reposition verringern. Am Mechanismus der Verlagerung (Kap. 9)

29

III

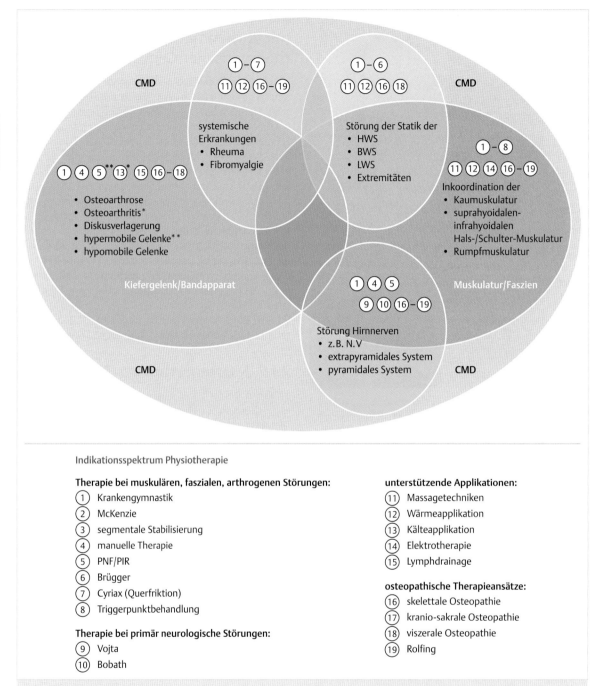

Die Zahlen 1–7 in folgender Darstellung:

CMD

(1)–(7)
(11) (12) (16)–(19)

(1)–(6)
(11) (12) (16) (18)

CMD

systemische
Erkrankungen
• Rheuma
• Fibromyalgie

Störung der Statik der
• HWS
• BWS
• LWS
• Extremitäten

(1)–(8)
(11) (12) (14) (16)–(19)

(1) (4) (5)** (13)* (15) (16)–(18)

Inkoordination der
• Kaumuskulatur
• suprahyoidalen-
  infrahyoidalen
  Hals-/Schulter-Muskulatur
• Rumpfmuskulatur

• Osteoarthrose
• Osteoarthritis*
• Diskusverlagerung
• hypermobile Gelenke**
• hypomobile Gelenke

Kiefergelenk/Bandapparat

Muskulatur/Faszien

(1) (4) (5)
(9) (10) (16)–(19)

Störung Hirnnerven
• z.B. N.V
• extrapyramidales System
• pyramidales System

CMD

CMD

Indikationsspektrum Physiotherapie

Therapie bei muskulären, faszialen, arthrogenen Störungen:
(1) Krankengymnastik
(2) McKenzie
(3) segmentale Stabilisierung
(4) manuelle Therapie
(5) PNF/PIR
(6) Brügger
(7) Cyriax (Querfriktion)
(8) Triggerpunktbehandlung

Therapie bei primär neurologische Störungen:
(9) Vojta
(10) Bobath

unterstützende Applikationen:
(11) Massagetechniken
(12) Wärmeapplikation
(13) Kälteapplikation
(14) Elektrotherapie
(15) Lymphdrainage

osteopathische Therapieansätze:
(16) skelettale Osteopathie
(17) kranio-sakrale Osteopathie
(18) viszerale Osteopathie
(19) Rolfing

Abb. 29.3 Die Physiotherapie bietet eine Fülle verschiedener Therapieformen an, die je nach Leitsymptom ausgewählt werden können. Manche Techniken überlappen sich oder können kombiniert angewendet werden.

ändert sich dadurch in der Regel aber nichts. Bei einem akut komplett anterior verlagertem Discus articularis kann dieser durch Manipulation des Unterkiefers nach kaudal-medial **reponiert** werden. Dies gelingt nicht immer und ist bei einer Verlagerung, welche seit mehr als einer Woche besteht, zumeist aussichtslos. Da die Mundöffnung bei kompletter Verlagerung ohne Reposition auf

rund 10 mm (SKD) beschränkt ist, wünschen viele Patienten Maßnahmen zur Verbesserung. Eine **forcierte Manipulation der Mundöffnung ist aber zu vermeiden**. Durch intraartikuläre Läsionen besteht ansonsten die Gefahr von Adhäsionen und Schmerzen. Die frühere Mundöffnungsweite wird in der Regel nach 4–6 Wochen wieder erreicht. Der Patient muss sich also etwas gedulden. In

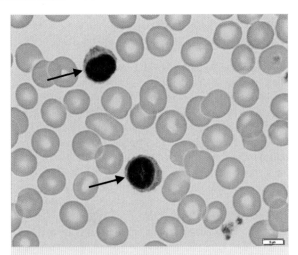

Abb. 29.4 Lymphozyten im Blutbild (Blutausstrich) (Pfeile). Lufttrocknung. Färbung nach Pappenheim. Vergrößerung: Messbalken 5 μm. (Quelle: Dr. Bärbel Miehe, Institut für Anatomie und Zellbiologie, Universitätsmedizin Greifswald)

Einzelfällen besteht die Mundöffnungseinschränkung auch bis zu einem Jahr. Behutsames, schmerzfreies „**Durchbewegen**" mit kleiner Bewegungsamplitude und postisometrischer Relaxation (PIR, s. u.), erhöhen langsam die Gelenkmobilität.

29.2.4 Hypermobile Gelenke

Generell bestehende Hypermobilität bei allen Gelenken des Körpers kann bspw. durch den sog. **Klemp-Test** [937] festgestellt werden (▶ Abb. 29.5). Beim hypermobilen Kiefergelenk gleitet der Condylus mandibulae über das Tuberculum articulare hinaus. Es kann dabei ein Gelenkgeräusch entstehen. In manchen Fällen schaffen es die Patienten nicht, den Unterkiefer wieder selbstständig zurückzuführen. Es besteht dann eine Kiefersperre (Kieferluxation), die manuell reponiert werden muss. Die physiotherapeutische Maßnahme zielt darauf ab, das Bewegungsmuster bei der Kieferöffnung so zu begrenzen, dass der Condylus mandibulae über den Scheitel des Tuberculum articulare nicht hinausgeht. Die Mundöffnung

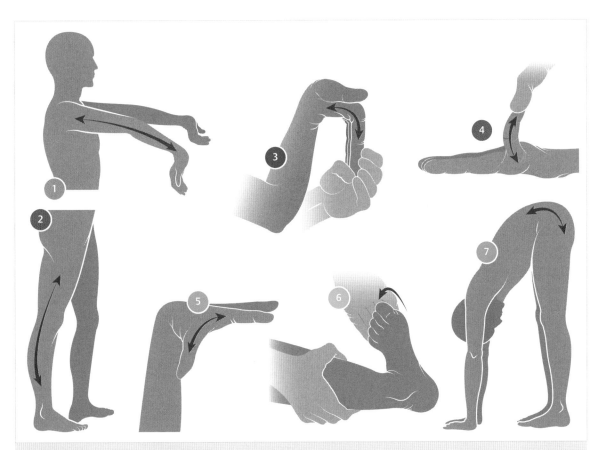

Abb. 29.5 Hypermobilitätstest nach Klemp. Der Test untersucht, inwieweit bei Finger- (3, 5), Daumen- (4), Ellenbogen- (1), Knie- (2) und Wirbelkörpergelenken (7) eine Überstreckung möglich ist.

29

III

reicht dann immer noch aus. Als Maßnahme empfehlen sich bspw. [938]:

- **Scharnierübungen** mit wechselnden Zungenstellungen: Dabei wird die Zungenspitze an die zentrale Gaumenmitte gelegt, und dann die Öffnungsbewegung unter strikter Beibehaltung der Position der Zungenspitze durchgeführt.
- **Rhythmische Stabilisierungsübungen:** Abwechselnd werden kleine Öffnungs- und Schließbewegungen bei fixiertem Kinn durchgeführt.

29.2.5 Hypomobile Gelenke

Muskuläre Kontraktion oder entzündliche Veränderungen im Gelenk mit Schmerzhaftigkeit oder Adhäsion sowie geschrumpfte Gelenkkapseln und Bänder (Lig. laterale, ggf. Lig. mediale) führen zu hypomobilen Gelenken. Die physiotherapeutischen Maßnahmen folgen den **Konzepten bei Osteoarthritis, Osteoarthrose und Diskusverlagerung**, je nachdem ob die Ursache mehr myogen oder arthrogen ist [939].

29.2.6 Dysfunktionen der Muskulatur und Weichteilgewebe

Dysfunktionen von Muskulatur und Weichteilgeweben äußern sich in myofaszialen Schmerzen und Bewegungseinschränkungen. Neben Verletzungen durch Unfälle, operativen Eingriffen, therapeutischen Bestrahlungen sowie unphysiologischer Körperhaltung kann auch eine nervale Dysregulation zu trophischen Störungen im Weichgewebe führen. Andauernde Schmerzzustände verändern den Gewebeturgor. So erhöhen bspw. Prostaglandine die Nozizeption freier Nervenendigungen (Kap. 11). Physiologische Bewegungsabläufe im kraniomandibulären System sind durch Elastizitätsverlust wie Schwellung der Weichgewebe, oder Narbenbildung behindert.

Die **verschiedenen Konzepte** der Physiotherapie wirken sich auf das komplexe Muskel-Faszien-Organ-Bindegewebe-Netzwerk regulierend, vitalisierend und schmerzlindernd aus. Durch die Komplexität verschiedener Bindegewebsschichten werden bei Bedarf unterschiedliche Körperabschnitte in die Behandlung mit einbezogen. Ziel ist es, eine **Homöostase** wiederherzustellen, optimale **Blut- und Lymphzirkulation** in Arterien, Venen sowie Lymphgefäßen zu ermöglichen. Weiterhin werden verklebte oder vernarbte **Weichteile gelöst**, sodass eine physiologische Beweglichkeit wieder gegeben ist. Auch die gestörte zerebrale Repräsentation des betroffenen Körperabschnitts wird durch Reaktivieren von unterschiedlichen Rezeptoren in Sehnen, Kapseln, Bänder, Muskeln und Faszien wiederhergestellt.

29.2.7 Dysfunktion neurologischer Funktionskreise

Neurologische Funktionskreise können durch angeborene oder erworbene Erkrankungen gestört sein (Kap. 6), und sie können in periphere oder zentrale neurologische Störungen unterschieden werden. Während den angeborenen Erkrankungen (Kap. 3) zumeist eine genetische Ursache zugrunde liegt, fallen Schädel-Hirn-Traumen, Apoplexien oder Tumoren im Gehirn und Kopfbereich unter die Gruppe der erworbenen neurologischen Erkrankungen. Gestört oder unterbrochen sind die neurologischen Verschaltungen zwischen sensorischen, sensiblen und motorischen Strukturen (Kap. 6), (Kap. 11). Reflexmuster funktionieren nicht mehr. Physiotherapeutische Maßnahmen helfen, verloren gegangene Bewegungsmuster und -kapazitäten so weit wie möglich wieder **neu anzubahnen** und **prophylaktisch dem Entstehen von Kontrakturen der Muskulatur entgegenzuwirken**. Bereits bestehende **Spasmen** der Muskulatur werden **gelöst** und im Falle von paretischen **Muskelgruppen** werden diese wieder **tonisiert**. Hier sind, je nach Leitsymptom, spezielle neurologische Techniken nach Bobath [940], [941] oder Vojta [942] sowie das gesamte Spektrum der Physiotherapie, angefangen von manueller Therapie, über PNF/PIR, Triggerpunktbehandlung und Osteopathie gefordert.

29.3 Behandlungskonzepte der Physiotherapie

Viele physiotherapeutische Konzepte legen besonderen Wert darauf, den Patienten von Kopf bis Fuß in der **Gesamtheit** seiner Funktionskreisläufe (faszial, muskulär, neurogen, skelettal, vaskulär) zu betrachten. Manifestiert sich eine Störung bspw. im Kauorgan, werden die zum Kiefergelenk in Bezug stehenden Strukturen („auf- und absteigende Ketten") mit untersucht und therapiert. So behandelt der Physiotherapeut bspw. einen verkürzten Bandapparat im Bereich des Hüftgelenks, fernab vom Kauorgan, um die strukturelle Kette der Muskeln und Faszien wieder physiologisch funktionsfähig zu machen (Kap. 29.5). Die Physiotherapeuten sprechen dann von „indirekten Techniken". Im Gegensatz dazu werden „direkte Techniken" lokal am Ort des Schmerzes oder der Funktionsstörung eingesetzt. In der Praxis ist der Übergang von direkten zu indirekten Techniken **fließend**.

Etwas verwirrend für Außenstehende ist auch die Tatsache, dass Therapiekonzepte, mit Namen wie „Brügger", „Cyriax", „McKenzie", „Vojta" „Postisometrische Relaxation (PIR)", „Propriozeptive neuromuskuläre Fazilitation (PNF)", „Release-Techniken", „Rolfing" und andere, ähnliche und zum Teil sich überschneidende Techniken verwenden. Hier ist es dem Physiotherapeuten vorbehalten, die passenden Anwendungen für den Patienten individuell nach dem jeweiligen Krankheitsbild zusammenzustellen.

Merke

Aufgrund der vielfältigen Möglichkeiten und Konzepte zur Therapie in der Physiotherapie ist eine enge Abstimmung zwischen Arzt und Therapeut anzustreben.

Die Verordnung von Physiotherapie durch den Zahnarzt erfolgt ab Juli 2017 nach der „Zahnärztlichen Heilmittelverordnung" [935], (Kap. 29.6). Dieser unterteilt die physiotherapeutischen Techniken in „**vorrangige Heilmittel**" wie:

- Krankengymnastik
- Krankengymnastik bei Störungen des ZNS
- Manuelle Therapie
- Manuelle Lymphdrainage

Weiterhin unterscheidet die Heilmittelverordnung „**ergänzende Heilmittel**" wie:
- Applikation von Kälte
- Applikation von Wärme
- Elektrostimulation
- Elektrotherapie
- Sprech- und Sprachtherapie

Eine **osteopathische Behandlung** ist nicht im Leistungskatalog der Heilmittelverordnung enthalten und wird mittels Privatrezept verordnet.

Inwieweit sich die Einteilung der Therapiemöglichkeiten in der Heilmittelverordnung in der Praxis bewähren wird, ist Gegenstand vieler Diskussionen. So ist es unverständlich, dass im Maßnahmenkatalog neurologischen Erkrankungen, welche sehr spezielle Techniken wie „Bobath" und „Vojta" erforderlich machen (für diese gibt es nur wenige Therapeuten), sehr umfangreich abgebildet werden. Erfahrungsgemäß werden neurologische Krankheitsbilder in Spezialkliniken behandelt und selten in einer „normalen" Zahnarztpraxis. Dahingegen stehen mit „Krankengymnastik" und „Manueller Therapie" nur 2 therapeutische Optionen für die Behandlung der häufigeren Formen der CMD offen. Um dem Zahnmediziner eine Hilfestellung bei der Auswahl der Verordnung von Physiotherapie zu geben, folgt die unten stehende Übersicht der Einteilung der Heilmittelverordnung [935].

29.3.1 Krankengymnastik

Im Rahmen ihrer Ausbildung erwerben die Physiotherapeuten Grundkenntnisse in praktisch allen unten aufgeführten Techniken [943]. Nach der Basisausbildung wählen sich die Therapeuten weiterführende Ausbildungen aus, um dann bspw. Qualifikationen in „Manueller Therapie", „PNF", „McKenzie"-, „Brügger"-, oder „Vojta"-Techniken zu erlangen.

Manuelles Quer- und Längsdehnen der Muskelfasern

Diese Technik der **Dehnung von Muskelfasern** kann „**passiv**" d. h. durch den Physiotherapeuten erfolgen, oder „**aktiv**" dadurch, dass der Therapeut den Patienten in die Technik der Quer- und Längsdehnung einweist und die korrekte Durchführung kontrolliert. Die Dehnung der Muskelfasern kann konzentrisch, isometrisch oder exzentrisch erfolgen (▶ Abb. 29.6). Das Ziel der Technik besteht darin, den lokalen Stoffwechsel der Weichteile zu optimieren, die Schmerzen zu reduzieren und die Bewegungsamplitude des Gelenkes zu verbessern.

Zusatzinfo

Als ein Beispiel sei die „**long axis distraction**" des M. masseter näher beschrieben, welche auf jedem zahnärztlichen Behandlungsstuhl leicht durchzuführen ist.

Der Patient sitzt aufrecht mit angelehntem Kopf auf dem Behandlungsstuhl. Der Therapeut steht hinter dem Patienten und greift mit dem linken Daumen bspw. die rechte untere Zahnreihe im Bereich der Molaren. Die Finger umfassen den Unterkieferkörper. Der Daumen drückt nicht massiv aktiv nach kaudal, sondern lässt mehr durch das „Eigengewicht" der linken Hand den Unterkiefer nach kaudal ausweichen. Der Therapeut hat dabei das Gefühl, dass sein Daumen in einer torkelnden, schraubenartigen Bewegung, die auch mal kurz nach anterior, posterior wie medial und bukkal ausweicht, den Unterkiefer nach kaudal begleitet. Anfangs spürt der Therapeut keine Abwärtsbewegung. Mit zunehmender Entspannung wird der Muskel immer „weicher" und der Unterkiefer scheint sich langsam „taumelnd" immer weiter abwärts zu bewegen.

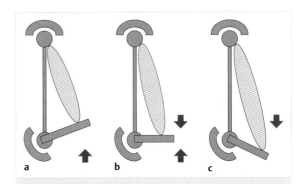

Abb. 29.6 Die Dehnung der Muskelfasern kann konzentrisch, isometrisch oder exzentrisch erfolgen.
a Konzentrisch.
b Isometrisch.
c Exzentrisch.

29

III

Querfriktion (deep friction) nach Cyriax

Nach **Aufwärmen des Muskels**, bspw. mit einer Fangopackung, appliziert der Therapeut manuell eine Friktionsbewegung quer zur Muskelfaserrichtung. Bei akuten Reizzuständen wird die Technik nur relativ kurz für 3–5 min ausgeführt, bei chronischen Tendopathien bis zu 15 min. Das Behandlungsziel besteht darin, den lokalen Zellstoffwechsel zu verbessern, Adhäsionen zu lösen und die Schmerzen zu reduzieren [944], [945].

Massagetechniken im Rahmen der Heilmittelverordnung

Muskulärer Hartspann im zervikothorakalen, suboccipitalen und im Bereich der Kiefermuskulatur lässt sich durch verschiedene Massagetechniken positiv beeinflussen [944]. Durch eine **mechanisch induzierte Hyperämie** werden Verklebungen und Verhärtungen in Muskulatur, Faszien und umgebenden Bindegewebe gelöst, der Lymphabfluss angeregt. Effleuragen (Streichungen) haben einen detonisierenden Effekt, Knetungen und Klopfungen (Tapotements) einen tonisierenden Charakter bei ihrer Anwendung. Bei neurologischen Erkrankungen mit zentralen oder peripheren Paresen wird der Muskeltonus bei diesen Maßnahmen wieder erhöht. Die Muskelfunktion und die Biomechanik des Kiefergelenks verbessern sich [946].

Zu beachten ist, dass in der neuen Heilmittelverordnung, Massagetechniken wie Bindegewebsmassagen, nicht mehr als einzelne eigenständige Leistungen verordnet werden können [935]. Wer „Massage" im Rahmen der Zahnärztlichen Heilmittelverordnung verschreiben will, kann dies nur tun, indem er **„Krankengymnastik"** verordnet und im Rezept darauf hinweist, dass eine Massage der betroffenen Weichteilgewebe im Rahmen der krankengymnastischen Therapie integriert werden soll.

McKenzie-Konzept

Das „Mechanische-Diagnose-und-Therapie"-Konzept (MDT) wurde zu Beginn der 1980er-Jahre von dem Physiotherapeuten McKenzie entwickelt [947]. Der Schwerpunkt liegt auf der Diagnostik und Behandlung von Schmerzen an der Wirbelsäule und den Extremitäten. MDT setzt primär darauf, dass der Patient **eigene Übungen unter Anweisung und Kontrolle des Therapeuten** erlernt und diese dann selbstständig anwendet. Erreicht das für den Patienten zusammengestellte Übungsprogramm nicht den gewünschten Erfolg, hilft der Therapeut mit bestimmten manuellen direkten Techniken nach, um den Übungseffekt zu intensivieren. Als prognostisch günstig gilt das Phänomen der **„Schmerzzentralisation"** [925]. Hierbei zieht sich der Schmerz aus der Peripherie abschnittsweise und dauerhaft zur Wirbelsäule zurück. Insbesondere Patienten mit kombinierten Beschwerden im Kauorgan und in der Halswirbelsäule sowie ausstrah-lenden Schmerzen in der Wirbelsäule mit und ohne Nervenwurzelkompression profitieren von dieser Methode.

Segmentale Stabilisation nach Hamilton

Funktionsstörungen der Wirbelsäule (speziell der Halswirbelsäule) stehen im Zusammenhang mit CMD [948]. Viele Patienten klagen über Schwindel, Kopfschmerzen, Schluckbeschwerden oder okulomotorische Störungen. Diese Symptome lassen sich mit Techniken der segmentalen Stabilisation nach Hamilton („muscle balance") therapieren [949]. Es wird zwischen **lokalen** – dem Wirbelkörper nahen Muskeln und **globalen Muskelgruppen** unterschieden. Die lokalen Muskelgruppen, bspw. die M. longus colli Gruppe und die Mm. multifidi, sind die wichtigsten muskulären Stabilisatoren der Halswirbelsäule. Bewegungsstörungen durch Hypermobilität oder Dyskoordination führen zu frühzeitiger Arthrose und zu Einengungen der Foramina an den Wirbelkörpern oder auch zu Bandscheibenvorfällen. Der Patient wird durch den Therapeuten angelernt, **die richtige Muskelgruppe adäquat anzuspannen**, um weitere Degenerationen vorzubeugen. Feedback-Geräte unterstützen den Patienten visuell oder akustisch beim Übungsprogramm, seine Kraft kontrolliert einzusetzen.

Postisometrische Relaxationstechniken (PIR)

PIR zeichnet sich dadurch aus, dass durch wiederholtes Kontrahieren des Agonisten, bzw. Antagonisten gegen einen von Therapeuten **gesetzten Widerstand** in konzentrischer, isometrischer oder exzentrischer Bewegungsform Agonist und Antagonist beeinflusst werden können (▶ Abb. 29.6). Je nach Konzeption der Technik wird bspw. der Tonus des Antagonisten, der zu „kräftig" geworden ist, gemindert, während der Agonist gestärkt werden kann. So lässt sich eine Balance der Funktion von Agonist und Antagonist wieder herstellen.

Brügger-Konzept

Das Behandlungskonzept nach Brügger [950] greift auf Prinzipien der PIR-Techniken zurück. Das Ziel ist es, über **Reflexbögen** Muskeln zu tonisieren oder zu detonisieren, gemäß des Prinzips der **„reziproken Hemmung"** [951]. Bei myogenen und neurogenen Dyskoordinationen führen diese Methoden auch zu einer besseren Körperwahrnehmung und folglich zur Optimierung der intermuskulären Koordination. Die Verbesserung der Körperhaltung im Alltag ist immer schon ein besonderes Anliegen von Brügger gewesen [950].

Behandlung von Triggerpunkten

Triggerpunkte gibt es in Muskeln, Bändern und Faszien, dem Periost und in der Haut. Sie bezeichnen ein umschriebenes Areal, welches bei gezielter Kompression einem erhöhten Schmerzreiz unterliegt [952]. Der Triggerpunktschmerz hat seinen Ursprung in Regionen, welche zumeist **völlig getrennt vom auslösenden Palpationspunkt** liegen. Wir sprechen auch von übertragenem Schmerz. Seine räumliche Verteilung stimmt selten mit der Ausbreitung eines peripheren Nerven oder eines Dermatoms überein (Kap. 11). Ein Dermatom ist ein umschriebenes Gebiet (Segment) auf der äußeren Haut, welches von einem Spinalnerven (Rückenmarksnerven) sensibel innerviert wird. Triggerpunkte entstehen durch den Ausfall oder Schädigung funktioneller Gruppen, welche bei einer bestimmten Bewegung miteinander kooperieren. Zum Beispiel führt der Ausfall von Teilen der tiefen Halsmuskulatur zur funktionellen Überlastung des M. sternocleidomastoideus, wodurch in diesem Muskel Triggerpunkte entstehen können.

Myofasziale Triggerpunkte liegen im (angespannten) Muskelgewebe und/oder seiner dazugehörigen Faszie. Sie werden als aktiv oder latent klassifiziert. Bei einem latenten Triggerpunkt reichen leichtes Dehnen, Überbeanspruchung oder Abkühlen des Muskels aus, um ihn zu aktivieren. Wird der Triggerpunkt gereizt, entsteht ein spezifisches Schmerzmuster, welches für jeden Muskel charakteristisch ist. Aktive Triggerpunkte führen zu parafunktionellen Ausweichbewegungsmustern, um dem Schmerz zu entkommen. Daraus entwickeln sich Bewegungseinschränkungen, Steifheit der Muskulatur und weitere Dysfunktionen. Phänomene wie lokalisierte Vasokonstriktion, Schwitzen, Nasen-, Tränensekretion, Salivation und pilomotorische Aktivität (Gänsehaut) begleiten oft den Triggerpunktschmerz.

Die physiotherapeutische Aufgabe besteht zunächst darin, **Triggerpunkte aufzuspüren.** Basierend auf anamnestischen Hinweisen, wird ein charakteristisch muskelspezifisches Schmerzmuster gesucht. Anatomische Tafeln mit Triggerpunkt-Zuordnung helfen beim Auffinden. Zum detaillierten Studium von Triggerpunkten im orofazialen Bereich sei auf die entsprechende Fachliteratur verwiesen [32]. Das Beispiel in ► Abb. 29.7 zeigt die Lage von Triggerpunkten im M. masseter und die Hauptzonen des übertragenen Schmerzes. Die ► Tab. 29.1 listet typische Triggerpunkte in der Kaumuskulatur mit übertragenen Schmerzen in die Zahnbögen und das Kiefergelenk auf.

Tab. 29.1 Wichtige Triggerpunkte der Kaumuskulatur mit übertragenem Schmerz in die Zahnbögen und das Kiefergelenk nach Travel[953].

Triggerpunkte	Schmerzwahrnehmung
M. masseter	
oberflächliche Schicht kranialer Abschnitt	Oberkiefermolaren/Prämolaren
oberflächliche Schicht mittlerer Abschnitt	Unterkiefermolaren/Prämolaren
oberflächliche Schicht unterer Abschnitt/Kieferrand	Augenbrauhöhe, Unterkieferkörper
M. temporalis	
Vorderrand	Oberkiefer Frontzähne
Vorderrand-Mitte Unterrand	Oberkieferprämolaren
Mitte Unterrand	Oberkiefermolaren
Hinterrand-Unterrand	Hinterrand M. temporalis
M. pterygoideus med.	
Mitte Innenseite	Kiefergelenk, Hinterrand des Unterkiefers
M. pterygoideus lat.	
oberer und unterer Bauch des Muskels	Kiefergelenkregion, Wange unterhalb des Auges
M. digastricus v.p.	
Mitte des Muskels	retroaurikuläre Region
M. digstricus v. a.	
Mitte des Muskels	Unterkiefer Frontzähne

Die **Palpation von Triggerpunkten** kann den Übertragungsschmerz für 1–2 d verstärken. Daher sollte der Untersuchende in der Lage sein, anschließend schmerzlindernde Behandlung mit „Dehnen" sowie nachfolgenden heißen Umschlägen durchzuführen. Es gilt der Grundsatz: nur dann Triggerpunkte zu palpieren, wenn auch in derselben Sitzung eine Behandlung erfolgen kann [953]. Zur Palpation wird der Muskel leicht bis kurz vor die Schmerzauslösung gedehnt.

Die **Triggerpunktbehandlung** erlaubt es, in kurzem Zeitraum mehrere Muskeln oder Muskelgruppen zu behandeln. Ist der Zugang zu einem Muskel aufgrund seiner Lage erschwert, kann der Triggerpunkt durch eine Infiltration mit einem Lokalanästhetikum behandelt werden. Das Lokalanästhetikum sollte keinen vasokonstriktorischen Zusatz enthalten. Weitere Alternativen zur Triggerpunktbehandlung stehen mit der Ultraschall- (0,8–1,5 W/cm²) [931] und TENS-Anwendung (transkutane Nervenstimulation) zur Verfügung [930].

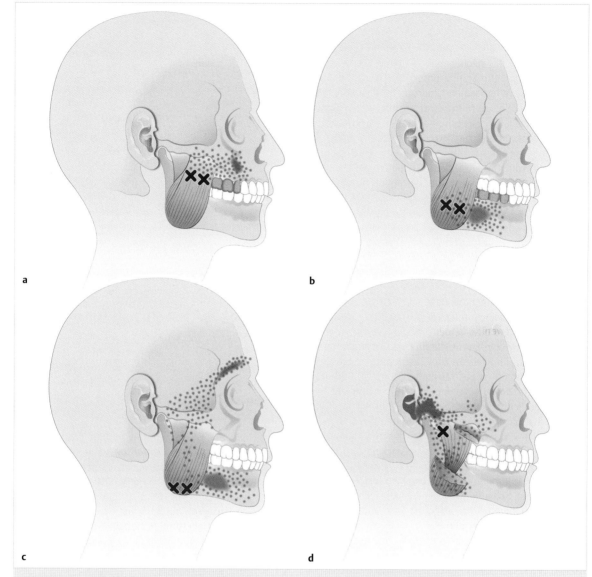

Abb. 29.7 Triggerpunkte und übertragener Schmerz beim M. masseter nach Travell [953]. Schmerzausstrahlung.
a Obere Molaren/Prämolaren.
b Untere Molaren/Prämolaren.
c Unterkieferkörper.
d Ins Kiefergelenk.

29.3.2 Ergänzende Heilmittel

Die Behandlung dysfunktioneller Muskeln und Faszien kann durch vorausgehende **Wärmeapplikation** unterstützt werden. Daher macht die parallele Verschreibung von Maßnahmen bspw. manueller Therapie und Wärmetherapie (wie Fangopackungen) Sinn [943]. Durch die Wärme wird der Muskel besser durchblutet. Es lösen sich erste Verspannungen und die Schmerzen reduzieren sich. Je nach Lokalisation der dysfunktionellen Muskeln kann die Wärmebehandlung bei Patienten mit nicht kompensierter Herzinsuffizienz, zerebralen und peripheren Ge-

fäßkrankheiten, Niereninsuffizienz, Tuberkulose, Epilepsie, Schilddrüsenüberfunktion und offenen Hautläsionen kontraindiziert sein. **Kälteapplikationen** helfen, den Schmerz bei unmittelbaren Verletzungen, bspw. Sportverletzungen, zu reduzieren und wirken einer Schwellung des Gewebes durch die Entzündungsreaktion entgegen. **Elektrostimulation und -therapie** können die Muskelkontraktion anregen, um einen schwachen Muskel (z. B. nach mehrwöchiger Ruhigstellung bei Frakturen) wieder aufzutrainieren [926], [954]. Weiterhin fördern **Elektrostimulation und -therapie** den lokalen Zellstoffwechsel, dämpfen Schmerzen und detonisieren die Muskulatur.

Merke

Ergänzende Heilmittel, bspw. Wärmeapplikation durch Fangopackungen, sind in vielen Fällen, wie die Detonisierung von Muskelgruppen, notwendige Bestandteile der Therapie und sollten daher unbedingt mitverordnet werden.

29.3.3 Physiotherapie bei Störungen des Zentralnervensystems

Merke

Der Heilmittelkatalog sieht für neurologische Dysfunktionen eine breite Palette von Therapiekonzepten vor, welche allerdings nur selten in der Zahnmedizin zur Anwendung kommen werden. „Bobath"- und „Vojta-Techniken" sind wenigen speziell geschulten Physiotherapeuten vorbehalten.

Unverständlicherweise wurde PNF im Heilmittelkatalog der Gruppe „KG-ZNS" angegliedert. Dieser Sachverhalt ist aus physiotherapeutischer Sicht durchaus korrekt, führt aber zu Missverständnissen, da PNF-Techniken auch im Rahmen von Krankengymnastik und Manueller Therapie bei CMD (s. bspw. hypermobile Gelenke) sinnvoll angewendet werden können. Wer also spezielle PNF-Techniken verordnen möchte, sollte dies auf dem Rezept explizit ausweisen.

Bobath-Konzept

Die Behandlungsstrategie wird bei Erwachsenen und Kindern mit **neurologischen Erkrankungen und orofaszialen Dyskinesien** angewendet [941], [955]. Erkrankungen wie Halbseitenlähmungen nach Schlaganfall, Hirntumoren, Schädel-Hirn-Traumata oder kongenitale infantile Tetraplegie zeigen sich in verschiedenen Erscheinungsformen der CMD. Zum Beispiel finden wir, durch orale Automatismen wie Pressen oder Knirschen, erhöhte Zahnhartsubstanz-Attrition. Einseitiger Ausfall der Innervation führt zu Dyskoordinationen der Kaumuskulatur mit nachfolgenden Degenerationen im Kiefergelenkkomplex. Der Schwerpunkt des Konzepts liegt bei Kindern in einem der Entwicklungsstufe angepasstem Training. Es wird fehlende oder fehlerhafte Motorik, auch in alternativen Bewegungsformen, wieder angebahnt, weswegen Techniken der PNF (s. u.) angewendet werden können. Bei Kindern und Erwachsenen spielt die Plastizität (Lern- und Formbarkeit) des Gehirns eine wichtige Rolle. Mit einer normalen Aktionsfolge aufeinander abgestimmter Bewegungsabläufe (Alignement), Schulung von Kopf-Rumpf-Kontrolle und Gleichgewichtsreaktionen werden mechanische Belastungen im Kieferbereich reduziert und der Muskeltonus normalisiert. Durch taktile Stimulationen wie Tapping (Klopfen), Zug und Druck auf Muskel und Sehnen, aber auch durch akustische und optische Reize, werden **physiologische Bewegungsabläufe angeregt (fasziliert)**. In der Bobath Therapie werden, neben dem Patienten bei Bedarf auch **Angehörige** angelernt, Maßnahmen und Übungen alltagsnah als 24-Stunden-Konzept umzusetzen [940].

Im Rahmen der Bobath-Behandlung können auch Aspekte der **„Orofazialen Regulationstherapie"** (nach Castillo Morales) integriert werden. Die Therapie wird bei Störungen des Schluckakts, des Mundschlusses und der Lautbildung sowie nach operativen Eingriffen im Gesichtsbereich, bspw. Dysgnathien, angewandt. Patienten jeden Alters mit sowohl peripheren als auch zentralsensomotorischen Einschränkungen profitieren von diesem Konzept [955], [956]. Propriozeptive Stimulationen wie Zug, Druck und Vibration optimieren im stomatognathen System die orofasziale sensorische Wahrnehmung. Das Einüben **koordinativer Funktionen** wie Kauen, Schlucken und Sprechen verbessert Nahrungsaufnahme und Kommunikationsvermögen.

Vojta-Konzept

Der tschechische Kinderneurologe Václav Vojta begründete in den 1950er-Jahren die „Vojta-Therapie" [942]. Sie findet **nicht nur bei neurologischen, sondern auch bei muskulären und skelettalen Erkrankungen** im Kindes- und Erwachsenenalter Anwendung. Insbesondere Kleinkinder profitieren bei noch nicht abgeschlossenen zerebralen Reifeprozessen. Die Stimulation bestimmter Muskelreflexpunkte in definierten Ausgangsstellungen werden bereits in von Geburt an etablierten Bewegungsmustern (bspw. Aufrichten, Greifen oder Laufen) aktiviert (**„Reflexlokomotion"**). In der Praxis zeigt sich bei Patienten mit angeborenen oder erworbenen neurologischen Fehlfunktionen des Öfteren ein komplexes Bild, da Fehlfunktionen im orofaszialen Bereich mit Störungen in weiteren Körperabschnitten korrespondieren. Angeborene Wirbelsäulenskoliosen, bspw. bei Tetraplegien, zeigen häufig im Kieferbereich Asymmetrien mit der Folge einseitiger struktureller Überbelastungen und Beeinträchtigung der Schluck- und Kaufunktion. Hier ist die Anwendung der komplexen Methode „Lokomotion" sinnvoll. Ähnlich dem Bobath-Konzept ist bei der Umsetzung der Techniken die **Anleitung der Eltern und Betreuungspersonen** erforderlich, welche diese im häuslichen Umfeld in einem vorbestimmten zeitlichen Rahmen fortsetzen. **Kontraindikationen** zur Anwendung der Vojta-Technik liegen bei akuten Entzündungen, Fieber und Knochendystrophien vor [942].

29

Propriozeptive neuromuskuläre Fazilitation (PNF)

Diese Techniken zeichnen sich dadurch aus, dass durch **wiederholtes Kontrahieren** des Agonisten, bzw. Antagonisten gegen einen von Therapeuten **gesetzten Widerstand** in konzentrischer, isometrischer oder exzentrischer Bewegungsform Agonist und Antagonist beeinflusst werden können (▶ Abb. 29.6). Je nach Konzeption der Technik wird bspw. der Tonus des Antagonisten, der zu „kräftig" geworden ist, gemindert, während der Agonist gestärkt werden kann. So lässt sich eine **Balance der Funktion von Agonist und Antagonist** wieder herstellen. Das Ziel dieser Techniken ist es, unter Anwendung des Prinzips der „reziproken Hemmung", über Reflexbögen Muskeln zu tonisieren oder zu detonisieren. Bei myogenen und neurogenen Dyskoordinationen führen diese Methoden auch zu einer besseren Körperwahrnehmung und zur Optimierung der intermuskulären Koordination [957], [958], [959], [960], [961].

29.3.4 Manuelle Therapie

Manuelle Therapie und nicht operative orthopädische Medizin

Die weiterführende Ausbildung in „Manueller Therapie" wird in diversen Fortbildungsinstituten angeboten. Es existieren verschiedene Schulen. Die bekanntesten wurden von dem Briten Cyriax, dem Norweger Kaltenborn oder dem Australier Maitland ins Leben gerufen. Zu den Kernkompetenzen von „Manualtherapeuten" gehört die **Therapie erkrankter Gelenkstrukturen**, wobei, wie immer in der Physiotherapie, ein Gelenk nie isoliert betrachtet wird.

Merke

Das Konzept der „nicht operativen orthopädischen Medizin" generiert sich aus verschiedenen bewährten Techniken der Krankengymnastik und integriert Methoden der Osteopathie, bspw. die Faszientherapie. Wichtig für den Manualtherapeuten ist die Differenzialdiagnostik. Es ist die Frage abzuklären, ob es sich primär **um eine artikuläre, muskuläre oder neurogene Störung** handelt. Weiterhin untersucht der Therapeut, inwieweit Körperhaltung oder individuelle Bewegungsabläufe (Parafunktionen) einen Einfluss auf das kraniomandibuläre System haben, und er analysiert, ob Formen von Kopfschmerz oder Schwindel sowie Gleichgewichtsstörungen in Relation zur CMD stehen. Diese Sachverhalte werden bei der Behandlung mit einbezogen.

Myotensive, kapsuloligamentäre Störungen können im Vordergrund der Therapie stehen und werden zuerst behandelt. Danach folgen artikuläre Traktions- und Translationsmobilisationen. Ein Unterschied zu ärztlichen Manualtherapeuten liegt in der Durchführung von manipulativen-chiropraktischen Techniken. Der Physiotherapeut darf bspw. keine Blockaden der Halswirbelsäule durch schnelle „Reponierungsmanipulationen" behandeln. Grundsätzlich sind ruckartige Manipulationen an der Halswirbelsäule mit dem Risiko verbunden, die Intima der A. vertebralis (Kap. 7) zu verletzen [962], [963]. Es besteht dann die Gefahr der Thrombenbildung mit nachfolgendem Apoplex (Schlaganfall).

Lymphdrainage

Die manuelle Lymphdrainage ist Ende des 19. Jahrhunderts entwickelt worden und wurde durch Vodder und Asdonk weiterentwickelt [964]. Sie ist eine Sonderform der Massage, durch die **angestaute Flüssigkeit** im Gewebe (Lymphödeme) zum Abfluss angeregt werden soll (Kap. 7), (Kap. 8). In Geweben, in denen eine Entzündung abläuft, treten aus den Blut- und Lymphgefäßen Entzündungsmediatoren und Plasma aus, welche zur Schwellung der inflammatorischen Region beitragen. Über das Lymphsystem (▶ Abb. 29.8) werden Flüssigkeiten wie Stoffwechselprodukte des Entzündungsvorgangs wieder aus dem Gewebe abgeführt. In der Muskulatur, im Bindegewebe und der Haut sind Lymphabflusssysteme bekannt [965]. Yoshida et al. [949] zeigten, dass sich auch im Kiefergelenk bei entzündlichen Veränderungen neue Lymphgefäße im Bereich des Discus articularis entwickeln, welche vorher im gesunden nicht existierten. Die **Regeneration entzündeter Gewebe** kann grundsätzlich durch manuelle Lymphdrainage beschleunigt werden.

Neben den Gelenkerkrankungen (Osteoarthritis) (Kap. 9) stellen auch Abflussstörungen aufgrund von Fehlbildung oder Schädigung der Lymphgefäße im Kopf- und Halsbereich eine Indikation für eine komplexe Entstauungstherapie (Kap. 8). Weiterhin verhindert eine Radiofibrose durch bspw. Strahlentherapie im Halsbereich den Abfluss der lymphpflichtigen Last in Richtung V. jugularis interna und V. subclavia. Erschwerend kommt hinzu, dass durch die Bestrahlung unter Umständen auch die Bewegungskapazität des Kiefergelenks aufgrund des Elastizitätsverlusts von Weichteilgewebe gestört ist und indirekt den Lymphabfluss behindert. Hier benutzt der Therapeut Umwege. Je nach klinischem Fall lässt sich die Lymphe über andere Haut- oder Lymphwege (Anastomosen) **„umleiten"**. Alle Techniken der Lymphdrainage werden mit sanftem Druck ausgeführt. Es ist das Ziel, den Flüssigkeitstransport von oberflächlichen zu tiefen Lymphgefäßsystemen zu fördern.

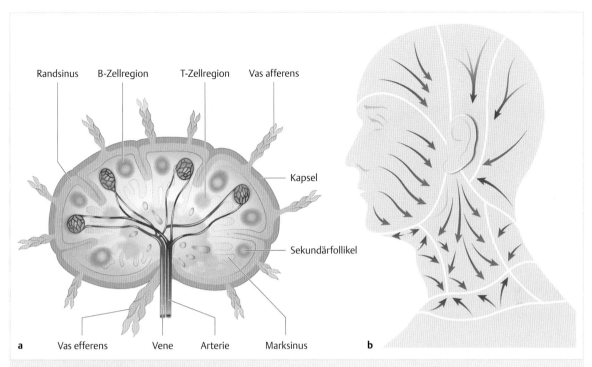

Abb. 29.8 Lymphknoten und Übersicht über den Lymphabfluss von Kopf und Hals.
a Schnittbild durch einen Lymphknoten.
b Schema des Lymphabflusses im Kopf.

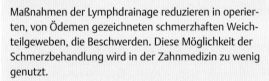

Zusatzinfo

Maßnahmen der Lymphdrainage reduzieren in operierten, von Ödemen gezeichneten schmerzhaften Weichteilgeweben, die Beschwerden. Diese Möglichkeit der Schmerzbehandlung wird in der Zahnmedizin zu wenig genutzt.

Die einzelnen Techniken der manuellen Lymphdrainage wurden bspw. von Vodder beschrieben [964]. Es existieren nach Vodder 4 Grundtechniken, welche sich nicht für alle Körperregionen gleichermaßen eignen. Allen Griffen ist gemeinsam, dass sie **kreisförmige Dehnungsreize auf die Haut aufbringen**. Über die Dehnung der Lymphgefäßwand wird die **Lymphmotorik gesteigert**. In der nachfolgenden „**Schubphase**" wird die Lymphe in die Richtung des Lymphabflusses manuell verschoben. Es folgt eine **Entspannungsphase**, in der sich die Lymphgefäße wieder auffüllen können. Der Therapeut arbeitet im 1-Sekunden-Rhythmus mit etwa 5–7 Wiederholungen pro Applikationsort. Neben den „Dreh-", „Schöpf-" und „Pumpgriffen", welche alle für die Extremitäten und große Körperflächen geeignet sind, bietet sich für den Hals und Kopfbereich die Technik „Stehender Kreis" an. In der Dehnphase wird die Haut in einem Halbkreis aktiv gegen das Unterhautgewebe verschoben; in der Entspannungsphase transpor-

tiert die Spannung der Haut passiv die therapierende Hand wieder zur Ausgangsposition zurück [964].

29.4 Osteopathische Behandlungsstrategien und Konzepte

Unter dem Begriff „Osteopathie" gibt es mittlerweile sehr **verschiedene Konzepte** und Strategien zur Behandlung von Dysfunktionen und schmerzhaften Zuständen aller Art. Neben wissenschaftlich fundierten Konzepten existieren auch Therapieformen, welche sehr kritisch eingeschätzt werden müssen und sich Kriterien zur evidenzbasierten Medizin verschließen [924], [966].

Die Osteopathie sieht die Gesundheit eines Menschen als ein **Ineinandergreifen eines dynamischen Systems**, bestehend aus verschiedenen Strukturen des Körpers. Ein Gelenk oder ein Organ wird immer als Teil eines funktionierenden Ganzen verstanden. So betrachtet man bspw. das Kiefergelenk nicht als eine knöcherne Struktur, die von Muskeln im Raum bewegt wird, sondern als Teil eines kranialen, parietalen und viszeralen Systems (▶ Abb. 29.9). Ein besonderes Augenmerk wird in osteopathischen Techniken auf den **Faszienapparat** gelegt. Unter einer Faszie verstehen wir [967] „Weichteilkomponenten des Bindegewebes, die den ganzen Körper als ein

29

III

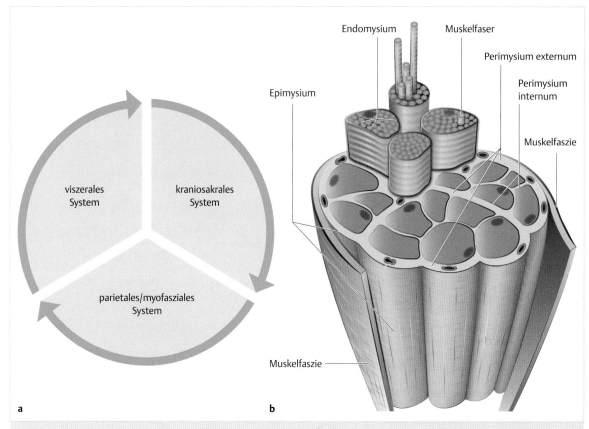

Epimysium

Endomysium　　Muskelfaser

Perimysium externum

Perimysium internum

Muskelfaszie

viszerales System

kraniosakrales System

parietales/myofasziales System

Muskelfaszie

a

b

Abb. 29.9 Übersicht über Teilgebiete der Osteopathie und Aufbau eines Muskels.
a Teilgebiete der Osteopathie.
b Histologischer Aufbau eines Muskels im Querschnitt.

umhüllendes und verbindendes Spannungsnetzwerk umgeben bzw. durchdringen". Die Faszie durchdringt und umgibt gleichzeitig alle Organe, Muskeln, Knochen und Nervenfasern. Durch die Faszien können sich alle Elemente dieses System gegeneinander bewegen. Zum Teil ist ihnen, nach osteopathischer Auffassung, eine rhythmische Schwingung eigen, welche bspw. durch Verletzungen und Dysfunktionen eingeschränkt sein kann. Da über die Faszien und Faszienräume **alle Organe, Muskeln, Nerven, Blutgefäße und Lymphbahnen miteinander verbunden** sind und auch über diese Verbindungen „Informationen" austauschen können, machen sich Störungen und Dysfunktion in **„auf- und absteigenden Ketten"** weit entfernten Körperregionen bemerkbar. Zum Beispiel schränkt eine peritoneale Laparoskopie durch Narbenbildung die Beweglichkeit innerer Organe wie Leber oder Magen ein. Die mangelnde Beweglichkeit dieser Organe ändert nach osteopathischer Auffassung rhythmische Bewegungen, die diese Organe physiologischerseits ausführen. Es kommt zu einer Rückkopplung der Störung auf weitere Organe, Muskeln oder Faszienräume, sodass die Störung letztlich auch Strukturen wie das Kiefergelenk in seiner Funktion beeinträchtigen kann. Mobilisiert der

Osteopath die inneren Organe, normalisiert sich die Dysfunktion der „auf- oder absteigenden Ketten" und letztlich in unserem Beispiel die Funktion des Kiefergelenks.

29.4.1 Skelettale/parietale Osteopathie

Das Stützsystem aus Knochen, Gelenken, Muskeln, Sehnen und Bändern wird als „parietales System" bezeichnet. Die Osteopathie setzt sich zum Ziel, **mechanische, neurologische oder zirkulatorische Dysfunktionen** des „parietalskelettalen Systems" zu beseitigen. Es geht darum, Störungen der Funktion der oben bereits erwähnten „auf- und absteigenden Ketten" zu beseitigen (Kap. 29.5). Hierzu wird bei Bedarf die **gesamte Faszienkette** in die Therapie einbezogen. Manche Techniken ähneln denen der manuellen Therapie.

29.4.2 Kraniosakrale Osteopathie

Als wegweisend gelten William G. Sutherland [968], der in den 1930er-Jahren und John E. Upledger [969], der in den 1970er-Jahren ihre Beobachtungen zu Bewegungen und Manipulationsmöglichkeiten der Schädelknochen publizierten.

Der kraniosakralen Osteopathie steht die Annahme zugrunde, dass ein primärer **respiratorischer Mechanismus** rhythmische Impulse in Schädelknochen, Kreuzbein, harter Hirnhaut und im Liquor cerebrospinalis von Hirnventrikeln und Wirbelsäule auslöst. Diese, **am Schädelknochen spürbaren Impulse**, so die These, regulieren über das ZNS Funktionen des Körpers. Die Begründer der kraniosakralen Therapie gehen davon aus, dass bspw. eine Einschränkung der Beweglichkeit der Suturen des Hirnschädels die Impulsrhythmik behindert, wodurch verschiedene Störungen erklärt werden können. Durch manuelle Mobilisation der Schädelknochen lassen sich die Störungen beheben. Eine häufig angewandte Technik ist bspw. die der Kompression des vierten Ventrikels. Der Therapeut komprimiert die lateralen Flächen des Os occipitale. „Physiologische" Impulsmuster des Liquor cerebrospinalis des vierten Ventrikels, in dessen Wände sich der Sympathikus befindet, sollen eine Tonusminderung des Sympathikus bewirken. Im Gegensatz zu Äußerungen der Vertreter der kraniosakralen Therapie [970] überwiegen in der wissenschaftlichen Literatur die Zweifel an der therapeutischen Effizienz des Konzepts [924], [927], [966], [971], [972], [973]. Die Reproduzierbarkeit der Diagnostik (erspüren des Rhythmus) ist schwierig. In Studien kamen selbst „Experten" der kraniosakralen Osteopathie bei ein und demselben Patientenfall zu derart verschiedenen Interpretationen, sodass eine wissenschaftliche Auswertung der Ergebnisse nicht mehr gegeben war [972]. Vor diesem Hintergrund ist die Evidenz der ein oder anderen kraniosakralen Methodik und Therapie **kritisch** zu bewerten [924], [925], [966].

29.4.3 Viszerale Osteopathie

Alle somatischen Strukturen wie Muskeln, Knochen, Gelenke, Organe sind in eine **bindegewebige Matrix** („Bindegewebshülle") eingebunden, die wir **Faszie** nennen. Die Faszien umhüllen diese Strukturen und schützen sie bei Bewegungen – überwiegend vor Reibung an benachbarten Strukturen („Myofasziale Gleise"). Alle Strukturen werden als „Spannungsnetzwerk" umhüllt, verbunden und durchdrungen [933]. Ihre Ausrichtung erfolgt longitudinal oder transversal [974]. Faszien können sich durch glatte Muskelfasern kontrahieren, sind maßgeblich an der Kraftübertragung auf die Muskulatur sowie an der Bewegungskontrolle beteiligt und verfügen über eine stoßdämpfende Wirkung [975]. Das Kiefergelenk ist über das Fasziensystem mit anderen Teilen des Körpers verbunden (Kap. 4).

Störungen, wie Retraktionen der Weichteilgewebe nach Operationen, im oberflächlichen oder tiefen Fasziensystem können die **Entstehung einer CMD** begünstigen. Die komplexe Architektur der **Faszienketten** schafft im gesamten Körper auch Logen für Gefäß- und Nervenbahnen, welche den Organismus durchziehen. So dienen die Faszien nicht nur der Stabilität von Organen, sondern auch dem Informationsaustausch und dem **Stoffwechsel**. Hervorzuheben ist der Lymphfluss, der sich durch die Lymphspalten im unregelmäßig aufgebauten Fasziengewebe ausbreiten kann (Kap. 8).

Die Muskelfaszie und die Bindegewebshüllen stellen „**Leitschienen**" für intramuskuläre Gefäße und Nerven dar. Sie dienen dem Zusammenhalt der Muskelfasern (10–100 µm dick und 1–100 mm lang) und ermöglichen eine Verschiebung der einzelnen Muskelfasern gegeneinander sowie des Muskels gegenüber der Umwelt [965]. Es gibt verschiedene „Hüllen". Dabei unterscheiden wir Endomysium, Perimysium internum und externum und letztlich Epimysium (▶ Abb. 29.9b).

Jede Muskulatur ist von **Endomysium** umgeben. Mehrere Muskelfasern bilden ein Primärbündel, welches vom **Perimysium internum** umgeben ist. Das **Perimysium externum** fasst Primärbündel zu Sekundärbündeln zusammen. Viele Sekundärbündel werden vom **Epimysium** umhüllt, auf welchem die Muskelfaszie liegt. Peri- und Epimysium bestehen aus kollagenem Bindegewebe mit elastischen Fasern und Fibrozyten. Im Endomysium finden wir vor allem auch retikuläre Fasern [965]. Diese „Hüllen" führen **Gefäße und Nerven** und enthalten **Muskelspindeln** und **sensible Endkörperchen** (Kap. 6), (Kap. 11). Die Verbindung zwischen Muskelfasern und Sehnen muss sehr stabil sein. Sehnen übertragen die bei der Kontraktion entstehenden Kräfte. Die Sehnenfasern setzen sich in das Innere des Muskels fort und finden Anschluss an die Muskelfasern. An ihrem Ende besitzt jede Muskelfaser fingerförmige Einstülpungen, welche eine erhebliche Oberflächenvergrößerung bedingen. Die Sehnenfasern lagern sich diesen Einstülpungen an und sind durch retikuläre Fasern vorhanden. Auf diese Weise ist die Muskelfaser von einem „**Fibrillenstumpf**" umgeben, der Anschluss an die Fasern der Sehne hat [965].

Große Körperfaszienschichten

4 große Faszienschichten des Körpers werden unterschieden (▶ Abb. 29.10):
- Oberflächlich unter der Haut erstreckt sich über den gesamten Körper die **Pannikulusfaszie**, welche bis auf die Körperöffnungen, wie den Mund und die Nase, den gesamten Körper einschließt. Im Kopf-Hals-Bereich ist mit dem Platysma eine dünne Muskelschicht in die Faszie eingebettet (Innervation: N. facialis, Ramus colli). Die mimischen Muskeln haben keine eigenen Faszien.

29

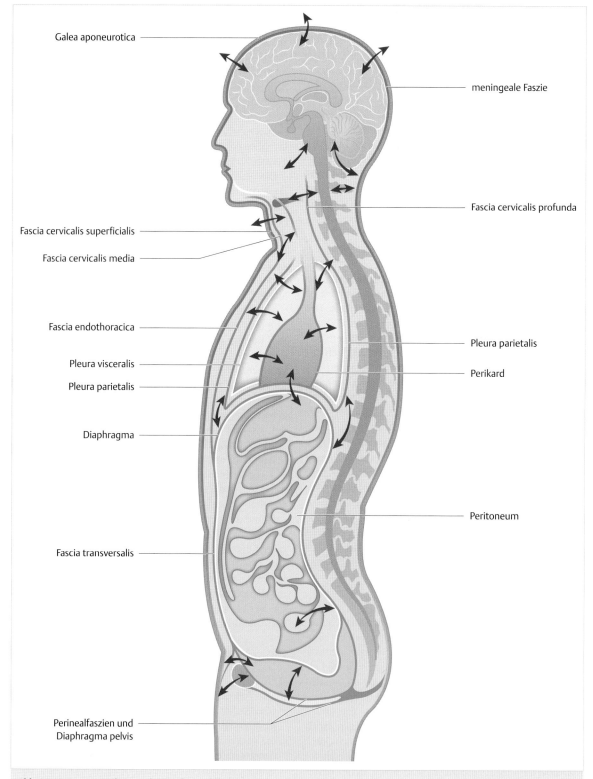

Galea aponeurotica

meningeale Faszie

Fascia cervicalis profunda

Fascia cervicalis superficialis

Fascia cervicalis media

Fascia endothoracica

Pleura parietalis

Pleura visceralis

Perikard

Pleura parietalis

Diaphragma

Peritoneum

Fascia transversalis

Perinealfaszien und
Diaphragma pelvis

Abb. 29.10 Faszienstrukturen des Kopfes und des Rumpfes. ↔ (rote Pfeile) Verbindungen zwischen den Faszien. Gehirn und Rückenmark sind ocker markiert.

- Die zweite Schicht bildet die **Rumpffaszie**. Sie ist peripher mit der Pannikulusfaszie verbunden, reicht tief ins Körperinnere und umfasst alle Skelettmuskelgruppen, Sehnen, Bänder und Gelenke. Sie bildet das Epimysium der Skelettmuskeln, das Periost des Knochens, das Peritendineum der Sehnen und die äußere Schicht (Stratum fibrosum) der Gelenkkapseln. Die Rumpffaszie bildet prinzipiell vor und hinter der Wirbelsäule jeweils einen Bindegewebsschlauch aus, welcher Muskulatur und Knochenstrukturen einhüllt. Auch die Extremitäten werden in einer sehr komplexen Form in die Strukturen der Rumpffaszie integriert.
- Die dritte Faszie wird als **meningeale Faszie** bezeichnet. Diese Faszienblätter hüllen die Abschnitte des Gehirns und das Rückenmark ein. Es handelt sich um die weiche Hirnhaut, Leptomeninx, welche aus der äußeren Arachnoidea und dem inneren Blatt, der Pia mater, besteht.
- Die vierte Faszie (**viszerale Faszie**) umfasst die Pleura-, Perikard- und Peritonealhöhlen. Sie erstreckt sich vom nasoorophayrngealen Raum kaudal bis in den analen Bereich. In ihrem kranialsten Teil setzt sie um den Ansatz des M. constrictor pharyngis superior an der Schädelbasis an und zieht herunter in den Halsbereich, in dem sie als mittlere Halsfaszie alle Halsorgane einschließt.

Merke

Die osteopathischen Techniken setzen sich das Ziel, Störungen im Zusammenspiel von Faszien, Muskelsystem, Organen, Skelettsystem, einschließlich des Schädels, zu diagnostizieren, zu behandeln und zu beseitigen [976].

Ursächlich kommen in Betracht:

- Verklebungen durch Operationen, Traumata oder Entzündungen [977]
- Spasmen einzelner Organe (z. B. bei Darmkolik)
- Elastizitätsverlust der Nierenumhüllung (z. B. Ptose der Niere); schwindet das Kapselfett, so kann sich die Niere in dem weiten Sack der Fascia renalis absenken

Merke

Die Darstellung der verschiedenen Behandlungskonzepte der Physiotherapie macht deutlich, dass die Ausstellung eines Rezeptes großer Sorgfalt bedarf, um für den Patienten die optimale Therapie zusammenzustellen. Erschwerend kommt hinzu, dass die Kranken- und Sozialversicherungen nur einen Teil der möglichen Maßnahmen erstatten.

29.4.4 Spezielle Faszientherapie

Dysfunktionen und Fehlhaltungen werden vielfach nahezu ausschließlich auf verkürzte sowie hypertone Muskelgruppen zurückgeführt. Der Einfluss der Faszien wird aber zumeist nicht ausreichend beachtet. Techniken zur Faszientherapie wurden vor allem in der Osteopathie entwickelt (Kap. 29.4.3). Der Vollständigkeit halber sei abschließend die **Methode des „Rolfings"** erwähnt [978]. Diese basiert auf der These, dass die „Faszien das Organ der Körperhaltung" sind. Ziel ist es, den Körper so auszurichten, dass er sich mit minimalem Energieaufwand gegen die Schwerkraft aufrecht halten kann. Die Techniken des sog. Rolfings sind (laut Vertreter der Technik) bei myofaszialen Dysfunktionen, chronischen Schmerzzuständen und Fehlhaltungen indiziert [979]. Über einen auf das Bindegewebe applizierten Druck sollen die Verhärtungen gelöst werden. Dieser kann mit Fingern oder Handrücken, aber auch mit kugelförmigen Therapiegeräten (▶ Abb. 29.11) aufgebracht werden. Der Druck wird langsam erhöht und so lange gehalten, bis das Zielgewebe „nachgibt" [980]. **Die Evidenz des Rolfings ist umstritten** [980]. Nur wenige private Krankenversicherer erstatten Rolfing, was beim Rezeptieren beachtet werden sollte.

Merke

Unter dem Oberbegriff „Osteopathie" verbergen sich sehr **vielfältige ganzheitliche Behandlungsstrategien**, die nicht nur auf (scheinbar) lokale Dysfunktionen eingehen. Allerdings existieren unter dem Begriff der Osteopathie auch fragwürdige Konzepte.

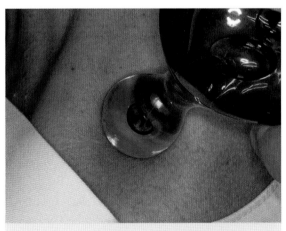

Abb. 29.11 Druckapplikation auf das Bindegewebe beim Rolfing (Kap. 29.4.4).

29

29.5 Fallbeispiele

29.5.1 Absteigende Kette

Anamnese

Patient 28 Jahre; vor einem Jahr traumatische Mehrfragmentfraktur der Mandibula links beim Eishockeyspielen, operative Versorgung der Frakturen mit Osteosyntheseplatten und -Schrauben, Schleudertrauma.

Diagnose (aus zahnmedizinischer Sicht)

Okklusionsstörung (Nonokklusion II/III. Quadrant), anteriore **Diskusverlagerung** ohne Reposition links, Mundöffnungsbehinderung auf 15 mm, **Kapsulitis** linkes Kiefergelenk.

Befund (aus physiotherapeutischer und osteopathischer Sicht)

(▶ Abb. 29.12)

- Gelenkkapselfibrose linkes Kiefergelenk
- Kopf- und Nackenschmerzen
- Tinnitus
- Schwindelattacken (v. a. zervikogene Ursache)
- arthrogene und myogene Dysfunktion der HWS
- thorakale Bewegungsstörung
- Schmerz im Bereich LWS
- Bewegungsstörung im linken Hüftgelenk

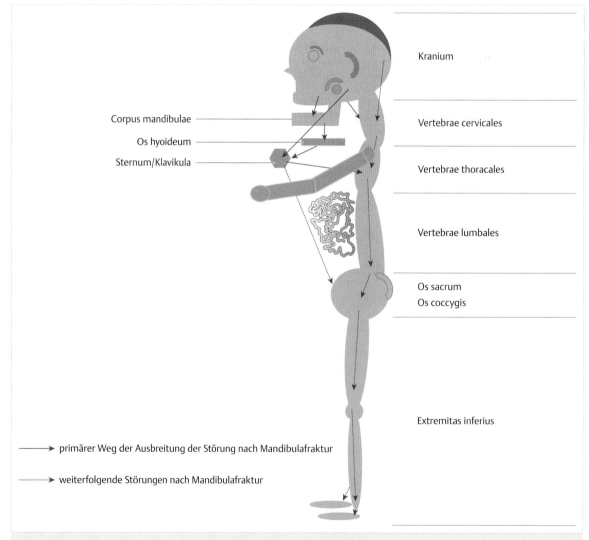

Abb. 29.12 Beispiel für eine absteigende Kette. Ausgehend von einer Schädigung des Corpus mandibulae steigen die Dysfunktionen (s. Pfeile) in immer weiter kaudal liegende Strukturen ab (Kap. 29.5.1).

Pathogenese

Bedingt durch das Trauma und die operative Reposition, ist die physiologische Gelenkkongruenz im Kiefergelenk verändert. Die Richtung der traumatischen Krafteinleitung ging vom Corpus mandibulae auf den Condylus mandibulae, die Fossa mandibularis und deren Umgebung (Kap. 4) über. Es entsteht eine Bewegungsstörung zwischen dem Os temporale gegenüber seinen Nachbarknochen Os parietale und Os occipitale. Auf eine Außenrotation des Os temporale folgt eine Druckerhöhung auf den Discus articularis. Vergleichbar mit dem Ineinandergreifen von Zahnrädern eines Uhrwerkes verursacht das „verschobene" Os temporale im Bereich der Sutura occipitomastoidea eine Druckerhöhung. Die Folge ist eine Einengung (Intrapment) ein- und austretender neurovaskulärer Strukturen aus dem Foramen jugulare (▶ Abb. 29.13). Es handelt sich um den N. glossopharyngeus mit dem Ganglion superius, den N. vagus mit dem Ganglion superius, den N. accessorius sowie die V. jugularis interna (Kap. 7), welche sich zum Bulbus superior venae jugularis erweitern kann. Der verbliebene Raum wird durch kollagenes und elastisches Bindegewebe ausgefüllt. Insbesondere ein venöser Rückstau der V. jugularis interna verstärkt – aus Sicht der Osteopathie – einen Stauungskopfschmerz. Irritationen des benachbarten N. accessorius sind mitverantwortlich für eine chronische Anspannung des linken M. trapezius.

Im Bereich der Verletzungen entstehen inflammatorische Prozesse in den Weich- und Hartgeweben. Diese entzündlichen Prozesse und deren zumeist narbige Abheilung vermindern die Elastizität der kapsuloligamentären Weichteile. Ein fortschreitender Verlust an potenzieller Bewegungskapazität ist nicht nur im Kiefergelenk und seinen dazugehörigen Strukturen festzustellen. Durch das Schleudertrauma ist auch die HWS durch Adhäsionen bzw. Narben im Kapsel-Weichteilgewebe in ihrer physiologischen Funktion beeinträchtigt. Es folgt aufgrund der Bewegungseinschränkungen, eine permanente Meldung von „Störungen" über die zervikotrigeminale Afferenz, welche über das ARAS (aufsteigendes retikuläres Aktivierungssystem) in den sensorischen Kortex die Informationen über den Körperzustand weitermelden (Kap. 11), (Kap. 12). Es folgen Dysadaptionen, welche, ausgehend vom ersten Neuron, über weitere Verschaltungen mit spinalen Hirnnervenkernen bis in tiefere ZNS-Regionen hineinreichen. Mit der HWS verbundene neuronale Verschaltungen zwischen Vestibular- und Sehorgan werden dadurch beeinträchtigt, was klinische Symptome wie Tinnitus oder Schwindel nach sich ziehen kann. Infolge synaptischer Veränderungen werden die pathologischen Nervenimpulse in den auf- und absteigenden Bahnen des Nervensystems etabliert und führen zu immer weiter verstärkten Beschwerden. Die Bewegungseinschränkungen der HWS führen im Alltag zu myogenen und arthrogenen Dysfunktionen (Ausgleichsbewegungen) mit überproportionaler Bewegungsamplitude in tiefer gelegenen

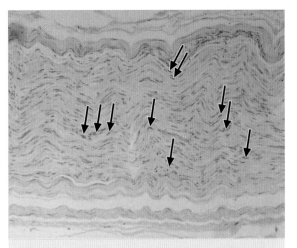

Abb. 29.13 Ausschnitt aus einem kollagenen, straffen (sehnigen) Bindegewebe, welches auch das Foramen jugulare ausfüllt. Zwischen den Kollagenfibrillen erkennen wir die Zellkerne der Fibroblasten (Pfeile). Azan, Vergrößerung 200-fach. (Quelle: Dr. Bärbel Miehe, Institut für Anatomie und Zellbiologie, Universitätsmedizin Greifswald)

Abschnitten der Wirbelsäule. Derartige Überlastungen schädigen im Laufe der Zeit weitere Wirbelgelenke, Muskeln und Faszienstrukturen, sodass das ursprünglich im Kopfbereich entstandene funktionelle Defizit immer weiter absteigend Strukturen in ihrer Funktion beeinträchtigt.

Die Folgen sind:
- fehlende Schmerzhemmung und Schmerzmodulation
- unzureichende motorische Stellreaktionen und Dyskoordination der Kopfgelenke
- Bewegungseinschränkungen der HWS; sie führen im Alltag zu „Kompensationsbewegungen" mit überproportionaler Bewegungsamplitude in tiefer gelegenen Abschnitten der Wirbelsäule
- Degeneration der unteren LWS-Segmente als Folge von Instabilität
- Elastizitätsverlust („Verklebung") von „Fasziengleisen"

Therapie

Sie beginnt zunächst am Kiefergelenk und schreitend dann abwärts zu den mitbeteiligten Strukturen.
- **Myofasziale Entspannung der HWS und kiefergelenknaher Weichteile.** Bei fühlbaren trophischen Störungen und Elastizitätsverlust neuronaler Strukturen erfolgt die Mobilisation der Funktion aller 3 Trigeminusäste sowie der Nackennerven Nn. occipitales major, minor und tertius; Plexus cervicalis C_1 bis C_4. Ziel: Optimierung der Trophik, Aktivierung von Mechanorezeptoren und Normalisieren zervikotrigeminaler Afferenzen.
- **Artikuläre Mobilisation**, Distraktion, Kapselmobilisation der Kieferregion und HWS.

29

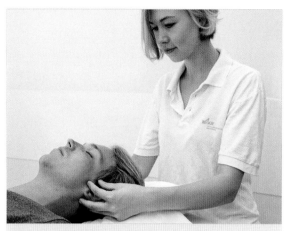

Abb. 29.14 Suturale Mobilisation (Kap. 29.5.1).

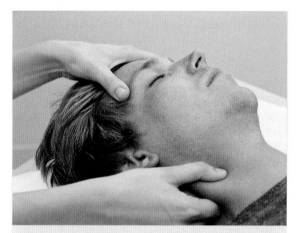

Abb. 29.15 Schema der suturalen Mobilisation in der kraniosakralen Osteopathie.

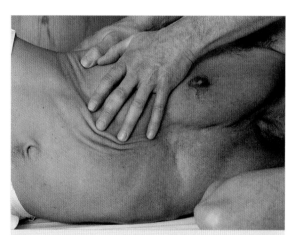

Abb. 29.16 Mobilisation des Zwerchfells.

- **Nervale Mobilisationstechniken**, im Patientenfall linksseitiger Plexus brachialis (C 5–C 8, Th 1). Verlust seiner Gleitfähigkeit in der Nähe der Mm. scalenii sowie der Lamellen der Hals-Faszien-Systeme.
- **Suturale Mobilisation** (▶ Abb. 29.14). Distraktion vom Os temporale gegenüber dem Os parietale mittels sanftem Induktionsdruck des Os temporale in eine der kraniosakralen Biomechanik entsprechender Innenrotationsposition zurückführen (▶ Abb. 29.15), um den Discus articularis zu entlasten, Dekompression der Sutura occipitomastoidea: Verbesserung des neurovaskulären In-/Outlet des Kraniums, allgemeine Unterstützung des kraniosakralen Rhythmus in seiner physiologischen Funktion.
- **Beseitigung der thorakalen Bewegungsstörung.** Miteinbeziehen weiterer mittlerer bis tieferer Fasziensysteme, welche häufig aufgrund der „Ursache-Folge-Kette" beim Patienten nach Schleudertrauma betroffen sind: Behandlung von Lunge, Pleura und Zwerchfell sowie der Nieren einschließlich ihrer umgebenden Position der Faszien, welche mit dem M. psoas major korrespondieren. Das Ziel ist hierbei nicht nur, Einfluss auf die Beweglichkeit der Hüftgelenke zu nehmen, sondern auch die Spannung aus den tieferen Fasziengruppen zu reduzieren und zu normalisieren (▶ Abb. 29.16).
- Anleitung stabilisierender **Trainingsmethoden** für die LWS.

29.5.2 Aufsteigende Kette

Anamnese

Patient, 43 Jahre; vor einem Jahr Polytrauma mit Rippenserienfrakturen rechts, Hämatothorax, Pleuritis und Klavikulafraktur rechts.

Diagnose (aus zahnmedizinischer Sicht)

Myofasziales Schmerzsyndrom, Osteoarthritis (Kap. 9) des Kiefergelenks nach Polytrauma.

Befund (aus physiotherapeutischer und osteopathischer Sicht, 1 Jahr später)

- myofaszialer Schmerz rechte Gesichtshälfte
- Dyskoordination der Kaumuskulatur mit Seitabweichung nach rechts bei Mundöffnung und Einschränkung der Mundöffnung
- M. masseter rechts hypertroph
- M. pterygoideus lateralis rechts hyperton (Kap. 4)
- Krepitation bei (schmerzhafter) Mundöffnung im rechten Kiefergelenk (Kap. 9)
- Austasten der Gelenkgrube schmerzhaft (Kap. 4)
- Thoracic Outlet Syndrom (TOS) – venöser Art
- intrathorakale Retraktion oberflächlicher und tiefer Fasziensysteme rechts
- Dysästhesie rechter Arm, positionsabhängig

Pathogenese

Die Wundheilung nach dem Polytrauma verläuft immer unter Narbenbildung ab. Durch die Narben verkürzen sich Band- und Faszienstrukturen. Der Elastizitätsverlust der Rippen selbst, der anheftenden und korrespondierenden Pleura parietalis und Pleura visceralis sowie den angrenzenden myofaszialen Strukturen bewirken einen mechanischen Zug auf die Anheftungspunkte des Rippenfells. Durch die Anheftung der Pleura (Membrana suprapleuralis, Gibson-Membran) an die ventrale Seite von C_5 und C_6 wird die Lordosierung der HWS verstärkt. Der Kopf wird weiter anterior gehalten, wodurch der Unterkiefer in eine protrudierte, nicht mehr zentrische, Position gebracht wird. Diese Haltung aktiviert die Kaumuskulatur und kann zu einer Kompression der Gelenkflächen im Kiefergelenk führen.

Neben der endothorakalen Retraktion beeinflusst auch die frakturierte Klavikula die Lage des Unterkiefers. Die Klavikula ist häufig auch nach ihrer operativen Reposition in einer Fehlstellung fixiert, bspw. in einer anterioren Rotation. Diese Fehlstellung verursacht eine sternoklavikuläre Dekompression, was zu einer fehlenden Kongruenz im inneren Schlüsselbeingelenk führt. Ist die physiologische Bewegungsfähigkeit des Schultergürtelkomplexes gestört, hat dies Einfluss auf weitere Körperabschnitte. Der M. sternocleidomastoideus, der an der Klavikula und am Sternum ansetzt, zieht den Unterkiefer zur geschädigten Klavikula hin. Dieser Sachverhalt beeinflusst die Funktion des Platysma sowie des M. omohyoideus und verstärkt damit den Zug der Mandibula nach unten zur rechten Seite. Bestehen diese „Zwangsführungen" des Unterkiefers über einen längeren Zeitraum, entwickeln sich die oben beschriebenen Symptome.

Reflektorisch sind die Mm. scaleni, der M. sternocleidomastoideus und der M. subclavius hyperton. Zusammen mit der Lageveränderung der Klavikula (aufgrund deren Fraktur) und der Verkürzung der hypotonen Halsmuskulatur, sind die Durchtrittsstellen von Gefäßen und Nerven im oberen Thoraxbereich eingeengt. Der Plexus brachialis mit seinen Nervensträngen wird positionsabhängig irritiert, sodass Dysästhesien in den Armen und Händen auftreten. Die Behinderung des arteriellen, vor allem aber des venösen Rückflusses (Kap. 7), führt zu Missempfindungen wie kribbeln oder „Einschlafen" der Hände.

Therapie

Die Maßnahmen beginnen im Rumpfbereich und werden dann sukzessive Richtung Kiefergelenk ausgedehnt:
- **Mobilisierung** der Pleura visceralis und der Pleura parietalis (▶ Abb. 29.17)
- Weichteile: **Detonisierung** der ventrolateralen Strukturen, insbesondere der Membrana suprapleuralis (▶ Abb. 29.18), des Platysma, der Mm. scaleni, des M. sternocleidomastoideus sowie des M. subclavius

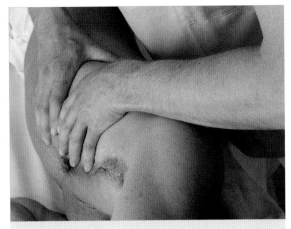

Abb. 29.17 Mobilisation der Pleura visceralis.

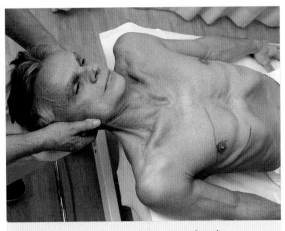

Abb. 29.18 Dehnen der Membrana suprapleuralis.

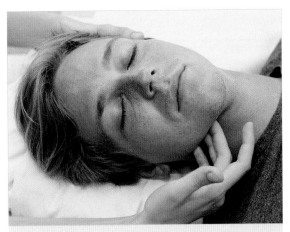

Abb. 29.19 Dehnen der Mundbodenmuskulatur mit myotensiven Techniken.

29

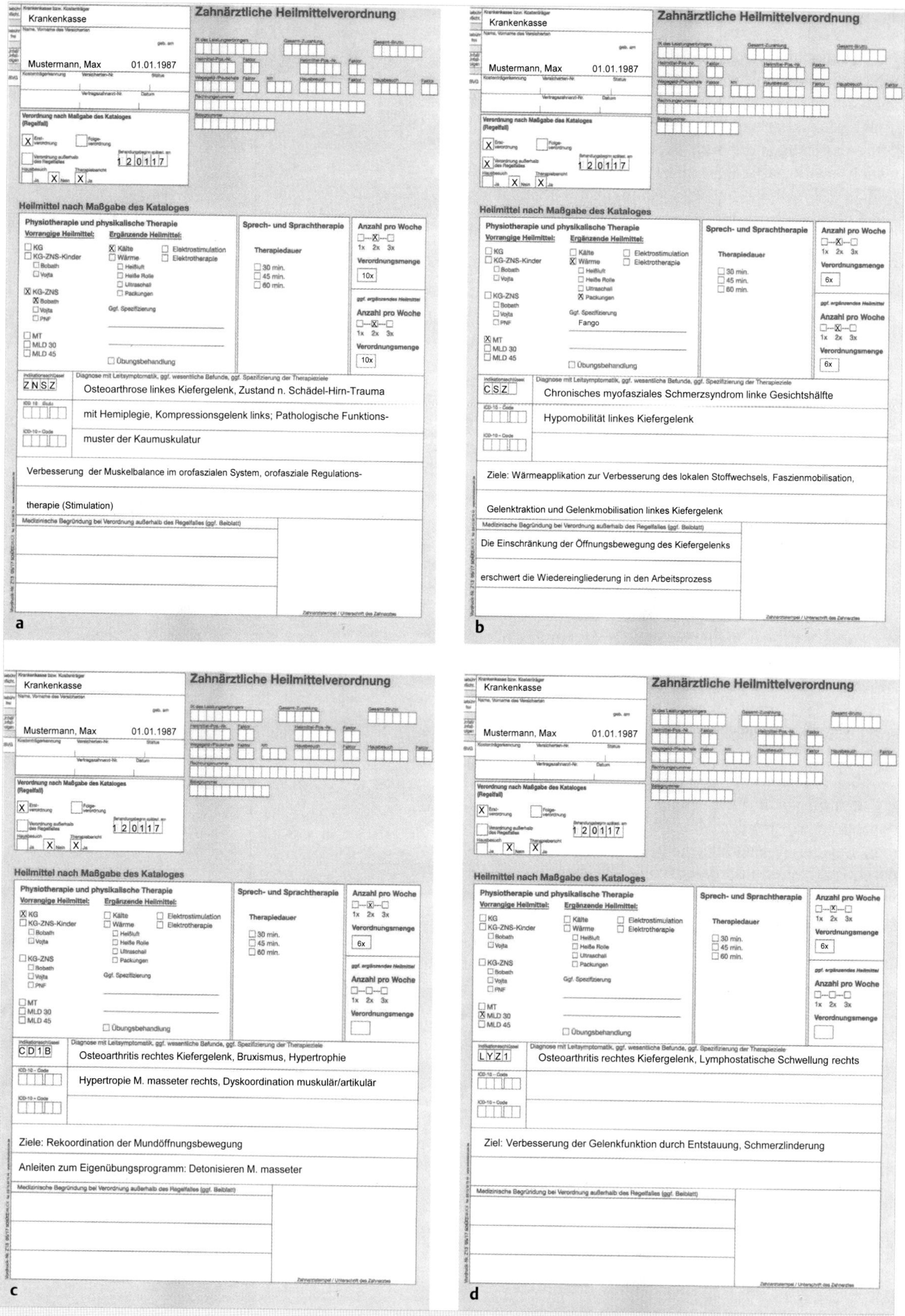

Abb. 29.20 Musterrezepte für die Heilmittelverordnung von Physiotherapie für verschiedene Krankheitsbilder.

Zahnärztliche Heilmittelverordnung

Krankenkasse bzw. Kostenträger
Krankenkasse

Name, Vorname des Versicherten

geb. am

Mustermann, Max 01.01.1987

Kostenträgerkennung   Versicherten-Nr.   Status

Vertragsarzt-Nr.   Datum

Verordnung nach Maßgabe des Kataloges (Regelfall)

☐ Erst-verordnung ☐ Folge-verordnung

☒ Verordnung außerhalb des Regelfalles

Behandlungsbeginn spätest. am 1 2 0 1 1 7

Hausbesuch ☐ Ja ☒ Nein   Therapiebericht ☒ Ja

Heilmittel nach Maßgabe des Kataloges

Physiotherapie und physikalische Therapie		Sprech- und Sprachtherapie	Anzahl pro Woche
Vorrangige Heilmittel:	Ergänzende Heilmittel:		☐ ☒ ☐
☒ KG	☐ Kälte ☐ Elektrostimulation	Therapiedauer	1x 2x 3x
☐ KG-ZNS-Kinder	☒ Wärme ☐ Elektrotherapie	☐ 30 min.	Verordnungsmenge
☐ Bobath	☐ Heißluft	☐ 45 min.	10x
☐ Vojta	☐ Heiße Rolle	☐ 60 min.	
	☐ Ultraschall		ggf. ergänzendes Heilmittel
☐ KG-ZNS	☒ Packungen		Anzahl pro Woche
☐ Bobath		Ggf. Spezifizierung	☐ ☒ ☐
☐ Vojta			1x 2x 3x
☐ PNF			Verordnungsmenge
☐ MT			10x
☐ MLD 30			
☐ MLD 45	☐ Übungsbehandlung		

Indikationsschlüssel C D 2 c

Diagnose mit Leitsymptomatik, ggf. wesentliche Befunde, ggf. Spezifizierung der Therapieziele

Osteoarthrose beider Kiefergelenke

ICD-10 – Code   Hypertonie M. masseter links/rechts - Verkürzung elastischer kontraktiler

ICD-10 – Code   Strukturen

Gestörte Muskelkoordination, erlernen symmetrischer Bewegungsmuster bei Unterkiefer-

exkursionen

Medizinische Begründung bei Verordnung außerhalb des Regelfalles (ggf. Beiblatt)

Massive Behinderung der Nahrungsaufnahme

und sozialer Kontakte

Zahnarztstempel / Unterschrift des Zahnarztes

e

Zahnärztliche Heilmittelverordnung

Krankenkasse bzw. Kostenträger
Krankenkasse

Name, Vorname des Versicherten

geb. am

Mustermann, Mäxchen 01.01.2007

Kostenträgerkennung   Versicherten-Nr.   Status

Vertragsarzt-Nr.   Datum

Verordnung nach Maßgabe des Kataloges (Regelfall)

☐ Erst-verordnung ☐ Folge-verordnung

☒ Verordnung außerhalb des Regelfalles

Behandlungsbeginn spätest. am 1 2 0 1 1 7

Hausbesuch ☐ Ja ☒ Nein   Therapiebericht ☒ Ja

Heilmittel nach Maßgabe des Kataloges

Physiotherapie und physikalische Therapie		Sprech- und Sprachtherapie	Anzahl pro Woche
Vorrangige Heilmittel:	Ergänzende Heilmittel:		☐ ☐ ☒
☐ KG	☐ Kälte ☐ Elektrostimulation	Therapiedauer	1x 2x 3x
☒ KG-ZNS-Kinder	☐ Wärme ☐ Elektrotherapie	☐ 30 min.	Verordnungsmenge
☐ Bobath	☐ Heißluft	☐ 45 min.	10x
☐ Vojta	☐ Heiße Rolle	☐ 60 min.	
	☐ Ultraschall		ggf. ergänzendes Heilmittel
☐ KG-ZNS	☐ Packungen		Anzahl pro Woche
☐ Bobath		Ggf. Spezifizierung	☐ ☐ ☐
☐ Vojta			1x 2x 3x
☐ PNF			Verordnungsmenge
☐ MT			
☐ MLD 30			
☐ MLD 45	☐ Übungsbehandlung		

Indikationsschlüssel Z N S 2

Diagnose mit Leitsymptomatik, ggf. wesentliche Befunde, ggf. Spezifizierung der Therapieziele

CMD bei infantiler Cerebralparese

ICD-10 – Code   Bruxismus mit Spasmus hemifacialis

ICD-10 – Code   Dyskoordination der Kau-, Zungen-, und Schlundmuskulatur

Ziel: Aktivierung etablierter Bewegungsmuster mit dem Ziel die Kau- und Schluckfunktion

zu verbessern

Medizinische Begründung bei Verordnung außerhalb des Regelfalles (ggf. Beiblatt)

Durch die regelmäßige Therapie wird die Nahrungsaufnahme

erleichtert, Vermeiden einer Progression des Krankheitsbildes

Zahnarztstempel / Unterschrift des Zahnarztes

f

Fortsetzung Abb. 29.20.

- Optimierung der **Biomechanik** der Rippen einschließlich der Wirbelkörper
- **lokale Mobilisation** der Nerven im Bereich der hinteren Skalenuslücke; neben dem Plexus brachialis verläuft hier die A. subclavia, während durch die vordere Skalenuslücke die V. subclavia zieht
- **Koordinationstraining** von Mundöffnung und Exkursionsbewegungen des Kiefergelenks (Kap. 4)
- „**myotensive Technik**" (massieren eines Muskels in Vordehnung) am M. masseter und der suprahyalen Mundbodenmuskulatur (▶ Abb. 29.19)
- **Anleitung zur Eigenbehandlung** mit myofaszialen und kapsulären Mobilisationstechniken für den M. masseter und die suprahyale Muskulatur

29.6 Rezeptieren

Zusatzinfo

Die **Verordnung von Physiotherapie** durch den Zahnarzt erfolgt ab Juli 2017 für Patienten der gesetzlichen Krankenversicherung nach der Zahnärztlichen Heilmittelverordnung (s. u. Rezeptieren) [935]. In ihr sind diagnostische und therapeutische Maßnahmen der Osteopathie nicht enthalten. Diese können nur über ein „Privatrezept" verordnet werden. Auch bei Patienten, welche über eine private Krankenkasse versichert sind, werden je nach Versicherungsform und -gesellschaft, nicht alle möglichen Leistungen übernommen. Als ein Beispiel sei das Rolfing genannt.

29

Da Physiotherapie im zahnmedizinischen Alltag seltener rezeptiert wird, als Medikamente, mögen die in ▶ Abb. 29.20 aufgeführten Musterrezepte helfen, eine Verordnung auszustellen, welche dem Physiotherapeuten die notwenigen Information zur Behandlung bereitstellt.

29.7 Literatur

[922] Morell GC. Manual therapy improved signs and symptoms of tempo-romandibular disorders. Evid Based Dent 2016; 17 (1): 25–26

[923] Armijo-Olivo S, Pitance L, Singh V et al. Effectiveness of Manual Therapy and Therapeutic Exercise for Temporomandibular Disorders: Systematic Review and Meta-Analysis. Phys Ther 2016; 96 (1): 9–25

[924] Guillaud A, Darbois N, Monvoisin R et al. Reliability of Diagnosis and Clinical Efficacy of Cranial Osteopathy: A Systematic Review. PLoS ONE 2016; 11 (12): e0167823

[925] Lieb K, Koch C. Interessenkonflikte und verzerrte Ergebnisse: Mehr Unabhängigkeit in der Generierung von medizinischem Wissen ist nötig und möglich. Forschung & Lehre 2017; 24 (6): 512–513

[926] Wenk W. Elektrotherapie. Stuttgart: Springer, 2004

[927] Calixtre LB, Moreira RFC, Franchini GH et al. Manual therapy for the management of pain and limited range of motion in subjects with signs and symptoms of temporomandibular disorder: a systematic review of randomised controlled trials. J Oral Rehabil 2015; 42 (11): 847–861

[928] Brantingham JW, Cassa TK, Bonnefin D et al. Manipulative and multimodal therapy for upper extremity and temporomandibular disorders: a systematic review. J Manipul Physiol Ther 2013; 36 (3): 143–201

[929] v. Piekatz HJ (Hrsg.). Kiefer, Gesichts- und Zervikalregion: Neuromuskuloskelettales Assessment und Behandlungsstrategien. 2. Aufl. Stuttgart: Thieme, 2015

[930] Suh HR, Kim TH, Han GS. The Effects of High-Frequency Transcutaneous Electrical Nerve Stimulation for Dental Professionals with Work-Related Musculoskeletal Disorders: A Single-Blind Randomized Placebo-Controlled Trial. Evid Based Complement Alternat Med 2015; 2015: 327–486

[931] Aridici R, Yetisgin A, Boyaci A et al. Comparison of the Efficacy of Dry Needling and High-Power Pain Threshold Ultrasound Therapy with Clinical Status and Sonoelastography in Myofascial Pain Syndrome. Am J Phys Med Rehabil 2016; 95 (10): e149–158

[932] Webb TR, Rajendran D. Myofascial techniques: What are their effects on joint range of motion and pain? – A systematic review and meta-analysis of randomised controlled trials. J Body Mov Ther 2016; 20 (3): 682–699

[933] Ridder P. Craniomandibuläre Dysfunktion: Interdisziplinäre Diagnose und Behandlungsstrategien. 3. Aufl. München: Urban & Fischer, 2016

[934] Rocabado M, Iglarsh ZA (ed.). Musculoskeletal Approach to maxillofacial Pain. Philadelphia: Lippincott, 1991

[935] Gemeinsamer Bundesausschuss (G-BA) der Kassenärztlichen und Kassenzahnärztlichen Bundesvereinigung, der Deutschen Krankenhausgesellschaft und dem GKV-Spitzenverband. Richtlinie des Gemeinsamen Bundesausschusses über die Verordnung von Heilmitteln in der vertragszahnärztlichen Versorgung (Heilmittel-Richtlinie Zahnärzte/HeilM-RL ZÄ), 2016

[936] Frisch H. Programmierte Untersuchung des Bewegungsapparates: Chirodiagnostik. Berlin, Heidelberg: Springer, 1989

[937] Klemp P, Chalton D. Articular mobility in ballet dancers. A follow-up study after four years. Am J Sports Med 1989; 17 (1): 72–75

[938] Hansson T, Honee W, Hesse J (Hrsg.). Funktionsstörung im Kausystem. 2. Aufl. Heidelberg: Hüthig, 1990

[939] Hansson T, Christen Minor CA, Wagnon Taylor DL (Hrsg.). Physiotherapie bei craniomandibulären Funktionsstörungen. Berlin: Quintessenz, 1993

[940] Bobath B. The treatment of neuromuscular disorders by imposing patttterns of co-ordination. Physiotherapy 1969; 55(1): 18–22

[941] Bobath B. The treatment of motor disorders of pyramidal and extrapyramidal origin by reflex inhibition and by facilitation of movements. Physiotherapy 1955; 41 (5): 146–153

[942] Vojta V, Peters A. Das Vojta-Prinzip. 3. Aufl. Heidelberg: Springer, 2007

[943] Kolster BC, Gesing V, Heller A et al. (Hrsg.). Handbuch Physiotherapie. Berlin: KVM, 2017

[944] Cyriax JH. Deep massage. Physiotherapy 1977; 63 (2): 60–61

[945] Cyriax JH. Cyriax's illustrated manual of orthopaedic medicine. 2. ed. Oxford: Butterworth-Heinemann, 1993

[946] Michalsen A, Bühring M. Bindegewebsmassage. Wien: Klin Wochenschr 1993; 105 (8): 220–227

[947] McKenzie RA. Comments on a systematic review of the McKenzie method. Spine 2006; 31 (22): 2639; author reply 2639–2640

[948] Hamilton CF, Richardson CA (Hrsg.). Stabilität, eine vielfältige Aufgabe. 5. Aufl. Berlin, Heidelberg: Springer, 2000

[949] Jull G, Trott P, Potter H et al. A randomized controlled trial of exercise and manipulative therapy for cervicogenic headache. Spine 2002; 27 (17): 1835–1843; discussion 1843

[950] Brügger A. Die Erkrankungen des Bewegungsapparates und seines Nervensystems : Grundlagen und Differentialdiagnose; ein interdisziplinäres Handbuch für die Praxis. 2. Aufl. Stuttgart: Fischer, 1980

[951] Breathnach CS. Charles Scott Sherrington's Integrative action: a centenary notice. J R Soc Med 2004; 97 (1): 34–36

[952] Lavelle ED, Lavelle W, Smith HS. Myofascial trigger points. Med Clin North Am 2007; 91 (2): 229–239

[953] Travell JG, Simons DG. Handbuch der Muskel. Triggerpunkte: Obere Extremität, Kopf und Thorax. Lübeck, Stuttgart, Jena, Ulm: Fischer, 1998

[954] Bossert FP. Leitfaden Elektrotherapie mit Anwendungen bei über 130 Krankheitsbildern. München: Urban & Fischer, 2006

[955] Ray J. Functional outcomes of orofacial myofunctional therapy in children with cerebral palsy. Int J Orofacial Myology 2001; 27: 5–17

[956] Ray J. Orofacial myofunctional deficits in elderly individuals. Int J Orofacial Myology 2006; 32: 22–31

[957] Sullivan PE, Markos PD, Minor MA. PNF – Weg zum therapeutischen Üben: Propriozeptive neuromuskuläre Faszilitation: Therapie und klinische Anwendung. Stuttgart: Fischer, 1985

[958] Mathieu NN, Cools A, de Wilde B et al. Effect of proprioceptive neuromuscular facilitation stretching on the plantar flexor muscle-tendon tissue properties. Scand J Med Sci Sports 2009; 19 (4): 553–560

[959] Sharman MJ, Cresswell AG, Riek S. Proprioceptive neuromuscular facilitation stretching: Mechanisms and clinical implications. Sports Med 2006; 36 (11): 929–939

[960] Olivo SA, Magee DJ. Electromyographic assessment of the activity of the masticatory using the agonist contract-antagonist relax technique (AC) and contract-relax technique (CR). Man Ther 2006; 11 (2): 136–145

[961] Osternig LR, Robertson R, Troxel R et al. Muscle activation during proprioceptive neuromuscular facilitation (PNF) stretching techniques. Am J Phys Med 1987; 66 (5): 298–307

[962] Gouveia LO, Castanho P, Ferreira JJ. Safety of Chiropractic Interventions: A Systematic Review. Spine: 2009; 34: E405–E413

[963] Noris JW, Beletsky V, Nadareishvili ZG. Sudden neck movement and cervical artery dissection. CMAJ 2000; 163: 38–40

[964] Strössenreuther RH, Deus J. Manuelle Lymphdrainage (ML) nach Dr. E. Vodder. In: Földi M, Földi E, Kubik S (Hrsg.). Lehrbuch der Lymphologie für Mediziner, Masseure und Physiotherapeuten. 6. Aufl. München: Urban & Fischer, 2005, 550–551

[965] Linß W, Fanghänel J. Histologie. Zytologie, Allgemeine Histologie, Mikroskopische Anatomie. Berlin: de Gruyter, 1999

[966] Jakel A, von Hauenschild P. Therapeutic effects of cranial osteopathic manipulative medicine: a systematic review. J Am Osteopath Assoc 2011; 111 (12): 685–693

[967] Findley TW. Fascia science and clinical applications: a clinician/researcher's perspectives. J Body Mov Ther 2012; 16 (1): 64–66

[968] Sutherland WG. The Cranial Bowl. Mankato, MN: Free Press Company, 1939

[969] Upledger JE. The relationship of craniosacral examination findings in grade school children with developmental problems. J Am Osteopath Assoc 1978; 77 (10): 760–776

[970] Bordoni B, Zanier E. Sutherland's legacy in the new millennium: the osteopathic cranial model and modern osteopathy. Adv Mind Body Med 2015; 29 (2): 15–21

[971] Dommerholt J, Grieve R, Finnegan M et al. A critical overview of the current myofascial pain literature – July 2016. J Body Mov Ther 2016; 20 (3): 657–671

[972] Green C, Martin CW, Bassett K et al. A systematic review of craniosacral therapy: biological plausibility, assessment reliability and clinical effectiveness. Complement Ther Med 1999; 7 (4): 201–207

[973] Ventegodt S, Merrick J, Andersen N et al. A combination of Gestalt Therapy, Rosen Body Work, and Cranio Sacral Therapy did not help in chronic whiplash-associated disorders (WAD)–results of a randomized clinical trial. Scient World 2004; 4: 1055–1068

[974] van den Berg F (Hrsg.). Angewandte Physiologie: Das Bindegewebe des Bewegungsapparates verstehen und beeinflussen. 4. Aufl. Stuttgart: Thieme, 2016

[975] Paolett S. Faszien. Anatomie, Strukturen, Techniken, Spezielle Osteopathie. 2. Aufl. München: Urban & Fischer, 2011

[976] Tozzi P. Selected fascial aspects of osteopathic practice. J Body Mov Ther 2012; 16 (4): 503–519

[977] Bove GM, Chapelle SL. Visceral mobilization can lyse and prevent peritoneal adhesions in a rat model. J Body Mov Ther 2012; 16 (1): 76–82

[978] Rolf I. Structural Integration: Gravity. An unexplored factor in a more human use of human beings. Systematics 1963; 6: 67–84

[979] James H, Castaneda L, Miller ME et al. Rolfing structural integration treatment of cervical spine dysfunction. J Body Mov Ther 2009; 13 (3): 229–238

[980] Jacobson E. Structural integration, an alternative method of manual therapy and sensorimotor education. J Altern Complement Med 2011; 17 (10): 891–899

29

30 Welche Möglichkeiten bietet die Strahlentherapie zur Behandlung der Osteoarthritis des Kiefergelenks?

M. Hautmann

Steckbrief

Bei degenerativ entzündlichen Erkrankungen von Gelenkstrukturen bzw. begleitenden Weilteilgeweben, bspw. der Plantarfaszie bei einem Fersensporn (Kalkaneussporn), profitieren viele Patienten von der Strahlentherapie. Durch die Bestrahlung **reduzieren sich oft die Schmerzen und es verbessert sich die Gelenkfunktion**.

Auch bei der Osteoarthritis des Kiefergelenks ist die niedrig dosierte Strahlentherapie eine Therapiealternative. Es gibt zudem Hinweise, dass die Strahlentherapie das **Fortschreiten arthrotischer Veränderungen verlangsamen** könnte.

Das Risiko einer Strahlentherapie für derartige Indikationen ist äußerst gering. Die Bestrahlung sollte 3-dimensional geplant werden und mittels 6 Fraktionen mit einer Energiedosis von 0,5–1,0 Gy über 2–3 Wochen (Gesamtdosis 3,0–6,0 Gy) erfolgen.

Zusatzinfo

Auch wenn die Strahlentherapie bei malignen Erkrankungen zahlenmäßig deutlich häufiger zur Anwendung kommt, so belegt eine nationale Versorgungsstudie, dass in Deutschland pro Jahr über 35.000 Patienten mit nicht malignen Erkrankungen mit ionisierender Strahlung behandelt werden. Dabei überwiegen die degenerativ entzündlichen Erkrankungen. Diese machen fast 2 Drittel der Patienten (23.000) aus, welche bei nicht malignen Erkrankungen bestrahlt wurden [984], [985].

30.1 Einleitung

Weit verbreitet ist der Einsatz ionisierender Strahlen beim Menschen in der **onkologischen Therapie**. Hier werden die ionisierenden Strahlen einerseits in kurativer (bspw. als primäre, adjuvante oder neoadjuvante Therapie) andererseits in palliativer Intention genutzt. Dagegen ist der Nutzen der Strahlentherapie bei den „nicht malignen Erkrankungen" weniger bekannt. Ihr wichtigstes Einsatzgebiet sind Erkrankungen aus dem **degenerativen** bzw. degenerativ-entzündlichen Formenkreis [981], [982], [983]. Im Gegensatz zu den Tumorerkrankungen werden bei **degenerativ entzündlichen Erkrankungen** niedrige Einzel- und vor allem Gesamtstrahlendosen eingesetzt. Die applizierten Einzeldosen liegen in diesen Fällen bei 0,5–1,0 Gy, während sie bei Tumorerkrankungen in der Regel 1,8–2,0 Gy betragen. Insgesamt werden bei Tumorerkrankungen oft 60 Gy und mehr appliziert, wohingegen bei degenerativ entzündlichen Erkrankungen in der Summe lediglich 3–6 Gy verabreicht werden [981].

30.2 Physikalische Grundlagen

Zur Erzeugung von Nutzstrahlen werden gegenwärtig zumeist **Linearbeschleuniger**, teilweise auch noch **Röntgentherapiegeräte** eingesetzt. Es können sowohl Röntgenstrahlen mit mehr als 100 kV, als auch Elektronen- oder Photonenstrahlen zum Einsatz kommen. Andere Strahlenarten wie Protonen oder Schwerionen, welche in letzter Zeit zunehmend Eingang in die Tumortherapie gewannen, spielen bei der Strahlentherapie degenerativ entzündlicher Erkrankungen keine Rolle [981], [985], [986]. Aus Sicht des Autors sollte die Strahlentherapie bei der **Osteoarthritis des Kiefergelenks** mit einem **Linearbeschleuniger** (Elektronen- oder Photonenstrahlung) erfolgen und nicht mit einem Röntgentherapiegerät. Diese Einschätzung basiert auf der Tatsache, dass hiermit konformaler und präziser geplant und bestrahlt werden kann (▶ Abb. 30.1).

30.3 Strahlenbiologische Grundlagen

Die **niedrigdosierte Strahlentherapie** hat sowohl bei **In-vitro- und In-vivo-Studien** eine antiinflammatorische und analgetische Wirkung gezeigt [981]. Es konnten mehrere Mechanismen nachgewiesen werden, welche für die antiinflammatorische Wirkung verantwortlich sind. So wurde u. a. eine Minderung des Adhäsionsprozesses von Leukozyten an Endothelzellen, eine verminderte Freisetzung chemotaktisch wirksamer Zytokine und eine erhöhte Rate an Apoptose von Granulozyten und Monozyten nachgewiesen. Dazu kommt eine verminderte Stickoxid-Produktion und verminderte Freisetzung von

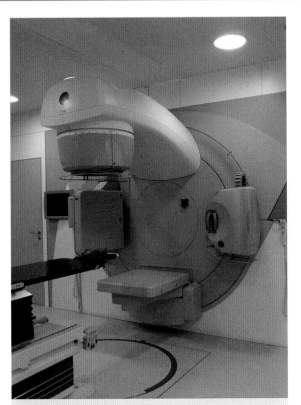

Abb. 30.1 Linearbeschleuniger moderner Bauart, wie er für die Bestrahlung maligner und nicht maligner Erkrankungen eingesetzt werden kann.

reaktiven Sauerstoffmetaboliten [981], [985], [986], [987], [988], [989], [990].

Zudem gibt es experimentelle Daten, welche zeigen, dass die Proliferation entzündlich veränderter Synovialzellen und die Synthese von inflammatorisch veränderter Synovialflüssigkeit gehemmt werden und damit eventuell einer Knorpel- und Knochendestruktion entgegengewirkt werden kann [991], [992].

Die größte Wirksamkeit der niedrig dosierten Strahlentherapie konnte in der **Reduktion eines akut entzündlichen Schubs** nachgewiesen werden [993]. Es besteht eine diskontinuierliche Dosis-Wirkungs-Beziehung mit einem Maximum bei einer Dosis zwischen 0,3–1,0 Gy [986], [989].

30.3.1 Strahlentherapiebedingte Risiken

Merke

Die Risiken beim Einsatz ionisierender Strahlen bei degenerativ entzündlichen Erkrankungen sind als **sehr gering** anzusehen.

Wir unterscheiden bei den hier beschriebenen Indikationen sog. **deterministische Nebenwirkungen** (Nebenwirkungen mit Schwellendosis), bspw. eine Entzündung der Haut (Radiodermatitis), die nicht zu erwarten sind, von **stochastischen Strahlenschäden**, bspw. einer **Tumorinduktion**. Diese sind abhängig vom Alter der Patienten bei Therapie, der behandelten Region (insbesondere der Größe des Zielvolumens und der Nähe zu Risikoorganen) sowie der eingesetzten Dosis [981], [986], [994].

Berechnung des Tumorinduktionsrisikos

Hier ist ein Beispiel einer Berechnung des Tumorinduktionsrisikos der therapeutischen Anwendung von ionisierender Strahlung am Kiefergelenk des Menschen aufgeführt.

Das Risiko, durch die Bestrahlung einen Tumor zu induzieren, kann mittels der sog. effektiven Dosis (ICRP 2008) abgeschätzt werden (The 2007 Recommendations of the International Commission on Radiological Protection. ICRP publication 103, 2007). Das genaue Risiko ist von den Therapiefaktoren (u. a. Größe des Zielvolumens, applizierte Dosis, Bestrahlungstechnik) und Patientenfaktoren (u. a. Geschlecht, Alter) abhängig.

Für einen Patienten mittleren Alters, der unilateral am Kiefergelenk mit 6-mal 0,5 Gy bestrahlt wird, beträgt das Lebenszeitrisiko für die Induktion eines malignen Tumors ungefähr 0,008 %.

Für die Abschätzung wurde ein Anteil des Körpers von 0,35 % herangezogen (Ermittlung anhand eigener Bestrahlungspläne). Die Summe der Wichtungsfaktoren (Gehirn, Speicheldrüsen, Haut, Knochenoberfläche, Muskel, Lymphknoten, Mundschleimhaut) beträgt 0,068.

Anhand der Formel

$$\text{Anteil Körperoberfläche} \times \sum (\text{Wichtungsfaktoren}) \times 2 \times 3{,}0\,\text{Sv} \quad [985]$$

ergibt sich eine effektive Dosis von 0,0014 Sv.

Multipliziert mit dem Risiko-Koeffizienten von 5,5 % erhält man das absolute Risiko von 0,008 % [986].

30.4 Anwendung der niedrig dosierten Strahlentherapie bei Arthrosen und Arthritiden

30.4.1 Strahlentherapie bei Arthrose

Merke

Abgesehen von Insertionstendopathien, Bursitiden und der Plantarfaszitis spielt die Strahlentherapie auch bei der Behandlung der Arthrosen eine Rolle [981], [983], [995].

30

Neben einer **Reduktion der Schmerzhaftigkeit**, und damit einhergehend einer **funktionellen Verbesserung**, gibt es auch vielversprechende Daten, welche auf eine Verlangsamung des Fortschreitens der Degeneration durch Hemmung der inflammatorisch **veränderten Synovialflüssigkeitsproduktion** hindeuten [990], [992], [996], [997], [998]. Viele bisher untersuchte Kollektive sind gemischte Kollektive, d. h., es wurden unterschiedliche Gelenke behandelt. Die höchste Evidenz (Nachweis der Wirksamkeit der Therapie) für ein einzelnes Gelenk liegt zur Gonarthrose (Kniegelenkarthrose) vor. Diesbezüglich gibt die S2-Leitlinie Strahlentherapie gutartiger Erkrankungen ein Evidenzlevel 2c an, mit einem Empfehlungsgrad B („...sollte durchgeführt werden.") [981], [997], [998], [999], [1000]. Für weitere Arthrosen wird in der Leitlinie ein Evidenzlevel von 4 und ein Empfehlungsgrad C („...kann durchgeführt werden.") angegeben. Hauptgrund für das relativ niedrige Evidenzlevel ist das Fehlen prospektiv randomisierter Studien. Auf der anderen Seite existieren viele publizierte Kollektive, welche eine **gute Wirksamkeit der Strahlentherapie** bei Arthrose zeigen. Während für etliche Gelenke, so bspw. die Coxarthrose oder die Arthrose der Fingergelenke, größere homogene Kollektive publiziert wurden, fehlen diese homogenen Kollektive für die arthrotischen Veränderungen des Kiefergelenks [983], [995], [996]. In der Leitlinie ist für Arthrosen (allgemein) eine Bestrahlung mit 6 Sitzungen über 2–3 Wochen (Bestrahlung jeden zweiten oder dritten Tag) mit einer Einzeldosis von 0,5–1,0 Gy (Gesamtdosis 3,0–6,0 Gy) empfohlen [983].

In den meisten Arbeiten hatte die Mehrzahl der Patienten nach der Strahlentherapie von Arthrosen eine **Schmerzreduktion**. Davon profitieren langfristig 60–85 % der Patienten. Zu beachten ist, dass die Wirkung der Schmerzreduktion **oftmals erst 4–6 Wochen nach Beendigung der Strahlentherapie** auftritt [995], [1001]. Einige Arbeiten zeigen, dass sich auch die Funktionalität der behandelten Gelenke verbesserte (60–75 % der Fälle) [1001]. Bei rezidivierenden Schmerzen, oder unzureichendem Ansprechen auf eine erste Bestrahlungsserie, kann die Behandlung unproblematisch 1–2-mal wiederholt werden [983], [999], [1001].

> **Merke**
>
> Anhand der Leitlinienempfehlung, den vorliegenden Daten zur Radiatio verschiedener Gelenke sowie eigener bisher nicht publizierter Erfahrungen des Autors, kann die Bestrahlung von Patienten mit arthrotischen Veränderungen des Kiefergelenks als Therapieoption angeboten werden.

30.4.2 Bestrahlung bei Osteoarthritis des Kiefergelenks

Diese Bestrahlung wird, wie auch bei Arthrosen anderer Lokalisationen, mit 6 Therapiesitzungen (Einzeldosis 0,5–1,0 Gy, Gesamtdosis von 3,0–6,0 Gy) **durchgeführt**. Aufgrund der relativ komplexen anatomischen Verhältnisse rund um das Kiefergelenk sollte die **Planung 3-dimensional** unter Hinzuziehen einer Planungs-CT erfolgen.

Die **benachbarten Risikoorgane** (bspw. Ohrenspeicheldrüse, Mittelohr, Innenohr) sollten, auch wenn in Anbetracht der niedrigen Dosis keine Nebenwirkungen zu erwarten sind, konturiert und bei der Planung der Be-

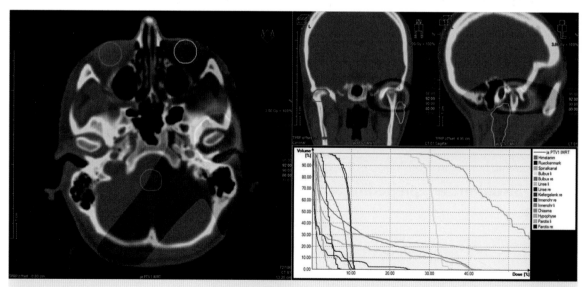

Abb. 30.2 Bestrahlungsplan einer Patientin, die unilateral am Kiefergelenk bestrahlt wurde. Die Abbildungen links und rechts oben zeigen die Dosisverteilung in transversaler, koronarer und sagittaler Schichtung. Die Abbildung links unten zeigt ein Dosis-Volumen-Histogramm, das zur Abschätzung der Dosisbelastung von Risikoorganen dient.

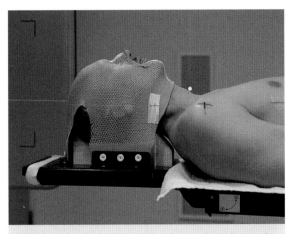

Abb. 30.3 Patient mit individueller thermoplastischer Maske zur Immobilisation. Es erfolgt eine Lagerung mithilfe eines Laserkoordinatensystems (das auf der Maske angezeichnet wird).

strahlung berücksichtigt werden. Das Zielvolumen sollte das komplette Kiefergelenk mit angrenzenden betroffenen Weichteilstrukturen umfassen (▶ Abb. 30.2). Die Lagerung erfolgt mit einer individuell angefertigten thermoplastischen Maske. Durch diese Immobilisation kann die Lagerungsungenauigkeit minimiert werden und es kann auf große Sicherheitssäume verzichtet werden. Die Dosisbelastung des gesunden Gewebes wird durch eine präzise Lagerung deutlich vermindert (▶ Abb. 30.3). Um das Normalgewebe bestmöglich zu schonen, sollten Areale außerhalb des Zielvolumens abgeschirmt werden. Dieser Sachverhalt kann bspw. durch Multileaf-Kollimatoren (aus verschiebbaren Lamellen aufgebaute, direkt in das Bestrahlungsgerät eingebaute „Bestrahlungsschablone") oder individuell gegossene Absorber bzw. Blöcke erfolgen.

30.5 Literatur

[981] Seegenschmiedt H. Radiotherapy for non-malignant disorders: [contemporary concepts and clinical results]. Berlin, London: Springer, 2008

[982] Reinartz G, Eich HT, Pohl F. DEGRO practical guidelines for the radiotherapy of non-malignant disorders – Part IV: Symptomatic functional disorders. Strahlenther Onkol 2015; 191 (4): 295–302

[983] Ott OJ, Niewald M, Weitmann H-D et al. DEGRO guidelines for the radiotherapy of non-malignant disorders. Part II: Painful degenerative skeletal disorders. Strahlenther Onkol 2015; 191 (1): 1–6

[984] Seegenschmiedt MH, Micke O, Willich N. Radiation therapy for non-malignant diseases in Germany. Current concepts and future perspectives. Strahlenther Onkol 2004; 180 (11): 718–730

[985] Seegenschmiedt MH, Katalinic A, Makoski H et al. Radiation therapy for benign diseases: Patterns of care study in Germany. Int J Radiat Oncol Biol Phys 2000; 47 (1): 195–202

[986] Reichl B, Block A, Schäfer U et al. DEGRO practical guidelines for radiotherapy of non-malignant disorders: Part I: physical principles, radiobiological mechanisms, and radiogenic risk. Strahlenther Onkol 2015; 191 (9): 701–709

[987] Rödel F, Frey B, Manda K et al. Immunomodulatory properties and molecular effects in inflammatory diseases of low-dose x-irradiation. Front Oncol 2012; 2: 120

[988] Rödel F, Frey B, Gaipl U et al. Modulation of inflammatory immune reactions by low-dose ionizing radiation: Molecular mechanisms and clinical application. Curr Med Chem 2012; 19 (12): 1741–1750

[989] Arenas M, Gil F, Gironella M et al. Anti-inflammatory effects of low-dose radiotherapy in an experimental model of systemic inflammation in mice. Int J Radiat Oncol Biol Phys 2006; 66 (2): 560–567

[990] Gaipl US, Meister S, Lödermann B et al. Activation-induced cell death and total Akt content of granulocytes show a biphasic course after low-dose radiation. Autoimmunity 2009; 42 (4): 340–342

[991] Trott KR, Parker R, Seed MP. Die Wirkung von Röntgenstrahlen auf die experimentelle Arthritis der Ratte. Strahlenther Onkol 1995; 171 (9): 534–538

[992] Budras KD, Hartung K, Münzer BM. Licht- und elektronenmikroskopische Untersuchungen über den Einfluss von Röntgenbestrahlung auf das Stratum synoviale des entzündeten Kniegelenks. Berl Münch Tierärztl Wochenschr 1986; 99 (5): 148–152

[993] Frey B, Gaipl US, Sarter K et al. Whole body low dose irradiation improves the course of beginning polyarthritis in human TNF-transgenic mice. Autoimmunity 2009; 42 (4): 346–348

[994] The 2007 Recommendations of the International Commission on Radiological Protection. ICRP publication 103. Ann ICRP 2007; 37 (2–4): 1–332

[995] Kaltenborn A, Bulling E, Nitsche M et al. Relevanz der Feldgröße in der Reizbestrahlung bei Rhizarthrose: Relevanz der Feldgröße. Strahlenther Onkol 2016; 192 (8): 582–588

[996] Rödel F, Hofmann D, Auer J et al. The anti-inflammatory effect of low-dose radiation therapy involves a diminished CCL20 chemokine expression and granulocyte/endothelial cell adhesion. Strahlenther Onkol; DOI: 10.1007/s00066-008-1776-8

[997] Pannewitz G von. Strahlentherapie der Arthrosis deformans. Technik und Ergebnisse. Radiologe 1970; 10 (2): 51–54

[998] Zschache H. Ergebnisse der Röntgenschwachbestrahlung. Radiobiol Radiother (Berl) 1972; 13 (2): 181–186

[999] Mücke R, Seegenschmiedt MH, Heyd R et al. Strahlentherapie bei schmerzhafter Kniegelenkarthrose (Gonarthrose): Ergebnisse einer deutschen Patterns-of-Care-Studie. Strahlenther Onkol 2010; 186 (1): 7–17

[1000] Micke O, Seegenschmiedt MH. Consensus guidelines for radiation therapy of benign diseases: A multicenter approach in Germany. Int J Radiat Oncol Biol Phys 2002; 52 (2): 496–513

[1001] Minten MJM, Mahler E, den Broeder AA et al. The efficacy and safety of low-dose radiotherapy on pain and functioning in patients with osteoarthritis: A systematic review. Rheumatol Int 2016; 36 (1): 133–142

30

31 Können Patienten mit kraniomandibulären Dysfunktionen kieferorthopädisch behandelt werden?

C. Kirschneck, P. Proff

Steckbrief

Jeder Patient sollte vor Beginn einer kieferorthopädischen Behandlung in einer **Kurzdiagnostik** auf das Vorliegen einer CMD hin untersucht werden. Im Falle mehrerer positiver Befunde ist eine umfassendere Diagnostik durchzuführen. Der Patient sollte mündlich umfassend über das (behandlungsunabhängige) Risiko des Auftretens bzw. der Zunahme von CMD-Symptomen während und nach der Behandlung aufgeklärt und dies schriftlich dokumentiert werden.

Sofern bereits eine CMD besteht, können die Patienten prinzipiell ohne ein erhöhtes Risiko der Zunahme der Symptome kieferorthopädisch behandelt werden, sofern diese Behandlung kieferorthopädisch indiziert ist. Eine kieferorthopädische Behandlung allein zur Prävention oder Therapie einer CMD ist **nicht** angezeigt.

Grundsätzlich sollten kieferorthopädische Behandlungsmaßnahmen bei Patienten mit CMD aber auf das **nötige Minimum** reduziert, gelenkschonend durchgeführt und erst nach 6-monatiger Schmerz- und Symptomfreiheit nach erfolgreicher konservativer Therapie einer CMD, basierend auf einer umfassenden Diagnostik mit weiterem Monitoring, begonnen werden. Im Falle eines Auftretens von Symptomen während der Behandlung ist bei ausbleibender Spontanremission eine Unterbrechung derselben indiziert, bis erneut 6 Monate ein stabiler, schmerz- und symptomfreier Zustand erreicht werden kann.

31.1 Einleitung

Die verfügbare Evidenz zu den Wechselwirkungen KFO-CMD, v. a. bezüglich der verschiedenen denkbaren Behandlungsmechaniken, ist **limitiert**, und die Adaptationsfähigkeit der artikulären und muskulären Strukturen ist grundsätzlich begrenzt [1002], [1003]. Daher sollten kieferorthopädische Korrekturen und die dafür notwendige Behandlungsdauer bei vorliegenden CMD nach Möglichkeit auf das nötige Minimum beschränkt werden (evtl. nur Einzelzahnstellungskorrekturen) und kiefergelenkschonende Mechaniken zum Einsatz kommen [1004]. Zudem ist insbesondere bei dysgnathen erwachsenen Patienten mit CMD abzuwägen, ob eine zahnärztlich-prothetische Versorgung, evtl. auch minimalinvasiv unter Nutzung moderner Tabletop-Vollkeramikrestaurationen [1005], nicht eine sinnvolle Ergänzung oder Alternative zu einer kieferorthopädischen Intervention darstellt [1004].

Merke

Da die überwiegende Mehrheit verfügbarer klinischer Studien belegt, dass CMD-Symptome nicht oder nur sehr begrenzt mit einer kieferorthopädischen Maßnahme bzw. der Okklusion korrelieren, können CMD-Patienten nach derzeitigem Stand der wissenschaftlichen Evidenz prinzipiell ohne ein höheres Risiko für eine Zunahme der CMD-Problematik kieferorthopädisch behandelt werden, wenn dieser Sachverhalt aus kieferorthopädischer Sicht indiziert ist.

Keinesfalls ist hingegen eine kieferorthopädische Therapie allein zur Prävention oder zur Therapie von CMD-Problemen sinnvoll, da nach gegenwärtiger Studienlage **keine signifikante präventiv-kurative Wirkung** erwartet werden kann. Im Rahmen einer konservativen, interdisziplinären CMD-Behandlung können jedoch bei entsprechend dysgnathen Verhältnissen kieferorthopädische Maßnahmen sinnvoll sein, um dorsokraniale Belastungsvektoren sowie CMD-relevante okklusale Störfaktoren zu eliminieren bzw. gegebenenfalls eine Vorverlagerung des Unterkiefers zu ermöglichen [1004].

31.2 Diagnostik und Aufklärung

Vor einer kieferorthopädischen Behandlung, v. a. bei Erwachsenen, sollte ein **initiales CMD-Kurz-Screening** erfolgen [1006]. Dazu bietet sich bspw. der CMD-Kurzbefund nach Ahlers und Jakstat an (▶ Abb. 31.1), [1007]. Im Falle von mehr als einem positiven Befund sollte eine umfassende Untersuchung mit vollständiger schriftlicher Dokumentation aller positiven und auch negativen Befunde erweitert und **alle 6 Monate wiederholt** werden (Monitoring) [1002], [1003], [1008]. In jedem Fall sind Patienten im persönlichen Aufklärungsgespräch über die (behandlungsunabhängige) Möglichkeit und das Risiko des Auftretens bzw. der Zunahme von CMD-Symptomen während und nach der Behandlung mit evtl. erforderlicher konservativer CMD-Therapie zu informieren und eine schriftliche Einwilligungserklärung nach Aufklärung einzuholen [1002], [1009]. Die Aufklärung sollte auch Informationen zur allgemeinen Prävalenz von CMD in der Bevölkerung und zur multifaktoriellen Ätiologie von CMD umfassen mit Hinweis auf das nach bisheriger Studienlage „neutrale" Verhalten kieferorthopädischer Maßnah-

CMD-Kurzbefund nach Ahlers und Jakstat	
Mundöffnung asymmetrisch	☐
Mundöffnung eingeschränkt	☐
Gelenkgeräusche	☐
okklusale Geräusche	☐
Muskelpalpation schmerzhaft	☐
Exzentrik traumatisch	☐
CMD unwahrscheinlich (≤ 1)	☐
wahrscheinlich (≥ 2)	☐

Abb. 31.1 Kurzbefund kraniomandibulärer Dysfunktionen nach Ahlers und Jakstat [1007].

men bezüglich der CMD-Problematik. Insbesondere ist darauf hinzuweisen, dass die kieferorthopädische Behandlung **nicht** der Therapie einer bestehenden CMD dienen kann.

31.3 Kieferorthopädische Therapie bei Patienten mit kraniomandibulärer Dysfunktion

Die eigentliche kieferorthopädische Behandlung sollte idealerweise bei Patienten mit CMD frühestens 6 Monate nach erfolgreicher vorgeschalteter konservativer Therapie und **erst nach erreichter Schmerzfreiheit des Patienten** mit Stabilisierung/Kompensation der klinischen Problematik erfolgen [1002], [1003], [1007]. Neben einer zahnärztlichen Schienentherapie (Kap. 23), (Kap. 24), (Kap. 25), Pharmakotherapie (Kap. 28), Physiotherapie (Kap. 29), und gegebenenfalls Psychotherapie (Kap. 14) haben sich hierzu auch progressive Entspannungstechniken vonseiten des Patienten als effektiv erwiesen [1010]. Vor orthognather Chirurgie ist es zudem sinnvoll, dass nach der prächirurgischen Phase bei Patienten mit CMD nochmals eine 6-wöchige Schienen- und Manualtherapie erfolgt, um eine entspannte Position der Kondylen zu erreichen [1004]. Definitive prothetische Rekonstruktionen (Kap. 26), (Kap. 27) sollten immer erst nach Abschluss der kieferorthopädischen Therapie erfolgen, um diese nicht zu erschweren oder gar unmöglich zu machen [1004].

31.4 Interdisziplinäres Behandlerteam

Aufgrund der **multifaktoriellen Ätiologie** der CMD [1003], [1011] ist es sinnvoll, frühzeitig – idealerweise gleich bei der Erstdiagnostik – ein interdisziplinäres Diagnostik- und Behandlerteam zusammenzustellen, welche neben dem Kieferorthopäden und Zahnarzt auch einen Physiotherapeuten, Prothetiker sowie, falls erforderlich, einen Kieferchirurgen, Psychologen und Ärzte weiterer Fachrichtungen wie bspw. einen Rheumatologen umfassen sollte [1002], [1004], [1008]. Die **konsiliarische Synthese** der longitudinal im Behandlungsverlauf wiederholt erhobenen, unterschiedlichen diagnostischen Informationen ermöglicht es nicht nur, die optimale Gesamttherapie initial zu planen, sondern auch, diese im Verlauf der Behandlung anhand der sich verändernden diagnostischen Befunde gegebenenfalls zu adjustieren [1004].

31.5 Symptome kraniomandibulärer Dysfunktion während kieferorthopädischer Therapie

Falls Symptome von CMD während einer kieferorthopädischen Behandlung auftreten, ist es sinnvoll, diese zunächst zu diagnostizieren und den Patienten entsprechend aufzuklären, dass sich diese nicht zwangsläufig progressiv zu einem Problem entwickeln müssen und sich oftmals spontan zurückbilden [1002], [1003], [1008], [1012]. Im Falle einer ausbleibenden Spontanremission der häufig stark fluktuierend auftretenden Symptome von CMD sollten die kieferorthopädisch applizierten Kräfte als potenziell verstärkender Kofaktor entfernt und die **Therapie pausiert** werden [1002], [1008], [1012]. Falls die Beschwerden danach spontan abklingen, kann nach einer gewissen schmerzfreien Schonzeit die kieferorthopädische Behandlung unter eventueller Kraftreduktion und Nutzung schonenderer Mechaniken bzw. einem Kompromiss im angestrebten Behandlungsziel fortgesetzt werden. Falls nicht, sollte der Therapie der CMD mit eventueller **Überweisung** an einen Spezialisten für CMD uneingeschränkte Aufmerksamkeit zukommen. Die kieferorthopädische Therapie sollte idealerweise in diesem Fall so lange unterbrochen werden, bis der Patient erneut mindestens 6 Monate schmerz- und symptomfrei ist [1002], [1003], [1008], [1012].

31.6 Literatur

[1002] Michelotti A, Iodice G. The role of orthodontics in temporomandibular disorders. J Oral Rehabil 2010; 37: 411–429

[1003] Kandasamy S. TMD and orthodontics: A clinical guide for the orthodontist. Cham [u.a.]: Springer International Publishing, 2015

[1004] Fischer-Brandies H, Asche M, Wunderlich C. CMD – Kieler Konzept „dgT" – diagnostikgesteuerte Therapie: http://www.cmd-kieler-konzept.de. Kiel, 2015–2019

[1005] Kern M, Beuer F, Frankenberger R. Vollkeramik auf einen Blick: Leitfaden zur Indikation Werkstoffauswahl Vorbereitung und Eingliederung von vollkeramischen Restaurationen. 6th ed. Ettlingen: Eigenverlag AG Keramik, 2015

[1006] Jensen U, Ruf S. Longitudinal changes in temporomandibular disorders in young adults. J Orofac Orthop 2007; 68: 501–509

[1007] Ahlers MO, Jakstat HA. CMD-Screening mit dem „CMD-Kurzbefund". Quintessenz 2015; 66: 1399–1409

[1008] Türp JC, McNamara JA JR. Orthodontic treatment and temporomandibular disorder. J Orofac Orthop 1997; 58: 136–143

[1009] Machen DE. Legal aspects of orthodontic practice. Am J Orthod Dentofacial Orthop 1990; 98: 381–382

[1010] Kirschneck C, Römer P, Proff P et al. Psychological profile and self-administered relaxation in patients with craniofacial pain: a prospective in-office study. Head Face Med 2013; 9: 31

[1011] Rinchuse DJ, Kandasamy S. Myths of orthodontic gnathology. Am J Orthod Dentofacial Orthop 2009; 136: 322–330

[1012] Collett T, Stohler CS. The orthodontic/TMD patient. Aust Orthod J 1994; 13: 188–193

Anhang

32 Glossar

Abrasion mechanische Abnutzung. Verschleiß von Zahnhartsubstanz durch ein abrasives Medium (z. B. Nahrung)

Absence Bewusstseinsstörung im Rahmen eines epileptischen Anfalls

Abusus Missbrauch

Akinese Bewegungsarmut, Bewegungslosisikeit

Aktivator funktionskieferorthopädisches herausnehmbares Behandlungsgerät, das zur Korrektur von Bisslageanomalien, d. h. Stellungsanomalien der knöcherenen Ober- zur Unterkieferbasis, während des Wachstums unter Nutzung körpereigener muskulärer Kräfte durch Umprogrammierung muskulärer Funktionsmuster eingesetzt wird

Akzeleration Beschleunigung

Analgesie Schmerzausschaltung, Schmerzlosigkeit

Aneurysma Arterienerweiterung

Angiografie radiologische Gefäßdarstellung

Angioödem Schwellung der Haut/Schleimhäute

Angiopathie Gefäßerkrankung

Angle-Klassen Einteilung sagittaler (antero-posteriorer) Okklusionsanomalien in Neutralokklusion (Klasse I), Distalokklusion mit relativer Rücklage der Dentition des Unterkiefers (Klasse II) mit nach vorne geneigten (Klasse II/1) bzw. nach oral geneigten (Klasse II/2) Schneidezähnen und Mesialokklusion mit relativer Anteroposition der Dentition des Unterkiefers (Klasse III)

Ankylose Gelenkversteifung

Anodontie völlige Zahnlosigkeit

Antidepressiva Psychopharmaka, welche antriebssteigernd, stimmungsaufheiternd oder auch dämpfend wirken

Aplasie angeborenes Fehlen eines Gewebes, Körperteils, Organs

Apoplex plötzliche Durchblutungsstörung

Arterie Arteria, Schlagader, Blutgefäß, welches das Blut vom Herzen in die Peripherie des Körpers leitet

Arteriitis Arterienentzündung

Arthralgie Gelenkschmerz

Arthritis Entzündung des Gelenkes oder Teile desselben

Arthropathie Bezeichnung einer Gelenkerkrankung mit verschiedenen entzündlichen und auch nichtentzündlichen Erscheinungsformen

Artikulator Gerät mit montierten Oberkiefer- und Unterkiefermodellen zur Prüfung und Nachahmung der statischen und dynamischen Okklusion. Anwendung u. a. in der Kaufunktionsdiagnostik

Ataxie Bewegungskoordinationsstörung

Attrition Abnützung der Zähne durch Zahn-zu-Zahn-Kontakt

Begg-Technik festsitzende kieferorthopädische Behandlungstechnik, die in den 50er Jahren von Percy Raymond Begg aus Australien entwickelt wurde und Zahnbewegungen zunächst über eine Kippung der Zahnkrone mit nachfolgender Aufrichtung der Zahnwurzel ermöglicht

Bruxismus abnorme Funktionsbewegungen der Zahnreihen unter hoher Kaukraft

BSSO bilaterale sagittale Split-Osteotomie; chirurgisches Verfahren mit Abtrennung und Versetzung der knöchernen Unterkieferbasis (Corpus) in Relation zu den aufsteigenden Ästen (Rami) des Unterkiefers zur Korrektur von skelettalen Bisslageanomalien, d. h. Abweichungen der Position von Ober- und Unterkieferbasis

Bursitis Schleimbeutelentzündung

Capsula articularis Gelenkkapsel (z. B. des Kiefergelenkes) bestehend aus einer Innenschicht (Membrana synoviale) und aus einer Außenschicht (Membrana fibrosa)

Cheilitis Entzündung an den Lippen

Cortex cerebelli Kleinhirnrinde

Cortex cerebri Großhirnrinde

Daktylitits Finger-, Zehenentzündung

Deglutition Schluckakt

Demastikation Verlust der Zahnhartsubstanz an den Kauflächen u. a. durch abschleifende Nahrungsmittel

Demyelinisierung Entmarkung

Dentition Zahndurchbruch

Depression affektive Störung, welche durch niedergeschlagene, gedrückte Stimmung, Antriebslosigkeit, reduzierte Leistungsfähigkeit und Interessenlosigkeit charakterisiert ist

Diastema Lücke zwischen zwei Zähnen

Discus articularis Gelenkzwischenscheibe, die das Gelenk in zwei oder mehr Kammern teilt und aus faserigem (kollagenem) Knorpel besteht

Diskusverlagerung Verlagerung bzw. Verschiebung des Diskus in verschiedene Richtung möglich z. B. im Kiefergelenk

Diskopathie Bandscheiben (Gelenkscheiben-)Schaden unterschiedlicher Genese

Dislokation Fehlstellung

Distraktion Separierung artikulierender Flächen voneinander

Dysadaption gestörte Anpassung

Dysästhesie Sensibilitätssörungen mit unangenehmen Gefühlsempfindungen

Dysfunktion Fehlfunktion

Dysgenesie Fehlbildung

Dysgnathie Fehlentwicklung der Kiefer

Dyskinesie Störung des Bewegungsablaufs

Dyskoordination gestörte Koordination

Dysmorphie Sammelbezeichnung für Strukturauffälligkeiten und Strukturveränderungen im menschlichen Organismus verschiedener Art (z. B. Fehlbildungen)

Dysphagie Schluckstörung

Dyspnoe Atemnot/erschwerte Atmung

Dysstruktion Zerstörung, z. B. Zerstörung eines Gewebes

Ektasie Aufweitung eines Hohlorgans/Gefäßes

Ektoderm äußeres Keimblatt der Keimesentwicklung. Bez. aus der Embryologie

Enthesitis Entzündung der Sehnenansätze

Entoderm inneres Keimblatt der Keimesentwicklung. Bez. aus der Embryologie

Epidermolysis genetisch bedingte Lösung der Oberhaut

Erosion Angriffe, vor allem chemische, säureinduzierte Angriffe auf die Zahnhartsubstanz

Erythem Hautrötung

Erythroplakie präkanzeröse Mundschleimhautläsion

Erythrozyten rote Blutkörperchen

Eustachi-Röhre Ohrtrompete; Verbindung zwischen Epipharynx und Mittelohr zur Belüftung desselben und zum Druckausgleich

Euthyreose normale Schilddrüsenfunktion

Exazerbation Verschlimmerung von Symptomen

Faszie Fascia; Hülle von Organen, Muskeln und Muskelgruppen bestehend aus kollagenen und elastischen Fasern

Faszilitation Anregung physiologischer Bewegungsabläufe durch physiotherapeutische Maßnahmen

Faszitis Entzündung einer Faszie

Fibromyalgie Weichteilschmerzen, chronisch, nicht entzündlich

Foramen caecum blindes Loch; Rudiment der Stelle, an der sich die Schilddrüse entwickelt hat. Von dort wandert die Drüsenanlage an die definitive Stelle an den Hals

Formatio reticularis Abschnitt im Hirnstamm mit zahlreichen verstreuten Nervenzellen und Nervenbahnen. „Reflexzentrum" des Gehirns. Zahlreiche Gruppen von Nervenzellen regulieren Atmung, Herzschlag und Blutdruck

Gingivahyperplasie Zahnfleischwucherung

Glomus caroticum Rezeptorenfeld von chromaffinen Rezeptorzellen im Bereich der Karotisgabel

Glossitis Entzündung an der Zunge

Glossodynie Zungenbrennen

Headgear Kopfgeschirr; kieferorthopädisches Behandlungsgerät, welches außerhalb des Mundes am Hinterhaupt bzw. Nacken befestigt und mit einer Zugvorrichtung (herausnehmbar, festsitzend) versehen ist, die an kieferorthopädisch in ihrer Position zu haltenden oder zu bewegenden Zähnen im Mund mit einer nach dorsal, dorsokranial oder dorsokaudal gerichteten Kraft angreift

Helkimo-Index Mobilitätsindex bezüglich der Unterkieferbeweglichkeit, Klassifikationssystem für kraniomandibuläre Dysfunktionen

Herbivorentyp Gebisstyp der Pflanzenfresser, Wiederkäuer (Rind, Schaf)

Herbst-Scharnier festsitzende kieferorthopädische Behandlungsapparatur zur Korrektur einer Angle-Klasse II bzw. Rücklage des Unterkiefers

Hyperglykämie Erhöhung der Blutzuckerkonzentration

Hypermobilität Überbeweglichkeit

Hypomobilität Unterbeweglichkeit

Hyperostose Überschussbildung von Knochengewebe

Hyperplasie Vergrößerung eines Gewebes oder Organs durch Zunahme der Zellzahl bei konstanter Zellgröße

Hyperthyreose Überfunktion der Schilddrüse

Hypertonus erhöhter Blutdruck

Hypertrophie Vergrößerung eines Gewebes oder Organs durch Zunahme des Zellvolumens bei gleichbleibender Zellzahl

Hypodontie Zahnunterzahl

Hypoplasie durch Abnahme der Zellzahl bei konstanter Zellgröße Verkleinerung von Körper, Körperteil und Organe

Hyposalivation verringerte Speichelabsonderung

Hypoxie Mangelversorgung von Geweben, Zellen mit Sauerstoff

Intrapment Einengung

Ischämie Minderdurchblutung

IVRO intraorale Vertikale Ramus-Osteotomie; chirurgisches Verfahren mit Abtrennung und Versetzung der knöchernen Unterkieferbasis (Corpus) innerhalb der aufsteigenden Äste (Rami) durch eine vertikale Spaltung zur Korrektur von skelettalen Bisslageanomalien, d. h. Abweichungen der Position von Ober- und Unterkieferbasis

Karnivorentyp Gebisstyp der Fleischfresser (Hund, Löwe)

Kiemenbögen (Schlundbögen) Vorübergehende Gebilde in der embryonalen Entwicklung aus denen sich Knochen, Muskeln, Gefäße, Nerven entwickeln

Kiemenfurchen Furchen zwischen den Kiemenbögen. Vorübergehende Gebilde in der embryonalen Entwicklung

Klasse-II-Gummizüge Hilfselemente einer Multibracket-Apparatur, welche zur Korrektur einer Angle-Klasse II eingesetzt werden; die Gummizüge werden vom Patienten täglich an Häkchen von Brackets befestigt und verlaufen von anterior im oberen nach posterior im unteren Zahnbogen

Kollagenose Bindegewebserkrankung

Komposit Kompositum, Mischung, Gemisch; zahnfarbenes, plastisches dentales Restaurationsmaterial

Kondylyse idiopathische Kondylusresorption

Kontraktur schmerzhafte Muskelverkürzung aufgrund veränderter K^+- oder Ca^{2+}-Konzentration

Konvulsion tonisch-klonische Muskelkrämpfe

Kopf-Kinn-Kappe kieferorthopädisches Behandlungsgerät zur Korrektur der skelettalen Klasse III bzw. des skelettal offenen Bisses im Wachstum, welches außerhalb des Mundes am Hinterhaupt befestigt und mit einer Zugvorrichtung versehen ist, die am Kinn über eine Kinnschale mit einer nach dorsokranial gerichteten Kraft angreift

Körperfühlsphäre Areal in der Großhirnride hinter der Zentralfurche (Sulcus centralis). Hier enden die dritten Neurone der Radiatio thalami. Areal der bewußten Wahrnehmung von Sinnen

Krepitation, Crepitatio knistern, rasseln

Kreuzbiss Okklusionsabweichung mit umgekehrter Verzahnung von Zähnen der oberen und unteren Dentition in sagittaler (frontaler Kreuzbiss, umgekehrter Frontzahnüberbiss) bzw. uni- oder bilateral in transversaler Richtung (seitlicher Kreuzbiss) auftreten kann

Läsion Schädigung, Verletzung oder Störung einer anatomischen Struktur oder physiologischen Funktion

LeFort-I-Osteotomie chirurgisches Verfahren mit Abtrennung und Versetzung des knöchernen Oberkiefers in Relation zum Mittelgesichtskomplex zur Korrektur von skelettalen Bisslageanomalien, d. h. Abweichungen der Position von Ober- und Unterkieferbasis

Leukoplakie Hyperkeratose der Schleimhäute oder der Lippenhaut

Leukozyten weiße Blutkörperchen, wozu Granulozyten, Lymphozyten und Monozyten gehören

Ligamentum Band. Bindegewebartige Verbindungen von Knochen und zum Schutz und Verstärkung der Gelenkkapsel, bestehend aus vorwiegend kollagenem Bindegewebe. Es gibt Verstärkungs- und Führungsbänder

Lymphadenopathie Erkrankungen der Lymphknoten

Lymphe interstitielle Flüssigkeit, welche Metaboliten abtransportiert und die Leukozytenzirkulation kontrolliert

Lymphgefäß Gefäß, welches Lymphflüssigkeit in das venöse Gefäßsystem leitet

Lymphom Lymphknotenvergrößerungen

Lymphopenie verringerte Lymphozytenzahl im Blut

Makrodontie abnorm große Zähne

Makroglossie Ausbildung einer enorm vergrößerten Zunge

Makrognathie Überentwicklung eines Kiefers, vergrößerter Gaumen

Makrophagen Fresszellen (Zellen des Immunsystems)

Meningismus schmerzhafte Nackensteifigkeit bei Erkrankungen der Hirnhäute

Mesoderm mittleres Keimblatt der Keimesentwicklung. Bez. aus der Emryologie

Mikrodontie abnorm kleine Zähne

Mikrostomie abnorme Kleinheit der Mundspalte

Mobilität Beweglichkeit

Mukositis Entzündung der Schleimhaut des Magen-Darm-Trakts und des Mund- bzw. Rachenraums

Multibracket-Apparatur festsitzende kieferorthopädische Behandlungstechnik, welche gezielte Zahnbewegungen mittels kieferorthopädischer Drähte ermöglicht, welche Kräfte über auf die Bukkal- oder Oralflächen der Zähne geklebte Brackets ermöglicht

Mundboden Diaphragma oris, gebildet von den Mm. digastricus, stylohyoideus, mylohyoideus und geniohyoideus; die Muskeln bilden eine Muskelplatte mit „Gurten". Diese Platte trägt die Zunge und die Glandula sublingualis. Sie dient auch als Mundöffner

Mundsoor Pilzinfektion im Mund durch Hefepilze; erfasst auch die Speiseröhre

Myalgie Muskelschmerz

Myoklonien unwillkürliche Zuckungen einzelner Muskeln oder Muskelgruppen

Myopathie Eigenerkrankungen der Muskeln

Myositis Entzündungen von Muskeln oder Muskelgruppen mit akutem oder chronischem Verlauf, auch z. T. Kollagenosen zugeordnet

Myxödem Auftreibung der Unterhaut durch Einlagerung von Glykosaminoglykanen

Nekrose Absterben einzelner Zellen oder Zellverbünde

Neoplasie Neubildung von Gewebe

Neuralgie Schmerzen, Entzündung, Reizung im Bereich ein und desselben sensiblen Nerven (z. B. Trigeminusneuralgie)

Neuron Nervenzelle und Fortsätze: Denditen und Neurit (Axon) mit einer Myelinscheide

Neuropathie Erkrankung des peripheren Nervensystems

Nonokklusion fehlender Antagonisten – Kontakt bei vorhandener Bezahnung in der statischen Okklusion

Nozizeptor Schmerzrezeptor, freie Nervenendigung

Obstruktion Verstopfung oder Verengung eines Hohlorgans, Gangs oder Gefäßes

Ödem Schwellung durch Flüssigkeitsansammlung im Gewebe

Okklusion jeder Kontakt zwischen den Zähnen (bzw. Zahnersatz) des Ober- und Unterkiefers, ebenso die Art der Kontakte zwischen Kau- und Inzisalflächen

Okklusion Verschließung, Verschluss, jeglicher Kontakt zwischen den Zähnen des Oberkiefers und des Unterkiefers

Oligodontie Fehlentwicklung des Gebisses, Nichtanlage von mehr als 6 Zähnen

Omnivorentyp Gebisstyp der Allesfresser (Mensch, Schwein)

Ontogenese Entwicklung eines Individuums von der Zygose bis zum Tod

Osteitis Entzündung des Knochens

Osteoarthritis Entzündung des Gelenks bzw. einzelner Bestandteile

Osteoarthrose degenerative Gelenkerkrankung

Osteoplast Knochen bildende Zelle

Osteodystrophie Knochenkrankheiten durch Mineralisationsstörungen

Osteogenese Ossifikation, Knochenbildung

Osteoklast mehrkernige knochenabbauende Zelle

Osteolyse aktive Auflösung bzw. Resorption von Knochengewebe

Osteomyelitis akute/chronische Entzündung des Knochenmarks

Osteonekrose Knochennekrose, Knochenuntergang

Osteopathie Knochenerkrankung

Osteotomie Durchtrennung von Knochen

Overbite vertikaler Überbiss der oberen Schneidezähne über die unteren

Overjet sagittaler Abstand der Labialflächen der unteren mittleren Schneidezähne von den Inzisalkanten der oberen mittleren Schneidezähne

Paralyse vollständige Lähmung der motorischen Systeme

Parästhesie unangenehme, mitunter schmerzhafte Körperempfindung

Parese unvollständige Lähmung

Parodontitis bakterielle Entzündung von Zahnbett und Zahnhalteapparat

Parotitis Entzündung der Ohrspeicheldrüse

Pathogenese fehlerhafte, krankhafte Entwicklung

Pharyngitis Entzündung der Rachenschleimhaut

Phonation Stimmtonerzeugung durch die im Kehlkopf befindlichen Stimmlippen

Phylogenese stammesgeschichtliche Entwicklung der Lebewesen und die Entstehung der Arten

Polyneuritis Überbegriff für eine entzündliche Erkrankung des Nervensystems

Polyradikulitis entzündliche Erkrankung von Nervenwurzeln

Presbyphagie Altersschluckstörung

Progenie Dysgnathie (Fehllage der Kiefer) mit unphysiologischem Überbiss der unteren über die oberen Schneidezähne

Prognathie Vorstehen des Ober- bzw. Unterkiefers

Propriozeption Wahrnehmung von Körperbewegung und -lage

Psoriasis Schuppenflechte

Psychosomatik Bezeichnung für die Krankheitslehre, welche die Wirkung psychischer Einflüsse auf physiologische Prozesse des Organismus und umgekehrt behandelt

RDC/TMD Research Diagnostic Criteria for Temporomandibular Disorders; Klassifikationssystem für kraniomandibuläre Dysfunktionen aus dem Jahr 1992, das international stark verbreitet ist und zwei Achsen – körperliche und psychosoziale Diagnosen – unterscheidet

Restauration Wiederherstellung, z. B. Wiederherstellung einer Struktur

Retrognathie Rückverlagerung des Ober- bzw. Unterkiefers im Verhältnis zur Schädelbasis

Rhagade spaltförmiger, tiefer Einriss der (zumeist trockenen) Haut

Rigor gesteigerte Grundspannung der Skelettmuskulatur

Rodentiatyp Gebisstyp der Nagetiere (Biber, Ratte)

Sakroiliitis entzündliche Veränderung der unteren Wirbelsäule inkl. Kreuzbein

Salivation Speichelbildung, Speichelfluss, Speichelabsonderung

Sarkoidose systemische Erkrankung des Bindegewebes mit entzündungsbedingter Gewebeneubildung

Schmerz Sinneswahrnehmung. Lebensnotwendiges Sinnessystem. Aktive Antwort des Organismus auf einen entsprechenden Reiz

Schmerz, neuralgischer Schmerzempfindung, welche durch Reizung, Quetschung oder Zerstörung eines peripheren Nerven entsteht

Schmerz, nozizeptiver Schmerzempfindung, welche durch Reizung der Nozizeptoren entsteht

Sarkom bösartiger Tumor des Stütz- bzw. Bindegewebes

Sialadenitis Speicheldrüsenentzündung

Sinusitis Nasennebenhöhlenentzündung

Somiten „Ursegmente". Segmentale Einheiten des paraxialen Mesoderms in der frühen embryonalen Entwicklung

Spasmus Muskelkrampf, unterschiedliche Genese

Spondylitits Entzündung an den Wirbelkörpern

Stratum fibrosum Außenschicht der Gelenkkapsel für den Schutz des Gelenkes

Stratum synoviale Innenschicht der Gelenkkapsel für die Produktion der Synovia

Suppression Unterdrückung, Hemmung

Sutur Naht, bspw. Knochennaht am Schädel

Syndrom Schmerzen, Entzündung, Reizung im Bereich mehrerer Nerven

Synovia „Gelenkschmiere". In der Innenschicht der Gelenkkapsel (Stratum synoviale) gebildete fadenziehende Flüssigkeit für Ernährung, Entsorgung und Gleitfähigkeit der Gelenkstrukturen

Synovitis Entzündung der inneren Schicht der Gelenkkapsel, Membrana synovialis

Tendinitis Sehnenentzündung

Tonsilitis Entzündung der Mandeln, zumeist der Gaumenmandeln

Tremor unwillkürliches, sich rhythmisch wiederholendes Zusammenziehen einander entgegenwirkender Muskelgruppen

Vaskulitis entzündliche Erkrankungen der Blutgefäße

Vasodilatation Erweiterung der Blutgefäße

Velumelevation Anhebung des Gaumensegels

Vene Vena, dünnwandiges Gefäß, welches das Blut zum Herzen (linker Vorhof) führt

Vertigo Schwindel

Vertikalisation Entwicklung zum aufrechten Gang des Menschen (im anthropologischen Gebrauch)

Thalamus Kerngebiet (4 Hauptkerne) im Diencephalon (Zwischenhirn). Zentrum der Sensibilität. Ende des zweiten Neurons der meisten Sinnesbahnen und Beginn des dritten Neurons (Radiatio thalami), welches zur Großhirnrinde (Körperfühlsphäre) führt. Bedeutung für Selbstempfinden und Persönlichkeitsstruktur

Xerostomie Mundtrockenheit, mangelhafte Benetzung der Mundschleimhaut

Zerebralisation Entwicklung und Entfaltung der Großhirnrinde beim Menschen (im anthropologischen Gebrauch)

Sachverzeichnis